现代临床外科疾病诊断与治疗

主　编　尹峰燕　宋良山　张家成　李开忠
　　　　宋　飖　姜　蕾　王新杰　霍小森

中国海洋大学出版社
·青岛·

图书在版编目(CIP)数据

现代临床外科疾病诊断与治疗 / 尹峰燕等主编. —青岛：
中国海洋大学出版社,2020.8
ISBN 978-7-5670-2548-6

Ⅰ.①现… Ⅱ.①尹… Ⅲ.①外科-疾病-诊疗 Ⅳ.①R6

中国版本图书馆 CIP 数据核字(2020)第 151598 号

出版发行	中国海洋大学出版社			
社　　址	青岛市香港东路 23 号	邮政编码	266071	
出 版 人	杨立敏			
网　　址	http://pub.ouc.edu.cn			
电子信箱	369839221@qq.com			
订购电话	0532—82032573(传真)			
策划编辑	韩玉堂			
责任编辑	赵　冲　韩玉堂	电　　话	0532—85902349	
印　　制	北京虎彩文化传播有限公司			
版　　次	2020 年 8 月第 1 版			
印　　次	2020 年 8 月第 1 次印刷			
成品尺寸	185 mm×260 mm			
印　　张	19			
字　　数	468 千			
印　　数	1～1000			
定　　价	109.00 元			

发现印装质量问题,请致电 18600843040,由印刷厂负责调换。

《现代临床外科疾病诊断与治疗》编委会

主　编　尹峰燕　　泰安市中心医院
　　　　宋良山　　贵州省安顺市人民医院
　　　　张家成　　云南省第一人民医院
　　　　李开忠　　平原县第一人民医院
　　　　宋　勰　　山东省立医院
　　　　姜　蕾　　烟台毓璜顶医院
　　　　王新杰　　威海市立医院
　　　　霍小森　　北京中医药大学东直门医院

副主编　吴联合　　济宁市第一人民医院
　　　　刘新星　　禹城市中医院
　　　　阿布都外力·吾布力卡斯穆　　喀什地区第一人民医院
　　　　曾　维　　吴川市人民医院
　　　　杨水昌　　铜仁市万山区人民医院
　　　　左灵妮　　甘肃省庆阳市中医医院
　　　　王　勃　　山东省胸科医院
　　　　臧庆辉　　烟台海港医院
　　　　郭翔宇　　宜昌市中心人民医院坝区分院
　　　　杨海平　　贵州省六盘水市人民医院
　　　　战激光　　中国人民解放军联勤保障部队第九七〇医院
　　　　王敏华　　中国人民解放军联勤保障部队第九〇八医院
　　　　裘治洋　　大连大学附属中山医院
　　　　卓英全　　贵州医科大学附属医院
　　　　李宏进　　贵州省石阡县人民医院

编　委　孙玉凯　　济南市第四人民医院
　　　　曲建民　　山东省荣成市石岛人民医院
　　　　陈　旭　　淄博莲池妇婴医院
　　　　杨　杨　　济南市中心医院
　　　　王全良　　河南省项城市第二人民医院

前　言

随着科学技术的发展,现代医学也发生了日新月异的变化。外科作为临床医学中的一个重要分科,许多新技术、新方法、新观点应运而生,所以,临床医师应该有坚实的理论基础、正确规范的诊疗方法、熟练的操作技巧。同时,因为外科又是一个风险较大的分科,所以更需要临床医师不断学习新技能,充实知识,规范操作手法,减少临床中的失误,提高医疗水平。为此,我们广泛搜集国内外近期文献,认真总结自身经验,撰写了本书。

本书坚持面向临床,注重实用,理论与实践相结合的原则,以临床中常见病、多发病为出发点,以诊断和治疗为中心,对临床上经常遇到的疑难问题和应用的重要治疗手段与方法等进行系统阐述,并侧重介绍当今外科领域的新知识、新理论和新技术。

本书适用于临床外科医师及相关学科人员参考学习,也对护理人员在临床工作中适应新技术、新业务具有一定的实用价值和指导意义。本书也可作为医药院校相关专业学生的参考书。

虽然本书的各位编者殚精竭虑,查阅了大量参考文献,期望能体现其先进性,但是,由于我们的水平有限,仍难免出现疏漏或偏颇。书中不妥之处,敬请广大读者批评指正。

编者
2020 年 6 月

目　录

第一章 神经外科疾病

第一节 高血压性脑出血

一、概述

高血压性脑出血(HICH)曾称脑溢血,是由高血压病引发脑部出血的一种自发性脑出血(spontanous intracerebral hemorrhage),它有别于外伤引起者,与其他脑血管病、血液病、脑肿瘤卒中、代谢性疾病等自发性脑出血也不同。

HICH 的主要病理基础,是高血压和动脉硬化。多数学者认为,由于动脉硬化,动脉的内膜增厚、形成粥样斑块,使管腔相对狭窄,初期尚有代偿空间。在细动脉如终末支、穿通支等,中层弹力层的纤维化、玻璃样变及断裂,使管壁脆性增加。而脑动脉系统的外膜先天不发达,缺外弹力层,中层肌细胞少,管壁较薄。再如基底节区的豆纹动脉等直接发自中动脉系统,且呈直角,一直处于高压力冲击状态。当血压剧烈波动时,一部分有病损缺陷的血管就无法实现良好的自动调节,被高压的血流冲破即出血,或在最薄弱处形成微小动脉瘤,长期多次的作用最终仍导致出血。

一般较为公认的是,颅内血肿常在发病后 30 min 内形成,6 h 后由于血肿的占位效应及血液的分解产物对周围脑组织的压迫、损害,使血肿周围的正常脑组织由近及远地发生变性、坏死,血管周围出血和水肿等一系列病理生理变化,使血肿继续扩大,颅内压进一步增高。如果首次出血量较大,患者的烦躁、呕吐等动作会增加颅内出血量。

HICH 的发生有几个相关危险因素,如高血压、糖尿病、高血脂、心脏病等,其中尤以高血压的相关性最密切,危险性最大,是独立相关危险因素。据研究,有高血压的相对危险性较正常血压者高 12～24 倍,不论是收缩压升高还是舒张压升高,都与疾病的发生危险性呈正相关。据上海宝山区农村居民血压 9 年随访发现,收缩压在 20.00 kPa(150 mmHg)①以上者发生率是 20.00 kPa 以下者的 28.8 倍;舒张压在 12.00 kPa(90 mmHg)以上者是 12.00 kPa 以下者的 1.9 倍;临界高血压者的危险性是正常血压者的 8.7 倍;确诊为高血压者的危险性是正常者的 31.9 倍,可以看出对高血压者采用干预手段的必要性和重要性。干预手段包括药物干预在内,控制高血压和软化血管,对延迟和降低 HICH 的发生和再次发作是有益的。

二、诊断和鉴别诊断

典型的 HICH 诊断并不困难。如以下情形:年龄在 50 岁以上,既往有高血压病史,平时不系统服药,或虽服药血压仍控制不满意;多发生在冷天、活动时(从早 6 点到晚 9 点居多);尤其有明显的精神刺激、情绪激动或体力疲劳;突然起病,有一过性的意识障碍;一侧肢体有活动

---

①临床上仍习惯用毫米汞柱(mmHg)作为血压单位。1kPa＝7.5mmHg。全书同。

障碍及感觉障碍,HICH 当首先考虑。

(一)临床表现

HICH 按其发生部位,出血速度不同可有不同临床表现。

1.基底节出血

基底节是最常见的出血部位,包括内囊和外囊两个部位。单纯外囊(壳核)出血的临床症状较轻,一般出血量不大,稳定后恢复也较快。如:累及内囊就出现对侧的面神经中枢性瘫痪;伸舌偏向患侧;病灶对侧上、下肢肌张力降低或消失、随意运动减弱或消失和各种感觉的迟钝或消失;腱反射降低,腹壁反射及提睾反射的减弱或消失;凝视中枢受刺激,可表现双眼球向对侧凝视,一旦破坏则向同侧凝视。当血肿累及内囊后肢的视辐射时,则出现同向性偏盲,形成典型的"三偏"症状,如出血位于优势半球则有失语。因绝大多数患者处于昏迷或不合作状态,这些表现难于一一检出。出血量大时除昏迷外,常有一侧或双侧瞳孔散大,对侧或双侧病理征(+),甚至去脑强直、叹息样呼吸等脑疝形成表现。眼底动脉硬化,呈僵直的铜丝样与静脉交叉压迹明显,有时见到视网膜出血。

2.皮质下出血

皮质下出血可发生在大脑半球的任何一叶。少量出血时,患者表现为头痛、呕吐或烦躁不安,常疑"脑瘤"而来诊。在不同的脑叶可有相应脑叶的神经缺失表现,癫痫的发生率相对较高。

3.丘脑出血

丘脑的少量出血即易昏迷,常累及丘脑底部及影响中脑结构而出现眼部症状,累及内囊而引起偏瘫、偏感觉障碍。本处出血易穿破脑室,严重时可造成脑室系统铸型,引起急性梗阻性脑积水。

4.脑干出血

脑干以桥脑出血多见。少量出血即昏迷、高热、眼球固定、针尖样瞳孔,少数局限者可出现交叉性瘫痪(病侧颅神经损害和对侧上、下肢软瘫),双眼球向病侧凝视等桥脑损害表现。

5.小脑出血

小脑出血可发生在一侧半球或蚓部。少数患者起病急,突然头痛、眩晕后四肢呈迟缓性瘫痪,常因出血破入第Ⅳ脑室而使病情急转直下。多数患者起病时有枕项部剧痛,眩晕,频繁呕吐,眼震和病肢的共济失调,而后意识障碍。另一部分呈亚急性起病者,临床表现为颅后凹占位表现。

6.脑室出血

单纯的脑室出血少见,大多由基底节、丘脑出血破入相近脑室,以致充满同侧或双侧侧脑室,甚至整个脑室系统和蛛网膜下隙,呈脑室铸型。当小脑或桥脑出血时,可破入第Ⅳ脑室,经中脑导水管反流至第Ⅲ脑室及侧脑室。患者常有较剧烈的头痛、呕吐等颅内高压症状,可缺少神经系统定位体征。危重者甚至昏迷,四肢呈软瘫,一切反射消失或出现去脑强直。

(二)辅助检查

1.电子计算机断层摄影扫描(computed tomography,CT)

CT 是诊断 HICH 最安全可靠、准确和快速简单的手段,尤其是目前的多排螺旋CT,可谓"金标准":可确定血肿的部位、类型、血肿量、形态,中线结构与脑室关系等情况,使诊断趋简单化,又为治疗选择方法,同时为治疗效果和转归提供有意义的参考价值。在 CT 图像上可见到不规则的高密度病灶,CT 值为 28～45 Hu,边缘清晰即为血肿,其周围可绕一层相对色淡的水肿区。如破入侧脑室,多沉淀在后角,形成色上淡下浓的影像。随着时间的推移,高密度会逐渐变淡呈等密度或低密度影。

2.核磁共振成像(magnetic resonance imaging,MRI)

虽可与 CT 一样做到准确诊断,但由于成像时间长,费用高,MRI 室缺少抢救条件,对急性期的危重患者不太适宜。进入恢复期后可从脑水肿及脑功能方面提供宝贵的信息。

3.电子计算机数字减影脑血管成像(digital subtraction angiography,DSA)

目前已舍弃脑血管造影(CAG)来确定血肿,只为排除脑动脉瘤、脑血管畸形、脑瘤卒中等病时,仍有 DSA 检查的必要。

4.腰椎穿刺

虽然腰穿方法简单易行,见均匀血性脑脊液表示蛛网膜下隙出血即确立,但在高颅内压情况下易诱发脑疝而加重病情,术前一般不主张施行。

(三)鉴别诊断

1.颅内动脉瘤

一般年龄稍轻,平时无高血压,发病突然,往往有剧烈的头痛,意识渐昏迷,这是动脉瘤破裂出血引起的,也可以伴有动脉瘤压迫或刺激周围组织引起的其他症状。出血部位常与动脉瘤部位有关。动脉瘤好发于 willis(颅底)动脉环,出血常明显积聚在相应脑池。当血肿形成时,额及颞部的血肿常与大脑前动脉和中动脉的动脉瘤有关。CT 上动脉瘤被血肿掩盖不易显影。DSA 可以明确动脉瘤的诊断。

2.脑血管畸形

脑血管畸形发病年龄更轻,30 岁以前居多。颅内任何部位均可发生,但大脑半球常见。出血、癫痫和头痛为动静脉畸形(AVM)的主要症状,尤其伴有脑内血肿时尚需鉴别。因为畸形血管愈小(即隐匿型)愈容易发生出血,往往在血肿腔内可检得"异常纤维"组织或畸形血管。对发生在小脑的血肿除年龄外常在术前难与 HICH 鉴别。

有时 CT 图像的血肿内,夹杂蚯蚓状的低密度影。DSA 对诊断 AVM 是有帮助的,但无 AVM 的显影不能完全排除。

3.缺血性脑血管病

脑血栓形成的前驱症状较多,且时间较长,常在休息安静时发病。昏迷较为少见且浅,血压明显增高者少。无脑膜刺激征。CT 可在 24 h 后发现低密度灶,而与 HICH 相鉴别。

脑血管被血中的固体、液体和气体作为栓子阻塞引起脑栓塞,起病急,年龄轻,昏迷少,可发现栓子来源如房颤、风心、心梗等。长骨骨折者有明显外伤有时尿中查得脂肪颗粒。CT 是鉴别本病的方法。

4.蛛网膜下隙出血

蛛网膜下隙出血是一组脑血管发生的出血,排除上面提到的动脉瘤、AVM 常见原因外,还有动脉硬化症、烟雾病等。也包括颅内静脉系统炎症、栓塞、肿瘤、血液病引起的出血。有时需借助 CT、DSA、MRI 等检查来明确病因。

三、非手术治疗

HICH 不需要或不具备外科手术时,非手术治疗就是挽救患者生命和降低病残程度的唯一方法例如,全部Ⅰ级和大部分Ⅱ级患者,可以通过非手术治疗而康复。

(一)治疗原则

(1)全面的生命体征检测和维持生命功能。

(2)严密监测颅内压、血压、脑电、脑灌注压和神经影像学改变。

(3)及时合理使用药物,控制高颅内压、高血压及脑水肿和脑缺血的发生。

(4)完善的护理措施和预防并发症。

(5)积极有效的康复治疗和二级预防措施。

(二)非手术治疗的基本要点

(1)急诊处理时,通过初步的病史采集和简要的体检,对患者的 GCS 和 HICH 的分级作出评价。

(2)第一时间保持呼吸道通畅并供氧,保持头高偏位,吸除口鼻腔内的分泌物和呕吐物,必要时气管内插管或气管切开。

(3)气管内插管或气管切开指征,除决定于呼吸频率和深度外,$PaO_2 < 8.0$ kPa(60 mmHg)或 $PaCO_2 > 7.3$ kPa(55 mmHg)可作为参考指标。为避免在实施过程中发生反射性心律失常,先予小剂量阿托品实有必要;同时置鼻胃管以防误吸;如为持续性昏迷或肺部已有并发症时,以气管切开为佳。

(4)全面的生命体征监测,包括意识、瞳孔、体温、心率、呼吸、血压、氧饱和度等各项生理指标。其稳定程度反映了 HICH 的动态变化及对脑功能的影响,及时了解生命体征的变化,有助于了解病情的发展和演变,为采取相应措施争取时间,也是治疗措施有效程度的重要指标。

以血压为例,血压的过高、过低对病情均不利,而最佳水平依据既往血压水平、年龄、出血时间和颅内压力等而定。一般来说 24 h 之内采用:①间隔 5 min 测 2 次血压,如收缩压(SBP)均 >30.67 kPa(230 mmHg)、舒张压(DBP)均 >18.67 kPa(140 mmHg)可考虑用硝普钠(0.5～1.0)$\mu g/(kg \cdot min)$治疗;②间隔 20 min 测血压,如 SBP 在 24.00～30.67 kPa(180～230 mmHg)或 DBP 在 14.00～18.67 kPa(105～140 mmHg)或平均动脉压(MAP)>17.33 kPa(130 mmHg)可静输拉贝洛尔、艾司洛尔或依那普利等药物;③SBP<24.00 kPa,DBP<14.67 kPa暂不予药物降压。一般认为 2 周后才开始降压,至 1～2 个月后血压降至正常为好。如有颅内压监测,以维持脑灌注压>9.33 kPa(70 mmHg)为宜。

(三)降低颅内压

HICH 后由于血肿的占位效应和继发性脑水肿均可使颅内压增高,而颅内压增高是导致脑疝、死亡的主要原因。因此有效控制颅内压(ICP)是抢救患者生命和减少后遗症的需要。一般认为,ICP 应不大于 2.7 kPa(20 mmHg),脑灌注压大于 9.3 kPa。当然在 ICP 监测时,间隔 5 min 测 2 次颅内压即可。对绝大多数未做 ICP 监测者,只能从神志、生命体征及 CT 影像上间接估计,当有意识水平下降、脉搏变慢,CT 上见到脑室扩大或有脑积水时均提示颅内压增高。

甘露醇仍是降低颅内压的最主要渗透性利尿药物,临床效果可靠。但由于其分子量小,易透过受损的血脑屏障(BBB)等,反复长期使用脱水效果变弱,有时还会加重局部水肿及影响到肾脏功能,因此有使用小剂量者(由 1.0～1.5 g/kg 改为 0.25～0.5 g/kg),或改用甘油果糖,同时加用利尿性脱水剂如呋塞米,以协同维持渗透梯度。

人体血浆白蛋白是另一种有效的胶体渗透性药物,推荐剂量为每日 100 mL,使用 3～5 d。

有些颅内高压者,在应用巴比妥类药物后得到改善,其安全剂量为 10 mg/(kg·d),可分次给予。

(四)完善护理措施,维持水电解质平衡,防治并发症

完善的护理措施,既是保证治疗效果的重要组成部分,也是预防并发症的重要手段。一份合理的护理计划不仅包括基本生活护理,口腔、气管切开护理,还包括水盐、维生素等的摄入和有充足的营养,保证大小便通畅;防止压疮、坠积性肺炎,痰液堵塞气道、泌尿系及深静脉穿刺的感染;监测血气、电解质、血糖和血黏度的改变等。

每日的补液量通常按尿量+500 mL 来粗算,当高热、多汗、呕吐、腹泻时需要适当增加补液量,注意预防低钠、低钾、低蛋白血症的发生。

通常无意识障碍及感染征象者不使用抗生素,但对老年有意识障碍、有尿潴留或留置导尿管、发生应激性溃疡出血、癫痫发作及中枢性高热者,当根据痰或尿、血标本,选用敏感抗生素。

四、外科治疗

HICH 的外科治疗历经变革。国外经历了初创期,以 1903 年 Cushing 为代表,这是人类对该疾病的开创性探索。Russel 对 1 例 HICH,开颅清除血肿,成为世界上第一例 HICH 手术治疗的成功病例。20 世纪 50 年代,手术治疗的病死率约为 50%,可认为开拓期;60 年代进入研讨期;70 年代,CT 问世,开展传统的大骨瓣开颅清除血肿,及小骨窗显微手术清除血肿而成为完成期;80 年代进入发展期。1978 年 Becklund 首先设计成功立体定向血肿排空器,又称阿基米德螺旋器,相继有超声体层诊断装置指导下的血肿清除和 CT 监测下灌注清除血肿等方法。其中,1986 年 Grifith 提出了微创一词后进入微创阶段。

我国 20 世纪 50 年代基本是内科治疗一统天下,1958 年个别报告手术治疗。鉴于手术对象多是一些病情危重和脑疝发生者,治疗效果可想而知。20 世纪 60~70 年代基本是传统骨瓣开颅清除血肿加大骨瓣减压术,或颞肌下减压窗血肿清除术。

(一)开颅血肿清除术

开颅血肿清除术是临床常用的手术方法,按不同部位血肿做相应部位的开颅。以基底节型血肿为例,简述如下。

(1)患者气管内插管全麻成功后侧卧位或平卧抬起病侧肩部,头偏向健侧。

(2)画好颞部或额颞部皮肤切口标记。

(3)做颞部或额颞部皮肌骨瓣开颅,马蹄形或十字形剪开硬膜。

(4)以手触摸皮质张力,在可疑的颞部(常为颞上或颞中回)皮质电凝后脑针穿刺,进一步证实血肿部位和入路方向。

(5)选好颞部皮质切口,双极电凝后切开皮质白质,达血肿腔,以细吸引头吸除血肿。

(6)紧粘在小血管上的血凝块不作强行吸除,少数见到活动性出血时用双极电凝止血,反复冲洗。

(7)压迫两侧颈静脉以增加颅内压,或请麻醉师协助做增压试验,证实无活动性出血。

(8)局部创面覆以海绵、止血纱布等加强止血效果。

(9)放引流管,另孔通出固定,硬脑膜减张缝合或去骨瓣减压,逐层缝合头皮。

(10)如颅内压不高,可连续缝合硬脑膜,骨瓣复位固定。

(11)无菌敷料包扎,引流管接引流袋。

此法的优点是适合血肿量大者,可见面广,止血满意。见到蛛网膜下隙尚有脑脊液流出者,一般术后效果良好。如经侧裂入路,显露岛叶,可采用手术显微镜作显微操作。同时关颅前观察颅内压高低决定是否去骨瓣减压,以进一步缓解颅内压。

(二)小骨瓣或颞肌下减压窗显微手术血肿清除术

此法的优点是开颅骨瓣小出血少,入颅后在手术显微镜下用显微器械操作,相对损伤小,止血更彻底。

20 世纪 80 年代国内从治疗时间上趋向早期,甚至提出超早期、超超早期。所谓超早期的时间定在发病后 6~7 h,超超早期的时间定在发病后 3~4 h 内,这决定于病情和所在医院的条件。治疗方法上向微创发展,可谓百家争鸣、百花齐放。

1. 锥孔颅内血肿碎吸术

锥孔颅内血肿碎吸术主要步骤如下。

(1)先根据 CT 片计算出血肿量,一般采用多田氏公式计算:血肿量(mL)=长径(cm)×短径(cm)×血肿层数×$\pi/6$,测出穿刺点颅外板到靶点的距离。

(2)简易立体定向尺在头皮上画出穿刺点。一般穿刺点选在最大血肿层面的水平,尽量避开较大血管和脑重要功能区。

(3)消毒、局麻后用特制的手持半圆形锥颅器锥颅。

(4)插入碎吸器到靶点(最大血肿层面的中心)。

(5)拔出内芯,放进绞丝。

(6)控制好负压吸引压力(<0.04 kPa),开始脚踏开关进行间断碎吸。

(7)估算吸引出的血肿量,有血肿量的 70%~80%即停止操作。

(8)拔出碎吸器,置入相匹配的硅胶引流管并固定、包扎。

(9)复查 CT,了解残余血肿量及观察引流管位置。按时注入抗纤溶液(尿激酶),定时开放引流管。此法的优点是快速及时,对手术设备要求不高,在病床即可进行,最大限度地抢救患者;只要有 CT 设备和一定经验的临床医师即可进行,为进一步治疗、抢救提供了时间;血凝块经粉碎即可吸出。它的缺点是不能在直视下进行,一旦遇到出血无能为力,只能改为其他方法如开颅清除血肿并止血。

2. 钻孔颅内血肿碎吸术

钻孔颅内血肿碎吸术是由夏氏率先应用和推广。碎吸装置主要由碎吸器、内镜、冷光源、负压吸引器和双极电凝组成三个系统。光纤系统是棒状透镜光学系统制成窥镜,有 60°的视场角,冷光源为照明光源。手术系统口径 3.4 mm,供放入绞丝,绞丝比管口短 1~2 mm。必要时可放入特制的棒状双极电凝镊止血。冲洗系统主要是注水冲洗镜面,保持清晰度,同时使粉碎血凝块易于吸除。三位一体安装在外径 6.3 mm 的钢质管内,产品设计类同进口脑窥镜的结构。它具有锥颅碎吸的优点,解决了可视性和可止血性问题。

其操作步骤基本同锥孔颅内血肿碎吸法。

(1)以穿刺点为中心,做 3~4 cm 的皮肤直切口(仍用简易立体定向尺标注)。

(2)止血后乳突拉钩撑开,电钻钻孔,骨蜡涂布,电凝硬脑膜做十字形切开。

(3)电凝皮质后先脑针穿刺,沿穿刺方向直视下更换碎吸装置,连接绞丝。

(4)在直视下进行碎吸,助手注水冲洗,主刀掌握开关。看到的血凝块为红色可继续吸引,血肿清除后的脑组织恢复原色可稍作手势调整后再进行。

(5)同锥孔颅内血肿碎吸术步骤(8)(9)。

3.钻孔置管尿激酶溶解术

亦有同道在上述手术基础上,不用碎吸器,直接钻孔电凝硬脑膜后,用脑针抽吸血肿置入硅胶管,定时注入抗纤溶液,使血凝块被溶解定时排出。有时也能起到清除血肿的目的,但要掌握好手术适应证和操作要领,一般在发病3天以上或CT片上见到大部液体者较为稳妥。

4.快速钻颅血肿抽吸术

由贾氏率先应用和推广,北京万特福科技有限责任公司生产的YL-1型一次性颅内血肿穿刺针整套产品。

(1)主要步骤:①定位,准备同前;②使用YL-1型一次性颅内血肿穿刺整套产品;③测量最大血肿层面中心(靶点)到颅骨外板的距离;④选用适当长度的穿刺针,尾部固定在电钻夹具后钻透颅骨、硬脑膜后拔出针钻;⑤插入圆钝塑料针芯,使针体达靶点;⑥在针体侧管上连接塑料管,拔出针芯,拧紧针体后端盖帽;⑦进行抽吸,完毕接管引流包扎;⑧有必要时可双针或多针穿刺。

(2)操作注意点:①穿刺方向要准确,即穿刺点与基线的平行线和与之相交的穿刺点指向靶点的方向线;②达血肿后边抽吸边旋转穿刺针,尽量先吸出液态血液;③维持一定的负压,抽吸力不可过大、过快、过猛;④冲洗液出量要多于入量,每次用3～5 mL交替(冲洗液的配制为20 U/mL尿激酶＋25 U/mL肝素＋3 U/mL透明质酸酶);⑤定时开放,消毒要严格,及时换药,保持清洁;⑥严密观察有否再出血。

5.立体定向和无框架

立体定向血肿穿刺术需使用立体定向仪,以最大层面血肿的中心为靶点进行血肿穿刺抽吸,不在此赘述。

无框架立体定向血肿穿刺术,需要有无框架立体定向仪。它是一种将计算机手术规划、定向导航和手术操作平台结合在一起的立体定向仪,简称机器人。其实际操作分术前准备和手术操作两部分。

(1)在HICH患者头部粘贴四个标记(MARK),且不能取下,一直留到手术结束。

(2)再次进行带有MARK的CT或MRI扫描(一般进行CT扫描)。

(3)将扫描后的胶片或数据输入计算机,拼成一个坐标系。

(4)用机械臂将计算机图像与MARK点间形成定位关系。

(5)确定最大血肿平面中心稍后为靶点。

(6)使患者头部和机械臂保持相对不变(需要锁定定位仪和固定头部)。

(7)机械臂在手术空间与规划手术径路吻合锁定。

(8)在机械臂末端的手术器械,固定支架进行钻孔穿刺和抽血。

6.手术指征

HICH手术的目的是清除脑内血肿,降低增高的颅内压,尽量改善脑循环,促使受损的脑组织尽早恢复。也即尽量挽救患者生命,减少后遗症,提高患者的生存质量。

(1)意识状态。意识障碍的程度是脑实质受损程度的最直接表达,它直接反映病情程度。

Ⅰ级患者意识清醒,适合内科治疗;Ⅴ级患者意识深昏迷,一或双侧瞳孔散大,外科治疗与内科治疗效果相仿,仍以内科治疗为主。Ⅲ级、Ⅳ级和一部分Ⅱ级患者适合手术治疗。临床上常用脱水剂降颅内压,观察患者的意识变化,如昏迷变浅、转醒说明手术有效;反之,若无变化甚至继续加深,说明手术不一定有帮助。病情演变速度十分重要,如起病急骤,发展迅速,短时间内即进入深昏迷、瞳孔散大者,尤其是Ⅴ级患者,说明预后差,手术需慎之又慎。

(2)出血部位和出血量。不同的出血部位有不同的临床表现,不同的出血量用不同的方法治疗。一般来说,皮质下型、基底节型出血量>30 mL,丘脑型和小脑型出血量>10 mL,采用手术治疗。单纯一侧脑室铸型可在扩大的对侧脑室作持续外引流,脑室系统铸型可行双侧脑室外持续引流。脑干出血会导致呼吸、循环中枢的直接受损,如手术清除血肿,收效可能甚微,在急性梗阻性脑积水时,可作脑室外持续引流。

(3)合并症。HICH由高血压病引起,出血后血压会随颅内压而增高,如BP≥26.6/16 kPa(≥200/120 mmHg)需降血压后方可考虑手术。有心、肝、肺、肾、血液病等严重合并症者,应作为手术禁忌。家属若强烈要求,应在相应科室的通力协作下完成。如心脏病心率缓慢者应先安装心脏临时起搏器后方可进行手术。肾病者需完成A-V内瘘,以便术后立即进行血液透析治疗。HICH发生后个别患者出现急性呼吸窘迫综合征(ARDS)或多器官功能衰竭(multiple system organ failure, MSOF),往往是原有的脏器功能已有病损,储备低下,在HICH后长时间低氧血症、免疫功能低下等内环境失调的准发生期,如再施行手术将使病情突变而导致同时或序发两个以上器官功能衰竭,近年被称为多脏器功能失常综合征是一种全身性疾病,需按神经外科重症患者的术后处理。

7.术后处理

(1)保持血压的稳定,防止血压过高、过低或时高时低。血压过高易造成已凝固止血的血管和新鲜创面再次出血,过低使脑血流量灌注不足,易引起脑梗死。时高时低往往是在使用如硝普钠、硝酸甘油等药物微泵控制降压过程中发生。手术后血压保持稳定对抢救HICH度过危险是十分有利的。

(2)控制颅内压。血肿清除后,继发性的脑水肿仍是一个重要环节,防治高颅内压减轻继发性脑损害,对日后病情恢复颇有裨益。

(3)积极防治并发症。HICH最常见的并发症是消化道出血。严重而急骤的应激性溃疡出血在目前有 H_2 受体拮抗剂及质子泵抑制剂的情况下,处理仍感棘手。因此,预防性用药就显得十分必要。肺部感染也不可掉以轻心,在有各类抗生素的今天,预防双重感染,气管切开,加强护理,保持水电解质内环境的平衡,补充足够的营养和胶体液防治氮的负平衡均十分必要。

五、康复治疗

HICH多发生在脑的重要功能区,不论手术与否或多或少会遗留偏瘫、失语等病症,使行为、生活、心理和社交受到影响,加上损伤和生理性脑功能退化,因此康复治疗变得更实际和有重要意义。

康复治疗应该从早期开始。患者清醒后巧妙地解释病情是必要的,既是患者的知情权,也是让患者接受现实、知道通过自己的努力和配合医务人员的工作,在整个疾病治疗中的作用,提高主观能动性和确立战胜疾病的信心;对一些悲观、丧失信心的患者更需要耐心解释,通过人性化服务,使他们重拾恢复健康的勇气,心理治疗对疾病的康复是十分有利的。

现代康复医学包括医疗康复、康复工程、教育康复、职业康复和社会康复等方面。本节仅涉及医疗康复。康复方式包括专业康复(institute based reha-bilitation, IBR)、社区康复(community based reha-bilitation,CBR)和上门康复治疗(CRS)。

专业康复(IBR)是指集中康复专业人才和利用较复杂的先进设备进行康复医疗工作。康复治疗目前按"卒中单元"进行,其中包括非手术和手术治疗、重症监护、脑康复治疗、医疗体操、神经康复和健康教育等基本要素。

医学康复治疗的程序一般如下。

(1)先预评价。对疾病的病期、病因及前期治疗情况,现存残疾和并发症等,同时对精神、心理、智力给予综合评价。

(2)设立预期目标,包括目标设立的目的、目标的阶段性和具体方法。

(3)治疗程序表的制定,包括预防对策在内的各种治疗手段。

(4)治疗实施方案。按照总的治疗方针,分别按处方的治疗种类实施执行。

(5)再评价。治疗后患者的恢复程度,再次进行客观的判定,据此再次修正和补充程序表。

生活护理尽量按照患者病前的生活习惯和作息规律进行。患者除进食易消化富营养的食物外,按时排便训练极为重要。防治压疮从一早就开始,定时翻身更换体位,按摩局部皮肤,及时防治腹泻,保持皮肤清洁。

语言的训练采用"育儿法",即从单音、单词开始,有意引导对话及收听广播练习,逐步增加发音词汇量,其中可配合针灸治疗。

运动疗法包括静气功、医疗体操、按摩、推拿、肌力训练、平衡训练和步行训练等课目。

偏瘫肢体首先要预防肩坠、足下垂,每天进行各关节和肢体的被动活动,开始时会有疼痛感,随着被动活动到主动活动,逐渐增加肢体肌肉的力度和活动幅度,疼痛会逐渐缓解。当肌力达Ⅲ级后要尽量加强主动活动。

训练行走时要遵循卧位→坐位→站位→开步走的顺序进行,要纠正行走的姿势,运用行走的技巧,从双拐(或双人)→单拐→脱拐,增加活动的速度和距离,也可到户外、广场活动,学打太极拳,这一过程会使患者精神振奋,信心更足。每次活动要达到疲劳的程度,以增加肌力、耐力和肌肉体积的目的,但要注意,这阶段是最容易自伤的时候。关节活动和肢体的功能锻炼很好地防治了肌肉的挛缩。

物理治疗是康复治疗中一种重要手段,包括热疗、电疗、水疗、光疗、氧疗、体外反搏和肌肉反馈等方法。

高压氧治疗是机体处于高压环境中,所呼吸的与环境等压的纯氧或高浓度氧,可以提高血氧含量,提高血氧分压、血氧张力而提高血氧弥散张力。氧可从毛细血管内向附近组织弥散,有利于改善组织的缺氧状态,使储氧量增加。如果病后血压<21.3/13.3 kPa(160/100 mmHg)是可以考虑的。

针灸治疗包括头针(如百会、神聪、运动区、感觉区等)、耳针(如皮质下、枕、心、神门、肾或耳舟、对耳轮与瘫痪肢体相对应的穴位)和体针(主要取阳明经、太阳经、少阳经和任、督脉穴位)。中药治疗当然可随症加减,但目前以中成药为主,已较少用汤剂治疗。辅用增加脑功能代谢药物。

总之,神经康复是神经疾病治疗学的一大发展,也是医学的一个新领域,尚有较多理论和基础问题有待解决,但不失为神经疾患所致功能残障的一种治疗方法。

功能恢复通常采用 ADL(activity of daily living,ADL)分级法进行。

Ⅰ级:完全恢复日常生活。

Ⅱ级：部分恢复或可独立生活。

Ⅲ级：需人帮助，扶拐行走。

Ⅳ级：卧床，但有意识。

Ⅴ级：植物生存状态。

以前公认Ⅰ级有15%，Ⅱ级有25%，Ⅲ级有30%，Ⅳ级有25%，Ⅴ级有5%得到康复，如经正规的康复治疗定可提高康复率。

第二节　自发性蛛网膜下隙出血

一、概述

（一）病理

（1）脑膜和脑变化。蛛网膜下隙出血（SAH）发生时，血液流入蛛网膜下隙，脑表面被染成紫红色。血液在脑池、脑沟内游积，如侧裂池、视交叉池、纵裂池、脑桥小脑角池和枕大池等。血液可流入椎管内蛛网膜下隙，甚至逆流入脑室系统。少数情况下，血液破出蛛网膜下隙，形成硬脑膜下血肿。SAH 部分红细胞随 CSF 进入蛛网膜颗粒，导致脑脊液吸收障碍，引起交通性脑积水。随着时间的推移，红细胞溶解，释放出含铁血黄素，脑皮质黄染。多核白细胞、淋巴细胞在出血后数小时即可出现在蛛网膜下隙，3 d 后巨噬细胞也参与反应。

（2）动脉管壁变化。SAH 后动脉管壁的病理变化包括典型的血管收缩（如管壁增厚、内弹力层折叠、内皮细胞空泡变、平滑肌细胞缩短和折叠等）和脑血管痉挛的表现（如内皮细胞消失、血小板黏附、平滑肌细胞坏死、空泡变、纤维化、动脉外膜纤维化、炎症反应等）。

（3）其他。除心肌梗死或心内膜出血外，可有肺水肿、胃肠道出血、眼底出血等。

（二）病理生理

（1）颅内压。高颅内压对 SAH 的影响，既有利又有弊：一方面高颅内压可阻止进一步出血，有利于止血和防止再出血；另一方面又可引起全脑暂时性严重缺血和脑代谢障碍。研究表明，颅内压大于 15 mmHg 的患者较颅内压小于 15 mmHg 的患者预后差。

（2）脑血流、脑代谢和脑自动调节功能。SAH 后脑血流（cerebral blood flow，CBF）减少为正常值的 30%～40%，脑的氧代谢率降低至正常值的 75%，而局部脑血容量因脑血管特别是小血管扩张而增加，伴有脑血管痉挛和神经功能缺失者，上述变化尤为显著。世界神经外科联盟分级法表明，Ⅰ～Ⅱ级 CBF 无脑血管痉挛者为每分钟 12 mL/100 g（正常每分钟 54 mL/100g），而有脑血管痉挛者则为每分钟 36 mL/100 g；Ⅲ～Ⅳ级 CBF 无脑血管痉挛者为每分钟 35 mL/100 g，而有脑血管痉挛者则为每分钟 33 mL/100 g。CBF 下降在出血后 10～14 d 达最低点，此后将逐渐恢复到正常。颅内压升高但全身血压下降，可引起脑灌注压下降，导致脑缺血，特别是对 CBF 处于缺血临界水平的脑组织，则更易受到损害。

SAH 后脑自动调节功能受损，脑血流量随系统血压波动，可引起脑水肿、脑出血或脑缺血。

（3）生化改变。SAH 后脑内生化改变包括乳酸性酸中毒、氧自由基生成、激活细胞凋亡路径、胶质细胞功能改变、离子平衡失调、细胞内能量产生和转运障碍、水和电解质平衡失调、糖代谢障碍等。

（4）脑血管痉挛（cerebrovascular spasm，CVS）。CVS 是 SAH 患者病情恶化的一个重要因素。文献报道中，自发性 SAH 后 CVS 发生率为 16％～80％。CVS 的定义目前尚未达成共识，Gurdjian 对 CVS 的定义是"部分脑血管的可逆性收缩"，Wilkins 将 CVS 定义为"SAH 后脑血管造影见一条或多条脑血管发生部分或不完全狭窄"。CVS 的发病机制目前尚不清楚，可能与下列因素有关。①血液对血管壁的机械性刺激。②蛛网膜下隙血块可释放出多种血管活性物质，如 5-羟色胺、儿茶酚胺、氧合血红蛋白、肾上腺素、去甲肾上腺素、多巴胺、血管紧张素、组织胺、前列腺素、凝血酶、血栓素 A_2、纤维蛋白降解产物、K^+、收缩性前列腺素等，其中氧合血红蛋白作用最强。③内皮细胞功能障碍，导致其分泌的舒血管物质和缩血管物质之间平衡失调，促进 CVS 的发生和发展。内皮细胞产生的舒血管物质有前列环素、内皮源血管舒缓因子（EDRF）、血小板活化因子（PAF）等，缩血管物质有血栓恶烷 A_2（TXA_2）、内皮源血管收缩因子（EDCF）如内皮素等。④血块压迫、血管营养障碍等导致血管壁结构的破坏。⑤血管壁炎性改变、免疫反应等因素的影响。⑥神经介质的改变。⑦过量的脱水治疗而不及时补充血容量。

（5）血压。SAH 时血压升高可能是机体的一种代偿性反应，以增加脑灌注压。疼痛、烦躁和缺氧等因素可促使全身血压升高。由于血压升高可诱发再出血，故应设法控制血压，使其维持在正常范围。

（6）心脏。SAH 有 91％的患者出现心律异常，其中少数可引发室性心动过速、室颤等危及患者生命，特别见于老年人、低钾和 EKG 上 Q-T 间期延长者。心律异常和心功能异常可加重脑缺血和缺氧，应引起高度重视。

二、诊断与鉴别诊断

（一）临床表现

SAH 通常表现为突然发作的、剧烈的、"爆炸样"或"劈裂样"头痛，常被描述为"一生中最剧烈的头痛"，常伴有恶心、呕吐、脑膜刺激征、局灶性神经系统症状和意识丧失，可发生在头的任何部位，大多数为全头痛或颈后部疼痛，全头痛的主要原因是颅内压增高。局限性头痛常提示脑动脉瘤破裂的位置（如单侧眼眶部和前额部的疼痛多见于后交通动脉瘤破裂，首先出现枕后部疼痛多提示后颅凹动脉瘤的破裂）。

尽管脑动脉瘤破裂最好发于人体活动或激动状态，但 SAH 可发生于任何时候，包括睡眠中。有 1/3 以上患者，在发病数日或数周前有一些可疑的症状，如头痛、颈部强直、恶心、呕吐、昏厥或视力障碍。这些前驱症状常由于脑动脉瘤的少量渗血或急性膨胀所致，故被称为"警兆性渗漏"或"警兆症状"，20％～59％的患者在脑动脉瘤发生大量出血前有警兆症状。

颈项强直和 Kernig 征是 SAH 的特征表现，但并非所有患者都会出现，有时下背部的疼痛较头痛更为突出。约 25％的患者可出现视网膜前或玻璃体膜下出血，出血多呈片状且边界光滑，多见于前交通动脉瘤破裂，因颅内压增高和血块压迫视神经鞘，引起视网膜中央静脉出血，此征是诊断 SAH 重要依据之一。视盘水肿少见，如有发生则提示颅内占位病变。

意识状态的改变最常见，有 45％～52％的患者表现意识丧失，通常不超过 1 h，也有持续昏迷直至死亡者。只有少数患者会出现局灶性神经系统体征,可能与出血的部位有关,如偏瘫或失语常提示大脑中动脉的动脉瘤,双下肢瘫痪或意识丧失则提示大脑前动脉近端动脉瘤。

SAH后常有发热。丘脑下部损害(如前交通动脉瘤破裂)可引起中枢性高热、尿崩、胃肠道出血、急性肺水肿等,还可以引起抗利尿激素不适当分泌综合征(ISADH)、心律失常、糖代谢障碍、水和电解质平衡失调、抽搐等。

中脑周围非动脉瘤性蛛网膜下腔出血(PNSAH)的临床表现不同于脑动脉瘤性SAH,头痛起病相对缓慢,虽然也是突然发作,但呈渐进性,在几分钟内逐渐增强,无意识丧失和局灶性神经系统症状,不以癫痫发作起病,可有恶心、畏光、颈部强直等,但大多数患者入院时除头痛外无其他症状,仅凭临床症状难以与脑动脉瘤性SAH相鉴别。

再出血是脑动脉瘤性SAH患者致死和致残的主要原因。脑动脉瘤一旦破裂,将会反复出血,其发生率在$9.8\%\sim30\%$,病死率可高达$70\%\sim90\%$。首次出血后48 h内是再出血发生的高峰期,多数文献中首次出血后2周内的再出血发生率约为20%。若患者原有症状突然加重或出现新的中枢神经系统症状或体征,应考虑到再出血的可能,需及时作CT复查。

急性脑积水发生于$15\%\sim20\%$的SAH患者,其主要与脑室和蛛网膜下隙内的出血量有关。轻型病例,脑积水可引起昏睡、精神运动性迟滞和短期记忆力减退,也可出现眼球向上凝视受限、外展神经麻痹及下肢腱反射亢进;较严重的病例,可导致颅内压升高,表现为意识障碍甚至昏迷。若不采用脑室引流手术,脑脊液不断生成,最终将导致进行性脑干受压(脑疝)。迟发性脑积水可出现于SAH后3~21 d,其临床症状与正常压力脑积水相同,包括隐袭起病的痴呆、步态障碍和尿失禁,采用脑室-腹腔分流术疗效较好。

SAH后脑血管造影显示CVS的患者并不一定都有脑缺血所致的临床症状恶化,仅有$20\%\sim39\%$的患者表现为症状性CVS。CVS多发生在SAH后4~16 d内,亦可发生在SAH后24 h内,高峰时间为第6~9 d。按发生时间可将CVS分为早发性和迟发性CVS,依痉挛范围分为弥散性痉挛、节段性痉挛、局限性痉挛3类。早发性CVS可在SAH后立即发生,多在30 min内出现,可发生在脑动脉瘤邻近的动脉主干上,也可扩展至所有的大动脉。出血后早期可发生一过性意识障碍,呈现嗜睡、昏迷等。可有轻度的局灶性神经功能缺损,包括大脑前、中动脉痉挛所致的失语、意识障碍、缄默、偏瘫、单瘫或偏身感觉障碍等,大脑后动脉痉挛极少出现症状。迟发性CVS可在SAH后3~21 d出现,最常发生在4~14 d,可持续数天或数周,常表现为临床症状稳定或好转后又出现头痛和脑膜刺激征的进行性加重,并有不明原因的高热;意识呈波动性、进行性障碍,如患者可由意识清醒转为嗜睡或昏迷,或由昏迷转清醒后再次昏迷;可出现不同程度的神经系统定位体征,如偏瘫、偏身感觉障碍、失语等。

SAH还可引起全身并发症,如水和电解质平衡紊乱、低血容量、高血糖、高血压、心律失常、深静脉血栓形成、应激性溃疡、胃肠道出血、神经源性肺水肿等。

(二)辅助检查

1.头颅CT

头颅CT是确诊SAH的首选检查。CT可判断SAH的出血量和病情的严重程度,如Fisher根据SAH的CT表现分级:Ⅰ级,未发现血液;Ⅱ级,血液层厚小于1 mm,可遍及整个蛛网膜下隙;Ⅲ级,出血层厚度大于1 mm;Ⅳ级,脑实质内血肿或脑室积血。其次,头颅CT有助于推测SAH的出血来源,如:纵裂前部大量积血或侧脑室出血可能来自前交通动脉瘤;单侧视交叉池出血提示颈内动脉-后交通动脉瘤;外侧裂最外端的出血多来源于大脑中动脉瘤;

第四脑室出血提示小脑后下动脉与椎动脉连接处动脉瘤。此外,头颅 CT 有时还可发现多个出血源,并对原发性与外伤性 SAH 加以区别,外伤性 SAH 的血液常局限于脑凸面的浅沟内,且邻近骨折或脑挫伤灶处。但头颅 CT 检查也有其局限性,如 CT 检查距发病时间越长,敏感性越低或不能检出;CT 检查越早,发现病变阳性率越高。少量出血可因 CT 层面范围偏差出现假阴性,据报道即使在出血后 12 h 内行头颅 CT 检查,采用再先进的 CT 机,SAH 患者仍有约 2% 的假阴性率。

2.腰椎穿刺

SAH 急性期腰椎穿刺有诱发脑疝的危险,只有在无条件做头颅 CT 而病情允许情况下,或 CT 检查阴性而临床又高度怀疑 SAH 时才考虑实施。

腰椎穿刺损伤引起的出血与 SAH 有所不同,前者具体表现:①若连续放 CSF,各试管内红细胞计数逐渐减少;②若红细胞 $>25 \times 10^{10}$/L,将出现凝血;③无 CSF 黄变;④RBC/WBC 比值正常,且每增加 1 000 个红细胞,蛋白含量增加 1.5 mg/100 mL;⑤不出现吞噬有红细胞或含铁血黄素的巨噬细胞。

3.数字减影脑血管造影(DSA)

DSA 是检测脑动脉瘤最可靠的方法,但费时、有创。一般应行血管造影,以免遗漏多发性脑动脉瘤或伴发的脑动静脉畸形。脑动脉瘤在 DSA 检查中有可能发生再破裂,其发生率为 1%～2%,脑血管造影后 6 h 内发生再破裂为 5%,其主要原因是由于 DSA 时引起的血压升高使早期脑动脉瘤破裂处覆盖的纤维蛋白网脱落所致。SAH 有 5.6%～15% 的患者首次 DSA 检查阴性。若脑血管造影阴性,需注意最初头颅 CT 上出血的模式,必要时应重复造影。首次脑血管造影阴性者,2 周后(血管痉挛消退)或 6～8 周后(血栓吸收)再重复脑血管造影。若第二次脑血管造影仍为阴性,则不必再做造影,除非有再出血发生。头颅 CT 提示脑动脉瘤性 SAH 而 DSA 检查阴性的原因主要有:①技术因素,如投照角度的问题;②血管痉挛引起载瘤动脉变窄;③动脉瘤颈或整个动脉瘤内血栓形成;④邻近血肿压迫使脑动脉瘤闭塞;⑤微小动脉瘤在破裂时被破坏。对于 DSA 未显示病变者,可行颈外动脉造影和(或)脊髓血管造影,以发现硬脑膜动静脉瘘、脊髓动静脉畸形、动脉瘤或新生物。

有关 SAH 后脑 DSA 检查的时机一直存在争议。过去认为出血后早期造影可引起脑动脉瘤破裂,故主张在出血 3 周后造影。但有研究表明,SAH 后 3 d 内 DSA 并发症的发生率最低,4 d 后逐渐增加,第 2～3 周最高,3 周后又降低。目前,多数学者主张,只要患者呼吸循环功能允许,应尽早行 DSA 全脑血管造影,争取在出血后 3～24 h 内进行造影,从而争取早期(72 h 内)甚至超早期(24 h 内)开始病因治疗。对于有颅内血肿、脑疝征象或急性梗阻性脑积水者,可急诊行 DSA 检查。脑血管造影虽有导致脑动脉瘤破裂的可能,但其发生率很低,不应作为推迟造影的理由。

4.磁共振脑血管造影(MRA)和计算机体层扫描脑血管造影(CTA)

MRA 对直径 3～15 mm 脑动脉瘤检出率可达 84%～100%,但显示脑动脉瘤颈部和穿通支动脉不如 DSA 准确;对发现脑血管畸形很有帮助,但因其空间分辨率较差,故尚不能取代 DSA 检查。

采用螺旋 CT 薄层扫描,捕捉经造影剂显影的动脉期血管图像,进行计算机重建,可获得良好的颅内血管三维结构,这种血管图像可按任意平面进行旋转,以便于寻找病变原因和决定手术入路。目前已能分辨 2～3 mm 的脑动脉瘤。CTA 与 MRA 的敏感性相同,对有 MRA 检查禁忌证的患者,如装有心脏起搏器、颅内强磁性银夹、严重幽闭恐惧症患者可选择CTA检查。

5.头颅MRI

头颅MRI主要用于排除可能引起SAH的其他病因,如脑肿瘤、脑血管畸形等,对DSA阴性的SAH患者尤其重要。过去认为头颅MRI很难区别急性SAH和脑实质信号,但目前研究提示MRI对SAH的检出率与CT检查相似。对于后颅凹、脑室系统少量出血及脑动脉瘤内血栓形成、判断多发性脑动脉瘤中破裂瘤体等,MRI优于CT,但价格昂贵、操作费时是其缺点。头颅MRI检查是否引起颅内金属动脉瘤夹移位,目前说法不一,故脑动脉瘤夹闭后,在不了解颅内动脉瘤夹特性前,慎用头颅MRI复查。

6.经颅多普勒(TCD)

TCD可无创测出颅底大血管的血流速度,对SAH后CVS有诊断价值,目前已作为SAH后CVS的常规检测手段,这种方法具有无创、简便、易于重复等优点,但只能提供颅底大血管的流速,不能测定末梢血管的血流变化,且过于依赖操作者的主观判断,颞骨较厚者难以探测血流信号。大脑中动脉的血流速度常被用来诊断CVS,其血流速度与血管痉挛程度呈正相关。大脑中动脉血流速度的正常范围在 $33\sim90$ cm/s,平均约为 60 cm/s,当血流速度高于 120 cm/s,可作为判断CVS的参考指标。

(三)诊断和鉴别诊断

对于突然发病,临床上有剧烈头痛、恶心、呕吐和脑膜刺激征阳性的患者,无局灶性神经系统体征,伴有或不伴有意识障碍,应考虑本病;如有CSF呈均匀一致血性,压力增高,眼底检查发现玻璃体积血则可确诊。对这些患者应常规进行头颅CT检查以证实临床诊断,并进行病因学诊断,可作DSA或3D-CTA进行筛选。

PNSAH的诊断更多地依赖于特征性的影像学表现。有学者将PNSAH的诊断标准定为:①无严重的高血压和滥用可卡因史,无先兆性头痛,发作时无意识丧失,无神经系统定位体征;②发病后3 d内头颅CT显示出血位于特定的解剖部位,出血仅限于脚间池或脑桥前池者基本可以诊断,出血穿过Liliequist膜,进入视交叉池、侧裂池或纵裂池者,除非出血量很少,否则应考虑脑动脉瘤;③颅内4条血管、多角度投照的全脑血管造影正常。

对于多发性脑动脉瘤,脑血管造影可以确定破裂的脑动脉瘤,其诊断依据有:①破裂脑动脉瘤的载瘤动脉近端或远端附近有局限性CVS;②破裂的脑动脉瘤多较大且瘤底部常有小突起或瘤腔不规则;③载瘤动脉常因颅内血肿或脑水肿的占位效应而移位。

自发性SAH常需与以下症状和体征及有关疾病相鉴别。

(1)头痛。头痛在中青年发生率90%以上,老年/儿童仅约50%。不剧烈的头痛常被误诊为偏头痛、紧张性头痛或与静脉窦有关的头痛。

自发性SAH引起的头痛需与颅内其他疾病引起的头痛相鉴别,这些疾病包括垂体卒中,静脉窦栓塞,脑出血,脑栓塞,脑膜炎,脑炎,由颅内肿瘤、脑血管疾病或脑脓肿引起的颅内压增高,各种良性头痛,来自颅神经的头痛,眼球,鼻窦和口腔疾病引起的牵涉性头痛,恶性高血压,病毒感染,颈段脊髓血管畸形等。

(2)呕吐。有70%脑动脉瘤破裂后发生呕吐。如呕吐明显,特别是伴有低热,则易误诊为上呼吸道感染、病毒性脑膜炎或胃肠炎等。

(3)意识改变或精神症状。有1%的SAH患者表现早期精神错乱。若患者意识模糊、焦虑不安而且病史不确切，可误诊为原发性精神病、癔症、酒精中毒等。

（4）颈椎病或腰椎疾病。如有明显的颈痛可能误诊为颈扭伤或颈关节炎；出血刺激腰椎鞘膜的患者可能误诊为坐骨神经痛。

（5）颅脑损伤。对有意识丧失、跌倒或明确外伤史的 SAH 患者，头颅 CT 显示的出血可被误以为颅脑损伤所致。

（6）高血压。有高血压的 SAH 患者，易被误诊为高血压危象。

（7）心脏损害。高达 91％的 SAH 患者可表现心律失常，心电图酷似心肌缺血或心肌梗死，而易误诊为原发性心脏病。

（8）癫痫。脑动脉瘤性 SAH 发病时常有癫痫发作，若癫痫发作后的头痛很剧烈，应考虑到 SAH 的诊断。

三、治疗

（一）分级

对 SAH 的严重程度进行恰当的分级有助于选择治疗方案、评估病情、判断预后。对于脑动脉瘤性 SAH，目前较常用的 SAH 分级方法主要有两种：Hunt-Hess 分级法和世界神经外科联合会（WFNS）分级法。

1968 年，Hunt 和 Hess 将脑动脉瘤性 SAH 分为 5 级。Ⅰ级：无症状，或有轻度头痛和颈项强直；Ⅱ级：中度或重度头痛，颈项强直，除颅神经功能障碍外无其他神经症状；Ⅲ级：嗜睡，或有局灶性神经功能障碍；Ⅳ级：昏迷，中度或重度偏瘫，可有早期去脑强直和自主神经功能障碍；Ⅴ级：深昏迷，去脑强直，濒危状态。

1988 年，WFNS 委托 Drake 等提出一种新的 SAH 分级方法，以 GCS 评分和有无运动障碍为主要依据，将脑动脉瘤性 SAH 分为 5 级：Ⅰ级，GCS 评分 15 分，无运动障碍；Ⅱ级，GCS 评分 13～14 分，无运动障碍；Ⅲ级，GCS 评分 13～14 分，有局灶性症状；Ⅳ级，GCS 评分 7～12 分，有或无运动障碍；Ⅴ级，GCS 评分 3～6 分，有或无运动障碍。

此外，1987 年，Tetsuinagawa 根据头颅 CT 将 SAH 分为 5 级：Ⅰ级，在某一局部有轻度高密度区；Ⅱ级，在某一局部有中度高密度影；Ⅲ级，基底池一处或两处严重积血；Ⅳ级，基底池弥散性严重积血；Ⅴ级，基底池被大量血凝块充填。

（二）治疗

1. 一般治疗

（1）一般处理。既往认为自发性 SAH 尤其怀疑脑动脉瘤性 SAH 的患者应绝对卧床 3～6 周，近年来有人主张绝对卧床 2～3 周，保持呼吸道通畅，维持血氧饱和度，保证正常脑灌注压，限制额外刺激。避免各种形式的用力，保持大便通畅。Nibbelink D W 曾对脑动脉瘤性 SAH 保守治疗的内容进行比较详细的描述：①住院至少 3 周；②病房内光线柔和安静；③床头抬高不超过 30°；④患者可在床上翻身，但不可坐起来及自己吃饭；⑤用药物软化粪便，保证大便通畅；⑥1 周后可以扶患者起床，可在床边排便；⑦保持呼吸道通畅，必要时吸氧；⑧预防抽搐发作；⑨可用镇静剂抑制躁动，用镇痛剂止痛；⑩每 24 h 液体入量 1 000～2 000 mL，热量维持 4 184 kJ（1 000 kcal），不用渗透性脱水剂和激素。PNSAH 的治疗与一般的自发性 SAH 相似，但由于排除脑动脉瘤出血的可能，这种患者不需要强制性卧床、限制活动以及过分控制血压，对症治疗即可。

（2）控制血压。血压升高是导致出血的危险因素，血压的波动更具重要意义。主张适当降低血压，可将收缩压维持在不超过 150 mmHg，平均动脉压维持在 100～110 mmHg。对脑血管痉挛高危患者，可采用扩容治疗，并使血压不低于 180 mmHg。应用降压药时，需严密监测血压、颅内压、心电图变化等。

（3）控制颅内压。颅内压低于正常范围时，易引起再出血，故主张适当地降低颅内压。有学者指出，SAH 急性期颅内压不超过 12 mmHg 时，一般不需要降低颅内压；颅内压增高至 12 mmHg 以上者，可适当地降低颅内压，常用 20% 甘露醇。

（4）镇痛和镇静。疼痛、躁动、呕吐均可导致血压升高，引发再出血，可给予镇痛或镇静剂。

（5）抗癫痫治疗。抽搐发作可导致血压升高、颅内压增高、脑血流量增加、呼吸困难等，引起再出血，应常规给予抗癫痫治疗。

（6）抗纤溶。一般认为，抗纤溶药物能减少 50% 以上再出血。目前最常用的抗纤溶药物有 6-氨基己酸（EACA）、氨甲环酸（AMCA）等。若有妊娠、深静脉血栓形成、肺动脉栓塞等情况者禁用。

（7）症状性 CVS 的防治。包括早期手术清除蛛网膜下隙积血（"清道夫手术"）、3H 疗法（即高血压、高血容量和血液稀释疗法）、抗氧化剂、钙拮抗剂、重组组织型纤溶酶原激活物（rt-PA）、抗感染治疗、应用与前列腺素代谢有关的药物、血管内球囊技术、其他脑保护药物、改善脑微循环药物等。

（8）腰椎穿刺。放出血性脑脊液，并作脑脊液置换。

（9）其他并发症的治疗。包括感染、应激性溃疡、胃肠道出血、水和电解质平衡紊乱、脑积水等。

2.病因治疗

自发性 SAH 的病因大多需外科治疗，但不同病因有不同的治疗方法，例如，对于脑动脉瘤性 SAH 早期行脑动脉瘤直接夹闭术或血管内栓塞治疗，而对脑血管畸形可选择手术切除、立体定向放射神经外科（如伽马刀）或血管内治疗。

（三）预后

SAH 总体上预后较差，有资料显示，SAH 的总病死率为 32%～67%，加权平均数为 51%，存活患者中 1/3 生活不能自理。影响 SAH 预后的因素有病因、手术时机的选择和分级、治疗方法、有无 CVS、再出血、并发症（如应激性溃疡、胃肠道出血等）、年龄、高血糖、高血压等。

PNSAH 预后良好，多无神经系统功能缺失，残留症状主要有轻度的非特异性头痛、健忘、抑郁、焦虑、易怒、容易疲倦、缺乏耐心等主观症状，这些症状不仅与 PNSAH 有关，而且与生病和住院等经历有关。

PNSAH 很少有 CVS 或再出血。有学者对不同时期的 290 例 PNSAH 和 120 例 PNSAH 分别作了回顾性研究，最长随访 8 年，均无再出血发生。另有学者分析 169 例 PNSAH，仅有 3 例发生 CVS，且都在脑血管造影后发生。

第三节　颈动脉及椎-基底动脉的缺血性病变

一、脑的血液循环

脑的动脉系统包括颈内动脉系和椎-基底动脉系,而脑干、小脑、间脑后半部分、颞叶和枕叶则主要由椎-基底动脉系供应。

(一)颈内动脉系统

颈内动脉由颈总动脉发出,在颈部上升至颅底,进入颞部岩部颈内动脉管,前行至破裂孔入颅,大脑半球的绝大部分和间脑的前半部分由颈内动脉系供应。颈内动脉主要包括以下几种分支。

1.眼动脉

眼动脉较大的分支为视网膜中央动脉,供应视网膜和眼球的血液。

2.后交通动脉

后交通动脉是颈内动脉和椎-基底动脉相互交通的动脉,变异较大。

3.脉络膜前动脉

脉络膜前动脉主要供应侧脑室脉络丛、视束、大脑脚、纹状体以及内囊的一部分。

4.大脑前动脉和前交通动脉

(1)皮质支。

①眶动脉:供应额叶直回及眶回的内侧部。

②额极动脉:供应额极前部和额极内外侧面的血液。

③胼周动脉:供应胼胝体和大脑半球内侧面的血液。

④胼缘动脉:供应扣带回、旁中央小叶及额上回。

⑤楔前动脉:供应楔前叶 2/3、扣带回后上部及顶上小叶。

(2)中央支。

①回返动脉(Heubner 回返动脉):主要对外囊、豆状核前外侧部、尾状核前部及内囊前肢等区域供血。

②大脑前动脉近侧段远端的中央支:供应下丘脑的视上区、穹隆柱、胼胝体膝部和透明隔等区域。

③大脑前动脉近侧段起始端的中央支:主要供应尾状核前部。

5.大脑中动脉

它是颈内动脉的直接延续,也分为皮质支和中央支。

(1)皮质支。

①眶额动脉:供应额叶眶部外侧份和前份。

②中央前沟动脉:供应额中回后部和中央前回前部下 3/4 的皮质。

③中央沟动脉:供应中央前、后回下 3/4 的皮质。

④顶前动脉:供应中央后回下 3/4 及顶间沟前份上下缘的皮质。

⑤顶后动脉(缘上回动脉):供应缘上回和顶上小叶下缘的皮质。

⑥角回动脉:供应角回和顶上小叶后部的皮质。

⑦颈后动脉:供应颞叶上、中、下回后部的皮质。

⑧颞前动脉:供应颞极和颞叶中、下回前份的皮质。

(2)中央支。主要包括内、外侧豆纹动脉,供应壳核、尾状核、内囊前肢、膝部的背外侧和内囊后肢的背部。

(二)椎-基底动脉系统

椎动脉起自锁骨下动脉,向上穿行颈椎横突孔后经枕骨大孔入颅,两侧椎动脉汇合成基底动脉。其主要的分支血管有以下几种。

(1)小脑后下动脉。发出延髓支、小脑支和脉络丛支。其中延髓支供应延髓背外侧,小脑支供应小脑蚓部和小脑半球后下面;脉络丛支进入四脑室,参与构成四脑室脉络丛。

(2)小脑前下动脉。供应小脑前下面、绒球、蚓椎、蚓小结及齿状核。

(3)内听动脉(前庭动脉)。供应内耳的结构。

(4)脑桥支。供应脑桥基底和被盖部。

(5)小脑上动脉。供应小脑半球上面、上蚓部、结合臂、小脑髓质、齿状核等中央核团。

(6)大脑后动脉。分为中央支和皮质支。

皮质支包括:①颞下前动脉,供应颞下回前面及背外侧面;②颞下中动脉,供应梭状回皮质及颞下回中部皮质;③颞下后动脉,供应梭状回后部、舌回和枕叶的背外侧面皮质;④顶枕动脉,供应楔叶和楔前叶的后部;⑤距状裂动脉,供应距状裂皮质。中央支主要供应间脑、中脑及内囊的一部分。

(三)脑底动脉环

脑底动脉环又称 Willis 环,由两侧的颈内动脉、后交通动脉、大脑后动脉近侧端、大脑前动脉近侧端和一条前交通动脉构成。

前交通动脉沟通左、右动脉系,后交通动脉沟通颈内动脉系和椎-基底动脉系。脑底动脉环是脑内主要动脉间的吻合结构。

二、缺血性脑血管病的危险因素

(一)高血压病

国内外流行病学研究报告,高血压病是脑血管病最主要的危险因素,而且认为卒中的危险因素可因得到治疗而减少发病率和病死率。我国的脑梗死患者中有高血压者占 70% 以上。

(二)脑血管病家族史

一些研究证明,父母或亲属死于脑血管病者子女发病率明显偏高。也有报道双胞胎患脑血管病有一致性,说明遗传因素有一定作用。

(三)糖尿病

国外有人研究(随访 24 年)认为,糖尿病是脑血管病尤其是脑梗死发生的较重要的危险因素。男、女相对危险性分别为 2.6 和 3.1。

(四)心脏病

心功能损伤,特别是充血性心力衰竭,心电图证实左室肥大对脑卒中的发生有重要作用。

(五)咸食与吸烟

咸食与吸烟均与高血压有关,也是缺血性脑血管病的危险因素。

三、缺血性脑血管病的病因

(一)栓塞性梗死

栓塞性梗死分心源性和动脉源性。心源性的病因主要有心房纤颤、近期心肌梗死、人工瓣膜植入、先天性瓣膜病、心内膜炎、心脏附壁血栓、扩张性心肌炎等。动脉源性是指来源于主动脉弓和颅外动脉(颈动脉和椎动脉)血栓性或胆固醇性栓子。

此类梗死具有发病年龄较轻、起病急骤、病情重的特点。

(二)血栓形成性梗死

血栓形成性梗死主要是由于高血脂、动脉硬化和高血压等疾病导致血液黏滞度增高、纤溶系统受抑制以及血管内皮细胞损伤或缺失激活血小板,促发血栓形成。此类梗死具有发病年龄较高、发病前常有短暂性脑缺血发作(TIA)发作、多发于睡眠休息时等特点。

(三)腔隙性梗死

首先由 Durand Fardel 于 1843 年提出,意指发生在大脑深部的小型软化灶。大多数腔隙性梗死灶的直径在 0.5 cm 左右,最大直径可达 1.8 cm,多分布在基底节、丘脑、脑室旁白质、脑干及小脑等部位,大脑皮层少见。

腔隙性梗死的病因包括高血压、血管炎、动脉硬化玻璃样变和淀粉样血管变性所引起的微动脉粥样硬化、脂质透明变性、纤维素样坏死,但大多数与高血压有关。在所有梗死类型中,此类梗死预后最好。

(四)分水岭梗死

分水岭梗死约占缺血性脑血管病的 10%,多是颈内动脉狭窄或闭塞所导致。

(四)其他病因

动脉壁的炎症,如结核性、梅毒性、化脓性炎症、钩端螺旋体感染、结缔组织病、变态反应性动脉炎等,还可见于先天性血管畸形、真性红细胞增多症、血液高凝状态等。

四、颈内动脉及前循环动脉缺血性病变的临床表现

脑动脉缺血性病变主要表现为闭塞动脉供血区域的功能损害或缺失所致的神经功能障碍。大动脉的闭塞除表现有神经功能障碍外,由于缺血范围大,水肿反应重,常会导致颅内高压、意识障碍,甚至发生脑疝。穿支动脉及后循环动脉闭塞常引起脑深部重要结构及脑干的缺血,也易于发生意识障碍乃至自主神经功能紊乱。

(一)大脑中动脉闭塞

大脑中动脉闭塞表现为病变对侧下半面部、上下肢肌力减弱及感觉减退,常伴有对侧同向偏盲。其他表现还有优势半球缺血引起失语,非优势半球损伤引起偏身失认。局限于大脑中动脉分支的闭塞可产生此综合征的部分症状,常为下肢肌力减弱。

(二)大脑前动脉闭塞

较大脑中动脉闭塞少见,多表现为对侧下肢痉挛性瘫痪。若双侧大脑前动脉受损,会出现意志力低下(意志缺失症)。穿支血管闭塞可出现肢体偏瘫及意识障碍。

(三)颈内动脉闭塞

颈内动脉闭塞特点是大脑前动脉和大脑中动脉均缺血,除了表现上述症状外,还会产生同侧单眼视觉障碍(一过性或持续性)、Horner 综合征。80% 的患者在发病前常有典型性 TIA、

无征兆性卒中。也有10%的颈内动脉闭塞患者无症状,这是由于Willis环或皮层侧支循环提供了充足的血供代偿。

五、椎-基底动脉及后循环动脉缺血性病变的临床表现

后循环梗死包括脑干、小脑、丘脑以及枕叶的梗死。患者表现为双侧肢体肌力弱、感觉异常、颅神经麻痹、共济失调、恶心呕吐、意识障碍。基底动脉顶端栓塞会产生单纯性大脑后动脉梗死,表现为对侧同向偏盲、记忆障碍,可有轻度偏身性麻痹和(或)人格障碍。还有极罕见的梗死局限于双侧丘脑,导致反应性降低、淡漠而不伴运动、感觉、视觉缺失。小脑性卒中的水肿和占位效应会有生命危险,这是因为后颅窝空间狭窄,容易导致枕骨大孔疝。椎动脉内膜剥脱延伸到颅内会引起蛛网膜下隙出血。

六、缺血性脑血管病的影像学检查

(一)CT 表现

急性缺血早期在CT上的征象:灰质、白质间的对比度降低;脑组织密度降低;占位效应包括压迫脑沟、蛛网膜下隙,使脑沟变浅、蛛网膜下隙变窄,梗死面积大可导致脑室变形和中线移位。血管闭塞区侧支循环越差,缺血越严重,CT上异常改变越早。但缺血早期的CT征象不能明确地鉴别可逆性和非可逆性缺血。大血管闭塞后,血管的密度增加(大脑中动脉高密度征)。其他以CT为基础的技术:氙-CT可测量脑血流及对可逆、不可逆缺血区域的分辨。CT灌注像可判断缺血区域的脑血流情况。CT血管成像可检测出颅内外闭塞的血管。

(二)功能 MRI 技术

对急性缺血发病3～6 h的患者行MRI弥散及灌注成像(DWI、PWI)。MRI灌注成像类似于CT灌注成像,注射增强剂后,可立即显示脑灌注的改变;MRI的弥散像对脑缺血的检查最敏感,不到1 mm,可检查出数分钟前刚闭塞的血管所产生的异常改变,有助于发现血管阻塞或脑损伤的部位。DWI、PWI的综合应用有助于发现缺血半暗带,为溶栓治疗提供影像依据。DWI已被美国FDA批准用作脑血管患者的检查。

(三)DSA

DSA对脑血管的正常解剖显示最全面和最精细,仍是目前诊断颅内外血管狭窄的金标准。目前,三维DSA已能实时成像,最新的较成功的技术是一次成像三维DSA,既减少了检查时间,又降低了检查剂量,为脑血管病的诊断和介入治疗提供了更好的条件。但由于脑血管造影术为创伤性检查,可引起不适,严重者导致脑卒中,随着无创性的血管检查技术如多普勒超声、CTA及MRA的发展,脑血管造影的适应证已发生了变化,主要用于颈段动脉、颅内动脉的狭窄或闭塞,脑血管畸形,颅内动脉瘤的诊断。

(四)经颅多普勒超声

经颅多普勒超声可测定血液的流动和方向,借此可判断血管有无闭塞。二维彩色多普勒既能显示脑血管的二维解剖结构,又能进行脉冲多普勒检查,以便测量和计算各项血流参数,并且有彩色多普勒显示血流色彩。

(五)单光子发射断层扫描(SPECT)

单光子发射断层扫描可定性评估脑血流区域,在溶栓治疗中有一定的参考价值。

第四节　脑静脉及静脉窦血栓形成

脑静脉系统包括静脉窦和脑静脉。脑静脉系统血栓形成通常是指脑静脉窦血栓形成（cerebral venous sinus thrombosis，CVST），最早于 1825 年由 Ribes 报道，而脑静脉血栓形成则是 CVST 的进展。CVST 在临床上较为少见，具有较高的病死率和致残率。随着诊断技术的发展和对本病认识的逐渐提高，CVST 的个案或小组病例报道日渐增多，治疗学研究也取得了一定进展。

一、发病率与病死率

（一）发病率

由于 CVST 为一种少见的缺血性脑血管疾病，文献中涉及 CVST 的研究大多建立在个案或小组病例的基础上，缺乏流行病学调查。因此，有关 CVST 的精确发病率迄今未明。Ehlers 等在对 12 500 例因各种疾病死亡者尸检中发现 CVST 16 例（占 0.13%）；Kalbag 和 Woolf 报道，1957—1961 年，英格兰和威尔士 CVST 平均每年发病 217 例。由于存在种族差异和研究对象的不同，CVST 的性别分布不尽相同。约旦学者 Nalimaldin 等报道，21 例 CVST 患者中，男性略多于女性（1.6：1）；在另一组 25 例患者中男、女之比为 15：1；而 Crawford 等报道为 2：5。

（二）病死率

由于早期对 CVST 的研究均建立在尸检的基础上，故多认为 CVST 患者很难免于死亡。脑血管造影技术应用到临床后，越来越多的 CVST 患者在生前即被发现并得到治疗，使 50%~70% 的患者得以生存。在近期的文献报道中，CVST 的病死率降至 5%~30%，平均不到 10%。CVST 病死率的逐渐降低应归功于 CT 和 MRI 等先进的神经影像学技术的相继问世和治疗手段的改进。

二、病因与危险因素

CVST 的病因和诱因很多，但确切的病因和发病机制尚不明确。目前认为，凡能导致静脉回流障碍、静脉壁炎症反应或渗出、血液高凝倾向或血栓前状态的各种因素均可引起 CVST。

在神经外科，血肿清除、肿瘤切除和动脉瘤夹闭等开颅手术，特别是在大脑半球间经颅下入路时，往往会由于忽略对皮质静脉的保护，可能导致 CVST。在神经外科疾病患者中，中老年人、肥胖患者和有卒中史的女性患者是 CVST 的高危人群，脑出血有发展成为急性 CVST 的倾向，而其他颅内疾病（肿瘤和动静脉畸形等）常可引起慢性 CVST。CVST 最常见的危险因素包括妊娠和产褥期、口服避孕药、颅脑损伤、脱水、血液病、恶病质、充血性心力衰竭、休克和糖尿病酮症酸中毒等。此外，创伤、高半胱氨酸血症、多发性硬化、硬脑膜和脑动静脉畸形、前交通动脉瘤、颅内肿瘤（原发性或转移性）、系统性红斑狼疮、肾病综合征、高钠血症、高脂血症、血管炎性疾病、阵发性睡眠性血红蛋白尿、免疫性血小板减少性紫癜、溶血性贫血、血小板增多性血栓形成、蛋白 C 和蛋白 S 缺乏、抗凝血酶Ⅲ缺乏、红细胞增多症、镰状细胞贫血、Behcet 病、Evans 综合征、溃疡性结肠炎、高压电损伤、重度恶性疟疾、大肠杆菌性脓毒血症及腰椎穿刺术后均有合并 CVST 的报道。凝血因子基因多态性也是 CVST 形成的重要危险因素。

三、临床特征、分型与诊断

（一）临床特征

CVST 的临床特征缺乏特异性，最常见的症状包括头痛、局灶性神经功能缺损、癫痫发作、意识障碍及视盘水肿等，这些症状既可单独出现，亦可同时存在。起病方式既可突然发病，亦可经历数周缓慢发病。临床表现可酷似多种神经系统疾病，如缺血或出血性卒中、脑脓肿、脑肿瘤、脑炎、代谢性脑病及良性颅内压增高症等。CVST 的发展将引起相邻脑静脉血栓形成，导致静脉性脑梗死，以出血性梗死居多。后者是造成癫痫、神经损伤或死亡的主要原因。静脉窦阻塞可引起颅内压增高，进而导致视盘水肿和视力减退，若不及时治疗则会发展为致命性脑水肿。

（二）临床分型

根据血栓形成部位可将 CVST 分为皮质静脉血栓形成、硬脑膜静脉窦血栓形成和脑深静脉血栓形成。而在一些文献中常依照在颅内高压基础上伴或不伴其他神经功能障碍，分为特发性颅内高压（intracranial hypertension，ICHP）型和 ICHP 伴随其他神经功能障碍型。这种分型有利于对预后进行前瞻性评估。ICHP 型占全部 CVST 的 50%～81%，其预后通常要好于 ICHP 伴随其他神经功能障碍型。后者的神经功能障碍包括意识水平降低、癫痫和（或）进行性局灶性神经功能障碍等。

（三）诊断

CVST 的临床表现复杂，单纯依靠发病方式、症状和体征很难确诊。CT 和 MRI 问世前，脑血管造影术一直是诊断 CVST 的"金标准"。当前，脑血管造影术已逐渐被 CT 和 MRI 取代。通常，当疑为 CVST 时，最先进行的检查是 CT。单纯 CVST 早期 CT 上可见受累静脉窦呈高密度改变，在上矢状窦血栓形成时，可发现具有特征性的"δ"征。当血栓扩展到相邻脑静脉进而发生静脉性脑梗死时，CT 上的密度改变则取决于是缺血性还是出血性梗死，前者呈低密度，后者呈高密度。尽管如此，CVST 的 CT 所见常常缺乏特异性，且有 30% 的病例 CT 扫描显示为正常。与 CT 扫描不同，在临床进展期，MRI 的 T_1 和 T_2 加权影像上，几乎均可显示出清晰的高强度信号。其典型演变过程为初期血栓形成静脉窦的流空信号消失，T_1 等信号，T_2 低信号；继之演变为 T_1 与 T_2 高信号；至 16 d 至 3 个月 T_1、T_2 信号减弱，流空信号增强。但是，在 CVST 的超早期（5 d）或晚期（6 周），MRI 也可出现假阴性或难以判定性质的可疑信号。此时，可通过加做 MRI 或螺旋 CT 静脉造影来弥补。

四、治疗

CVST 的治疗包括外科和内科治疗。外科除了直接进行静脉窦血栓摘除外，窦内药物溶栓、球囊血管成形术及支架置入术等手段，均可用于 CVST 的治疗，并取得了较为满意的效果。但是，目前研究较多、进展较快的，当属内科药物抗凝或溶栓治疗。

（一）血管成形术

血管成形术可短时间内有效再通血管，恢复正常血流，降低颅内压，且不增加出血风险。有关微导管机械切除血栓以及血管内支架或球囊成形术的临床报道较少，其真正的临床价值尚需临床实践验证。

（二）手术治疗

由于脑血管解剖复杂，而导管管径较粗且质地较硬，往往不易通过弯曲的静脉。因此，对于出血或神经功能迅速恶化的患者可开颅直接切除静脉窦血栓。

（三）静脉内普通肝素治疗

用普通肝素治疗 CVST 已有半个世纪，并积累了一定经验。肝素的主要药理学机制是阻止 CVST 的进展，预防相邻静脉发生血栓形成性脑梗死。首次为 1 万单位静脉注射，以后持续静脉点滴，并根据血液学监测调整剂量（使 APTT 维持在对照值的 2～3 倍），疗程为 7～10 d。常见的不良反应为诱发颅内出血，用药剂量也较难把握。

（四）皮下低分子量肝素治疗

研究表明，皮下低分子量肝素治疗 CVST 的疗效与普通肝素相同，但较少发生出血并发症。其另一优点是剂量较好掌握，仅需体重校正而不需实验室监测。剂量为 90～180 U/24 h 抗凝血因子 Xa，疗程为 2～3 周，以后继续给予抗凝剂（国际标准值 2.5～3.5）口服。在最近的一项研究中，对 60 例患者进行随机分组，比较了静脉应用低分子肝素和安慰剂的效果。结果安慰剂组单纯性颅内高压发生率比治疗组高 2 倍，其他无显著差异。3 周后，治疗组预后不良者为 20%，安慰剂组为 24%；12 周时两组分别为 13% 和 21%。治疗组未见原有脑出血扩大或再发，甚至在首次 CT 证实有出血性损伤的 15 例患者中也未见到病情恶化者。低分子肝素治疗使绝对危险性降低了 7%，相对危险性降低了 38%。遗憾的是，至今尚未见直接比较低分子肝素与普通肝素治疗 CVST 疗效的研究。因此，也就很难明确静脉内普通肝素和低分子肝素的相对效用。肝素是当前治疗 CVST 的一线药物，经统计证实，肝素使 CVST 患者的病死率降低了 14%，死亡和生活依赖他人的比率降低了 15%，相对危险性分别降低了 70% 和 56%。

（五）尿激酶局部溶栓治疗

尿激酶最早由 Vines 和 Davis 于 1971 年从静脉内给药治疗 CVST。1988 年 Scott 等首次采用尿激酶对 1 例广泛性上矢状窦血栓形成的年轻患者实施局部溶栓治疗——经前额钻孔局部注入尿激酶。在以后数年中，先后有 30 例患者接受了尿激酶局部灌注治疗（剂量 13.9 万～47.0 万单位）。其中一组 13 例，有 12 例静脉窦再通且恢复良好，尽管 4 例发生了出血性梗死，但均未因此而恶化。

（六）重组组织型纤溶酶原激活物（rt-PA）局部溶栓治疗

rt-PA 具有许多药理学优点，如可降低出血危险性，对血栓具有选择性溶解，半衰期短（7～8 min），降解纤溶酶原及纤维蛋白原降解产物水平等。最近几年 rt-PA 在临床单独或与肝素联合使用。尽管缺乏单独应用肝素的资料，但与肝素联合应用者的血流完全再通率高于单用 rt-PA 者；血流再通速度也远比尿激酶快。

随着对 CVST 危险因素认识的逐步加深，神经影像技术的日益完善以及生前获得确诊概率的增加，有关 CVST 治疗的研究越来越多，其中也不乏成功的经验，如局部应用尿激酶 UK 或 rt-PA 溶栓治疗比单用肝素血流再通率高，且需时间短。但如何评估疗效—风险比依然是一大难题，证实局部溶栓治疗可改善预后之证据尚嫌不足，而且导致出血的危险性过大。所以，用局部溶栓疗法取代静脉内肝素治疗作为治疗 CVST 第一线药物的地位还为时尚早。今后的迫切任务是，努力集中早期诊断和治疗满意的经验，制订出更好的危险分层标准，这将有助于选择治疗方案。目前,肝素依然是治疗 CVST 的一线药物,rt-PA 的给药方法和最佳剂量尚需进一步探讨。

五、预后及其影响因素

(一)预后

现代神经影像技术和治疗的进展使更多的 CVST 患者得以生存,病死率大大降低。但由于 CVST 的预后存在多样性,故很难准确地前瞻性评价。例如,仅仅表现为头痛的患者,很可能因严重的颅内高压而突然恶化,甚至死亡;而某些早期就表现为深度昏迷或 CT 显示严重出血的患者却可获得完全恢复。临床恢复与血管再通之间也存在很大差异。有时,临床恢复要比血管再通早,甚至血管未获再通者同样可出现临床恢复。

(二)影响因素

研究表明,一些因素可导致临床预后不良:高龄、昏迷、小脑或深部静脉受累、严重颅内压增高、合并感染或存在恶性疾病、CT 扫描显示出血性梗死及发生并发症(如难以控制的癫痫或肺栓塞)。如果血栓从静脉窦扩展到静脉,则可发生难以恢复的严重偏瘫。

第五节　头皮损伤

一、概述

头皮损伤是急诊外科中最常见的一种创伤,颅脑创伤时也多合并有头皮损伤。单纯的头皮损伤不会造成严重后果,但其损伤部位、类型和程度对判断颅脑创伤的伤情可提供一定的依据。根据头皮损伤的程度,临床上将其分为头皮擦伤、挫裂伤、撕脱伤和头皮血肿。需要早期和急诊处理的是头皮挫裂伤和撕脱伤。治疗上应遵循库欣(Cushing)所提出的"清洁、探查、清创和闭合"的原则。对有头皮损伤的患者,均应考虑是否伴有颅脑创伤和其他部位伴发伤的可能性。婴幼儿头皮血肿常会带来严重的全身反应。

二、诊断

1.病史要点

有头部外伤史。注意致伤物形状、打击方向等致伤因素。

2.查体要点

(1)疼痛。伤处局部疼痛明显。

(2)头皮肿胀。中心常稍软,周边较硬。

(3)头皮裂口。皮肤表面擦伤,头皮缺损,头皮内有异物。

(4)出血及贫血貌。头皮伤易出血,严重时可致贫血貌甚至休克。

3.辅助检查

(1)CT 扫描。可见头皮软组织高密度肿胀影,并可提示颅骨连续性完整与否及颅内损伤情况。

（2）颅骨 X 线片。加摄切线位片可明确有无凹陷性骨折。

4.头皮损伤诊断标准

（1）头皮损伤分类。

1）头皮血肿：根据血肿发生的部位不同，可分为皮下血肿、帽状腱膜下血肿和骨膜下血肿。皮下血肿位于皮下组织层，局限、无波动，由于血肿周围的组织受伤后肿胀而增厚，故触之有凹陷感，易误诊为凹陷性骨折，可摄血肿区切线位 X 线片鉴别。

帽状腱膜下血肿位于帽状脑膜与骨膜之间，由于该层系疏松结缔组织，血肿极易扩散，可蔓延及全头，不受颅缝限制，触之有明显波动感。若血肿继发感染，则局部肿胀、触痛更加明显，并伴有全身感染症状。骨膜下血肿位于骨膜和颅骨之间，张力大，波动感不如帽状腱膜下血肿明显，血肿边界不超越颅缝。

2）头皮挫裂伤：头皮挫伤和裂伤是两种不同的损伤，临床上常合并存在。头皮挫伤时，伤处及周围组织肿胀、淤血、压痛明显，常有皮下血肿合并存在。头皮裂伤则属开放性损伤，伤口大小、形状和深度不一，出血较多，其凶猛者，短时间内即可休克。同时，伤口内常混有异物，也可能有头皮组织缺损。

3）头皮撕脱伤：系指头皮大块自帽状腱膜下或连同骨膜一并撕脱所造成的损伤，分部分撕脱和全部撕脱两种，是头皮损伤中最为严重者。其特点是失血多，易感染，常因大量失血及疼痛而发生创伤性休克。

（2）鉴别诊断。头皮血肿常需与凹陷性骨折相鉴别，后者在 CT 骨窗相或颅骨切线位 X 线片有明显骨折线。

三、治疗

对创口和创面的清创术，要求尽早、彻底。

1.头皮血肿

头皮血肿通常不需特殊处理，可待其自行吸收。头皮血肿早期予以冷敷，以减少出血，24～48 h 后改热敷，促进血液自行吸收。若疼痛剧烈，可适当给予止痛药如散利痛 1 片，每日 3 次口服。预防感染给予口服抗生素，如头孢呋辛 0.25 g，每日 1～2 次。围术期用抗生素头孢曲松 2.0 g 静脉滴注，每日 1 次。有皮肤破损者术后肌内注射破伤风抗毒素 1500 U。一般较小的血肿吸收需 1～2 周，巨大的血肿吸收时间较长可达 4～6 周。适当的加压包扎可阻止血肿扩大。对广泛性巨大血肿亦可对血肿进行穿刺抽吸并加压包扎，包扎应切实可靠，时间不短于 3 d，酌情予以抗生素防治感染。对小儿及年老体弱的患者，注意防治贫血和休克，必要时予以输血。

2.头皮挫裂伤

头皮挫裂伤应尽早清创缝合，细致探查伤口，彻底清除头发、泥土、玻璃等异物，剪除破碎失活的头皮组织。探查时如发现脑脊液或脑组织溢出，即应严格按开放性颅脑创伤处理。由于头皮组织血运丰富，清创缝合时间可放宽至 24 h 内。对伴有头皮损伤而缝合困难的患者，应根据缺损的大小、形状分别处理。一般通过潜行分离伤口两侧帽状腱膜下层使之松解后，即可闭合伤口；对有较大缺损的伤口，利用"S""Z""Y"等形状切口，亦可使伤口闭合；若缺损过大，可采用转移皮瓣进行闭合。涉及额面部的伤口，应使用小缝针，4～6 个"零"的缝线，运用美容、外科缝合技术，以期达到美观的目的。常规应用 TAT，给予抗生素防止感染。酌情予以止痛、镇静等对症处理。

3.头皮撕脱伤

随着现代社会的发展,头皮撕脱伤已很少见,但一旦发生,则早期的急救措施,包括止血、抗休克、镇静止痛等处理,尤为重要。患者情况稳定后,尽早对伤口清创,并闭合创面是治疗的关键。对撕脱的皮瓣,应尽力采用显微外科技术吻合小血管,至少包括1支小动脉和1支小静脉,使皮瓣成活,达到最佳治疗效果。若无吻合条件,可将撕脱之皮瓣制成中厚皮片植于骨膜上,加压包扎。如皮瓣挫伤破损严重或明显污染而不能利用时,则伤口早期处理后,择期行游离植皮闭合创面。在上述措施无效或伤口暴露时间过长的情况下,可在颅骨上多处钻孔,待肉芽长出后植皮。治疗中应注意观察皮瓣或皮片的状况并及时处理。加强抗感染治疗和护理,注意改善患者的一般情况。

四、预后评价

头皮损伤预后与多种因素有关,如年龄、一般情况、损伤类型等。单纯头皮血肿,挫裂伤未感染及无异物残留者能达到一期愈合。若延误清创时间,且头皮挫裂伤严重甚至有缺损感染者则愈合较差。

五、最新进展

头皮因有特殊结构和丰富血供,具有自身保护功能,因而损伤后很少感染,较易愈合。须注意有无合并颅骨骨折和颅内损伤,CT 扫描及 X 线切线位摄片尤显重要。在处理上,重要的是对创口和创面的清创,要求尽早、彻底。对头皮缺损,近来各具特色的带蒂皮瓣移植广泛应用及新材料被采用,大大改善了患者治疗结果。

第六节 颅骨骨折

一、概述

颅骨骨折是因暴力作用于头颅使颅骨变形超过其弹性限度而产生的颅骨连续性中断。在闭合性颅脑损伤中约占 15%,在重型颅脑损伤中约占 70%。若暴力强度大、作用面积小,常致颅骨局部变形,产生凹陷骨折,所伴脑损伤也较局限;若暴力强度小而作用面积大,多数发生线形骨折或粉碎性骨折,伴发的脑损伤亦较广泛。

颅底复杂的骨结构使得其骨折具有特殊的表现。颅骨骨折治疗的重要性主要在于颅内结构的损伤。

二、诊断

1.病史要点

患者有头部外伤史。尽可能弄清暴力作用方向、速度和受力范围。

2.查体要点

颅骨骨折的临床表现主要是受伤部位头皮软组织的外伤表现,以及由骨折造成的血管、脑组织、神经等损伤的表现。骨折部位、性质的不同，临床表现也各有特点。

（1）颅盖骨折。骨折部位可出现肿胀、淤血、压痛和头皮血肿等软组织损伤表现。骨折线通过脑膜中动脉沟、矢状窦和横窦时，容易损伤这些血管造成硬膜外血肿，出现急性颅内压增高和神志改变等脑组织受损征象。凹陷性和粉碎性骨折者，则可能产生局部脑受压或脑挫裂伤，出现偏瘫、失语、癫痫发作等脑功能障碍的表现。亦可造成颅内血肿，出现颅内高压、意识障碍和各种神经体征。

（2）颅底骨折。

1）前颅凹骨折：可有额部软组织损伤的表现。出血进入眶内，可见眼睑和结膜下淤血，即所谓"熊猫眼征"或"眼镜征"。骨折线通过额窦或筛窦时，造成鼻出血或脑脊液鼻漏。当气体由破损的鼻旁窦进入颅腔内，则产生外伤性颅内积气。嗅、视神经损伤则有嗅觉丧失，视力下降等表现。

2）中颅凹骨折：常伴有面神经和听神经的损伤，出现周围性面瘫、听力减退、眩晕等。骨折累及蝶骨时，会造成脑脊液鼻漏。岩骨骨折时，脑脊液经中耳和破裂的鼓膜流出，形成脑脊液耳漏。血液或脑脊液亦可经咽鼓管流向口、鼻腔。骨折经过蝶骨损伤颈内动脉，形成颈内动脉-海绵窦瘘时，临床表现为头部或眶部的连续杂音、搏动性突眼、眼球活动受限和视力减退。

少数患者因颈内动脉损伤造成致命性出血，大量鲜血自口鼻流出而危及生命。动眼神经、滑车神经、外展神经和三叉神经第一支损伤时，则有瞳孔散大、眼球运动受限、前额部感觉障碍，即"眶上裂综合征"的表现。动眼神经损伤时，应注意和颅内血肿等引起的瞳孔改变相鉴别。

3）后颅凹骨折：可在枕下或乳突部发现皮下淤血（Battle 征），但常出现在数小时或数天后。下咽困难、声音嘶哑则提示后组脑神经损伤。后颅凹骨折常伴脑干损伤而致病情严重。

3.辅助检查

（1）常规检查。

1）CT 扫描：不仅可了解骨折情况，还可了解脑损伤及出血状况。

2）头颅 X 线片：判断骨折线走向及骨折范围。

3）MRI 扫描：可明确脑干及脊髓处的损伤。

（2）实验室检查。收集耳、鼻流液的常规检查，细胞计数及糖、蛋白、氯化物定量判断是否符合脑脊液，是否伴有颅内感染。

4.诊断标准

颅骨骨折分类诊断。

（1）颅盖骨折。以顶骨、额骨居多，枕骨、颞骨次之。

1）线形骨折：注意有无合并脑损伤及颅内出血表现。

2）凹陷骨折：常见于额顶部，幼儿多见，重点要了解凹陷范围及深度。

3）粉碎骨折：注意骨折片的分布，脑损伤的程度。

（2）颅底骨折。诊断主要依靠临床表现，X 线片难以显示颅底骨折，CT 扫描利用颅底重建，对诊断有重要价值。

1）前颅窝底骨折：骨折线经过眶板、筛板、蝶骨平台等处。以"熊猫眼征"及脑脊液鼻漏多见，可伴嗅觉及视觉障碍。

2)中颅窝底骨折:骨折线常经过颞骨岩部、蝶骨翼等。多见有脑脊液耳漏,耳后皮肤淤斑及动眼、滑车、三叉、外展、面、耳蜗前庭神经损伤。

3)后颅窝底骨折:骨折线常经过颞骨岩部、乳突部、枕骨等处。多见乳突部淤斑及后组脑神经损伤表现。

另外,按骨折处头皮或硬脑膜是否破损分为闭合性与开放性骨折。

三、治疗

主要对因骨折造成的脑膜、脑、脑神经、血管损伤进行治疗。

1.一般治疗

单纯线形骨折只需对症治疗,无须特殊处理,密切观察病情变化,及时复查 CT 排除颅内血肿。颅底骨折本身无须特殊手术处理,应平卧头高位,避免擤鼻,促其自愈,切忌填塞鼻腔、外耳,保持清洁。

2.药物治疗

重点对开放性骨折应用抗生素,选择广谱及抗厌氧菌抗生素,足量、足够长时间。另外选择抗癫痫药物治疗,如苯妥英钠 0.1 g,每日 3 次,口服。

3.手术治疗

(1)手术指征。①凹陷骨折深度超过 1 cm;凹陷处有脑功能区,出现偏瘫、癫痫;凹陷面积大,致颅内压增高;②开放性粉碎凹陷骨折;③颅底骨折患者视力进行性下降;经非手术治疗1 个月以上仍有脑脊液漏或反复发生颅内感染的患者。

(2)术前准备。头颅摄片了解骨折程度,配血做好输血准备。

(3)手术方式。在全身麻醉下行凹陷骨折撬起复位。若骨折呈粉碎凹陷,刺入脑膜,则尽可能摘除碎骨片,探查硬脑膜下及脑组织,清除血肿及异物,严格止血,修补硬脑膜。对刺入矢状窦及脑深部的碎骨片,若无充分准备,不可勉强摘除。

颅底骨折行经额视神经管减压术,行经额、鼻蝶、枕部硬脑膜外或硬脑膜下施行脑脊液漏修补等手术。

四、预后评价

颅骨骨折的预后主要与骨折部位是否为开放伤有关。单纯线形骨折及简单凹陷骨折无须手术,或单纯颅底骨折预后较好。若有骨缺损较大或伴有骨感染患者预后较差。对骨缺损较大者可行二期颅骨成形术。

五、最新进展

颅骨骨折较为常见。颅骨骨折的重要性不在于骨折本身,而在于骨折造成颅内重要结构的损伤。除少数开放性、凹陷、粉碎性骨折需手术治疗外,大部分骨折患者无须特殊治疗。颅底骨折患者伴脑脊液漏和气颅时,预防感染十分重要。

第七节 脑挫裂伤

一、概述

脑组织受暴力打击在颅腔内滑动、碰撞、变形或剪切力所引起的脑挫伤和脑裂伤,统称为脑挫裂伤。多发生在受力部位和对冲部位。损伤灶可见脑组织碎裂、坏死、水肿、出血。颅内高压、低血压和低氧血症可加重脑损害。3 周后出血吸收、水肿消退、脑组织软化,出现胶质瘢痕及脑膜脑瘢痕灶。脑挫伤分轻、中、重和特重型,损伤越重,抢救和治疗不及时、不规范,致残率和病死率越高。

二、诊断

1.病史要点

有头部直接或间接外伤史。伤后即昏迷,持续时间长短不一,一般超过 30 min。醒后有头痛、恶心、呕吐。

2.查体要点

(1)意识障碍明显、持续时间较长。患者伤后昏迷比较深,持续时间短者数小时或数日,长者数周至数月,有的为持续性昏迷或植物状态生存,个别昏迷数年直至死亡。

(2)有明显的神经损伤后定位体征。由于脑组织的破坏、出血、缺氧等损害的不同部位(除某些"哑区"外),脑挫裂伤后常立即出现与损伤的部位和程度相应的体征。常见的有瞳孔散大、单瘫、偏瘫、情感障碍、失语、偏盲、局灶性癫痫、感觉障碍、一侧或两侧锥体束征等。

(3)颅内压增高症状。轻度局灶性脑挫裂伤患者颅内压变化不大,严重者发生明显脑水肿、脑肿胀等,颅内压随之增高,出现剧烈头痛和喷射性呕吐,伴有血压升高,脉搏洪大而慢,如治疗不力最终导致脑疝而死亡。

(4)生命体征变化常较明显。可出现高热或低温、循环与呼吸功能障碍、血压波动,其中以脑干损伤或下丘脑损伤时最为突出。单纯闭合性脑损伤时患者很少发生休克,但如合并多发与多处创伤或闭合性脑损伤有头皮、颅骨或矢状窦、横窦伤引起大量外出血,以及脑干伤特别是脑干内有出血的患者易发生休克。

(5)脑膜刺激症状。脑挫裂伤常合并外伤性蛛网膜下隙出血,过多的红细胞及其破坏后形成的胆色素混杂在脑脊液内引起化学性刺激,造成患者头痛加重、恶心、呕吐、颈项强直及克氏征阳性等。

(6)癫痫。在伤后短时间即可发生,多见于儿童,常表现为大发作或局限性发作两种。可发生在伤后数小时内,也可发生在伤后 1～2 d,晚期出现的癫痫,多由于脑损伤部位形成瘢痕所致。

3.辅助检查

(1)常规检查。

1)CT 扫描:可显示脑挫裂伤灶部位、程度及出血、水肿情况,还可通过颅内结构改变来判断颅内压是否增高。CT 复查还可发现某些迟发性改变。

2)颅骨平片:不仅了解骨折状况,还可推断颅内伤情。

3)MRI:作为对 CT 检查的补充。对微小病灶、早期缺血及小血肿演变的显示有其优势。

（2）其他检查。

1）腰椎穿刺：了解颅内压及可行脑脊液检验，并可适当引流血性脑脊液。颅内压增高者，谨慎选择。

2）脑电生理检查：脑电图及诱发电位监测可用于判断脑损伤程度及预后。

3）颅内压监测：用于评估脑挫裂伤程度，提示有无继发性损伤出现，并指导治疗。

4）血、脑脊液生化检查：血糖及垂体激素测定可用于判断预后。

4.诊断标准

根据外伤患者意识改变、有神经系统阳性定位体征，结合头部影像学检查可做出定性、定位诊断。

（1）按伤情轻重分型（第二届中华神经精神科学术会议，1978年）。

1）轻型：指单纯性脑震荡伴有或无颅骨骨折。

2）中型：轻度脑挫裂伤伴有或无颅骨骨折及蛛网膜下隙出血，无脑受压。

3）重型：广泛颅骨骨折，广泛脑挫裂伤及脑干损伤或颅内出血。

4）特重型：重型中更急更重者。

（2）按格拉斯哥昏迷指数（GCS）评分分型。

1）轻型：13～15分，伤后昏迷30 min以内。

2）中型：9～12分，伤后昏迷30 min至6 h。

3）重型：3～8分，伤后昏迷6 h以上或在伤后24 h内意识恶化再次昏迷6 h以上。其中3～5分为特重型。

（3）鉴别诊断。

1）脑震荡：昏迷时间较短，常在30 min内，CT检查阴性，腰穿无血性脑脊液。

2）颅内血肿：意识障碍逐渐加重，常有定位体征。CT及MRI可明确判断出血状况。

三、治疗

轻、中型患者尽可能选择非手术治疗，保留残存脑功能，重型患者适合手术的应尽早、尽快手术，以挽救生命。

1.一般治疗

（1）侧卧、床头抬高15°～30°，加强生命体征监测。

（2）保持呼吸道通畅，昏迷深或气道分泌物多、口咽积血者宜气管切开，吸氧、吸痰。

2.药物治疗

补液量适当，不可过多过快补糖。防消化道应激性溃疡，常用质子泵抑制剂奥美拉唑（洛赛克）40 mg静脉滴注，每日两次。躁动、高热、抽搐患者判明原因，予以镇静冬眠低温治疗。可予复方冬眠合剂50～100 mg肌内注射，每日2～3次。降颅内高压，常用20%甘露醇每次1.0～2.0 g/kg，快速静脉滴注，每日2～4次，长期使用或老年患者注意肾功能改变；速尿（呋塞米）每次0.5～2.0 mg/kg，肌内注射，每日2～4次，可与甘露醇交替使用，需注意血电解质变化；地塞米松10～15 mg静脉滴注，每日1～2次，3 d后减量，1周后停药；人血清蛋白10 g，静脉滴注，每日1～2次。防止脑血管痉挛，常用尼莫地平10 mg静脉滴注，每日1～2次，10 d为一个疗程。应用改善脑代谢及神经营养药，常用胞磷胆碱、活血素、神经节苷脂等。改善微循环，适当采用抗凝药、血液稀释及提高血压等方法。

3.手术治疗

(1)手术指征。①意识障碍逐渐加重,出现脑疝危象;②脑挫裂伤严重,经降颅内压药物治疗无效,颅内压监护压力超过 30 mmHg;③继发颅内出血,量在 40 mL 以上,占位效应明显。

(2)手术方式。开颅清除碎裂失活脑组织,清除血肿,放置引流,或行去骨瓣减压、颞肌下减压术。

(3)术后处理。须监测生命体征及颅内压,有可能时应定期复查 CT。

四、预后评价

重型脑损伤病死率一般为 17.6%～41.7%,轻、中型脑挫裂伤死亡较少。脑挫裂伤的预后与多种因素有关,如年龄、有无并发症及休克、继发性损伤轻重、诊治是否及时及并发症的处理等。经积极正确的治疗,目前重型脑挫裂伤病死率已降至 15%～25%,同时致残率也大大下降。

五、最新进展

脑挫裂伤治疗主要是打断脑损伤后继发性病理改变导致的脑缺血、缺氧、颅内压增高及脑疝的恶性循环。首先给每个患者做出伤情评估,选择完整监护治疗措施,尤其是颅内压监护和 CT 扫描动态监测。轻、中型患者尽可能选择非手术治疗,保留残存脑功能,重型患者适合手术的,应尽早、尽快手术挽救生命,并尽可能细致手术,减少术后脑膨出和癫痫的发生机会,标准大骨瓣减压也重新被认同。近来亚低温(28 ℃～35 ℃)越来越广泛地被用于治疗重型脑损伤,提高了抢救成功率,但注意治疗时间窗(伤后越早越好)和降温、复温过程(镇静剂、肌松剂、呼吸机配合)细节处理。同时,强调正确使用激素、脑保护剂、脱水剂、钙拮抗剂。

病情监测和预后评估目前有以下几项客观指标。

1.GCS 法

该方法简单易行。GCS 积分越低,预后越差。入院后 3 d GCS 积分递降至 3 分者,均告不治。

2.颅内压监测

若经治疗后颅内压仍大于 40 mmHg,预后不佳,病死率和病残率明显增高。

3.诱发电位监测

常用体感诱发电位(SEP)、视觉诱发电位(VEP)、听觉诱发电位(AEP),若 AEP 和 SEP 正常,VEP 消失,反映大脑半球功能障碍。若 AEP、SEP 和 VEP 均消失,表明全脑功能障碍,用该法估计严重脑损伤后精确度达 80% 以上。

4.心肺功能监测

一旦出现心功能衰竭和呼吸功能衰竭,预后极差。

5.CT 扫描动态观察

不仅可发现迟发性病变,也可客观判定疗效。若发现脑池消失,中线结构移位＞9 mm,提示有脑弥散性损害,70% 以上患者预后不良。

6.血及脑脊液中的活性物质测定

如垂体激素、内皮素测定也有助于预后判断。

第八节　弥散性轴索损伤

弥散性轴索损伤(diffuse axonal injury,DAI)是近年来才被认识的一种原发性脑损伤,过去通常把它看成是弥散性脑挫裂伤或脑干损伤。在 CT 与 MRI 问世以前,DAI 仅是病理学家在颅脑损伤病理解剖时发现的一种病理变化,很难做到临床诊断。该损伤有自身特点,不同于一般局限性脑损伤,下面作一介绍。

一、概述

临床多见于交通事故伤、坠落伤、有回转加速暴力病史,面部骨折多见。由于脑外伤后脑组织本身加速、减速程度上的差异而产生的力偶作用,造成广泛的白质损伤与变性等。

主要损伤脑的中轴及其邻近结构,如脑干、胼胝体、基底核区及第三脑室周围。组织学变化为脑白质纤维广泛损害。轻者轴膜折损,轴浆流动中断,轴索水肿;重度轴索断裂,而后轴索回缩呈球状,这个过程至少需 12～16 h。损伤早期,轴索近端出现小芽呈现再生现象,损伤后期如无细胞架断裂,部分神经功能可能恢复。轻度的轴索损伤可表现为仅仅是功能上的改变,而重度的轴索损伤则有严重的临床症状,预后不良。

二、临床表现

轻度弥散性轴索损伤的临床表现与脑震荡相似,故目前有些学者已将脑震荡归类于弥散性脑损伤。严重弥散性轴索损伤的患者伤后立即出现意识障碍,昏迷时间超过 24 h,严重时一直昏迷至植物状态。有学者将 DAI 分为高颅内压型和非高颅内压型,后者又分为脑干损伤型和大脑损伤型。高颅内压型往往合并有局灶型脑损伤,常伴有弥散性脑肿胀,病情发展快。常出现一侧或双侧瞳孔散大。脑干损伤型除昏迷外以瞳孔变化、双侧肌张力增高、病理反射阳性、呼吸不规则、患者呈去皮质状态为多见。大脑损伤型除昏迷外,多无占位效应,无颅内压增高。

三、诊断

DAI 的确定诊断只能依靠组织学检查,但由于 CT 和 MRI 的普遍应用为临床诊断提供了影像学依据,诊断主要依赖于病史、临床表现与辅助检查,标准如下:①头部外伤后立即昏迷,GCS>8 分,且昏迷时间逾 6 h,伤后无中间清醒期;②伤后 CT 检查表现为大脑半球皮质和髓质交界处,基底核内囊区域,胼胝体、脑干或小脑有一个或多个直径<2 mm 的出血灶,或为脑室内出血及急性弥散性脑肿胀,但中线结构移位不明显,多小于 2 mm。

四、治疗

DAI 的治疗和严重脑挫裂伤患者类似,如有条件尽可能在急诊 ICU 内进行抢救。在条件允许情况下尽快行头颅 CT 检查,以明确诊断。

目前虽然 DAI 没有特定治疗方法,但积极的综合性治疗可减少轴索的损伤范围和程度,避免出现继发性脑损伤和并发症。在治疗上应注意以下几个方面:①密切观察病情,对生命体征及神经系统体征进行动态观察;②保持呼吸道通畅,早期做气管切开,使 $PaCO_2$ 维持于 30 mmHg,PaO_2 不低于 80 mmHg;③药物治疗,常规应用止血剂、抗生素、维生素 C、B 族维生素、能量合剂及神经细胞代谢药物,适当补充水和电解质,防止发生紊乱;④降低颅内压,应用甘露醇与激素疗法;⑤降低肌张力,控制脑干损伤症状和癫痫发作;⑥积极的营养支持;⑦降温治疗,伤后早期使用亚低温(33 ℃~35 ℃)头部降温;⑧早期高压氧治疗;⑨并发症处理,如感染、呼吸功能衰竭、急性肾衰竭、应激性溃疡;⑩手术治疗,对于伴有颅内血肿或出现脑疝者应手术清除血肿并去骨瓣减压。

第九节　脑干损伤

一、概述

不同的暴力作用点不同,所致脑干损伤部位也不尽相同。原发性脑干损伤占颅脑损伤的2%~5%,10%~20%的重型颅脑损伤伴有脑干损伤。病理改变常为挫伤伴点片状出血、水肿,多见于中脑被盖,其次为脑桥和延髓。继发性脑干伤常因颞叶钩回疝使脑干受压,导致出血和缺血改变。MRI检查确诊率高。脑干伤极为凶险,后果极为严重。

二、诊断

1.病史要点

有脑外伤病史。多以枕后受力、甩鞭样或旋转样损伤易致脑干伤。

2.查体要点

脑干损伤是指中脑、脑桥及延脑等处的损伤,虽有所谓"典型表现",但在临床上对脑干损伤做出精确的节段定位有时相当困难,但常见的临床表现如下。

(1)意识障碍。伤后患者立即发生意识障碍。其程度随脑干损伤的部位和轻、重而异,重者立即陷入昏迷,并且持续时间较长,缺乏中间清醒期或中间好转期,轻者尚可保持部分反射或对疼痛刺激有一定的反应。但在脑干一侧的损伤其意识障碍可能不深或不持久,故无持续昏迷的患者,不能否定脑干损伤。

(2)瞳孔和眼球位置异常。因调节瞳孔变化的中枢和调节眼球运动的中枢部位在脑干,所以伤后患者的瞳孔改变与眼球活动障碍非常明显。可表现为双侧瞳孔大小不等并多变,极度缩小或双侧散大,对光反射消失,以及双眼同向凝视,眼球位置固定,两侧眼球分离和眼球震颤。双侧瞳孔缩小(如针尖样)对光反射消失,并伴双眼同向凝视是桥脑损伤的表现。初期双侧瞳孔大小不等,伤侧瞳孔散大,对光反射消失;以后患者出现双侧瞳孔时大时小,交替变化,并出现眼球固定或眼球分离,头眼反射消失,常是中脑损伤的表现。如双侧瞳孔散大、对光反射消失,眼球固定,常见于病情晚期。

(3)去大脑强直。去大脑强直发作也称为强直性抽搐,是脑干上部(中脑)损伤的重要体征,典型表现为发作时两上肢伸直、内收和内旋,两下肢挺直,头后仰呈角弓反张状,可为阵发性或持续性强直。去大脑强直是病情危重、预后不良的征兆之一,持续时间越长者预后越差,如突然转为四肢肌张力消失,常是临终征兆。

(4)生命体征变化。脑干损伤后多立即出现呼吸循环功能的改变,以及中枢性高热。呼吸功能的紊乱表现为呼吸浅快,以后出现呼吸节律不规则,甚至呼吸停止,其中以延脑损伤最为显著,常很快发生呼吸停止。循环功能紊乱,早期表现为血压升高,脉搏缓慢有力,呼吸深快,然后逐渐转入衰竭,此时脉搏频速,血压下降,潮式呼吸,最终呼吸、心跳停止。颅脑损伤的患者一般都是先呼吸停止,然后心跳停止。

(5)交叉瘫痪。如脑干一侧损伤后,可引起病变同侧的脑神经麻痹,对侧的中枢性麻痹或传导束型感觉障碍,称为交叉瘫。中脑损伤出现动眼和滑车神经麻痹,对侧偏瘫。桥脑损伤出现外展和面神经、三叉神经、听神经损伤表现和对侧偏瘫。延脑损伤出现舌咽、迷走和副神经、舌下神经麻痹和对侧偏瘫。

3.辅助检查

(1)CT。原发性损伤见脑干点片出血,脚间池、桥池、四叠体池内出血或受挤压消失。

(2)MRI。可准确显示脑干小出血灶及微小损伤。

(3)诱发电位。应用多方式诱发电位可确定脑干损伤部位。

4.诊断标准

(1)有严重颅脑外伤、脑干不同受损平面定位表现和 MRI、CT 等辅助检查可确诊。

(2)鉴别诊断。

1)原发性脑干伤与脑挫裂伤或颅内出血的鉴别:有时临床表现较难区分,前者昏迷时间更长,程度更深,腰穿压力多正常,后者明显增高。CT、MRI 检查可明确。

2)脑干伤和原发性动眼神经损伤的鉴别:后者往往神智清楚,无交叉性瘫痪,生命体征稳定,MRI 有助于鉴别。

三、治疗

对原发性脑干损伤适宜非手术治疗,具体措施如下。

1.一般治疗

一般治疗包括保持呼吸道通畅,纠正呼吸功能紊乱,可给予机械通气。加强护理及支持治疗,鼻饲营养。

2.药物治疗

药物治疗如下:予以冬眠低温疗法以降低代谢,保存残留脑干功能。脱水、大剂量激素冲击试验治疗。促醒药物或神经营养药物治疗。中药可选用醒脑静 40 mL 静脉滴注,每日 1次。防止并发症治疗,如预防性应用抗生素及抗应激反应药物等。

3.其他

高压氧促醒治疗。

四、预后评价

脑干损伤病死率极高,病死率几乎占颅脑损伤病死率的 1/3,且损伤越接近延髓平面则病死率越高。但如果度过急性期,则生存可能性大大增加。

五、最新进展

脑干损伤病死率极高。脑干反射与脑干损害平面有对应关系,如:间脑-中脑平面以额眼轮匝肌反射为代表;中脑平面以瞳孔对光反射为代表;脑桥平面以角膜反射为代表;延脑平面以眼心反射为特征。通过脑干反射观察用于指导临床,推测预后。脑干诱发电位对定位诊断、预后估计也十分有意义。治疗上多采用综合治疗,精心护理,力争渡过急性期,减少并发症致死因素。目前以高压氧为主的结合多种感觉刺激技术、多种促醒药物的综合治疗措施已使脑干伤预后有了较大改善。

第十节　下丘脑损伤

下丘脑损伤(hypothalamus injury)系指颅脑损伤过程中,由于颅底骨折或头颅受暴力打击,直接伤及下丘脑,而出现的特殊的临床综合征。

一、概述

下丘脑深藏于颅底蝶鞍上方,因此暴力作用方向直接或间接经过下丘脑者,皆可能导致局部损伤。此外,小脑幕切迹下疝时亦可累及此区域。

下丘脑损伤时,常出现点、灶状出血,局部水肿软化以及神经细胞的坏死,亦有表现为缺血性变化,常可累及垂体柄及垂体,构成严重神经内分泌紊乱的病理基础。

二、临床表现

1.意识及睡眠障碍

下丘脑后外侧区与中脑被盖部均属上行网状激动系统,维持人生理觉醒状态,因而急性下丘脑损伤时,患者多呈嗜睡、浅昏迷或深昏迷状态。

2.体温调节障碍

下丘脑具有体温调节功能,当下丘脑前部损害时,机体散热功能障碍,可出现中枢性高热;其后部损伤出现产热和保温作用失灵而引起体温过低;如合并结节部损伤,可出现机体代谢障碍,体温将更进一步降低,如下丘脑广泛损伤,则体温随环境温度而相应升降。

3.内分泌代谢功能紊乱

(1)下丘脑视上核、室旁核受损或垂体柄视上核垂体束受累,致抗利尿激素合成释放障碍,引起中枢性尿崩。

(2)下丘脑-垂体-靶腺轴的功能失调:可出现糖、脂肪代谢的失调,尤其是糖代谢的紊乱,表现为高血糖,常与水代谢紊乱并存,可出现高渗高糖非酮性昏迷,患者极易死亡。

4.自主神经功能紊乱

下丘脑的自主神经中枢受损,可出现血压波动,或高或低,以低血压多见。血压不升伴低体温常是预后不良征兆。呼吸功能紊乱表现为呼吸浅快或减慢。视前区损害可发生急性神经源性肺水肿。消化系统主要表现为急性胃黏膜病变,引起上消化道出血,重者可出现胃十二指肠穿孔。

5.局部神经体征

局部神经体征主要是鞍区附近的脑神经受累体征,包括视神经、视束、滑车神经等。

三、诊断

1. 颅骨 X 线片

多伴颅底骨折,骨折线常经过蝶骨翼、筛窦、蝶鞍等部位。

2. 颅脑 CT 扫描

可显示下丘脑不规则的低密度、低信号的病变区,鞍上池消失或有蛛网膜下隙出血,三脑室前部受压消失。另外还可见颅底骨折及额颞部脑挫裂伤征象。

孤立而局限的下丘脑原发损伤极为少见,在头颅遭受外伤的过程中,常出现多个部位的损伤,因此下丘脑损伤的诊断常受到其他部位脑损伤引起的症状的干扰,在临床上只要具有一种或两种下丘脑损伤的表现,就应想到有下丘脑损伤的可能性。特别是鞍区及其附近有颅底骨折时,更应提高警惕。

四、治疗

急性下丘脑原发性损伤是严重的脑损伤之一,治疗上按重型颅脑损伤的治疗原则进行。早期应注意采用强有力的措施控制高热和脑水肿。控制自主神经症状的发生、发展也是十分重要的。中枢性尿崩可采用替代疗法。

第十一节　外伤性颅内血肿

头部创伤后导致颅内血管破裂,血液积聚在颅内,逐渐增大,压迫脑组织,称为外伤性颅内血肿。根据血肿的部位主要分为硬脑膜外血肿、硬脑膜下血肿、脑内血肿、脑室内出血。颅内血肿是颅脑损伤后最常见及最危险的继发病变,在颅脑损伤中占 10% 左右,在重型颅脑损伤中 50% 继发颅内血肿。如果不及时诊断及处理,会危及患者生命。

一、硬脑膜外血肿

(一)概述

颅脑外伤后颅骨骨折或变形导致脑膜血管破裂或颅骨板障出血,血液积聚于硬脑膜与颅骨内板之间形成血肿,在硬脑膜与颅骨分离的过程中,由于颅盖部硬脑膜与颅骨附着较松,故血肿多位于颅盖部,病情轻重与血肿的大小及出血速度有密切关系,血肿大,出血速度快,病情进展迅速。

出血来源以脑膜中动脉最常见,其走行于颞骨脑膜中动脉沟中,颞骨骨折时可伤及其主干和分支,主干和前支出血速度快,出血量大,可在短时间内出现高颅内压症状,血肿多位于额部及额顶部。脑膜中动脉后支出血形成的血肿多位于颞部或颞顶部。当骨折线位于静脉窦附近时,如果撕裂静脉窦,可出现窦旁或骑跨性血肿。颅骨板障静脉破裂流入硬膜外间隙形成的血肿,血肿形成较慢。

位于大脑半球凸面的急性血肿,可向内下方推压颞叶的海马和钩回,可引起小脑幕切迹疝。位于后颅窝的血肿,可将小脑扁桃体推挤入枕骨大孔,形成枕骨大孔疝。

(二)临床表现

1.头部外伤史

患者受伤机制较轻,颅盖部受直接暴力损伤,局部皮肤有挫伤或头皮血肿。后枕部受伤,可发现局部软组织肿胀,皮下淤血。

2.意识障碍

典型患者伤后可有短暂的意识障碍,然后苏醒,为中间清醒期,当颅内血肿形成后,导致脑疝,患者出现再次昏迷。

当原发性脑损伤较轻时,患者可以没有原发昏迷,直到脑疝形成后才出现昏迷,容易漏诊,导致患者出现生命危险。此外,原发性损伤较重时,患者伤后持续性昏迷,并进行性加重,颅内血肿的表现常被脑挫裂伤或脑干损伤所掩盖,需仔细鉴别。

3.颅内压增高

表现当血肿逐渐增大,患者在中间清醒期内可出现剧烈头痛,频繁呕吐,烦躁不安。随后逐渐出现淡漠、嗜睡、尿失禁等昏迷前期表现,提示已出现脑疝。

4.瞳孔改变

小脑幕切迹疝早期患侧的瞳孔因动眼神经受刺激可先出现缩小,对光反应迟钝。当动眼神经受压进一步加重时,表现为瞳孔散大,光反射消失,眼睑下垂。晚期可出现双侧瞳孔散大。

5.锥体束征

脑干受压后出现损伤对侧肢体肌力下降,病理征阳性。

6.生命体征改变

高颅内压导致的 Cushing 反应表现为早期血压升高,脉搏变慢,呼吸深慢。晚期患者垂危时血压下降,脉搏细数,呼吸不规则。

7.额区或幕下的硬脑膜外血肿

可直接导致枕骨大孔疝,患者突发意识障碍,呼吸停止,双侧瞳孔散大。

(三)诊断

当头部外伤患者出现头痛加重,呕吐频繁时需除外颅内血肿形成,及时进行头颅 CT 检查。当颅骨 X 线片显示颅骨骨折时,需警惕继发颅内血肿,必要时需进一步行 CT 检查。当外伤早期 CT 检查未见血肿时,需注意迟发血肿的形成,如果患者症状进一步加重,需复查头颅 CT。

(四)治疗

硬脑膜外血肿的治疗主要是开颅手术清除血肿,已经出现脑疝的血肿需争分夺秒地尽快手术清除血肿才能挽救患者的生命。当幕上血肿大于 40 mL,幕下血肿大于 10 mL,中线结构移位超过 1 cm,脑室脑池明显受压时,为手术的绝对适应证。硬脑膜外血肿不易吸收,可适当放宽手术指征。

术前 CT 已明确血肿部位者,可直接开颅清除血肿。硬脑膜外血肿的骨瓣应大于血肿范围,以利止血和清除血肿。脑膜中动脉出血可以电凝或缝扎止血,如果脑膜中动脉主干出血,止血困难时,可在中颅窝底找到棘孔,填塞止血。静脉窦的出血采用肌肉、筋膜及吸收性明胶海绵加生物胶止血。颅骨板障的出血用骨蜡封闭。术后脑膜四周需悬吊于骨窗缘骨膜上,防止术后再次出血。血肿清除后需检查硬脑膜下有无出血,如果硬脑膜颜色呈蓝色,张力较高,需切开硬脑膜探查。如果脑表面有挫伤,脑搏动消失,亦需进一步探查有无脑内血肿。如果一侧血肿清除后,颅内压力仍较高时,应警惕对侧或其他部位多发性血肿因颅内压下降后增大。术后需根据脑损伤及颅内压增高缓解的程度确定是否行去骨瓣减压术。

如果患者已有脑疝,病情危急,为尽快降低颅内压,可先行锥孔或钻孔排出部分液态血肿,挽救患者生命,然后扩大骨窗清除血肿。术后硬脑膜外放置引流,逐层缝合头皮,颅骨缺损可在术后 3～6 个月修补。

二、急性或亚急性硬膜下血肿

硬脑膜下血肿多因脑挫裂伤后脑表面动静脉破裂出血,血肿积聚在脑皮质和硬脑膜之间,病情发展较快,呈急性或亚急性表现。在闭合性颅脑损伤中的发生率占 5%,占颅内血肿的40%～60%。

(一)概述

急性和亚急性硬脑膜下血肿的主要出血来源是脑挫裂伤皮质内破裂的血管,只是在病程长短上有差异。加速性损伤后脑挫裂伤、硬脑膜下血肿多发生在同侧。减速性损伤血肿常发生于对侧对冲伤的部位,如额叶底部、颞极和颞叶底面,同时存在血肿和脑挫裂伤。头颅一侧接受较大暴力时,可导致复合性血肿,即同侧可为硬脑膜下血肿或硬脑膜外血肿,对侧可为单纯性硬脑膜下血肿。

硬脑膜下血肿出血的另一出血来源是脑表面的桥静脉,在大脑上静脉注入上矢状窦部断裂。大脑中静脉、颞极静脉注入蝶顶窦,颞后下吻合静脉动脉注入横窦。这些血管破裂血肿量大,广泛分布于大脑半球表面,常不伴发脑挫伤。

(二)临床表现

由于急性硬膜下血肿多伴有脑挫裂伤,故临床表现与脑挫裂伤相似。但颅内压增高更为显著。

1. 意识障碍

由于脑挫裂伤较重,患者伤后意识障碍严重,呈持续昏迷状态,血肿形成后,如果继发脑疝,昏迷程度逐渐加重。亚急性硬脑膜下血肿,由于原发性脑挫裂伤较轻,出血速度较慢,高颅内压症状出现较晚,可有中间清醒期,但症状比硬脑膜外血肿重。

2. 颅内压增高

急性硬膜下血肿常为复合性,脑挫伤后继发脑水肿明显,患者颅内压增高症状明显。可出现 Cushing 反应,生命体征明显变化。

3. 神经系统功能障碍

运动区损伤可出现对侧肢体肌力下降,伴有脑干损伤可有去脑强直等表现,还可出现高热、尿崩症等下丘脑损伤症状。部分患者可出现癫痫发作。

4. 脑疝形成

硬脑膜下血肿脑疝症状出现早,伤后 1～2 h 即可发生脑疝,出现脑干受压症状,表现为双侧瞳孔不等大,后期双侧散大,呼吸节律不规则,病死率高。

(三)诊断

颅脑损伤后如果原发昏迷时间较长并与继发昏迷相交错,颅内压增高与脑受压症状明显,如果还伴有局部定位体征,应考虑为急性硬脑膜下血肿。辅助检查首选 CT,CT 可见脑表面新月形高密度影,还可以了解脑挫裂伤的严重程度。亚急性硬脑膜外血肿可表现为等密度新月形改变。

(四)治疗

1.开颅血肿清除术

急性硬脑膜下血肿病情进展快,脑疝出现早,病死率高,必须尽快手术。根据 CT 所示的血肿部位,采用骨瓣开颅,为了尽快降低颅内压,可先钻孔后,切开硬膜放出部分血液,然后再开瓣,术中用盐水仔细冲洗脑表面,尽可能清除血肿。清除坏死碎裂的挫伤脑组织,如果脑水肿严重,脑肿胀明显,需行去骨瓣减压术,并且咬除颞骨直至中颅窝底,硬脑膜减张缝合,必要时需切除部分额极和颞极行内减压术。

2.钻孔引流术

当亚急性硬膜下血肿 CT 示血肿呈液态,无严重脑挫裂伤,可行钻孔引流术。一般在额颞部及颞枕部血肿前后部分钻 2～3 个孔,电凝后切开硬膜,在硬脑膜下腔插入引流的硅胶管或粗导尿管,用生理盐水反复冲洗,缝合后接引流袋留置 3～5 d 以彻底引流积血。临床预后较好。

三、外伤性脑内血肿

颅脑损伤后脑实质内血管破裂,出血积聚在脑实质内形成血肿。可发生于脑组织的任何部位。发生率占闭合性颅脑损伤的 0.5%～1.0%,占颅内血肿的 5%。好发于额叶及颞叶前部。

(一)概述

浅部的脑内血肿,是由于脑挫裂伤所致脑表面血管破裂形成,通常与脑挫裂伤或硬脑膜下血肿伴发。颅骨凹陷性骨折,骨折片刺入脑内,损伤小血管也可导致脑内血肿。发生于脑白质的深部血肿多因剪切力所致的深部血管撕裂所致。出血较少时,临床症状可较轻。出血较大及位于深部时,可破入脑室形成脑室内出血。

血肿形成时初为脑内的血凝块,周围脑组织可坏死水肿。4～5 d 血凝块液化成陈旧性血液,周围有胶质细胞增生。2～3 周逐渐形成包膜,囊性变,周围组织中有含铁血黄素沉积。

(二)临床表现

根据出血的部位不同脑内血肿有不同的临床表现。额颞叶前部的脑内血肿与对冲伤所致脑挫伤类似,可有高颅内压症状,伴有精神症状,无明显定位体征。如果伴有蛛网膜下隙出血,可有脑膜刺激征。重要功能区的血肿,可出现偏瘫、偏盲及偏身感觉障碍等。患者可出现局灶性癫痫。

因对冲伤所致脑挫伤伴脑内血肿患者,病情变化快,伤后意识障碍进行性加重,继发脑水肿、脑肿胀明显,颅内压明显增高,易引起脑疝。

(三)诊断

急性脑内血肿与脑挫伤及硬膜下血肿临床表现相似,应行 CT 检查加以鉴别。脑内血肿的 CT 影像示脑实质内的高密度团块影,周围有低密度水肿带。2～4 周血肿吸收,血肿区在 CT 上显示等密度改变。4 周以上可形成脑软化病灶,CT 上表现为低密度。

(四)治疗

外伤后脑内血肿为脑挫裂伤复合血肿,继发性脑水肿明显,当血肿较大,有明显高颅内压,脑室脑池受压,需急诊开颅手术。要避开功能区切开皮质,清除血肿的同时,需将周围坏死碎裂的脑组织吸除。局部放置引流，根据脑肿胀的程度和范围决定是否去骨瓣减压。脑内血肿破入脑室后，需经破口清除脑室内的血肿，用生理盐水彻底冲洗后，脑室内放置引流。

如果脑挫伤不严重，患者年龄大，血肿量少，小于 20 mL，神志清楚，无明显高颅内压危象者，可在严密观察下，采用非手术治疗。如果病情加重，血肿量增大，则需手术清除。

脑深部的血肿，脑挫伤不严重，无脑疝形成者，可在立体定向引导下，穿刺碎吸，并在血肿腔内置管，注入尿激酶溶解血块后吸出。但需注意发生再次出血。

四、脑室内出血

(一)概述

原发性脑室内出血可因作用于额部或枕部的暴力，使脑组织沿前后轴位方向迅速移位，脑室壁因剪应力作用发生变形，室管膜血管撕裂所致。此外脑挫裂伤后形成的脑内血肿破入脑室可导致继发性脑室内出血。脑室内出血占重型颅脑损伤的 1.2%。出血多位于侧脑室内，也可进入第三脑室和第四脑室，出血量大可在脑室内形成血凝块，导致脑室铸形。

(二)临床表现

脑室出血因病情较重，患者呈深昏迷状态，持续时间长。瞳孔大小不等，或双侧散大，对光反射迟钝。由于脑脊液循环通路受阻，颅内压明显增高。可出现中枢性高热，体温持续在40 ℃以上。患者脑膜刺激征明显，可有去大脑强直表现，生命体征不稳定。头颅 CT 示脑室内高密度影充填部分脑室系统。

(三)治疗

脑室内出血的主要治疗方法是行脑室外引流，可以将出血引出的同时，缓解高颅内压症状。如果脑室内积血量大，需行双侧额角脑室穿刺，用生理盐水交替冲洗，尽量排出积血。也可注入尿激酶溶解血凝块后再冲洗。如果引流后脑脊液循环仍有阻塞，脑积水不能缓解，需及时行脑室分流手术。

第十二节　非火器性颅脑损伤

各种造成闭合性颅脑损伤的原因都可造成头皮、颅骨及硬脑膜的破裂，造成开放性颅脑损伤。在和平时期的颅脑损伤中，以闭合伤居多，开放性伤约占 16.8%，而后者中又以非火器颅脑损伤(nonmissile craniocerebral injury)较多。

一、临床表现

1.创伤的局部表现

开放性颅脑伤的致伤原因、暴力大小不一，产生损伤的程度与范围差别悬殊。创伤多位于前额、额眶部，亦可发生于其他部位，可为单发或多发，伤口整齐或参差不齐，有时粘有头发、泥沙及其他污物，有时骨折片外露，也有时致伤物如钉、锥、铁杆嵌顿于骨折处或颅内。头皮血运丰富，出血较多，当大量出血时，需考虑是否存在静脉窦破裂。

2.脑损伤症状

患者常有不同程度的意识障碍与脑损害表现,脑部症状取决于损伤的部位、范围与程度。其临床表现同闭合性颅脑损伤部分。

3.颅内压改变

开放性脑损伤时,因颅骨缺损、血液、脑脊液及破碎液化坏死的脑组织可经伤口流出,或为脑膨出,颅内压力在一定程度上可得到缓冲。如伴脑脊液大量流失,可出现低颅内压状态。创口小时可与闭合性脑损伤一样,出现脑受压征象。

4.全身症状

开放性颅脑损伤时出现休克的机会较多,不仅因外出血造成失血性休克,还可由于颅腔呈开放性,脑脊液与积血外溢,使颅内压增高得到缓解,颅内压引起的代偿性血压升高效应减弱。同时伴有的脊柱、四肢及胸腹伤可有相应的症状及体征。

二、诊断

1.X线片

颅骨的X线片检查有助于了解骨折的范围、骨碎片与异物在颅内的存留情况。

2.颅脑CT扫描

颅脑CT扫描可显示颅骨、脑组织的损伤情况,能够对碎骨片及异物定位,发现颅内或脑内血肿等继发性改变。CT较X线片更能清楚地显示X线吸收系数低的非金属异物。

开放性颅脑损伤一般易于诊断,根据病史、检查伤口内有无脑脊液或脑组织,即可确定开放性损伤的情况。

X线片及CT扫描更有利于伤情的判断。少数情况下,硬脑膜裂口很小,可无脑脊液漏,初诊时难以确定是否为开放性脑损伤,而往往手术探查时才能明确。

三、治疗

(一)一般处理

首先作创口止血、包扎、纠正休克,患者入院后有外出血时,应采取临时性止血措施,同时检查患者的周身情况,有无其他部位严重合并伤,是否存在休克或处于潜在休克。当患者出现休克或处于休克前期时,最重要的是先采取恢复血压的有力措施,加快输液、输血,不必顾虑因此加重脑水肿的问题,当生命体征趋于平稳时,才适于进行脑部清创。

(二)手术原则

(1)早期清创。按一般创伤处理的要求,尽早在伤后6 h内进行手术。在目前有力的抗生素防治感染的条件下,可延长时限至伤后48 h。

(2)彻底清创手术的要求。早期彻底清除术,应一期缝合脑膜,将开放性脑损伤转为闭合性,经清创手术,脑水肿仍严重者,则不宜缝合硬脑膜,而需进行减压术,避免发生脑疝。

(3)并存脏器伤时,应在输血保证下,迅速处理内脏伤,第二步行脑清创术。这时如有颅内血肿,脑受压危险,伤情特别急,需有良好的麻醉处理,输血、输液稳定血压,迅速应用简捷的方法,制止内出血,解除脑受压。

(4)颅骨缺损一般在伤口愈合后3～4个月进行修补为宜,感染伤口修补颅骨至少在愈合半年后进行。

(三)手术方法

开放性脑损伤的清创应在直视下进行,逐层由外及里冲净伤口,去除污物、血块,摘除碎骨片与异物,仔细止血,吸去糜烂失活的脑组织,同时要珍惜脑组织,不作过多的切除。保留一切可以保留的脑血管,避免因不必要的电凝或夹闭脑的主要供血动脉及回流静脉引起或加重脑水肿、脑坏死及颅内压增高。脑挫裂伤较严重,颅内压增高,虽经脱水仍无缓解,可容许作内减压术。清创完毕,所见脑组织已趋退缩、颅内压已降低的情况下,缝合硬脑膜及头皮。

钢钎、钉、锥等较粗大锐器刺入颅内,有时伤器为颅骨骨折处所嵌顿。如伤员一般情况好,无明显颅内出血症状者,不宜立即拔出,特别是位于动脉干与静脉窦所在处和鞍区的创伤。应摄头颅 X 线片了解颅内伤器的大小、形态和方位,如异物靠近大血管时,应进一步行脑血管造影,查明异物与血管等邻近结构的关系,据此制订出手术方案,术前做好充分的输血准备。行开颅手术时,先切除金属异物四周的颅骨进行探查,若未伤及静脉,扩大硬脑膜破口,在直视下,徐徐将异物退出,随时观察伤道深处有无大出血,然后冲洗伤道、止血,放置引流管,缝合修补硬脑膜,闭合伤口,术后 24～36 h 拔除引流管。

颜面伤所致开放性脑损伤,常涉及颌面、鼻窦、眼部及脑组织。清创术的要求:①做好脑部清创与脑脊液漏的修补处理;②清除可能引起的创伤感染因素;③兼顾功能与整容的目的。手术时要先扩大额部伤口或采用冠状切口,翻开额部皮瓣,完成脑部清创与硬膜修补术,然后对鼻窦作根治性处理。最后处理眼部及颌面伤。

第十三节　火器性颅脑损伤

火器性颅脑损伤(missile craniocerebral injuries)是神经外科的一个重要课题。战争时期,火器性颅脑损伤是一种严重战伤,尤其是火器性颅脑穿通伤,处理复杂,病死率高。在和平时期也仍然是棘手的问题。创伤医学及急救医学的发展,虽使火器性颅脑损伤的病理生理过程得到进一步阐明,火器性颅脑损伤的抢救速度、诊疗条件也有了很大的提高,但是其病死率仍高。

一、概述

(一)分类

目前按硬脑膜是否破裂将火器性颅脑损伤简化分为非穿通伤和穿通伤两类。

1.非穿通伤

常有局部软组织或伴颅骨损伤,但硬脑膜尚完整,创伤局部与对冲部位可能有脑挫裂伤,或形成血肿。此类多为轻、中型伤,少数可为重型。

2.穿通伤

穿通伤即开放性脑损伤。颅内多有碎骨片、弹片或枪弹存留,伤区脑组织有不同程度的破坏,并发弹道血肿的机会多,属重型伤,通常将穿通伤又分为以下几类。

(1)非贯通伤。只有入口而无出口,在颅内入口附近常有碎骨片与异物,金属异物存留在颅内,多位于伤道的最远端,局部脑挫裂伤较严重。

(2)贯通伤。有入口和出口,入口小,出口大。颅内入口及颅外皮下出口附近有碎骨片,脑挫裂伤严重,若伤及生命中枢,伤员多在短时间内死亡。

(3)切线伤。头皮、颅骨和脑呈沟槽状损伤或缺损,碎骨片在颅内或颅外。

(4)反跳伤。弹片穿入颅内,受到入口对侧颅骨的抵抗,变换方向反弹停留在脑组织内,构成复杂伤道。

此外,按投射物的种类又可分为弹片伤、枪弹伤,也可按照损伤部位来分类,以补充上述的分类法。

(二)损伤机制

火器性颅脑损伤的病理改变与非火器伤有所不同,伤道脑的病理改变分为三个区域。

1.原发伤道区

原发伤道区是反映伤道的中心部位,内含毁损液化的脑组织,与出血和血块交融,杂有颅骨碎片、头发、布片、泥沙以及弹片或枪弹等。伤道的近侧可由于碎骨片造成支道,间接增加脑组织损伤范围,远侧则形成贯通伤、盲管或反跳伤。脑膜与脑的出血容易在伤道内聚积形成硬脑膜外、硬脑膜下、脑内或脑室内血肿。伤道内的血肿可位于近端、中段与远端。

2.挫裂伤区

在原发伤道的周围,脑组织呈点状出血和脑水肿,神经细胞、少枝胶质细胞及星形细胞肿胀或崩解。致伤机制是由于高速投射物穿入密闭颅腔后的瞬间,在脑内形成暂时性空腔,产生超压现象,冲击波向周围脑组织传递,使脑组织顿时承受高压及相继的负压作用而引起脑挫裂伤。

3.震荡区

震荡区位于脑挫裂区周围,是空腔作用之间接损害,伤后数小时逐渐出现血循环障碍、充血、淤血、外渗及水肿等,但尚为可逆性。

另外,脑部可能伴有冲击伤,乃因爆炸引起的高压冲击波所致,脑部可发生点状出血、脑挫裂伤和脑水肿。

二、临床表现

1.意识障碍

伤后意识水平是判断火器性颅脑损伤轻重的最重要指标,是手术指征和预后估计的主要依据。但颅脑穿通伤有时局部有较重的脑损伤,可不出现昏迷。应强调连续观察神志变化过程,如伤员在伤后出现中间清醒期或好转期,或受伤当时无昏迷随后转入昏迷,或意识障碍呈进行性加重,都反映伤员存在急性脑受压征象。在急性期,应警揭创道或创道邻近的血肿,慢性期可能变化为脓肿。

2.生命体征的变化

重型颅脑伤员,伤后多数立即出现呼吸、脉搏、血压的变化。伤及脑干部位重要生命中枢者,可早期发生呼吸窘迫,缓慢或间歇性呼吸,脉搏转为徐缓或细远,脉律不整与血压下降等中枢性衰竭征象。呼吸深而慢,脉搏慢而有力,血压升高的进行变化是颅内压增高、脑受压和脑疝的危象,常指示颅内血肿。开放伤引起外出血,大量脑脊液流失,可引起休克和衰竭。出现休克时应注意查明有无胸、腹伤、大的骨折等严重合并伤。

3.脑损伤症状

伤员可因脑挫裂伤、血肿、脑膨出现相应的症状和体征。蛛网膜下隙出血可引起脑膜刺激征。下丘脑损伤可引起中枢性高热。

4.颅内压增高

火器伤急性期并发颅内血肿的机会较多，但弥散性脑水肿更使人担忧，主要表现为头痛、恶心、呕吐及脑膨出。慢性期常是由于颅内感染、脑水肿，表现为脑内压升高，意识障碍加重和视盘水肿，到一定阶段，反映到生命体征变化，并最终出现脑疝体征。

5.颅内感染

穿通伤的初期处理不彻底或过迟，易引起颅内感染。主要表现为高热、颈项强直、脑膜刺激征。

6.颅脑创口的检查

这在颅脑火器伤是一项特别重要的检查。出入口的部位、数目、形态、出血、污染情况均很重要，出入口的连线有助于判断穿通伤是否横过重要结构。

三、诊断

1.颅骨 X 线片

对颅脑火器伤应争取在清除表面砂质等污染后常规拍摄颅片。拍片不仅可以明确是否为贯通伤，颅内是否留有异物，并了解确切位置，对指导清创手术有重要作用。

2.脑超声波检查

观察中线波有无移位以做参考。二维及三维超声有助于颅内血肿、脓肿、脑水肿等继发性改变的判断。

3.脑血管造影

在无 CT 设备的情况下，脑血管造影有很大价值，可以提供血肿的部位和大小的信息。脑血管造影还有助于外伤性颅内动脉瘤的诊断。

4.CT 扫描

颅脑 CT 扫描对颅骨碎片、弹片、创道、颅内积气、颅内血肿、弥散性脑水肿和脑室扩大等情况的诊断，既正确又迅速，对内科疗效的监护也有特殊价值。

作战时，因伤员多，检查要求简捷扼要，迅速明确颅脑损伤性质和有无其他部位合并伤。早期强调头颅 X 线片检查，对明确诊断及指导手术有重要意义。晚期存在的并发症、后遗症可根据具体情况选择诊断检查方法：包括脑超声波、脑血管造影及 CT 扫描等。在和平时期，火器性颅脑损伤伤员如能及时被送往有条件的医院，早期进行包括 CT 扫描在内的各种检查，可使诊断确切，以利早期治疗。

四、治疗

(一)急救

1.保持呼吸道通畅

简单的方法是把下颌向前推拉，侧卧，吸除呼吸道分泌物和呕吐物，也可插管过度换气。

2.抢救

休克早期足量的输血、输液和保持呼吸道通畅是战争与和平时期枪伤治疗的两大原则。

3.严重脑受压的急救

伤员在较短时间内出现单侧瞳孔散大或很快双瞳变化,呼吸转慢,估计不能转送至手术医院时,则应迅速扩大穿通伤入口,创道浅层血肿常可涌出而使部分伤员获救,然后再考虑转送。

4.创伤包扎现场抢救

只作伤口简单包扎,以减少出血,有脑膨出时,用敷料绕其周围,保护脑组织以免污染和增加损伤。

强调直接送专科处理,但已出现休克或已有中枢衰竭征象者,应就地急救,不宜转送。尽早开始大剂量抗生素治疗,应用 TAT。

(二)优先手术次序

大量伤员到达时,伤员手术的顺序大致如下。

(1)有颅内血肿等脑受压征象者,或伤道有活动性出血者,优先手术。

(2)颅脑穿通伤优先于非穿通伤手术,其中脑室伤有大量脑脊液漏及颅后窝伤也应尽早处理。

(3)同类型伤,先到达者,先作处理。

(4)危及生命的胸、腹伤优先处理,然后再处理颅脑伤;如同时已有脑疝征象,伤情极重,在良好的麻醉与输血保证下,两方面手术可同时进行。

(三)创伤的分期处理

1.早期处理(伤后 72 h 以内)

早期彻底清创应于 24 h 以内完成,但由于近代有效抗生素的发展,对于转送较迟,垂危或其他合并伤需要紧急处理时,脑部的清创可以推迟至 72 h。一般认为伤后 3～8 h 最易形成创道血肿,故最好在此期或更早期清创。

2.延期处理(伤后 3～6 d)

伤口如尚未感染,也可以清创,术后缝合伤口,置橡皮条引流,或两端部分缝合或不缝依具体情况而定。伤口若已感染,则可扩大伤口和骨孔,使脓液引流通畅,此时不宜脑内清创,以免感染扩散,待感染局限后晚期清创。

3.晚期处理(伤后 7 d 以上)

未经处理的晚期伤口感染较重,应先药物控制感染,若创道浅部有碎骨片,妨碍脓液引流,也可以扩大伤口,去除异物,待后择期进一步手术。

4.二期处理(再次清创术)

颅脑火器伤可由于碎骨片、金属异物的遗留、脑脊液漏及术后血肿等情况进行二次手术。

(四)清创术原则与方法

麻醉、术前准备、一般清创原则基本上与平时开放性颅脑损伤的处理相同,在战时,为了减轻术后观察和护理任务,宜多采用局麻或只有短暂的全身麻醉。开颅可用骨窗法和骨瓣法,彻底的颅脑清创术要求修整严重污染或已失活的头皮、肌肉及硬脑膜,取尽碎骨片,确实止血。对过深难以达到的金属异物不强求在一期清创中去除。清创术后,颅内压下降,脑组织下塌,脑搏动良好,冲净伤口,缝合修补硬脑膜,缝合头皮,硬脑膜外置引流 1～2 d。

对于脑室伤,要求将脑室中的血块及异物彻底清创,充分止血,术毕用含抗生素的生理盐水冲净伤口,对预防感染有一定作用,同时可做脑室引流。取出的碎骨片数目要与 X 线片之数目核对,避免残留骨片形成颅内感染的隐患。新鲜伤道中深藏的磁性金属异物和弹片,可应用磁性导针伸入伤道吸出。颅脑贯通伤出口常较大,出口的皮肤血管也易于损伤,故清创常先从出口区进行。若入口处有脑膨出或血块涌出,则入口清创优先进行。

下列情况需行减压术,硬脑膜可不予缝合修补:①清创不彻底;②脑挫裂伤严重,清创后脑组织仍肿胀或膨出;③已化脓之创伤,清创后仍需伤道引流;④止血不彻底。

(五)术后处理

脑穿通伤清创术后,需定时观察生命体征、意识、瞳孔的变化,观察有无颅内继发出血、脑脊液漏等。加强抗脑水肿、抗感染、抗休克治疗。保持呼吸道通畅,吸氧。躁动、癫痫、高热时,酌情使用镇静药,冬眠药和采用物理方法降温。昏迷瘫痪伤员,定时翻身,预防肺炎,压疮和泌尿系感染。

(六)颅内异物存留处理

开放性颅脑损伤,特别是火器伤常有金属弹片及碎骨片、草木、泥沙、头发等异物进入颅内。当早期清创不彻底或因异物所处部位较深,难以取出时,异物则存留于颅内。异物存留有可能导致颅内感染,其中碎骨片易伴发脑脓肿,而且可促使局部脑组织退行性改变,极少数金属异物尚可有位置的变动,从而加重脑损伤,从而需手术取出异物。摘除金属异物的手术指征为:①直径大于1 cm的金属异物因易诱发颅内感染而需手术;②异物位于非功能区、易于取出且手术创伤及危险性小;③出现颅内感染征象或顽固性癫痫及其他较严重的临床症状者;④合并有外伤性动脉瘤者;⑤脑室穿通伤,异物进入脑室时,由于极易引起脑室内出血及感染,且异物在脑室内移动可以损伤脑室壁,常需手术清除异物。

手术方法可分为骨窗或骨瓣开颅直接手术取除异物及采用立体定向技术用磁性导针或异物钳取除异物。前者有造成附加脑损伤而加重病情的危险,手术宜沿原伤道口进入,避开重要功能区,可应用于表浅部位及脑室内异物取除。近年来,由于立体定向技术的发展,在X线颅骨正侧位片及头部CT扫描准确定位及监控下,颅骨钻孔后,精确地将磁导针插入脑内而吸出弹片;或利用异物钳夹出颅内存留的异物。此种方法具有手术简便,易于被接受,附加损伤少等优点,但当吸出或钳夹异物有困难时,需谨慎操作,以免损伤异物附近的血管而并发出血。手术前后需应用抗生素预防感染,并需重复注射TAT。

第十四节　视神经肿瘤

原发视神经肿瘤不多见,主要有神经胶质瘤和脑膜瘤,在视盘上为黑色素细胞瘤。

一、视神经胶质瘤

视神经胶质瘤多发生在10岁以下儿童,女性多见。一般属于良性或低度恶性。占眼眶肿瘤的40%。发生于成年者其恶性程度较高。多为单侧,发展缓慢。无血行和淋巴转移。

(一)临床表现

肿瘤可发生于颅内或眶内,由于二者相通,有时很难区分,但大多数起于视神经孔附近,向眶内和颅内发展。视神经孔早期即可扩大,易向颅内蔓延,而向眼球后发展可致眼球前突,常致视力减退,且眼底可见肿瘤压迫现象,如视盘水肿或视盘萎缩,或眼底后部被压迫产生放射状条纹。晚期肿瘤明显增大,将眼球推向外下方,眼眶内上方可触及肿块。如肿瘤向颅内发展,有颅内肿瘤表现。

(二)诊断

(1)多发于女性儿童,单眼突出,有时眶内上方可触到肿块。

(2)视力减退先于眼球突出。

(3)眼底有视盘水肿或萎缩,或视网膜放射状压迫征。

(4)X线表现视神经孔扩大。

(5)病程缓慢进行。

(三)病理

本病起源于视神经胶质。病理上可分为少突胶质细胞瘤、单极或双极成胶质细胞瘤和星形细胞瘤。以星形细胞瘤最为多见。

(四)治疗

应尽早手术切除,一般术后很少复发。

(五)预后

如肿瘤未及时切除,可沿视交叉向对侧视神经蔓延,累及双眼。此时手术切除很难彻底,术后应加用放射治疗。

二、视神经脑膜瘤

视神经脑膜瘤起源于蛛网膜成纤维细胞或硬脑膜内的内皮细胞,故又称蛛网膜成纤维胞瘤或硬脑膜内皮细胞瘤,为良性肿瘤,但可恶变。多发生在中年,女性多见。发病年龄越小恶性越高。一般生长缓慢,但恶性变后发展快。一般无全身转移。此肿瘤多原发于颅内,原发眶内者较少见。

(一)临床表现

(1)眼球向正前方突出,晚期可偏向颞下,并可在眶缘触到坚硬肿块。

(2)眼球突出后视力才逐渐减退。

(3)早期产生眼球运动障碍。

(4)眼底常见受压表现,如视盘水肿、黄斑放射状条纹、视网膜静脉扩张等。晚期为视神经萎缩。

(5)X线眼眶像可见眼眶普遍扩大,视神经孔扩大或骨质增生、钙化等。

(6)原发于颅内肿瘤,头疼较明显。在无眼球突出前,先有视野向心性缩小。

(二)病理

本病以沙粒型者为最多,内皮细胞型次之,其他还有混合型、纤维型、合体细胞型等。肿瘤具有包膜但晚期常浸润性生长。肉瘤型脑膜瘤多属恶性,多见于幼童,发展迅速,破坏鼻窦等,也可蔓延颅内引起死亡。

(三)治疗

本病仅可手术治疗,但术后可有15%复发。对放射治疗不敏感。

三、视盘黑色素细胞瘤

本病较少见,多见于女性。一般认为是良性肿瘤,但近来有人报道少数病例可转为恶性。

患者一般无症状,大多在做常规检查时偶然发现。生长缓慢或不增长。视野一般正常,偶然有生理盲点扩大。检眼镜下视盘内或略偏颞侧有黑色微隆起的肿瘤,边界不齐,有时沿视盘周围伸延。荧光血管造影仅在肿瘤所在部位弱荧光,无渗漏。有个别病例报告患者视力有减退,推测是由肿瘤压迫所致。

(一)病理

黑色素细胞瘤的细胞多与正常色素膜的黑色素细胞有密切关系。

(二)治疗

无须治疗。仅需严密随访。

第十五节　动眼神经鞘瘤

一、概述

动眼神经鞘瘤(schwannoma of oculomotor nerve)是起源于动眼神经鞘膜细胞的肿瘤,非常罕见。自 HeBer A(1978 年)首先报道 3 例以来,至今国内外报道逐渐增加,但多为个案报道,未见到大宗病例。动眼神经鞘瘤可以发生于任何年龄,在已经报道的病例中,绝大多数年龄分布在 6~54 岁,且以青年人多见,男女均可以发生,无明显性别差异。

二、病因及发病机制

绝大多数动眼神经鞘瘤位于鞍旁至上斜坡、天幕下,部分可以侵入海绵窦及鞍内。动眼神经鞘瘤绝大多数为单发的实质性肿瘤,少数可以为囊性;多为良性肿瘤,少数可为恶性,有时可以与其他肿瘤合并发生。其病理特点与一般神经鞘瘤相同。肿瘤与正常组织分界清楚,起源于动眼神经鞘膜细胞。

三、临床表现

本病生长缓慢,病程可以达到数月至数年不等。

1.动眼神经麻痹

(1)表现为进行性眼睑下垂,眼裂变小,眼球活动受限,在病程后期可出现眼球固定、复视,也可以伴有视力下降;若肿瘤位于眶内可有突眼。

(2)患侧眼球轻度外突、固定,外展和上、下视受限;瞳孔散大,直接和间接对光反射减弱或消失,患侧颜面部痛觉可以出现轻度减退,但角膜反射敏感。

2.占位效应和颅内压增高表现

首先出现头痛、头昏等,随着肿瘤的不断长大,会逐渐出现颅内压增高的临床表现,如恶心、呕吐等。颅内压增高的程度与肿瘤的具体部位有关,如肿瘤位于上斜坡部位,向上后生长,可出现脑干受压的表现。

3.眼静脉压增高的临床表现

肿瘤压迫海绵窦,可以引起眼静脉回流受阻,静脉压增高。表现为眼眶部位胀痛、眼睑和结膜充血等。

4.其他

肿瘤在生长过程中,累及其他颅神经如Ⅱ、Ⅳ、Ⅴ、Ⅵ颅神经时,还会出现相应的临床表现,可以表现为眶尖综合征、海绵窦综合征、球后综合征等。

四、实验室和特殊检查

CT 和 MRI 是主要的检查手段,其影像学特点同其他神经鞘瘤。

1.腰椎穿刺

颅内压正常或轻度增高,脑脊液多清亮无色透明,脑脊液生化检查多无异常,少数有蛋白轻度增高。

2.眼科检查

表现为患侧视力下降,眼球固定,活动受限;眼睑下垂、眼裂变小,睑结膜和球结膜正常或轻度淤血、水肿;患侧瞳孔散大,直接和间接对光反射均明显减弱或完全消失,但角膜反射存在。眼压检查可以正常或轻度增高。

3.头颅 CT 检查

CT 检查肿瘤多位于鞍旁、眶内或眶后,可以突入脚间池及桥前池内。根据肿瘤的性质不同而有所差异,实质性肿瘤表现为中等偏高的实质性占位病变,与周围组织分界清晰,肿瘤周围水肿不明显;囊性肿瘤表现为边界清楚的低密度占位。CT 增强扫描可见中度强化影像,边界清晰。

4.头颅 MRI

MRI 表现为鞍旁或脚间池、桥前池内的占位病灶,病灶呈长 T_1、长 T_2 信号,注射造影剂后,有明显强化征象,对此类肿瘤的诊断具有决定性意义。

五、诊断和鉴别诊断

(一)诊断

诊断主要根据临床表现,如进行性眼睑下垂,眼裂变小,眼球活动受限,以外展和上、下视受限为主,复视,可以伴有视力下降;在病程后期出现眼球固定,瞳孔散大,直接和间接对光反射减弱或消失,患侧面部痛觉可以出现轻度减退,但角膜反射存在;也可以表现为患侧眼球突出,若肿瘤位于眶内可有突眼。CT 和 MRI 等影像学表现可提示肿瘤的部位和特点,有助于诊断。

(二)鉴别诊断

动眼神经鞘瘤临床表现无特异性,容易与其他疾病相混淆,应该加以鉴别。动眼神经鞘瘤首发症状多为动眼神经麻痹,可伴有周围其他神经功能障碍,如累及第Ⅱ、Ⅳ、Ⅴ等颅神经,多容易误诊为蝶骨嵴脑膜瘤、动脉瘤、三叉神经鞘瘤等,甚至误诊为脑干肿瘤;MRI 有助于鉴别诊断。

六、治疗

动眼神经鞘瘤的治疗以手术切除为主。但因其位置深在,周围有重要的神经、血管,所以手术入路的选择至关重要,手术方式的选择应该根据其生长部位而定。

(1)位于鞍旁累及海绵窦者,在采用改良翼点入路时,宜结合眶颧入路,必要时也可颞弓下入路。

(2)对肿瘤长入后颅窝时,可采用联合入路或岩骨前入路。

手术中一定要注意保护好重要的神经、血管,以确保动眼神经功能完好。

七、预后评价

动眼神经鞘瘤为良性肿瘤,手术效果好。但遗留的相关颅神经功能障碍恢复困难。

第十六节　滑车神经鞘瘤

一、概述

滑车神经鞘瘤(trochlear nerve schwannoma)是起源于滑车神经鞘膜细胞的肿瘤。滑车神经鞘瘤发病率低,2002 年 Ture 等分析公开文献表明仅有 25 例滑车神经鞘瘤为非神经纤维瘤病型,其中 15 例经外科手术证实。1999 年,Feinberg 和 Newman 对 221 例滑车神经麻痹患者进行分析研究,其中 6 例确定为滑车神经鞘瘤。

二、病理

与其他颅神经鞘瘤一样,滑车神经鞘瘤是起源于滑车神经鞘膜细胞的肿瘤,属于 Antoni A 型,其特点是细长双极细胞构成肿瘤的主要成分,细胞彼此界线不清,细胞核呈长杆状,相互排列成与细胞长轴垂直的栅栏状结构,称之"维罗凯体"。

免疫组化显示肿瘤细胞一致性S-100蛋白,Leu-7 和波形蛋白强阳性反应。该瘤多为实体性,但也有个别囊性病变报告。滑车神经离开脑干,即胶质-神经膜细胞鞘连接,距脑干约 0.6 mm,较其他颅神经为短。肿瘤多生长在滑车神经离开脑干后胶质-神经膜细胞鞘连接远端,如池部和鞍旁。

三、临床表现

在临床上接近50%的患者有滑车神经麻痹,常表现为复视。有些患者可出现外展神经损害症状。部分患者可有头痛。文献中有报道多条颅神经鞘瘤,如滑车神经合并外展神经鞘瘤等。Nadkami 和 Goel 报道 1 例 48 岁的女性滑车神经鞘瘤,其主要症状为病理性大笑。一般滑车神经鞘瘤较小,很少引起高颅内压症。如瘤体较大,可压迫脑干和相邻神经结构,出现相应临床表现。

四、实验室和特殊检查

CT 和 MRI 是主要的检查手段,其影像学特点同其他神经鞘瘤。CT 表现为圆形、类圆形或梭状的中等偏高的实质性肿物,与周围组织分界清晰,肿瘤周围水肿不明显;囊性肿瘤表现为边界清楚的低密度占位;增强后有明显的强化效应。在 MRI 上病灶呈长 T_1、长 T_2 信号,注射造影剂后,有明显强化征象。其部位在小脑幕处或鞍旁。

腰椎穿刺提示颅内压正常或轻度增高,脑脊液多清亮无色透明,脑脊液生化检查多无异常,少数有蛋白轻度增高。

五、诊断和鉴别诊断

(一)诊断

如患者出现单侧滑车神经麻痹表现,进行相关影像学检查发现在小脑幕裂隙或鞍旁有肿块影,要高度考虑滑车神经鞘瘤。如患者为多发神经纤维瘤病,在病情进展中出现滑车神经麻痹时要考虑滑车神经鞘瘤。文献中报道个别滑车神经鞘瘤患者表现为大笑、脑干受压征等,这属于极少数情况。

(二)鉴别诊断

本病主要与岩尖部脑膜瘤、外展神经鞘瘤和海绵窦区肿瘤进行鉴别。这些病变罕见仅累及滑车神经,一般可累及多条颅神经,且就诊时瘤体一般较大,结合神经影像学可以鉴别。

六、治疗

滑车神经鞘瘤的治疗以手术和立体定向放射外科为主。其治疗原则是临床有神经损害症状、能够耐受并愿意接受手术者,可考虑手术。若肿瘤体积较小,不能耐受手术者可行立体定向放射外科治疗及观察。

根据滑车神经鞘瘤生长部位可将其分成三型:①脑池段滑车神经鞘瘤,即肿瘤生长在滑车神经脑池走行段;②脑池-海绵窦段滑车神经鞘瘤,即肿瘤同时累及滑车神经的脑池段和海绵窦段;③海绵窦段滑车神经鞘瘤,即肿瘤生长在滑车神经海绵窦段。

(一)手术入路选择

(1)脑池段滑车神经鞘瘤,可采用患侧幕下小脑上入路,经颞骨岩部乙状窦前入路,颞下经小脑幕入路。

(2)脑池-海绵窦段滑车神经鞘瘤,可采用颞下经岩部入路,翼点入路。

(3)海绵窦段滑车神经鞘瘤,可采用翼点入路,眶颧入路。

(二)手术要点

(1)如瘤体较小、且偏于神经一侧时,辨认清楚肿瘤和神经的关系后,可锐性分离完整切除。

(2)如肿瘤呈梭形生长,可与神经走行平行切开肿瘤包膜,由包膜内分块切除,保留肿瘤周围神经纤维。

(3)如肿瘤体积较大,已无法辨认滑车神经,此时只能分块全切肿瘤。

(三)术中注意事项

肿瘤无论生长在脑池段、脑池-海绵窦段或海绵窦段,都有相邻的重要神经结构和血管。术中要保护好脑干、基底动脉及其分支、动眼神经和外展神经。采用显微外科手术,一般采取分块切除肿瘤的方法。

七、预后评价

滑车神经鞘瘤多属于良性,为实体性生长,极个别病例可为囊性生长或呈恶性。一般瘤体较小,可手术切除。其预后取决于肿瘤大小、部位和手术操作。脑池段滑车神经鞘瘤容易鉴别神经和肿瘤,多可全切病变;而脑池-海绵窦段和海绵窦段滑车神经鞘瘤很难辨认神经和肿瘤的关系,全切率在 50%。在多发性神经纤维瘤病的患者,滑车神经可能受累生长神经鞘瘤,其预后不仅取决于滑车神经鞘瘤本身,还与其他颅神经鞘瘤的部位和大小有关。对于不能完全切除或体积小的滑车神经鞘瘤,可用立体定向放射外科(X 刀、伽马刀)进行治疗,对控制肿瘤生长会有益处。

第十七节　外展神经鞘瘤

一、概述

外展神经属于运动神经,发生神经鞘瘤非常罕见。外展神经鞘瘤(abducerls nerve schwannoma)病因尚不完全清楚。综合公开文献报道,截至目前不足 20 例。其年龄分布在 10~58 岁,男女均可发病。从病理学上看,外展神经鞘瘤与其他神经鞘瘤相同。1991 年,Tung 等报告 2 例外展神经鞘瘤,该学者报道之前公开文献只有 4 例记载。

二、病因和发病机制

外展神经起源于脑桥,由桥延沟经脑池和小脑幕切迹从后床突进入海绵窦。根据肿瘤在外展神经的起源,可将其分成二型:Ⅰ型,肿瘤主要影响海绵窦和鞍旁区域;Ⅱ型,肿瘤主要在桥脑前方,这对决定手术入路具有意义。

外展神经鞘瘤术前确诊有一定困难,因为许多肿瘤均可造成外展神经损害,Ceasho 等报告 2 例三叉神经鞘瘤,其首发症状为外展神经麻痹,而无明显三叉神经症状。Suetake 报道 1 例外展神经鞘瘤,酷似听神经瘤表现,在术中才明确病变起源于外展神经。文献报道外展神经鞘瘤直径在 2~7 cm。

三、临床表现

本病主要为患侧外展神经麻痹,并有复视。部分患者可出现头痛。瘤体大时,特别是Ⅱ型肿瘤患者,肿瘤压迫导水管,可引起脑积水,造成高颅内压。患者还可出现其他颅神经损害症状。

四、实验室和特殊检查

1.脑脊液检查

腰椎穿刺检查提示颅内压力正常;脑脊液生化、常规检查也无异常。

2.神经影像学

神经影像学为主要检查手段,常用 CT 和 MRI 进行检查。根据肿瘤起源不同,可在海绵窦区、鞍旁、脑桥前或靠近 C-P 角处发现病变。如为实体性包块,CT 扫描可见周边清晰、等密度或略低密度影包块,有较强增强效应。MRI 表示为长 T_1WI 和长 T_2WI,注射 Gadolinium 时可显示增强。

此外,在桥脑前的病变,还可见到脑干受压移位,基底动脉移位以及脑积水征象。如为囊性病变,可见上述区域为囊性病变特征,但包膜厚并有强化效应。

五、诊断和鉴别诊断

(一)诊断

根据患者出现外展神经损害表现,再结合影像学检查结果,需考虑外展神经鞘瘤。如患者表现多条颅神经损害,则要注意首发颅神经损害是否为外展神经,做好鉴别诊断。

(二)鉴别诊断

主要与该区域脑膜瘤、三叉神经鞘瘤或其他少见神经鞘瘤进行鉴别。此外,还需与听神经瘤和蛛网膜囊肿相鉴别。

1.三叉神经鞘瘤

如肿瘤位于岩尖部 Meckel's 囊处,可见病变侧鞍上池处肿块、有均匀的强化影,如肿瘤中心发生坏死,可出现周边环状强化及瘤内不规则片状或条索状强化影,并可见岩尖部骨质破坏。如肿瘤向后颅窝发展或起于后颅窝,可在 C-P 角处见到肿块影,肿瘤可呈尖圆形,特征同上。此外,可见小脑脑干受压、四脑室变形等间接特征。肿瘤位于中颅窝者,有时可见肿瘤侵入眶内、使眼球外凸等 CT 征象。

2.脑膜瘤

主要临床表现为进行性颅内压增高症状,脑桥小脑角症状出现较晚。听力损害症状较轻,面神经和三叉神经损害症状相对较重。前庭功能改变不明显。X 线片可见岩骨嵴和岩尖骨质吸收,有时可见局部骨质增生或肿瘤钙化,内听道大多数正常。

CT 显示桥脑小脑角区均匀一致的高密度影,有时可有钙化,均匀强化;肿瘤基底宽广;内听道一般不扩大。MRI 示:等 T_1、等 T_2 信号,显著均匀强化,瘤内可有流空现象。脑血管造影显示肿瘤染色。

六、治疗

对引起颅神经损害、锥体束征和高颅内压的外展神经鞘瘤应进行外科手术切除。单纯表现为颅神经损害,肿瘤体积小于 2 cm 者,也可行立体定向放射外科治疗。

(一)手术入路选择

(1)Ⅰ型外展神经鞘瘤,可采用额颞入路、颞下入路或改良翼点入路。

(2)Ⅱ型外展神经鞘瘤,可采用病变侧经小脑幕入路,颞下入路,经岩经小脑幕入路,经颞入路。

(二)手术治疗

操作要点:①注意对肿瘤周围重要结构和血管的保护。Ⅰ型肿瘤位于海绵窦及鞍旁,要注意对视神经和颈内动脉的保护。打开海绵窦切除肿瘤时,要注意对动眼神经、滑车神经和三叉神经眼支进行保护。Ⅱ型肿瘤位于脑桥前部,并可累及脚间窝和 C-P 角,手术中特别需对脑干及其穿动脉、动眼神经、滑车神经、三叉神经和基底动脉进行保护,勿造成损伤。②由于肿瘤所在区域狭小,且毗邻重要血管和神经结构,采用显微手术分块切除肿瘤非常重要。③术中尽量全切肿瘤,但Ⅱ型肿瘤全切较为困难,要求耐心细致。④外展神经脑池段较长,切除肿瘤后如神经离断或缺如,可尝试进行断端吻合或神经桥接移植,以修复神经。

(三)主要并发症

外展神经、动眼神经、滑车神经和三叉神经损伤。

(四)立体定向放射外科治疗

对瘤体在 2 cm 左右或术后残留的瘤体,可行伽马刀和 X 刀治疗,其治疗原则和处方量可参考听神经瘤。

七、预后评价

外展神经鞘瘤与颅内其他神经鞘瘤一样,从生物学上多属于良性范畴,极少发生恶性变。Ⅰ型肿瘤由于生长位置特殊,累及颅神经多,完全切除比较困难。如对残留瘤体不予处理,复发概率大。而Ⅱ型肿瘤多可全切,预后好。随着科学技术发展,立体定向放射外科对控制残余肿瘤起到了非常重要的作用,这无疑大大提高了治疗效果、改善了患者生存质量。然而,外展神经或其他颅神经损害造成功能缺失仍是一带有挑战性的问题,根据患者具体情况,采用相关颅神经重建对恢复颅神经功能会有帮助,但有时是非常困难的,这一问题还需不断探索和研究。

第十八节　脉络丛肿瘤

一、概述

脉络丛肿瘤起源于脑室内的脉络丛上皮细胞,好发于儿童,是 1 岁时最常见的脑肿瘤。主要有脉络丛乳头状瘤(papilloma of choroid plexus,choroid plexus papilloma)与脉络丛乳头状癌。脉络丛乳头状瘤是良性肿瘤,缓慢生长,常引起脑脊液的流动障碍,故常伴有脑积水。外科手术可治愈。脉络丛乳头状癌是脉络丛乳头状肿瘤的恶性亚型,显示间变特征,常侵及周围脑组织。常见 CSF 转移。

脉络丛乳头状瘤可发生于任何年龄,但以儿童多见,主要见于 10 岁以下儿童,据文献报道,其发生占儿童颅内肿瘤的 1.47%～4.12%。儿童脉络丛乳头状瘤好发于 2 岁以下,约占总数的 72.1%,1 岁以下约占总数的 47.6%,平均发病年龄为 17.6 个月。有文献报道,男性发病率略高于女性。脉络丛乳头状癌占脉络丛肿瘤的 11.3%～27.6%,文献报道略有差异。脉络丛乳头状瘤约有 10% 可发生恶性变。

二、诊断及鉴别诊断

根据临床表现及辅助检查资料,一般可以做出明确诊断,但仅由影像学检查不能可靠区分脉络丛乳头状瘤与脉络丛癌。许多肿瘤需与脉络丛肿瘤相鉴别。绒毛肥大为两个侧脑室的脉络丛弥散增大,组织学形态正常,患者常出现高分泌性脑积水。脉络丛癌与转移癌的鉴别非常重要。脉络丛肿瘤共同表达波形蛋白、角蛋白和 S-100 蛋白,有助于与其他转移癌相鉴别。另外,IEA125 和 BerEP4 也有帮助,因为它们标记 95% 的脑转移癌,而脉络丛乳头状瘤和脉络丛癌仅 10% 阳性。甲状腺运载蛋白与甲状腺素和维生素 A 的转化有关,是正常和肿瘤性脉络丛上皮的标记物。但是约 20% 的脉络丛乳头状瘤阴性,而其他脑肿瘤和转移癌可以阳性。最近报道,正常脉络丛、脉络丛乳头状瘤和脉络丛癌突触素强阳性,但这一发现没有被其他人证实。

一项研究显示,胰岛素样生长因子Ⅱ(IGFⅡ)可以在脉络丛乳头状瘤表达,但其他脑肿瘤阴性。由于先前的研究显示 IGFⅡ可以在星形细胞瘤、脑膜瘤和癌中表达,所以 IGFⅡ是否具有鉴别诊断意义还待证实。癌胚抗原(CEA)阳性提示转移癌,虽然偶尔脉络丛癌也阳性。非上皮性的间叶性肿瘤也可起源于脉络丛,包括脑膜瘤。

三、治疗

全切肿瘤是治愈脉络丛乳头状瘤的唯一疗法。开颅前可行脑脊液外引流,以降低颅内压和减少对脑组织的牵拉损伤。由于肿瘤血供较丰富,有时肿瘤血管出血电凝较困难,因此应尽量避免分块肿瘤切除,宜找出肿瘤血管蒂,电凝后离断,争取完整切除肿瘤。对发生在第四脑室的脉络丛乳突状瘤应在颅后窝正中开颅;突向脑桥小脑三角者可做患侧耳后钩形切口,行单侧枕部骨窗开颅。第三脑室内肿瘤,肿瘤的蒂部多位于后上部的丘脑中间或松果体隐窝处,采取胼胝体-透明隔-穹窿间入路进入第三脑室有明显优势,可以直接从上部暴露处理肿瘤蒂然后将肿瘤向前翻转完整切除,侧脑室肿瘤血供多来自于肿瘤底部的脉络丛前动脉,可应用颞顶皮骨瓣开颅,在颞枕交界角回处皮质直切口进入侧室三角区,轻牵开皮质后先处理肿瘤底部的供血动脉,再分块切除肿瘤;但有学者认为此入路易损伤颞叶深部视放射和语言中枢,建议采用顶上小叶或顶间沟切开进入侧室。在儿童期,由于代偿能力强、皮质小直切口、术中牵拉轻微,可以减少颞枕入路术后失语和偏盲的发生,若瘤体过大,不必强求完整切除以防止损伤深部结构。切除肿瘤前注意阻断供血动脉以利于手术中减少出血,对于未能完全切除肿瘤而不能缓解脑积水者,应当行分流手术,如为脉络丛乳突状癌术后应予放射治疗。术中出血是手术切除面临的主要问题,有学者建议术前采用导管技术行供血动脉栓塞,但因供血动脉走行较长且迂曲,使得选择困难,也有学者建议采用术前放射治疗或化疗来减少肿瘤供血。对于未完全切除脉络丛乳突状瘤应行局部放射治疗,对降低复发率、延长生存期有效,全脑或脑脊髓放疗比起局部放疗并没有显著差异;对有复发征象或恶性变者也应做放射治疗。

第二章 先天性心脏病

第一节 房间隔缺损

一、概述

房间隔缺损(atrial septal defect,ASD)是指原始房间隔在发生、吸收和融合过程中出现异常,导致房间隔上出现异常孔状缺损,其位置、形状、大小不定,但都会造成左、右心房腔直接相通。本节主要叙述继发孔型房间隔缺损,此类房间隔缺损较为常见,占先天性心脏病的10%~20%。约有10%的继发孔型房间隔缺损可以合并部分型肺静脉异位连接(partial anomalous pulmonary venous connection,PAPVC),指两侧肺静脉中任何1支或2~3支未与左心房连接,而与体静脉或右心房连接。

二、病理生理

房间隔缺损的血流动力学改变的基础是心房水平存在左向右分流。分流量大小主要取决于房间隔缺损的大小和左、右心房之间的压力阶差,以及体循环和肺循环血管阻力。由于肺循环可容纳大量血流,因此,即使肺循环血量达到体循环的2倍,也仍能维持正常的肺动脉压力。患儿可无明显症状,活动亦不受限。单纯继发孔型房间隔缺损患者并发严重肺血管病变较少,如果患儿较早出现严重肺动脉高压,应该考虑合并原发性肺动脉高压的可能性。

随着患者年龄增长,分流时间延长,肺小动脉逐渐产生内膜增厚和中层肥厚,肺动脉压力逐渐升高,右心室负荷加重。一般患者会在青年期以后出现症状,病情进展也往往加速。有些病例病变进一步发展,肺小动脉发生闭塞性病理改变,肺动脉压越来越高,右心负担不断加重,最终导致心房水平经房间隔缺损的右向左分流。进入此阶段后,患者症状明显加重,可出现咯血、发绀、心房纤颤、慢性右侧心力衰竭等艾森门格(Eisenmenger)综合征表现。

合并部分型肺静脉异位连接病变,肺血管病变比单纯房间隔缺损发展得快,且较严重。合并单支肺静脉异位连接时,对血流动力学影响不大,但合并多支肺静脉异位连接存在时,有较大量的左向右分流则会产生明显血流动力学改变,肺动脉高压发生早,且严重,甚至在较小年龄发生艾森门格综合征。

三、临床表现

(1)单纯继发孔型房间隔缺损的患者,在婴幼儿期多数可以无任何症状,部分患儿易患呼吸道感染。但也有部分患儿在婴儿期即出现哭闹或喂奶后气促,在幼儿期出现活动耐力低,剧烈活动后心悸气促等表现。巨大房间隔缺损,特别是合并有部分肺静脉异位引流时,由于左向右分流大,患者在婴儿期就可能出现心力衰竭表现。

(2)多数患者在青少年期以后开始出现症状,表现为劳力性心悸气促,伴有严重肺动脉高压患者,可出现阵发性心动过速、心房纤颤等表现,进一步加重可以出现发绀、右侧心力衰竭,表现为下肢水肿、肝大、心源性恶病质等。

（3）个别的患者会因为早期出现发绀就诊，这类患者多数是下腔型房间隔缺损，由于血液层流原因，当胸腔内压增高时，大部分的下腔静脉回流血液会直接进入左心房，导致没有明显肺高压的情况下，发生发绀表现。

（4）体格检查，房间隔缺损的患儿多数较为瘦小，胸骨左缘心前区隆起伴收缩期抬高，第2、第3肋间可闻及轻度吹风样收缩中期杂音，肺动脉瓣区第2心音亢进伴呼吸周期固定分裂。左向右分流量大的患者，可在三尖瓣区闻及轻度舒张中期杂音。

四、辅助检查

（一）心电图

多数患者心电轴右偏，伴有不完全性右束支传导阻滞，右心室肥厚伴劳损。

（二）X 线检查

肺野充血，右心房、右心室增大，肺动脉段突出，主动脉结小。透视下可见肺门舞蹈症。有心力衰竭患者可表现肺间质水肿。右肺静脉与下腔静脉异位连接，则可见弯刀样阴影。

五、诊断及鉴别诊断

（一）诊断

上述临床表现均能提示房间隔缺损诊断，临床确诊主要依靠彩色多普勒超声心动图检查，可明确右心房、右心室增大，房间隔连续中断，并可见左向右血流分流频谱。彩色多普勒超声心动图检查还可以明确心脏合并畸形的存在和评估肺动脉高压的严重程度。经食管超声心动图检查，对于明确部分分流不明显房间隔缺损诊断，以及了解缺损周围结构和发现合并畸形，明显优于经胸心脏超声检查。

单纯继发型房间隔缺损患者，通过彩色多普勒超声心动图检查多数可以获得确诊，并不一定需要心导管检查和选择性心脏造影。但是对于合并重度肺动脉高压的患者，心导管检查仍是判断手术可否进行的重要依据。心导管检查和选择性心脏造影对于明确肺静脉异位连接的部位及分流的程度，以及有无其他合并畸形具有重要的意义。40 岁以上的成年患者，术前应该进行冠状动脉造影。

（二）鉴别诊断

1. 轻型肺动脉瓣狭窄

本病需与继发孔型房间隔缺损鉴别。肺动脉瓣狭窄胸骨左缘第2肋间杂音较响，肺动脉瓣第二音减弱，X 线示肺血管稀少。彩色多普勒超声心动图显示肺动脉瓣口狭窄而无房间隔缺损。右心导管检查右心室与肺动脉间有收缩压差而无心房水平的分流。

2. 原发性肺动脉扩张

肺动脉扩张在肺动脉瓣区有收缩期喷射音，心电图异常，X 线显示肺动脉干扩张，但无肺充血，心导管检查无心房水平分流，超声心动图可助确诊。

3. 原发性肺动脉高压

体征及心电图类似房间隔缺损，特别需要与房间隔缺损并发肺动脉高压鉴别。X 线均可见右心房、右心室增大，肺动脉及肺动脉干扩张，远端肺动脉变细变小，心电图示右心室肥厚，心导管检查有肺动脉压升高。彩色多普勒超声心动图可直接显示房间隔缺损有无回声中断而确诊。

4.注意并发心脏畸形的存在

常见的并发畸形包括动脉导管未闭、主动脉缩窄、部分肺静脉异位连接、二尖瓣关闭不全、三尖瓣关闭不全。另外,继发孔型房间隔缺损约 1% 的患儿可并发二尖瓣狭窄(又称 Luternbacher 综合征)。应警惕这些并发畸形存在,超声心动图仔细检查均可发现。

六、自然病程和预后

房间隔缺损患者的自然预后相对是比较好的,只有 1% 左右患儿在 1 岁以内出现心力衰竭的表现,仅约 0.1% 患儿可能因心脏情况恶化在 1 岁以内死亡。在 10 岁以内发生明显肺动脉高压(肺血管阻力 >4 U/m^2)的患者约为 5%。但在 20 岁以后,发生肺血管病变比例明显增高,患者开始出现劳力性心悸气促症状,甚至发展成为艾森门格综合征,而失去手术矫治机会。

合并部分肺静脉异位引流的患儿出现症状早,发生肺动脉高压也早,且较严重。有报道称居住在高原地区的房间隔缺损患儿,肺血管病变出现较早,且严重,约 15% 的患儿在 10 岁前即发生严重肺动脉高压。

分流量较小的卵圆孔型房间隔缺损可能在 1 岁以内自行闭合,有报道称此类缺损 1 岁以内自行闭合的比例可达 20% 左右。在 1 岁以后很少有自行闭合。

七、治疗

房间隔缺损是心脏外科最先开展的心内直视手术之一,近年来又有了新的发展。经皮心导管介入封堵已成为中央型小直径房间隔缺损的有效治疗手段。经胸小切口非体外循环下心脏超声引导下直接封堵房间隔缺损也已获得成功。有报道,采用全胸腔镜或机器人成功进行房间隔缺损修补。

尽管有很多进展,但是在全静脉复合麻醉气管插管,经胸前正中切口纵劈胸骨入路,浅中低温体外循环心脏麻痹液灌注心肌保护下手术修补,仍然是房间隔缺损外科治疗的规范和常规技术,近、远期疗效确切,利于术中异常情况处置和合并畸形的发现和处理。以下仍以此为基础,分别叙述不同类型房间隔缺损的修补技术。

(一)手术适应证和禁忌证

1.适应证

(1)房间隔缺损患者有明显右心室容量负荷加重的情况,就应该手术治疗。以往手术治疗的最佳年龄是 5 岁以内,近年来主张在 1~2 岁手术治疗,可以避免长期右心室负荷过重导致的不良影响。

(2)一些患儿房间隔缺损大,左向右分流量大,伴明显肺动脉高压,出生后反复患感冒、肺炎或心力衰竭,应积极进行药物治疗,控制肺部感染和心力衰竭后,尽早进行手术治疗。但房间隔缺损的患儿很少需要在新生儿期进行手术治疗,建议等到出生 2~3 个月以后,肺血管阻力从胎儿高阻力状态有所下降以后,进行手术治疗。

(3)在成年人发现房间隔缺损,中等量以上左向右分流,即使无明显症状,也应该及时手术治疗。

(4)对于卵圆孔未闭的治疗是非常有争议的。一般认为,卵圆孔开放,但卵圆窝处左右两侧房间隔膜组织对合良好,形成功能性闭合者,或缺损较小(<4 mm),分流量小,无症状,可以

不进行手术治疗。对于卵圆孔未闭,分流明显,有右心负荷加重情形,或者患者有高凝状态,易发血栓栓塞者,可以考虑行经皮心导管介入封堵。

2.禁忌证

房间隔缺损患者的手术禁忌证是不可逆的严重肺动脉高压。右心导管检查肺血管阻力明显升高达 $8\sim12$ U/m^2,且不随运动降低,肺循环血量/体循环血量(Qp/Qs)<1.3,为手术禁忌。

(二)术前准备

(1)大多数房间隔缺损患者临床症状不明显,诊断明确后,只需按一般心脏直视手术准备。

(2)呼吸道感染是婴幼儿期常见的表现之一,术前应给予较好的控制,以利术后顺利康复。并发肺动脉高压而又未形成手术禁忌者,术前应视病情给予治疗。可口服或静脉滴注血管扩张药物。

(三)手术切口

经胸前正中切口纵劈胸骨是常规的和最常用的入路,近年有多种切口被探索和选用,如胸前正中低位部分纵劈胸骨切口、右前外侧经肋间开胸切口、右侧腋下直切口等,这些切口的优点是美容和可能减少患者创伤,但共同的不足是增加建立体外循环的难度和风险,或者需要经股动静脉插管建立体外循环,对于一些合并畸形的处理较为困难,有一定的学习曲线和风险。创新技术和方法的探索,应该始终以患者的安全为中心,在熟练掌握常规手术和积累一定经验基础上,谨慎开展。

(四)体外循环建立和心肌保护

采用正中切口,剪开心包悬吊后,应先行心外探查。观察心脏大小、形态,各房室大小及比例,主、肺动脉直径及比例,有无异常冠状动脉、肺静脉异位连接和永存左上腔静脉及回流部位。

肺动脉干若能触及粗糙收缩期细震颤,可能提示并发肺动脉瓣狭窄;短暂用手指阻断肺动脉血流,肺动脉干远端仍可触及细震颤时,提示有动脉导管未闭。

肝素化后,先插主动脉灌注管,在婴幼儿房间隔缺损患儿,由于心房水平左向右分流导致主动脉相对较细小,要细心选择合适大小的灌注管。

插管时也要格外注意,以免插管位置不当,或者反复插管时,出血过多,导致低血压,甚至心脏停搏,同时也要防止损伤主动脉后壁。主张上下腔静脉均采用直角管直接分别插管,以利于合并畸形的处置。应该常规放置左心房引流管,既可做为探查肺静脉回流的标志,也防止术中心脏膨胀和肺淤血,利于心肌保护和防止肺部并发症,对于完善心脏排气和防止栓塞并发症也有意义。

开始体外循环后,在升主动脉根部置放心脏麻痹液灌注管,适度降温后,钳闭主动脉,灌注心脏麻痹液心脏停跳保护心肌。房间隔缺损修补可以在不使用心脏麻痹液灌注不阻断主动脉,心脏跳动下进行,可以避免或减轻心肌缺血和再灌注损伤,但要注意防止气栓并发症。

心脏停搏后,做右心房斜切口,牵开切口行心内探查。明确房间隔缺损类型、大小;是否并发肺静脉异位连接;冠状静脉窦位置、大小;三尖瓣关闭不全情况;经三尖瓣口探查有无并发右心室流出道狭窄、室间隔缺损和肺动脉瓣狭窄;经房间隔缺损还可探查是否并发二尖瓣关闭不全、狭窄和三房心等畸形。

(五)手术方法

1.中央型房间隔缺损修复术

(1)直接缝合房间隔缺损:适用于中央型缺损,直径较小,且周围房间隔组织发育好。

采用 4-0(成年人)或 5-0(儿童)涤纶线先在缺损下缘缝一"8"字缝合,向上做连续缝合,至最上一针时,停左心房引流,可以灌注心脏麻痹液,利用回心血充盈左心,膨肺排除左心气体,收紧缝线关闭房间隔缺损,再向下做双层连续缝合,结扎,完成心内修补。

(2)房间隔缺损补片修补术:如果中央型房间隔缺损直径较大,或周边组织较薄弱,或左心房发育较小,以及在儿童患者,应该采用补片修补。

多选用不经处理的自体心包片修补,也可以采用涤纶补片。先于缺损周边缝牵引线固定补片,然后采用 4-0(成年人)或 5-0(儿童)涤纶线连接缝合,将缺损缘与补片缝合,最后一针收紧前先排除左心房内积气。

(3)中央型房间隔缺损并发肺静脉异位连接矫正:中央型房间隔缺损可并发右肺静脉异位连接如右心房,手术中部分切除肺静脉开口附近的房间隔残余组织,扩大房间隔缺损,然后剪取较缺损口面积稍大之自体心包或涤纶补片进行连续缝合修补。于肺静脉开口前方,可用数针带垫片无创线做间断褥式缝合,缝于右心房壁,以免单纯连续缝合线撕脱。缝线需与肺静脉开口保持 0.5 cm 以上距离,以防肺静脉回流不畅。

2.上腔型房间隔缺损修复术

上腔型房间隔缺损也称静脉窦型房间隔缺损,往往并发右上肺静脉异位连接到上腔静脉或者上腔静脉与右心房结合处。建立体外循环时,上腔静脉插管应高于右肺静脉异位连接处,采用直角管。套上腔静脉阻断带,应该避开和防止损伤右上肺静脉。

为防止损伤窦房结,可从右上肺静脉根部做一小切口,向下延长至右心房上部后外侧做纵行切口。按缺损情况修剪补片成葫芦形,上端伸入上腔静脉。补片后缘缝于肺静脉开口前方,保证肺静脉导入左心房途径通畅。为防止修复房间隔缺损补片影响上腔静脉回流,在上腔静脉与右心房切口上部加用心包片以加宽,补片前方进针切勿过深,以免损伤窦房结。

3.下腔型房间隔缺损修复术

(1)补片修补下腔型房间隔缺损。此类房间隔缺损直径较大,于下腔静脉入口处无组织残余,且其后缘也多数仅残余薄弱组织,甚至直接为心房壁,因此,主张对于此类缺损应该采用补片修补。修复方法已如前述,但要注意,在下腔静脉缘,组织较为薄弱,缝针要确切,避免残余缺损。缝线可适当偏向左心房侧,避免收紧缝线时,发生荷包效应,导致下腔静脉开口狭窄。还要注意避免将下腔静脉开口隔入左心房的错误发生。

(2)合并右肺静脉异位连接入下腔静脉的矫正。此类畸形少见,但手术处理比较复杂,根据不同病变,有以下矫正方法供选择。由于吻合期间须阻断肺静脉,可能引起严重的右肺淤血,手术应在体外循环降温至 25 ℃时,低流量灌注或体循环下临时拔除下腔静脉插管进行。

(3)肺静脉异位连接膈上段下腔静脉矫治术。由于肺静脉开口位置较高,可将右心房下部切口向下腔静脉延长,进一步分清肺静脉开口,向下扩大房间隔缺损,根据肺静脉开口情况修剪长条补片一块,补片下缘缝于肺静脉开口下方,将肺静脉开口经下腔静脉内侧壁经扩大的房间隔缺损下方隔离入左心房,在经下腔静脉入口时,注意防止造成梗阻。待补片下半两侧均缝至房间隔缺损中部时,重新插入下腔静脉管并恢复正常流量体外循环并复温,应用连接缝合继续完成房间隔缺损上半部缝合。在修补缺损前下缘时,应避免伤及冠状静脉开口前区,为了防止心内补片造成下腔静脉梗阻,缝合心房壁切口时,在下腔静脉至右心房段切口需应用补片加宽。

(4)肺静脉异位连接膈下段下腔静脉矫治术。由于肺静脉开口位置较远,或开口于肺静脉,经右心房切口不能修复,则可在低温低流量体外循环下于膈肌上结扎右肺静脉干,然后离断,将右肺静脉干与左心房后壁左侧吻合,或将右肺静脉干切断,近端剪成斜面与左心房做端-侧吻合。也有学者将右肺静脉干切断,与右心房侧壁吻合,然后按右肺静脉引流入右心房扩大房间隔缺损后,应用补片覆盖右肺静脉在右心房开口经房间隔缺损,隔入左心房。

4.冠状静脉窦型房间隔缺损修复术

此型房间隔缺损非常罕见,其前缘紧靠房室结区,应采用补片修补,在前缘缝合时,避免进针过深,可以偏向冠状窦内缝合,避免损伤房室结。

(六)并发症及防治

继发孔型房间隔缺损和(或)部分肺静脉异位连接术后恢复多较平稳,可按心脏直视手术常规处理,一般很少出现严重并发症。主要并发症有以下几种。

1.心律失常

以室上性心律失常多见,如房性期前收缩、结性期前收缩、窦性心动过缓或心房纤颤等,多为短暂发作,及时治疗后多能恢复。

2.急性左心功能不全

继发孔房间隔缺损,尤其是缺损大,左向右分流量大的患者,左心发育相对较差,围术期容量负荷过重,如输血输液过多过快等,均有引发肺水肿可能。术中、术后应适当限制输血、输液量。对术前有心功能不全,特别是年龄较大的患者,术后应给予强心(地高辛)和正性肌力药物支持,包括多巴胺、多巴酚丁胺微泵输注。

3.右心功能不全和肺静脉高压

该并发症多见于成年人和手术前即并发有肺动脉高压的患者,术中特别是停止体外循环后和关胸前常规测量肺动脉压并及时处理,对这类患者,即使术后肺动脉压有明显下降,仍应给予适量扩血管药物治疗,重症肺动脉高压的高位患者术后应注意安静,充分给氧,预防肺动脉高压危象的发生。

(七)疗效评价

单纯继发孔型房间隔缺损手术疗效良好,且随着外科麻醉、转流技术的进步,手术病死率已降至1%以下。手术死亡原因与年龄、心功能及肺动脉高压程度有关,年龄小于1岁或大于45岁、肺血管阻塞性病变伴肺动脉高压及心力衰竭者是增加手术危险性的主要因素。

第二节 三尖瓣下移畸形

一、概述

三尖瓣下移畸形(Ebstein's Anomaly)指三尖瓣瓣叶下移至右室腔、发育异常、瓣环扩大、关闭不全和房化右心室形成,也可合并其他心内畸形。是少见的先天性畸形,发病率占先天性心脏病的 0.5%～1%。

三尖瓣下移畸形病理解剖变化范围大,严重程度不一,轻者仅有隔瓣轻度下移(以>0.8 cm/m² 为标准),瓣叶发育好;重者瓣叶下移至右心室流出道,瓣叶黏附着心内膜,或仅有纤维性残迹。轻者基本不影响生活质量和寿命,重者出生后死于新生儿早期。轻者不需要治疗,大部分患者需要根据病变程度采用不同手术方法治疗。

二、病理生理

(一)新生儿早期

新生儿早期由于肺循环阻力高,重症三尖瓣下移畸形患儿,三尖瓣关闭不全,右心室不能将血液射入肺动脉,形成功能性肺动脉闭锁,依赖 PDA 开放,一旦 PDA 闭合,则致缺氧、酸中毒、死亡;增大的右心房和房化右心室挤压肺,造成低氧及高肺循环阻力;增大的右心房和房化右心室挤压左心室,影响左心室形态和功能。

以上原因造成低血氧、心力衰竭、酸中毒、死亡。重症三尖瓣下移畸形患儿,如能度过出生后早期阶段,随出生后肺循环阻力的下降,病情可以缓解。

(二)婴儿、儿童、成年人

三尖瓣下移畸形导致的主要功能障碍为三尖瓣关闭不全和房化右心室。三尖瓣关闭不全可使右心室容量负荷加重,右心室扩大,瓣环扩大,也会进一步加重三尖瓣关闭不全。房化心室的矛盾运动可使右心室负荷进一步增加,当心房收缩时,房化心室舒张或膨出,使其被动储血,降低了心房的排出血量;当心室收缩时,房化心室也收缩,影响静脉血回流到处于舒张期的右心房内。房化心室的矛盾运动可使右心室负荷进一步增加,最终导致右心室功能不全。再加上右心室发育小,房间隔缺损或卵圆孔未闭,可因心房压力的变化而产生右向左分流导致发绀。

三、临床表现

(一)症状

因畸形程度不等,表现不一,可无症状,或表现为心悸、气短。成年患者易疲劳,可有心律失常或有预激综合征导致心动过速。由于心房水平右向左分流出现发绀,多数为中度发绀。右心功能不全时,出现静脉压升高,肝脏肿大,下肢水肿。

(二)体征

可见左前胸隆起,可触及收缩期震颤,听诊可闻及三尖瓣前叶开瓣音,第一心音分裂,第四心音、肺动脉第二心音减弱。

四、辅助检查

有上述临床表现而疑为本病的患者,须进行下列检查。

(一)ECG

可为室上性心动过速、一度房室传导阻滞、完全性右束支传导阻滞、右心室肥厚及预激综合征。

(二)X 线胸片

肺血少,肺动脉段凹陷,卵圆形心或形如烧瓶,右心房巨大,右心室亦增大,也可变化不大或中度扩大。

(三)超声心动图

可以明确诊断。可见三尖瓣隔瓣与后瓣下移和前瓣关闭延迟、EF 斜率下降,右心房室扩大,房化右心室矛盾运动。彩色多普勒可证实心房水平分流和三尖瓣关闭不全。

(四)右心导管和造影检查

一般不需要。右心房造影可见隔瓣和后瓣下移,右心房巨大,右心房、右心室造影剂排空延迟,肺血管影稀疏和三尖瓣反流,有房缺或卵圆孔未闭,可见心房水平右向左分流征象。

五、诊断及鉴别诊断

确诊须经超声心动图检查。超声心动图检查不仅可以判断病情的轻重程度,还可以明确合并的心内畸形。

本病须与以下疾病进行鉴别。

(1)先天性三尖瓣反流:超声心动图检查三尖瓣没有移位。

(2)房间隔缺损合并三尖瓣反流三尖瓣没有移位,瓣膜发育正常是鉴别要点。

六、治疗

由于 Ebstein 畸形新生儿早期与婴儿期以后的病理生理不同,Ebstein 畸形的手术治疗分两部分:①新生儿早期急症的抢救性治疗。②婴儿、儿童、成年人的择期手术治疗。

(一)新生儿早期重症三尖瓣下移畸形抢救性治疗

首先吸入 NO,前列腺素持续静脉注射,气管插管,纠正酸中毒,有心力衰竭者用正性肌力药物。若患儿症状改善,随肺循环阻力下降,患儿病情会趋于稳定,则不须急诊手术;若病情不能缓解,不手术难以存活,则急诊手术。手术适应证为:新生儿经上述治疗无效,不能脱离前列腺素,不能脱离呼吸机。

术式有以下两种。

1. 体肺动脉分流术

适用于无右心力衰竭的低血氧患儿。

2. Starnes 手术

适用于低血氧,或低血氧加右心力衰竭患儿。手术包括房间隔切除,三尖瓣带孔心包片闭合,建立体肺动脉分流。

(二)婴儿、儿童、成年人的择期手术治疗

1. 手术适应证

患者在婴儿期如果能够存活下来,一般可以维持较长时间,手术可以推迟,直到临床出现右侧心力衰竭,或发绀加重。近年由于手术技术的提高,特别是三尖瓣可成形者多主张及早手术。具体如下。

(1)诊断明确,中、重度三尖瓣反流,心功能Ⅱ~Ⅲ级应该考虑手术。

(2)症状轻、心脏变化不大者可随诊观察。

(3)合并其他心脏畸形同期手术。

2. 手术目的

针对不同病理改变,通过不同手术方法,尽量恢复三尖瓣既无反流又无狭窄的单向阀门功

能,同时保持右心室形态、容量和功能,消除房化右心室,将体静脉回流血液泵入肺动脉。

3.手术方法

(1)矫治术:三尖瓣成形效果明显优于瓣膜置换,矫治中应尽量选用三尖瓣成形术。Ebstein畸形三尖瓣成形技术有多种,目前常用以下方法。

水平房化心室折叠三尖瓣成形术:由 Danielson 首先报道。手术的要点是必须有一个足够大的前瓣叶。

术中将房化心室的游离壁部分折叠,通过三尖瓣环成形以缩小三尖瓣口径及右心房,利用前瓣做三尖瓣的单瓣重建。

如有房间隔缺损,同期缝闭。这种成形手术方法简单,可适用于下移较轻的Ⅰ、Ⅱ型的患者。而对于下移较重Ⅲ、Ⅳ型患者此方法可减小右心室容积,使心室形态改变,甚至影响右冠状动脉血流。三尖瓣成形效果不佳。

垂直房化心室折叠三尖瓣成形术:由 Carpentier 首先报道,后又经过不断改良。自附着处切下并充分游离下移瓣叶后自附着处至正常瓣环处垂直折叠房化右心室,同时环缩三尖瓣环。后将切下的瓣叶顺时针旋转缝合固定于正常瓣环处,最后用 Carpentier 环成形三尖瓣环。该方法的优点是保留了右心室的形态和容积,操作相对简单,但该法没有发挥隔瓣的作用,折叠的右心室可导致心律失常,适用于Ⅱ、Ⅲ型的患者。

解剖矫治术:由国内学者首先报道。切下并充分游离下移瓣叶及有关腱索和乳头肌。后叶或隔瓣发育不良者,将其修复、互补,形成新的瓣叶,如部分前瓣发育不良或下移者,也可采用同样的方法处理。若面积不足可用自体心包补片重建。4/5-0 Prolene 线折叠瓣环后将成形的瓣膜缝至新的瓣环。

该方法利用患者自体的三个瓣叶,并恢复解剖瓣环位置,保持右心室的容积和形状,一般不影响冠状动脉脉血流,可能减少术后心律失常的发生,但该方法操作较复杂可用于Ⅱ、Ⅲ、Ⅳ型的患者。

一个半心室矫治术:如果患儿合并固有右心室发育不良,当 50%＜RV(右心室容积)＜80%,可行一个半心室矫治术即三尖瓣成形术＋双向 Glenn 手术。可减轻右心室负荷,减少三尖瓣反流,还保留了右心室一定的功能参与血液循环。该方法适用于Ⅲ、Ⅳ型的患者。

(2)三尖瓣置换术:若畸形严重,如隔瓣、后瓣和室间隔融合,腱索和乳头肌附着异常以及前瓣细小,或有多发性穿孔、交界融合、形成狭窄,瓣膜成形后,右心血流受限,或成形失败,则须施行瓣膜置换术。

七、并发症及防治

(一)手术并发症

(1)低心排综合征:与病理解剖尤其固有右心室发育程度、术前心功能状态和术中成形效果、心肌保护不良有关。

(2)心律失常:可发生房室传导阻滞,室上性心动过速。

(3)冠状动脉损伤。

(4)三尖瓣替换引起的并发症。

(二)术后处理

患者术后应注意减轻右心室负荷。在动脉血压平稳、组织灌注好的情况下,中心静脉压应维持在低水平。尽量在辅助呼吸时不用 PEEP，必要时加用强心、利尿药物和控制入量。严密观察心律变化。可酌情静脉使用正性肌力药。

第三节　动脉导管未闭

一、概述

动脉导管未闭(patent ductus arteriosus，PDA)是一种常见的先天性心血管畸形，在先天性心脏病中其相对构成比为 5%～20%。

动脉导管是连接肺动脉和降主动脉的血管管道，胎儿期肺尚无呼吸作用，故大部分血液不进入肺内，由肺动脉经动脉导管转入主动脉。

其主要功能是将含有氧气和养料的右心室血转运至主动脉，以满足胎儿代谢的需要。出生后随肺部呼吸功能的发展和肺血管的扩张，动脉导管失去其作用而逐渐闭塞。出生后若导管依然开放，即为动脉导管未闭。

动脉导管未闭女性发病多于男性，两者之比为 2∶1，且多见于儿童和青年。妊娠初期感染病毒的母亲，其子女易患肺动脉口狭窄和动脉导管未闭；柯萨奇 B 病毒感染的孕妇易产下动脉导管未闭或心室间隔缺损的婴儿。早产尤其体重低于 2 500 g 的婴儿患动脉导管未闭和心室间隔缺损的较多，与没有足够的发育时间有关。高原地区氧分压低，患动脉导管未闭和心房间隔缺损的婴儿较多。近来由于分子生物学的发展，发现越来越多的先天性心脏病有共同基因的缺失。动脉导管未闭呈多基因规律，子女再显风险率为 3.4%～4.3%，同胞为 2.6%～3.5%。一致性病损占 50%。

二、病理生理

(一)左向右分流

在无并发症的动脉导管未闭，由于主动脉压力不论在收缩期或舒张期总比肺动脉高，产生连续的动脉水平的自左向右分流，临床上产生连续性杂音，肺充血。分流量的多少取决于主动脉与肺动脉之间的压力阶差大小、动脉导管的粗细以及肺血管阻力的高低。

(二)左心室肥大

由于未闭动脉导管的自左向右分流使肺血流量增加，因而左心房的回血就相应增加，左心室的容量负荷增加，加之左向右分流使体循环血流减少，左心室代偿性地增加作功，从而导致左心室扩大、肥厚，甚至出现衰竭。

(三)右心室肥大

未闭的动脉导管较粗时，分流至肺动脉血量大者可引起肺动脉压增高，最后导致右心室肥厚、扩张，甚至衰竭。

(四)双向分流或右向左分流

随着病程的发展，肺动脉压力不断增加，当接近或超过主动脉压力时，即产生双向分流或右向左分流,转变为艾森门格(Eisenmenger)综合征,临床上出现差异性发绀。

(五)周围动脉舒张压下降,脉压增宽

这是由于在心脏舒张期,主动脉的血液仍分流入肺动脉,体循环血流量减少所致。

三、临床表现

(一)症状

动脉导管未闭导管细、分流量少者,可无症状,常在体检时发现心脏杂音;中等粗的动脉导管未闭,分流量随着出生后数月肺血管阻力下降显著增加,易有感冒或呼吸道感染,发育不良;动脉导管未闭导管粗、分流量大的婴儿可在生后数周发生左侧心力衰竭伴呼吸急促、心动过速和喂养困难。

(二)体格检查

在胸骨左缘第 2 肋间听到响亮粗糙的连续性机器样杂音,向左锁骨下窝或颈部传导,局部可扪及震颤;肺动脉明显高压者则仅可听到收缩期杂音。肺动脉瓣区第二心音亢进。分流量较大者,心尖部还可听到柔和的舒张期杂音。周围血管体征有脉压增宽、洪大,颈部血管搏动增强,四肢动脉可扪及水冲脉和听到枪击音等体征,但随肺动脉压升高,分流量下降而不显著,以致消失。

四、辅助检查

(一)心电图

导管细小分流量小的患者心电图正常或电轴左偏。分流量较大者示左心室高电压或左心室肥大。分流量大者有左心室肥大或左、右心室肥大的改变,部分有左心房肥大。心力衰竭者,多伴心肌劳损改变。

(二)胸部 X 线检查

心影正常或左心房、左心室增大,肺动脉段突出,肺野充血,肺门血管影增粗,搏动增强,可有肺门"舞蹈征"。近50%患者可见主动脉在动脉导管附着处呈局部漏斗状凸起,称为漏斗征。有肺动脉高压时,右心室亦增大,主动脉弓增大,这一特征与室间隔缺损和房间隔缺损不同,有鉴别意义。

(三)超声心动图

左心房和左心室内径增宽、近段升主动脉内径增宽,左心房内径/主动脉根部内径>1.2。多普勒彩色血流显像可见分流的部位、方向、估测分流量大小及缺损的位置。扇形切面显示导管的位置及粗细。

(四)右心导管检查

一般不需心导管检查。右心导管可发现肺动脉血氧含量高于右心室。右心室及肺动脉压力正常或不同程度地升高。部分患者血液从未闭的动脉导管由肺动脉进入降主动脉。

(五)选择性心血管造影

选择性主动脉造影可见主动脉弓显影的同时肺动脉也显影,有时还可显出未闭的动脉导管和动脉导管附着处的主动脉局部漏斗状膨出,有时也可见近段的升主动脉和主动脉弓扩张而远段的主动脉管径较细。

五、诊断及鉴别诊断

（一）诊断

根据典型的杂音、X线检查、心电图和超声心动图检查，可以相当准确地诊断本病。

（二）鉴别诊断

1. 主-肺动脉间隔缺损

连续性机器样杂音更响，位置较低（低-肋间）且向右。超声心动图可见肺总动脉主动脉增宽，其间有缺损。

右心导管检查时心导管由肺动脉进入主动脉的升部，逆行升主动脉造影见升主动脉与肺总动脉同时显影。如发生肺动脉显著高压出现右至左分流而有发绀时，其上、下肢动脉的血氧含量相等，这点与动脉导管未闭也不相同。

2. 主动脉窦瘤破入心腔

杂音同动脉导管未闭相似，但患者多有突然发病的病史，如突然心悸、胸痛、胸闷或胸部不适、感觉左胸出现震颤等，随后有右侧心力衰竭的表现。

3. 室间隔缺损

室间隔缺损伴有主动脉瓣反流，本病杂音多缺乏典型的连续性，心电图和X线检查显示明显的左心室肥大，超声心动图和右心导管检查可助鉴别。

4. 其他

如冠状动静脉瘘、左上叶肺动静脉瘘、左前胸壁的动静脉瘘、左颈根部的颈静脉营营音等左前胸部类似连续性机器样杂音，超声等有助于鉴别。

六、治疗

（一）外科治疗

宜在学龄前选择手术结扎或切断导管即可治愈。如分流量大症状重者可于任何年龄手术。成年以后动脉逐渐硬化脆弱，动脉导管未闭手术危险性增大。即使肺动脉压力升高，只要仍由左向右分流，也应施行手术，以防发展成为逆向分流，失去手术机会。并发细菌性心内膜炎者，最好在抗生素控制感染2个月后施行动脉导管未闭手术。

气管插管麻醉，置患者右侧卧位，行后外侧开胸切口，经第4肋间进胸。在肺动脉干扪及震颤即可证实诊断。于迷走神经后方或与膈神经之间切开纵隔胸膜，充分显露降主动脉上段和导管的前壁，再将导管上下缘和背侧的疏松组织分离。如导管粗短，最好先游离与导管相连的降主动脉。注意保护喉返神经。

1. 结扎法

结扎法适用于婴幼儿导管细长者，在未闭导管的主和肺动脉端分别用粗丝线结扎。肺动脉压较高，导管较粗大者必须在控制性降压下结扎，以免撕裂管壁出血，或未能将管腔完全闭合。亦可先在导管外衬垫涤纶片再结扎。

2. 切断法

切断法适用于导管粗短的患者。用无创伤钳分别钳夹未闭导管的主、肺动脉侧，边切边缝合两切端。成年人肺动脉明显高压病例，尤其疑有动脉壁钙化者，最好行胸骨正中切口，在低温体外循环下阻断心脏血循环，经肺动脉切口缝闭动脉导管内口，较为安全。

3.电视胸腔镜钳闭导管术

该术适用于婴儿。对于一些特殊病例,如合并其他先天畸形需同期手术;合并肺动脉高压,尤其是成年人;亚急性心内膜炎或主动脉弓部降部钙化;窗形动脉导管未闭;合并高血压者;结扎后再通者;堵塞后栓子脱入肺循环等,可选择在体外循环支持下完成。

(二)介入性治疗

介入性治疗是用非手术法,经导管送入微型弹簧伞或蘑菇伞堵住动脉导管。近年来有人经皮穿刺股动脉和股静脉,分别插入导管至降主动脉上端和肺动脉,而引入细条钢丝。然后将一塑料塞子塞入股动脉(Porstmann 法)或股静脉(Rashkind 法),由心导管顶端沿钢丝顶入动脉导管将其堵塞。这种不剖胸堵塞法对细小导管的闭合,有很高的成功率。

七、并发症及防治

(一)术中大出血

这是最严重且常导致死亡的意外事故。发生大出血的破口较隐蔽,通常在导管后壁或上角。出现大出血,手术医师应保持镇静,迅速用手指按压出血部位。暂时止血后,吸净手术野血液,若降主动脉已先游离(切忌乱下钳夹),可牵起条带,用两把动脉钳阻断主动脉上下血流,同时钳夹导管,然后切断导管,寻找出血破口,再连同切端一并用 3-0 或 4-0 无创伤聚丙烯缝线做连续或"8"字形间断缝合。如降主动脉未先游离,用示指按压暂时止血后,立即肝素化,紧急建立体外循环,分别在左锁骨下动脉根部和降主动脉或左股动脉插入动脉供血管,切开心包于右心耳或右心室流出道插入静脉引流管,迅速建立转流,并行血液降温。然后游离导管邻近的降主动脉,钳夹降主动脉的导管两端,切断缝合导管和裂口。

(二)喉返神经损伤

损伤原因:①分离纵隔胸膜过程中伤及迷走神经;②分离动脉导管时直接伤及喉返神经;③结扎动脉导管时,特别在婴儿,不慎将喉返神经一并扎入;④切断缝合动脉导管时,钳夹或缝及喉返神经。熟悉局部解剖关系,操作中注意保护,少做不必要的分离,并于喉返神经表面留一层纤维结缔组织,可明显减少损伤机会。

(三)急性左心衰竭

急性左心衰竭常发生于阻断导管后,患者心率增快,吸出泡沫样痰或血性分泌物,听诊闻及肺部啰音,及时给予对症治疗。

(四)假性动脉瘤

假性动脉瘤为极严重的并发症,由局部感染或手术损伤造成,常于术后 2 周发热,声音嘶哑或咯血,左前胸听诊有杂音,造影可确诊,应及时体外循环下修补。

(五)术后高血压

术后高血压多见于粗大导管闭合后,可持续数天,药物控制避免脑部并发症。

八、预后

预后具体视分流量大小而定,分流量小者预后好,许多患者并无症状且有些寿命如常人。但分流量大者可发生心力衰竭,有发生右至左分流者预后均差。接受手术者一般均较好,手术病死率低于 0.5%,几乎无并发症。个别患者肺动脉或动脉导管破裂出血可迅速死亡。

第三章　胸外科疾病

第一节　肋骨骨折

肋骨骨折(rib fracture)无论战时或平时都比较常见。在战时有 40%～60% 的胸部伤患者伴有肋骨骨折。在胸部闭合性创伤中约占 85%。在平时肋骨骨折常发生于中年人和老年人,很少见于儿童,这与骨质疏松、脆性随年龄增长而增加有关;已有恶性肿瘤转移灶的肋骨,也容易发生病理性骨折。另外,随着车祸的增多,导致肋骨骨折的发病率较高。

一、病因

直接或间接暴力是肋骨骨折的主要致伤原因,如钝物打击、摔倒、坠落和撞击,车祸挤压胸部,以及子弹、弹片打击均可引起肋骨骨折。直接暴力作用于胸壁时,肋骨的骨折端向内移动,易刺破胸壁及脏层胸膜,使空气进入胸膜腔或皮下,产生气胸,如刺破血管则可产生血胸或血气胸;间接暴力如挤压或坠落伤,使胸廓前后方向受挤压,压力则传递到胸骨中部使其发生骨折,骨折端常向外移位。肋骨骨折以第 4～7 肋骨最容易发生,因其前后固定,长而薄,又暴露最广。第 1～3 肋骨粗短,且有上肢带、锁骨和肩胛骨保护,不易发生骨折;一旦骨折说明致伤暴力巨大,常合并锁骨、肩胛骨骨折和颈部、腋部血管神经损伤。第 8～10 肋骨前端肋软骨形成肋弓与胸骨相连,第 11～12 肋骨前端游离,弹性都较大,故不常发生骨折;若发生骨折,应警惕腹内脏器和膈肌同时受损伤。

根据肋骨骨折的数目、程度及病理生理的改变,临床上分为单纯性肋骨骨折和多根多处肋骨骨折(包括连枷胸)。

(一)单纯肋骨骨折

一般指单根单处或多根单处肋骨骨折。它对呼吸功能的影响与骨折累及范围及胸内合并损伤的严重程度有关。如第 1～2 肋骨骨折,常合并锁骨骨折,应注意有无颈部血管神经伤,下胸部肋骨骨折,应注意有无腹内脏器损伤。

(二)多根多处肋骨骨折

1 根肋骨同时有 2 处或 2 处以上的骨折,称为多处骨折。如 3 根以上相邻的肋骨有多处骨折,或者多根肋骨骨折的同时又有肋骨与肋软骨交界分离时;或多根肋骨骨折合并胸骨骨折时,将使局部胸壁失去支撑而软化,出现反常呼吸运动,即吸气时软化区胸壁内陷,呼气时外突,又称为"连枷胸"(flailchest)。一般表现有以下两种类型。

1.前壁型

前壁型表现为胸骨旁肋软骨部的多发骨折,可同时伴有胸骨骨折。

2.侧壁型

浮动胸壁区发生在胸壁的前外侧或后外侧部位,是临床上最常见的类型。

二、病理生理

单纯肋骨骨折主要为肋骨骨折断端可刺激肋间神经产生局部疼痛,在深呼吸、咳嗽或转动体位时加剧。胸痛使呼吸变浅、咳嗽无力,呼吸道分泌物增多、潴留,易导致肺不张和肺部感染。

多根多处肋骨骨折造成的连枷胸则可引起反常呼吸运动,表现为吸气时,胸廓扩张肋骨抬举,胸腔内负压增加,软化的浮动胸壁向内凹陷。呼气时,肋骨下降,胸廓缩小,胸内负压减小,用力呼气时甚至可形成正压,软化的胸壁回复原位或向外凸出,与正常呼吸运动呈相反的运动。反常呼吸运动的严重程度是由吸气和呼气的深度决定的,在伤后早期 24 h 内往往由于胸壁疼痛、肌肉痉挛、肺顺应性相对正常而不明显,当胸壁肌肉松弛、呼吸运动加大时而越来越明显。反常呼吸运动使有效肺通气减少,气体交换率减低,同时使两侧胸膜腔内压力失去平衡,纵隔随呼吸运动来回摆动,使下腔静脉不同程度扭曲而影响静脉血向心回流,加重呼吸、循环功能紊乱。连枷胸造成的这些病理生理变化和连枷胸面积的大小及连枷胸形成后呼吸道分泌物潴留,小气道阻塞造成的呼吸道阻力升高有密切关系,呼吸作功越大,反常呼吸越严重。

连枷胸常合并肺挫伤是另一个重要的病理生理改变,据报道几乎所有连枷胸患者均有肺挫伤,表现为浮动胸壁下的肺组织伴有不同程度的血浆和细胞成分进入肺间质,肺泡毛细血管损伤,间质及肺组织内有血液浸润和间质水肿。近年来研究表明,肺挫伤后磷脂酶 A2 被激活、升高,它可直接分解破坏肺毛细血管内皮基底膜、Ⅰ型肺泡上皮细胞及肺表面活性物质,增加血管通透性,造成肺水肿。重者肺实变,使肺顺应性降低,呼吸道阻力增加,弥散功能减退,肺内动静脉分流明显增加,引起全身低氧血症和二氧化碳潴留。

胸部创伤后,呼吸道分泌物增加,肺泡内出血。肋骨骨折引起的胸痛使患者不敢深呼吸和咳嗽,呼吸浅快,在大面积的胸壁软化时,反常呼吸运动更使呼吸受限,咳嗽无力,肺活量和功能残气量(FRC)减少,肺顺应性和潮气量降低,如不及时治疗易发生急性呼吸窘迫综合征(ARDS)或不同程度的肺不张、肺部感染。

三、临床表现

肋骨骨折的主要表现为胸壁疼痛,尤其是在深呼吸、咳嗽时加重,骨折刺破胸膜和肺组织可发生气胸、血胸、皮下气肿、患者有时咯血,体检时受伤部位有明显的局部压痛,称直接压痛;挤压前后胸时,骨折处出现剧痛称间接压痛。浮动胸壁区可见胸廓反常呼吸运动,患者呼吸困难。若累及胸廓范围较大,则可严重影响呼吸循环功能。

四、诊断

根据受伤史及上述临床表现肋骨骨折不难诊断,但重要的是合并伤的诊断。

胸部 X 线和 X 线肋骨数字双能减影检查对肋骨骨折可做出明确诊断,同时发现合并的血气胸,尤其是深曝光片对骨折的显示有利。CT 扫描对肺挫伤的存在和挫伤的严重程度及范围大小有特殊诊断价值,常发现肺内血肿和肺撕裂伤。如果仍怀疑骨折,但是 X 线片未能确定,或者不能明确肋骨骨折的具体骨折形式,需要有三维构象,可行肋骨 3D-CT 检查,明确诊断和骨折后改变。

动脉血气分析对了解病情的严重程度有帮助,对患者的呼吸循环功能的监测及决定治疗方针均有重要的参考价值。

五、治疗

对有呼吸功能不全,反常呼吸运动严重的连枷胸患者现场急救应采用暂时加压法减轻反常运动幅度,如用手加压、患者向伤侧侧卧或用敷料、沙袋加压包扎,再紧急后送;对呼吸道有分泌物阻塞的患者应采用手指按压刺激气管等方法使其排出。

肋骨骨折的治疗主要是镇痛、保持呼吸道通畅、固定浮动胸壁,纠正呼吸和循环功能障碍,预防和治疗肺部并发症。

(一)镇痛

充分镇痛有利于连枷胸患者咳嗽、排痰,保持呼吸道通畅,预防肺功能不全。镇痛方法包括药物镇痛、肋间神经封闭、骨折痛点封闭及骨折固定等。其中以用 1% 普鲁卡因或 0.5% 布比卡因做骨折痛点或肋间神经封闭效果最佳。也可采用持续硬膜外麻醉治疗严重多根多处肋骨骨折,但必须有监测呼吸状态的条件及做气管内插管或器官切开人工呼吸的准备。现在还可以使用静脉或硬膜外途径的患者自控镇痛装置,既安全,镇痛效果也好。

保持呼吸道通畅极为重要,必要时行鼻导管插管,气管内吸痰或气管切开术。对严重胸部挤压伤者,气管切开可减少呼气时的阻力,改善反常呼吸,减少呼吸道无效腔,利于呼吸道管理。

(二)固定浮动胸壁纠正反常呼吸

1. 胸带固定法

采用半环状胶布固定是以往常用的方法,但镇痛效果不理想,常易发生皮肤水泡,且限制呼吸运动,基本废弃使用,现主张仅用于暂时性急救后送。闭合性多根单处肋骨骨折或多根多处肋骨骨折胸壁反常呼吸运动范围局限者,可采用多带条胸带或弹性绷带,在呼气末由下至上包扎固定胸廓。对小面积的连枷胸患者亦可采用尼龙搭钩弹性胸带包扎,使用方便,患者感觉舒适。

2. 巾钳牵引固定法

用毛巾钳夹住浮动胸壁中心部的肋骨,加重力牵引,牵引重量为 2~3 kg,牵引 2 周左右。其缺点为患者必须卧床,不能活动。

3. 胸壁牵引固定板架外固定法

用不锈钢丝穿越受伤肋骨,并将钢丝固定在一块与胸壁相称的多孔有机玻璃板或塑料板或特制的牵引支架上,呼气时,固定板挡住浮动胸壁,吸气时,被固定在固定板上,不会下陷,从而纠正反常呼吸。但对面积较大的连枷胸患者这种外固定治疗均不能达到完全纠正的目的。目前有采用电视胸腔镜下(VATS)行浮动胸壁牵引外固定术的报道,此法固定确实,外形及功能恢复较好。

4. Judet 固定架肋骨固定术

该手术操作简单,效果甚佳,特别是对斜形肋骨骨折的固定牢固,是一种比较理想的固定方法。Judet 固定架是由不锈钢或者钛合金材料制成,手术时用专用钳固定。最好在受伤后 3 d 内施行,固定作用牢靠,一般不需要再次手术取出。

5. 手术固定法

近年来此种固定法受到较多学者推荐,采用开放手术固定肋骨。除剖胸探查的患者在剖胸手术的同时固定骨折之肋骨外,对大面积的连枷胸患者也是一种有效的治疗手段,可使患者早期下床活动,减轻痛苦,提高潮气量,恢复胸廓容量,并降低肺部感染的发生率,缩短住院时间。手术方法:如用金属条插入胸骨后,固定多发性胸骨旁软骨骨折所致的前壁型连枷胸伤员,效果满意。对局限性的胸外侧部肋骨骨折可以选用钢板螺丝钉及抱合器固定,现不太主张用克氏针或钢丝固定法。

6.控制性机械通气(呼吸机内固定)法

在气管内插管或气管切开后,插入带气囊导管,连接人工呼吸器行控制性辅助通气,从胸内纠正反常呼吸,称"内固定法",适用于双侧反常呼吸伴严重肺挫伤,呼吸明显窘迫,低氧血症。连枷胸患者出现明显的呼吸困难,呼吸频率>35 次/分钟或<8 次/分钟,SpO_2<90% 或 PaO_2<60 mmHg,$PaCO_2$>55 mmHg,应气管内插管机械通气支持呼吸。合并血气胸者应先做闭式引流,应注意张力性气胸、气管损伤等并发症发生,一旦血气分析基本恢复正常,逐渐使用人工呼吸器。

"内固定"法治疗连枷胸在 20 世纪 60 年代中期曾得到广泛应用,但由于人工机械通气带来的并发症如院内严重感染等发生率高,病死率增加,费用多,目前主张严格掌握其适应证。对低氧血症、呼吸窘迫;伴有休克及颅脑外伤;呼吸道阻塞者是机械通气的适应证。而单纯为纠正反常呼吸运动则不是机械通气适应证。

7.开放性肋骨骨折

开放性肋骨骨折的胸壁伤口需要彻底清创,固定肋骨断端。如胸膜已破,需要放置胸腔闭式引流管。手术后应用抗生素预防感染。

第二节 创伤性气胸

胸膜腔内积气称为气胸(pneumothorax)。气胸的形成多由于肺组织、气管、支气管、食管破裂,空气逸入胸膜腔,或因胸壁伤口穿破胸膜腔,胸膜腔与外界相通,外界空气进入所致。根据引起气胸的原因分类,可分为创伤性、医源性、继发性以及自发性气胸;根据胸膜腔压力情况,可分为闭合性、开放性和张力性气胸;根据胸膜腔内情况不同,游离胸膜腔内积气一般位于不同体位时的胸腔上部,当胸膜腔因炎症、手术等原因发生粘连,胸膜腔积气则会局限于某些区域,出现局限性气胸。本节主要讲述创伤性气胸。

创伤引起的气胸常与血胸同时存在,称为血气胸,单纯的气胸或单纯的血胸并不多见,因为胸壁及胸膜腔的任何脏器的损伤均有可能发生气胸和(或)血胸。

创伤性气胸多见于战时,平时多见于车祸外伤;多发于男性青、壮年,可能与男性冒险活动的机会多于女性所致。

一、闭合性气胸

(一)病因

闭合性气胸(closed pneumothorax)多见于胸部闭合伤,空气经肺裂伤的破口或胸壁小的窗口进入胸膜腔,由于破口迅速闭合,气体不再增多,胸膜腔的压力仍然低于大气压。

（二）病理生理

小量气胸多无呼吸困难，大量气胸可引起肺萎陷，除因呼吸面积减少外，急发期由于萎陷肺组织的无效灌流，引起等效于右到左的分流，也是造成患者缺氧的重要原因；但由于萎陷肺内血管阻力增加，血流也明显减少，如健侧肺功能基本正常，所造成的缺氧仍可代偿。

（三）临床表现及诊断

患者的临床表现主要取决于肺受压萎陷的程度及患者伤前肺功能的情况。小量气胸指肺萎陷在 30％以下，患者可无明显的呼吸和循环功能障碍。左侧少量气胸，有时可在左心缘处听到特殊的破裂音，破裂音与心搏频率一致，左侧卧位呼气时听得更明显，明显时患者自己也能觉察到，称 Hamman 征。中量气胸指肺萎陷在 30％～50％，超过 50％则为大量气胸。中量或大量气胸最常出现的症状是胸痛及气急，检查时气管微向健侧偏移，伤侧胸部叩诊呈鼓音，呼吸音明显减弱或消失。少数患者可出现皮下气肿。X 线胸部检查是诊断闭合性气胸的重要手段。中量或大量气胸诊断多无困难，但小量气胸容易漏诊，若伤情允许，行胸部 X 线检查，更能显示气胸的程度，若病情较为复杂，建议行胸部 CT 检查。注意气胸的量，亦有学者认为少量为肺萎陷＜20％，大量气胸为肺萎陷超过 60％，具体处置要根据患者具体情况决定。

（四）治疗

小量闭合性气胸一般无须特殊治疗，胸膜腔内气体可逐渐吸收，萎陷肺随之复张。对中量及大量闭合性气胸应特别注意，随时警惕张力性气胸的发生，对这种患者采取胸膜膜腔穿刺治疗或放置闭式引流。胸腔闭式引流的适应证如下：①中、大量气胸，开放性气胸，张力性气胸；②胸腔穿刺术治疗下肺无法复张者；③需使用机械通气或人工通气的气胸或血气胸者；④拔除胸腔引流管后气胸或血胸复发者；⑤剖胸手术。

肺复张后可能发生患侧的急性肺水肿。其发生机制可能由于肺长时间受压萎陷、缺氧等使得萎陷肺泡壁的渗透性改变，肺泡表面活性物质减少，引流时迅速形成的胸腔负压可使患侧肺毛细血管压力增高，血流增加，从而促使发生肺水肿，这种情况多见于自发性气胸，而创伤性气胸罕见，但仍应注意，如遇到这种情况，可按急性肺水肿处理，必要时可行呼气末正压通气（PEEP）治疗。

二、开放性气胸

（一）病因

开放性气胸（open pneumothorax）由枪弹、爆炸物或锐器造成的胸壁缺损，使胸膜腔与外界大气相通，空气可随呼吸自由进入胸膜腔，遂引起一系列严重的病理生理变化，使患者的呼吸与循环功能迅速发生严重紊乱。

（二）病理生理

（1）胸膜腔负压消失、肺受压萎陷，使呼吸面积减少，于吸气时空气从胸壁伤口进入胸腔，更加重肺受压萎缩。由于两侧胸膜腔压力不平衡，使纵隔推向健侧，健侧肺也受到一定压缩，严重影响通气功能。呼、吸气时，两侧胸膜腔压力不均衡并出现周期变化，使纵隔在吸气时移向健侧，呼气时移向伤侧，称为纵隔摆动（mediastinal flutter）。纵隔摆动和移动会影响腔静脉回心血流，引起循环障碍。

（2）纵隔摆动刺激隔和肺门神经丛，可加重或引起休克。

（3）残气的对流（亦称气摆动），加重了缺氧。吸气时将伤侧肺内的残气亦吸入健侧肺内，呼气时健肺从气管排出部分残气的同时,也有不少残气被送入伤侧肺内,造成残气在两肺间来回流动。这部分残气二氧化碳含量高,影响气体交换,加重了缺氧。

(4)由于胸膜腔失去正常负压,以及因纵隔摆动引起心脏大血管时而移位,影响静脉血回流,可导致循环功能紊乱。

(5)通过胸壁创口,使大量体液及体温散失,还可通过创口带入大量细菌,加之受伤时可能有异物残留,都有增加感染的机会,容易并发感染。

(三)临床表现及诊断

患者表现有烦躁不安、严重呼吸困难、脉搏细弱而频数,血压下降等。检查时可见胸壁创口通向胸腔,可听到空气随呼吸进出创口引起的"嘶—嘶"声,伤侧胸壁可见伴有气体进出胸腔发出吸吮样声音的伤口,称为胸部吸吮伤口,伤侧呼吸音消失或减低,并可听到纵隔摆动声。

(四)治疗

开发性气胸一经发现,必须实施如下紧急处理。

(1)立即封闭创口,使开放性气胸变成闭合性气胸。在患者转运途中,应密切注意包扎是否严密,敷料有无松动及脱滑,并时刻警惕张力性气胸发生。

(2)氧气吸入。

(3)纠正休克。立即给予补液及输血,在呼吸循环功能紊乱尚未得到纠正或稳定之前揭开敷料检查创口是危险的。

(4)清创缝合。若无其他需要紧急手术适应证,清创手术应待患者全身情况得到改善后在气管内插管麻醉下施行。若疑有胸腔内脏器严重损伤或进行性出血,则需开胸探查。

清创术后应放置闭式引流,鼓励患者咳嗽排痰及早期活动,促使肺及早复张。

(5)应用抗生素防治感染。

三、张力性气胸

(一)病因

张力性气胸(tension pneumothorax),闭合性或穿透性胸部损伤均可引起张力性气胸。由于肺损伤、支气管或食管破裂,创口呈单向活瓣,与胸膜腔相交通,胸膜腔压力逐渐增高,压迫肺和纵隔,迅速引起呼吸和循环功能紊乱,若未及时诊断和处理,可很快导致患者死亡。

(二)病理生理

张力性气胸系因损伤肺组织形成一单向活瓣,当吸气时空气推开活瓣进入胸腔。呼气时活瓣闭合,因而随呼吸使空气源源不断进入胸腔,胸腔内压力不断增高,高度压缩肺组织,并将纵隔推向健侧,使健侧肺亦受挤压,呼吸通气面积减少,但血流仍灌注不张的肺泡所产生的分流,可引起严重呼吸功能障碍,低氧血症。另外,纵隔移位使心脏大血管扭曲及胸内高压,使回心静脉血流受阻,心排出量减少,将迅速导致呼吸与循环功能衰竭。

高于大气压的胸内压,驱使气体经支气管、气管周围疏松结缔组织或壁层胸膜裂伤处,进入纵隔或胸壁软组织,形成纵隔气肿(mediastinal emphysema)或面、颈、胸部的皮下气肿(subcutaneous emphysema)。

(三)临床表现及诊断

患者躁动不安、大汗淋漓、高度呼吸困难、发绀,所有胸颈呼吸肌均参与剧烈动作,脉快而细弱,血压下降,并常伴有纵隔及皮下气肿。若胸壁有创口,吸气时可听到"吸吮声(sucking wound)"。检查时可见伤侧胸壁饱满,肋间隙变平,胸廓活动幅度明显减低,气管显著向健侧偏移。叩伤侧胸部呈鼓音,呼吸音消失。胸腔穿刺测压,腔内压力正压,有高压气体排出,应当注意对张力性气胸千万不可因要求 X 线检查耽误抢救时间而致不良后果。

(四)治疗

张力性气胸的病情发展迅速,如救治不及时,可迅速因呼吸、循环衰竭而死亡。如及时正确处理,可使患者迅速转危为安。

1.急救

在紧急情况下可在第 2 肋间或第 3 肋间用粗针穿入排气减压。然后将穿刺针用消毒乳胶管连接于水封瓶。如系胸部创口引起的张力性气胸,创口应立即封闭包扎及固定,再行穿刺排气等处理。

2.闭式引流

患者经急救处理,一般情况有所改善。若张力性气胸仍不能控制,应于局部麻醉下在锁骨中线第 2 肋间隙或第 3 肋间隙行胸腔闭式引流,漏气停止及肺充分膨胀后 24～48 h 即可拔管。

若胸腔闭式引流有重度漏气,呼吸困难改善不显著,肺未能复张,疑有严重的肺裂伤或支气管断裂时,应行开胸探查,修复漏气的破裂口。

第三节　创伤性血胸

胸膜腔积血称为血胸(hemothorax),与气胸同时存在称为血气胸(hemopneumothorax)。胸膜腔内任何组织的损伤均可导致血胸。

一、病因

1.心脏或大血管出血

心脏或大血管出血包括主动脉及其分支,上、下腔静脉和肺动脉、静脉出血。量多而猛,大多数患者死于现场,仅少数得以后送救治。

2.胸壁血管出血

胸壁血管出血多来自肋间动脉、静脉和胸廓内动脉、静脉,因其来源于体循环,压力较高,出血常为持续性,不易自然停止,往往需开胸手术止血。

3.肺组织破裂出血

肺组织破裂出血,因肺动脉压明显低于体循环压,而且受压萎陷的肺血管通过的循环血量比正常时明显减少,因而,肺实质破裂出血可在短期内自然停止。需行开胸者不多。

二、病理生理及临床表现

血胸按胸膜腔积血的多少、速度和个人体质的不同,而引起不同的病理生理变化及临床表现。

1.小量血胸

小量血胸指胸腔积血量在 500 mL 以下,X 线胸片可见肋膈角变钝,液面不超过膈顶,临床多无内出血的症状和体征。

2.中量血胸

中量血胸指胸腔积血在 500~1 000 mL,X 线胸片见积液达肺门平面,由于失血引起的血容量减少,心排出量减低,患者可有内出血的症状,面色苍白,呼吸困难,脉细而弱,血压下降,检查发现伤侧呼吸运动减弱,下胸部叩诊呈浊音,呼吸音明显减弱。

3.大量血胸

大量血胸指胸腔积血量在 1 000 mL 以上,X 线胸片可见胸腔积液超过肺门平面,除因大量失血引起血容量迅速减少,产生失血性休克外,尚因大量积血压迫肺使肺萎陷而引起呼吸、循环功能障碍,患者有较严重的呼吸与循环功能紊乱表现,检查可见伤侧呼吸运动减弱,肋间隙变平,气管往健侧移位,呼吸音明显减弱或消失。

血液积聚于胸腔,易于细菌生长繁殖,特别是穿透伤或有异物存留者,如不及时排除积血,则可导致脓胸发生。此外,一般血液流入胸膜腔内,由于膈肌、心脏、肺组织的运动而起着去纤维蛋白作用,经 3~5 h,胸内积血的纤维蛋白可被脱出而失去凝固性,但如果出血较快而且较多,去纤维蛋白作用不完全,则血液可发生凝固称为凝固性血胸(coagulating hemothorax)。持续大量出血所致胸膜腔积血称为进行性血胸(progressive hemothorax);少数伤员因肋骨断端活动刺破肋间血管或血管破裂处血凝块脱落,发生延迟出现的胸腔内积血,称为迟发性血胸(delayed hemothorax)。

三、临床表现及诊断

开放性或闭合性胸部创伤患者,如果出现呼吸循环功能障碍和内出血表现,应考虑血胸的可能。在开放性胸伤,尚可见到有血液随呼吸自创口涌出。X 线胸部检查可见伤侧有积液阴影,纵隔向对侧移位。

血气胸时可见液平面,肺萎陷更为清楚。超声波检查可显示胸膜腔积液或液平段征象,对判断积血量的多少,穿刺部位的选择均有帮助。若胸腔经穿刺抽出积血即可确诊血胸,但对凝固性血胸则不易抽出,或抽出的量很少。

(一)继续出血征象

对于早期出血的患者,除明确血胸的诊断外,还必须判明胸腔内出血是否停止或仍在继续,有下列情况应考虑到出血仍在继续。其中前 3 条提示存在进行性血胸。

(1)脉搏加速、血压下降,经输血、补液等抗休克措施不见好转,或情况暂时好转不久又恶化。

(2)血红蛋白和红细胞进行性持续下降,或虽经补充血容量血压仍不稳定。

(3)放置胸腔闭式引流,每小时引流量超过 200 mL,持续 3 h 以上。

(4)胸膜腔穿刺抽出的血液很快凝固,提示仍有继续活动性出血。若抽出血液不凝固,至少可认为在 8 h 内已无活动性出血。

(5)胸腔穿刺抽出胸内积血后,很快又见积血增多。

(6)流出血液色鲜红、温度较高、其血红蛋白测定及红细胞计数与周围血相似;或 24 h 引流量超过 1 000 mL。

（二）血胸感染征象

胸腔内积血可引起中等体温增高及白细胞增多，需与血胸是否感染鉴别。血胸若发生感染表现如下。

（1）畏寒、高热、白细胞明显增多，并伴有其他全身中毒症状。

（2）将胸膜腔抽出液 1 mL，放于试管内，加蒸馏水 5 mL（自来水亦可），混合后放置 3 min，如果溶液为淡红色而透明，表示抽出液无感染，如果呈混浊或出现絮状物，则多已感染。

（3）将抽出之血涂片检查红细胞、白细胞之比例，正常情况红细胞、白细胞之比为 500∶1，有感染时白细胞数量增多，红细胞、白细胞之比达 100∶1，即可定为已有感染。

（4）将抽出的积血进行涂片及细菌培养，并做抗菌药物敏感试验，为选择抗生素作参考。

（三）迟发性血胸

无论是闭合性或开放性胸部创伤，都应警惕迟发性血胸的发生，这类患者于伤后并无血胸表现，但数月后证实有血胸，甚至大量血胸存在。其原因可能因肋骨骨折断端活动时刺破肋间血管，或已封闭的血管破口处凝血块脱落引起，亦可能与肺挫裂伤、胸壁小血管损伤等因素有关。因此，在胸部创伤后 3 周内应重复多次行胸部 X 线检查。

四、治疗

血胸的治疗主要是防治休克；对活动性出血进行止血；及早清除胸膜腔内积血，防治感染，以及处理血胸引起的并发症。

（一）出血已停止的血胸

出血已停止的血胸主要采取胸膜穿刺，抽出胸腔内的积血，使肺及时复张。穿刺后可在胸内注入抗生素以防治感染。对中等量以上的血胸，现多主张采用闭式引流。其优点是使血及气体尽快排出，肺及时复张，并有监测是否有漏气及继续出血的作用。而且积血所致的胸腔感染也明显减少。

（二）活动性出血

已明确的活动性出血，应在输血、输液及抗休克治疗下，及时进行开胸探查，清除胸腔内积血和进行止血。

（三）凝固性血胸

应待患者情况稳定后，争取早期手术，一般为 2 周左右，此时手术比较简单，做较小的开胸切口，清除凝血块及附着于肺表面之纤维蛋白膜；若为纤维胸亦应争取早期剥除纤维膜。术后放置闭式引流，必要时还以负压吸引，嘱患者吹气球，促使肺及早膨胀。

（四）感染性血胸（infective hemothorax）

若血胸已继发感染，会发展为脓血胸（pyohemothroax）甚至脓胸（empyema），应及时放置闭式引流排除积脓。

如果发现脓胸粘连形成多房性，或凝固性血胸，纤维胸发生感染，应早期行开胸手术，清除脓性纤维素膜及肺皮层剥离。采用经肋床切口或粗管闭式引流或用冲洗引流管冲洗引流，使肺及早膨胀。

第四节　肺挫裂伤

一、流行病学

胸部受伤严重的患者中 30%～75%合并肺挫伤,使其成为最常见的并发症。在损伤严重程度评分超过 15 分的多发复合伤中,肺挫伤在约 17%的患者中存在。因为单独的肺挫伤本身很少发生,因此其病死率难以确定。肺挫伤病死率为 14%～40%,取决于本身和合并伤的严重程度。当挫伤较小时,通常不会增加病死率。然而,另一项研究发现,约 35%的严重胸外伤患者伴肺挫伤并最终导致死亡。在另一项研究中,有 11%的患者仅因单独的肺挫伤死亡,而如果合并其他胸部损伤,其病死率则上升至 22%。肺挫伤伴连枷胸的患者,其病死率是单独肺挫伤患者的 2 倍以上。肺挫裂伤被认为是增加胸外伤患者病死率的一个直接原因。

二、病因

严重创伤,如车祸、钝器伤、高空坠落、爆炸气浪伤、烟雾烧伤或骨折脂肪颗粒肺栓塞等均可造成肺挫裂伤,钝性伤最常见。肺挫伤既可以是局部性的,也可以是弥散性的(一叶或一侧全肺),既可以单侧挫伤,也可以发生在双侧。

三、发病机制和病理改变

肺挫伤的发病机制是因胸部剧烈损伤造成肺部微血管内膜伤害,致血管壁的通透性增加,水分和胶体成分渗出到血管外,造成肺间质水肿和肺泡内水肿,继发肺泡萎缩,肺内动静脉分流增加,通气/灌注比例失调。

(一)出血和水肿

在挫伤部位,肺泡和毛细血管膜被撕裂,导致血液和组织液泄漏到肺泡和肺间质。随着创伤程度的加重,还有更严重的水肿、出血及肺泡的撕裂。因此,毛细血管出血、肺水肿是两个连续的过程。

(二)肺实变和肺萎缩

肺挫伤可引起肺部分实变、肺泡塌陷、肺不张(部分或全部肺塌陷)的发生。最常见肺实变的原因是肺损伤后毛细血管结构破坏,肺泡内皮细胞间隙增大,原来正常的肺泡间隙被毛细血管渗出的水分和胶体成分填塞。受伤后 1 h 内,在受伤部位就可以见到肺泡增厚,并可能实变;另外肺挫伤导致肺泡表面活性物质减少,也加速了肺泡的萎缩和实变,这属于继发性损伤。

肺部损伤继发的炎性过程是指血液中的巨噬细胞、中性粒细胞等炎症细胞和血液成分可以进入肺组织,释放的炎性介导导致炎症,增大了呼吸衰竭发生的可能性。在炎性反应中,产生过量的黏液,可能堵塞肺的小气道,导致小气道的萎缩。即使只是局部的损伤,炎症也可能影响到其他肺部,因此,未受伤的肺组织也可能发生水肿、肺泡间隔增厚以及其他变化。如果这种炎症致使肺气体交换严重不足,可导致急性呼吸窘迫综合征及肺功能衰竭。

(三)通气血流比例失调

一般情况下,通气灌注比例约 1:1;进入肺泡内的通气量约等于在其周围的毛细血管(灌注)血液量。肺挫裂伤时这个比例是减少的,原因是充满液体的肺泡无法与空气充分交换,氧气无法进入血液,血液没有被充分氧合就离开了肺。另一种情况是受伤后,肺通气功能也明显下降,从而导致机械通气不足,如合并连枷胸时,没有足够的通气膨胀也导致了通气/灌注的失调。由于长时间的通气和灌注不匹配,将会导致血氧饱和度的降低。

肺挫裂伤的主要病理改变是肺泡破裂和肺泡内出血,其次是肺水肿和气肿,有时伴肺破裂。肺出血可由斑点状至弥散性不等,肺实质内血管破裂可形成血肿,甚至可出现血凝块堵塞气管导致窒息死亡。肺水肿轻者为间质性或肺泡腔内含有少量积液,重者可见大量的水肿液外溢至支气管以至气管内,因常混有血液,故呈血性泡沫痰。肺出血和水肿可致肺不张。肺气肿可为间质性或肺泡性,重者在胸膜下出现含有血和气的肺大疱,发生肺破裂时可引起血胸或血气胸。

以上病理生理改变引起肺的顺应性下降,潮气量降低,最终导致低氧血症。严重的肺挫伤可以造成急性呼吸衰竭,继而导致多器官功能衰竭而死亡。

四、临床表现

肺挫裂伤的临床表现因伤情轻重不同而有所差异。轻者仅有短暂的胸痛、胸闷或憋气感,其症状还往往被其他合并伤所掩盖,只是在做胸部 X 线片或胸部 CT 时被发现。稍重者伤后1~3 d 出现咳嗽、咯血或血丝痰,少数有呼吸困难,体格检查听诊可闻及变化不定的散在性湿啰音或捻发音。严重者可发生 ARDS,出现明显的呼吸困难、发绀、血性泡沫痰等,常伴休克。查体除肺内啰音外可有肺实变体征和血气胸体征。此外,常伴有其他脏器损伤的表现。

五、辅助检查

肺挫裂伤的辅助检查主要包括影像学检查和实验室检查。

(一)影像学检查

1. X 线检查

胸部 X 线是最常用的诊断方法,可用来帮助已经有明确临床病史、症状体征的患者的肺挫裂伤的诊断。可见肺纹理增粗、斑片状阴影、透光度减低、以至大片状密度影,亦可有肺不张和血气胸的表现。

肺挫裂伤导致的肺实变区域在胸部 X 线片上呈白色,由于挫伤通常不限制于肺叶或肺段的解剖界限,因此,它可以表现为局限性或弥散性的斑片状或团块状影,血胸或气胸的存在可能掩盖了 X 线片上的这种肺挫伤表现。

虽然胸部 X 线片是诊断的重要组成部分,但因为敏感度较低,尤其是在损伤的早期,这时的肺部病变不明显,往往容易漏诊。胸部 X 线片上出现肺部渗出性病变的特征,一般在肺挫裂伤后 6 h 开始,并且此特征出现的时间与创伤的严重程度并无直接联系,48 h 后再出现的肺部类似损伤往往与肺挫裂伤不直接相关,需要考虑肺炎及其他肺疾病。

2. 胸部 CT 检查

若表现为密度增高的云絮状阴影,提示肺泡及肺间质出血。

计算机断层扫描(CT 扫描)是肺挫伤较为敏感的检查方法,可以在识别腹部、胸部或其他伤害的同时判别是否伴有肺挫伤。一项研究表明,X 线片检测胸部损伤的患者中,检出伴随肺挫裂伤的发生率约为 16.3%,而 CT 则发现其中 31.2% 的患者伴有肺挫裂伤。不同于 X 线,CT 扫描可以检测几乎立即受伤后的肺挫伤。当然,肺组织损伤后 24~48 h 的出血及水肿表现在 X 线片和 CT 上均可见。另外,CT 扫描还可以帮助确定挫伤程度,评估患者是否需要机械通气，CT扫描肺挫伤范围较大的患者，增加通气是必要的；CT扫描也有助于区分肺挫伤和肺出血，这可能是其他检查难以实现的。

（二）实验室检查

动脉血气检查：此项检查在X线发现异常之前，可出现轻重不等的异常结果，一般呈持续性低氧血症。若通气功能受损严重，可出现低氧、高碳酸血症，表现为动脉血氧分压<60 mmHg，动脉血二氧化碳分压>50 mmHg。

六、诊断及鉴别诊断

要诊断肺挫裂伤，需要通过了解造成肺部损伤的病史、体格检查及相关影像学资料和实验室检查综合判断。根据创伤史、临床表现和影像学检查，肺挫裂伤容易确诊，因此一般不需要进行鉴别诊断。但应注意其外轻内重、始轻末重、迅速发展和常有合并伤的特点。临床上肺挫裂伤的症状表现最容易被其他外部损伤所掩盖，如烧伤、骨折等更易诊断的损伤。故对本病的诊断最重要的是要分析临床资料，且对这一类患者要充分考虑到肺爆震伤的存在，及时地预防处理。

七、治疗

没有确切的治疗方法可以加速肺挫裂伤愈合，主要治疗方法是维护呼吸和循环功能，包括保持呼吸道通畅、给氧，必要时行气管切开和人工呼吸器辅助呼吸以及输血补液抗休克。有血、气胸者尽早做胸腔闭式引流。注意给予止血药物；合理应用抗生素预防感染。对合并其他器官损伤进行相应的处理。支持治疗也非常重要。 定注意受伤部位和可能同期受到损伤的部位，防止更多的继发伤害，并提供支持性护理，同时等待肺部的挫伤愈合。

此类患者的各种监测非常重要，包括保持体液平衡、维护呼吸功能、血氧饱和度和脉搏血氧仪的监测使用，为预防患者病情恶化，及时建立静脉通道和呼吸通道非常必要，特别是对并发肺炎和急性呼吸窘迫综合征（ARDS）患者的监测至关重要。治疗的目的是保证氧合、防止呼吸衰竭。

（一）单纯肺挫伤

单纯肺挫伤无须特殊治疗，只需吸氧、镇痛、鼓励咳痰、预防并发症。但在早期需密切观察，复查胸部X线片及血气分析，监测是否会转变为呼吸功能不全的肺挫伤。

（二）通气

当创伤引起肺通气异常或肺换气功能无法维持正常血氧浓度时，机械通气是最行之有效的治疗手段。持续正压通气（CPAP）是最常见的选择模式。

双向气道正压（BiPAP）的无创正压通气模式在较轻的患者中应该推荐使用，可以更好地促进患者康复，避免机械通气带来的各种问题。需要注意的是，由于肺挫裂伤患者肺部损伤在不同阶段的主要矛盾不同，必须注意调整呼吸机压力、氧气浓度及湿度，在保证足够通气的情况下尽量降低呼吸条件，创造有利于肺组织愈合的条件。在恢复后期，部分患者由于重度肺水肿、肺部感染会引起肺实变、肺萎缩和肺间质纤维化。

根据伤情轻重分类，个体化治疗，对于呼吸困难不见改善、低氧血症持续存在的患者，即动脉血气分析示 $PaO_2 < 60$ mmHg，$PaCO_2 > 50$ mmHg 时，应行气管内插管、呼吸机辅助呼吸，以高频通气或呼吸末正压通气模式辅助呼吸，尽量使 $PaO_2 > 80$ mmHg，$SaO_2 > 90\%$；给予超声雾化吸入湿化气道,促进痰液排出,去除异物刺激,减少各种炎性介质的作用。对于痰液不能有效清除、且预计需长期呼吸机辅助的患者,可考虑行气管切开,建立人工气道,保持呼吸道通畅。疑有痰痂阻塞气道时应立即进行纤维支气管镜检查,去除痰痂并做冲洗,对呼吸道内的出血点给予电凝止血。呼吸机的使用应遵循"早上机、早撤机、个性化"的原则。当患者自主呼吸恢复好,咳嗽有力,监测血气分析正常且稳定,即可考虑脱机,应争取早日脱机,避免呼吸机依赖。当挫伤严重到各种常规支持治疗无效时,体外膜肺氧合(ECMO)可以使用,在体外完成肺换气,为患者争取挫裂伤所致肺部炎症水肿消退的时间,增加存活希望。

(三)液体治疗

肺挫伤补液治疗的管理策略目前是有争议的。在体循环系统存在过多的液体会加重缺氧,因为它可能导致体液从受伤的毛细血管渗漏至肺间质引起肺水肿。然而,低血容量对患者有更直接及更危险的影响,可能造成低血容量性休克,因此,对体液丢失严重的患者,液体复苏是必要的。目前的推荐是,在需要扩容治疗低血容量休克的患者,给予静脉补液的同时,需要监测中心静脉压,限制过多晶体液入量,必要时适当应用利尿药。

(四)支持治疗

呼吸道分泌物会加重缺氧,导致感染。因此,胸部物理治疗,如促进呼吸运动、刺激咳嗽、吸痰、敲击、移动、振动来清除分泌物,增加氧合,使得肺萎缩实变部分复张非常重要。中度至重度患者应该预防性给予抗生素治疗,虽然目前没有研究显示使用抗生素预防感染发生的明确获益,但部分医生建议即使没有科学证据,也应该预防性使用抗生素。然而,持反对观点的医生认为这可能会导致细菌耐药菌株的产生,所以,除非临床已经出现明确的肺部感染情况,否则通常不鼓励预防使用抗生素。

(五)糖皮质激素的应用

糖皮质激素本身有抗感染、减轻水肿、降低毛细血管通透性和血管阻力的作用,使肺组织内分泌减少,可抑制血小板凝聚、防止微血栓形成、减少白细胞聚集、减轻肺纤维化。应用激素要求早期、足量、短疗程。

(六)疼痛控制

疼痛控制是另一种非常重要的改善患者病情的手段。胸壁损伤导致的疼痛可使患者咳嗽无力、分泌物增加,痰液将积存在呼吸道,引起肺部感染、肺不张、肺实变。胸部扩张不足可能导致肺不张,从而进一步降低血液氧合。合理的镇痛药物可使患者减轻疼痛,同时要防止患者产生呼吸抑制,促进患者排痰和功能锻炼有利于患者恢复。因此,不能简单地认为镇痛就是缓解患者疼痛,而是综合治疗的重要一环。

八、并发症的诊断和预防

本病最常见且最严重的并发症包括肺部感染、急性呼吸窘迫综合征(ARDS)和多器官功能不全综合征(MODS)。

(一)肺炎

肺部爆震伤致肺部感染常见,这与肺爆震伤后弥散性肺泡膜受损,肺泡通透性升高,肺泡表面活性物质减少或失活有关,从而易导致肺部感染。

(二)急性呼吸窘迫综合征(ARDS)

ARDS的肺部病变源于广泛性的肺泡微血管受损,使得内皮细胞间通透性增加,引发肺泡出血及水肿等现象,最后导致肺内无效腔及分流增大,肺顺应性与氧合状况变差,从而造成临床上的呼吸窘迫。病理变化大致包含 3 期:渗出期(exudates)、增生期(proliferative)和纤维期(fibrosis)。目前急性呼吸窘迫综合征患者死于呼吸衰竭的概率不高($<5\%$),而大多死于败血症或多重器官衰竭,病死率约 50%。对患者而言肺纤维化的程度也决定了日后的肺功能。

(三)多器官功能不全综合征(MODS)

MODS 是严重创伤、烧伤、大腹腔手术、休克和感染等过程中,同时或相继出现 2 个以上的器官损害以至衰竭,多在上述病因作用后经复苏病情平稳后发生。MODS 包括器官损害由轻到重的过程,轻者发生器官的生理功能异常,重者达到多个器官、系统衰竭的程度,称为多器官衰竭。在肺挫裂伤的患者中,常常是创伤、烧伤、肺部伤并存,休克和感染也很常见,故存在着非常大的并发 MODS 的风险性。

九、预后

肺挫伤通常可以自愈好转而不会造成永久性损伤,但其本身及其并发症也可能对呼吸功能产生长期不良影响。大多数轻微肺挫伤 5～7 d 可以明显缓解,胸部 X 线片上 7～10 d 可以看到肺损伤明显好转。最常见的并发症是肺炎,大多数肺炎将会随着抗生素的应用和各种支持治疗在 2～4 周好转。但如果肺挫伤或挫裂伤的面积较大,就会引起肺炎、肺实变、肺萎缩等比较严重的并发症,需要长时间治疗才能好转,很多都会引起慢性肺功能不全,在受伤后 4 年仍然可以检测到。部分患者由于病情较重和各种并发症的影响,可能形成肺间质纤维化,将影响患者终身。但这种肺间质病变一般不会进行性加重,因此症状不会迅速进展。

第四章 胃肠外科疾病

第一节 胃扭转

一、概述

各种原因引起的胃沿其纵轴（贲门与幽门的连线）或横轴（胃大弯和小弯中点的连线）扭转，称胃扭转。胃扭转不常见，其急性型发展迅速，诊断不易，常延误治疗，而其慢性型的症状不典型，也不易及时发现。

（一）病因

新生儿胃扭转是一种先天性畸形，可能与小肠旋转不良有关，使胃脾韧带或胃结肠韧带松弛而致胃固定不良。多数可随婴儿生长发育而自行矫正。

成人胃扭转多数存在解剖学因素，在不同的诱因激发下而致病。胃的正常位置主要依靠食管下端和幽门部的固定，肝胃韧带、胃结肠韧带和胃脾韧带也对胃大、小弯起了一定的固定作用。较大的食管裂孔疝、膈疝、膈膨以及十二指肠降段外侧腹膜过度松弛，使食管裂孔处的食管下端和幽门部不易固定。此外，胃下垂和胃大、小弯侧的韧带松弛或过长等，均是胃扭转发病的解剖学因素。

急性胃扩张、急性结肠胀气、暴饮暴食、剧烈呕吐和胃的逆蠕动等可以成为胃的位置突然改变的动力，故常是促发急性型胃扭转的诱因。胃周围的炎症和粘连可牵扯胃壁而使其固定于不正常位置而出现扭转，这些病变常是促发慢性型胃扭转的诱因。

（二）分型

1. 按起病的缓慢及其临床表现

按起病的缓慢及其临床表现可分为急性和慢性两型。急性胃扭转具有急腹症的临床表现，而慢性胃扭转的病程较长，症状反复发作。

2. 根据扭转的范围

根据扭转的范围可分为胃全部扭转和部分扭转。前者是指除与横膈相贴的胃底部分外整个胃向前向上的扭转。由于胃贲门部具有相对的固定性，胃全部扭转很少超过180°。部分胃扭转是指胃的一个部分发生扭转，通常是胃幽门部，偶可扭转360°。

3. 按扭转的轴心

胃扭转可分为下列两型。

（1）系膜轴扭转型：是最常见的类型，胃随着胃大、小弯中点连线的轴心（横轴）发生旋转。多数是幽门沿顺时针方向向上向前向左旋转，有时幽门可达贲门水平。胃的前壁自行折起而后壁则被扭向前。幽门管可因此发生阻塞，贲门也可以有梗阻。右侧结肠常被拉起扭转到左上腹，形成一个急性扭曲而发生梗阻。在少数情况下，胃底部沿逆时针方向向下向右旋转。但较多的胃系膜轴扭转是慢性和部分型的。

（2）器官轴扭转：是少见的类型。胃体沿着贲门幽门连线的轴心（纵轴）发生旋转。多数是向前扭转，即胃大弯向上向前扭转，使胃的后壁由下向上翻转到前面，但偶也有相反方向的向后扭转。贲门和胃底部的位置基本上无变化。

二、诊断

（一）临床表现

急性胃扭转起病较突然，发展迅速，其临床表现与溃疡病急性穿孔、急性胰腺炎、急性肠梗阻等急腹症颇为相似，与急性胃扩张有时不易鉴别。起病时均有骤发的上腹部疼痛，程度剧烈，并牵涉至背部。常伴频繁呕吐和嗳气，呕吐物中不含胆汁。如为胃近端梗阻，则为干呕。此时拟放置胃肠减压管，常不能插入胃内。体检见上腹膨胀而下腹平坦，腹壁柔软，肠鸣音正常。如扭转程度完全，梗阻部位在胃近端，则有上述上腹局限性膨胀、干呕和胃管不能插入的典型表现。如扭转程度较轻，临床表现很不典型。

腹部 X 线片常可见扩大的胃泡阴影，内充满气体和液体。由于钡剂不能服下，胃肠 X 线检查在急性期一般帮助不大，急性胃扭转常在手术探查时才能明确诊断。

慢性胃扭转多系部分性质，若无梗阻，可无明显症状，或其症状较为轻微，类似溃疡病或慢性胆囊炎等慢性病变。腹胀、恶心、呕吐，进食后加重，服制酸药物疼痛不能缓解，以间断发作为特征。部分因贲门扭转而狭窄，患者可出现吞咽困难，或因扭转部位黏膜损伤而出现呕血及黑便等。部分患者可无任何症状，偶尔行胃镜、胃肠钡餐检查或腹部手术而发现。

（二）辅助检查

1.放置胃管受阻

完全性胃扭转时，放置胃管受阻或无法置入胃内。

2.上消化道内镜检查

纤维或电子胃镜进镜受阻，胃内解剖关系异常，胃体进镜途径扭曲，有时胃镜下充气可使胃扭转复位。

3.腹部 X 线检查

完全性胃扭转时，腹部透视或平片可见左上腹有充满气体和液体的胃泡影，左侧膈肌抬高。胃肠钡餐检查是重要的诊断方法。系膜轴扭转型的 X 线表现为双峰形胃腔，即胃腔有两个液平面，幽门和贲门处在相近平面。器官轴扭转型的 X 线表现有胃大小弯倒置、胃底液平面不与胃体相连、胃体扭曲变形、大小弯方向倒置、大弯在小弯之上、幽门和十二指肠球部向下、胃黏膜纹理呈扭曲走行等。

（三）诊断

急性胃扭转依据 Brochardt 三联症（早期呕吐，随后干呕；上腹膨隆，下腹平坦；不能置入胃管和 X 线钡剂造影）可确诊。慢性胃扭转可依据临床表现、胃镜和 X 线钡剂造影确诊。

三、治疗

急性胃扭转必须施行手术治疗，否则胃壁血液循环可受到障碍而发生坏死。急性胃扭转患者一般病情重，多伴有休克、电解质紊乱或酸碱平衡失调，应及时进行全身支持治疗，纠正上述病理生理改变，待全身症状改善后，尽早手术；如能成功地插入胃管，吸出胃内气体和液体，待急性症状缓解和进一步检查后再考虑手术治疗。在剖开腹腔时，首先看到的大都是横结肠系膜及后面绷紧的胃后壁。由于解剖关系的紊乱以及膨胀的胃壁,外科医师常不易认清其病变情况。此时宜通过胃壁的穿刺将胃内积气和积液抽尽,缝合穿刺处,再进行探查。在胃体复位以后,根据所发现的病理变化,如膈疝、食管裂孔疝、肿瘤、粘连带等,予以切除或修补等处理。如未能找到有关的病因和病理机制者,可行胃固定术,即将脾下极至胃幽门处的胃结肠韧带和胃脾韧带致密地缝到前腹壁腹膜上,以防扭转再度复发。

部分胃扭转伴有溃疡或葫芦形胃等病变者,可行胃部分切除术,病因处理极为重要。

第二节　胃下垂

一、概述

胃下垂是指直立位时胃的大弯抵达盆腔,而小弯弧线的最低点降至髂嵴连线以下的位置,常为内脏下垂的一部分。

胃下垂可有先天性或后天性之分。先天性胃下垂常是内脏全部下垂的一个组成部分。腹腔脏器维持其正常位置主要依靠以下三个因素:①横膈的位置以及膈肌的正常活动力。②腹内压的维持,特别是腹肌力量和腹壁脂肪层厚度的作用。③连接脏器有关韧带的固定作用。胃的两端,即贲门和幽门是相对固定的,胃大、小弯侧的胃结肠韧带、胃脾韧带、肝胃韧带对胃体也起一定的固定作用。正常胃体可在一定的范围内向上下、左右或前后方向移动,如膈肌悬吊力不足,支持腹内脏器的韧带松弛,腹内压降低,则胃的移动度增大而发生下垂。

胃壁具有张力和蠕动两种运动性能,胃壁本身的弛缓也是一个重要的因素。按照胃壁的张力情况可将胃分为四个类型,即高张力、正常张力、低张力和无张力型。在正常胃张力型,幽门位于剑突和脐连线的中点,胃张力低下和无张力型极易发生胃下垂。

胃下垂常见于瘦长体型的女性、经产妇、多次腹部手术而伴腹肌张力消失者,尤多见于消耗性疾病和进行性消瘦者,这些都是继发胃下垂的先天性因素。

二、诊断

(一)临床表现

轻度下垂者可无症状。明显下垂者可伴有胃肠动力低下和分泌功能紊乱的表现,如上腹部不适、易饱胀、厌食、恶心、嗳气及便秘等。上腹部不适多于餐后、长期站立和劳累后加重。有时感深部隐痛,可能和肠系膜受牵拉有关。下垂的胃排空常较缓慢,故会出现胃潴留和继发性胃炎的症状。可出现眩晕、心悸、站立性低血压和昏厥等症状。

体检可见肋下角小于 90°,多为瘦长体型。站立时上腹部可扪及明显的腹主动脉搏动。胃排空延缓时还可测得振水声。上腹部压痛点可因不同体位而变动。常可同时发现肾、肝和结肠等其他内脏下垂。

(二)诊断

胃下垂的诊断主要依靠 X 线检查。进钡餐后可见胃呈鱼钩形,张力减退,其上端细长,而下端则显著膨大,胃小弯弧线的最低点在髂嵴连线以下。胃排空缓慢,可伴有钡剂滞留现象。

三、治疗

胃固定术的效果不佳,如折叠缝合以缩短胃的小网膜,或将肝圆韧带穿过胃肌层而悬吊固定在前腹壁上,现多已废弃不用。主要采用内科对症治疗。少食多餐,食后平卧片刻,保证每日摄入足够的热量和营养品。加强腹部肌肉的锻炼,以增强腹肌张力。也可试用气功和太极拳疗法。症状明显者,可放置胃托。

第三节　消化性溃疡

一、概述

消化性溃疡(peptic ulcer)指穿透至黏膜肌层的胃十二指肠黏膜的局限性损伤,包括胃溃疡(gastric ulcer)与十二指肠溃疡(duodenal ulcer)。因溃疡的形成与胃酸、胃蛋白酶的消化作用有关而得名。其病因与发病机制尚未完全明了,一般认为与胃酸、胃蛋白酶、感染、遗传、体质、环境、饮食、神经精神等因素有关,近十余年来研究证明幽门螺杆菌(Hp)是消化性溃疡的主要病因。消化性溃疡是人类常见疾病,我国 20 世纪 50 年代发病率达到高峰,以男性十二指肠溃疡多见,20 世纪 70 年代以后发病率有下降趋势。

二、诊断

(一)病史要点

(1)长期反复发作的上腹痛,病史可达数月至数年,多有发作与缓解交替的周期性,因溃疡与胃酸刺激有关,故疼痛可呈节律性。胃溃疡多在餐后半小时左右出现,持续 1~2 h。十二指肠溃疡疼痛多在餐后 2~3 h 出现,进食后可缓解。胃溃疡的疼痛部位一般在上腹剑突下正中或偏左,十二指肠溃疡疼痛位于上腹正中或偏右。疼痛性质因个体差异不同可描述为饥饿不适、钝痛、烧灼样疼痛、刺痛等。

(2)可伴有其他消化道症状,如嗳气、反酸、胸骨后灼痛、恶心、呕吐。

(3)频繁的呕吐、腹胀、消瘦等提示球部或幽门部溃疡引起幽门梗阻;溃疡侵蚀基底血管可出现黑便或呕血。

(4)出现剧烈腹痛并有腹膜炎症状往往提示溃疡穿孔。

(二)查体要点

(1)本病在缓解期多无明显体征,溃疡活动期可在剑突下有固定而局限的压痛。

(2)当溃疡穿孔时大多可迅速引起弥散性腹膜炎,腹壁呈板样硬,有压痛与反跳痛,肝浊音界消失。

(三)辅助检查

1.常规检查

(1)幽门螺杆菌检测:Hp 检测已成为消化性溃疡的常规检查项目,方法有二:侵入性方法为胃镜下取样做快速尿素酶试验,聚合酶链式反应(PCR)或涂片染色等;非侵入性方法为呼气采样检测,此方法方便、灵敏,常用的有^{14}C或^{13}C呼气试验。

(2)上消化道钡餐:溃疡在X线钡餐时的征象有直接与间接两种,直接征象为龛影,具有确诊价值;间接征象包括局部压痛、大弯侧痉挛切迹、十二指肠激惹、球部变形等,间接征象仅提示有溃疡。

(3)胃镜:胃镜检可明确溃疡与分期,并可做组织活检。内镜下溃疡可分为活动期(A)、愈合期(H)和瘢痕期(S)三种类型。

2.其他检查

(1)胃液分析:胃溃疡患者胃酸分泌正常或稍低于正常。十二指肠溃疡患者胃酸多增高,以夜间及空腹时更明显。但因其检查值与正常人波动范畴有互相重叠,故对诊断溃疡价值不高,目前仅用于促胃液素瘤的辅助诊断。

(2)促胃液素测定:溃疡时血清促胃液素可增高,但诊断意义不大,不列为常规,但可做为促胃液素瘤的诊断依据。

(四)诊断标准

(1)典型的节律性、周期性上腹疼痛,呈慢性过程,少则数年,多则十几年或更长。

(2)大便隐血试验:溃疡活动时可为阳性。

(3)X线钡餐检查:龛影为X线诊断溃疡最直接征象,间接征象为压痛、激惹及大弯侧痉挛切迹。

(4)胃镜检与黏膜活组织检查:可鉴别溃疡的良、恶性。胃镜下溃疡多呈圆形或椭圆形,一般小于2 cm,边缘光滑,底平整,覆有白苔或灰白苔,周围黏膜充血水肿,有时可见皱襞向溃疡集中。

(五)鉴别诊断

1.慢性胆囊炎、胆石症

疼痛位于右上腹,常放射至右肩背部,可伴有发热、黄疸等,疼痛与进食油腻食物有关。B超可以做出诊断。

2.胃癌

胃溃疡在症状上难与胃癌做出鉴别,X线钡餐检查胃癌的龛影在胃腔内,而胃溃疡的龛影在胃壁内,边缘不整,呈结节状;一般良性溃疡的龛影<2 cm。

3.功能性消化不良

症状酷似消化性溃疡,多见于年轻女性,X线钡餐与胃镜无溃疡征象。

4.促胃泌素瘤

促胃泌素瘤即Zollinger-Ellison综合征,为胰非B细胞瘤,可分泌大量促胃液素,使消化道处于高胃酸环境,产生顽固性多发溃疡或异位溃疡,胃大部切除后仍可复发。血清促胃泌素测定>200 ng/L。

三、治疗

消化性溃疡治疗的主要目的是消除症状、愈合溃疡、防止复发和避免并发症。

(一)一般治疗

饮食定时,避免过饱过饥、过热过冷及有刺激性食物;急性期症状严重时可进流汁或半流质。

（二）药物治疗

1.根除 Hp 治疗

目前尚无单一药物能有效根治 Hp。根除方案一般分为质子泵抑制剂（PPI）为基础和胶体铋剂为基础方案两类。一种 PPI 或一种胶体铋加上克拉霉素、阿莫西林、甲硝唑 3 种抗生素中的 2 种组成三联疗法，疗程为 7 d。若根治 Hp1～2 周疗效不明显时，应考虑继续使用抑制胃酸药物治疗 2～4 周。

2.抑制胃酸分泌药物

氢氧化铝、氢氧化镁等复方制剂对缓解症状效果较好，仅用于止痛时的辅助治疗。目前临床上常用的是 H_2 受体拮抗剂（H_2RA）与 PPI 两大类。

H_2RA 能与壁细胞 H_2 受体竞争结合，阻断壁细胞的泌酸作用，常用的有两种：西咪替丁（Remit Dine），每日剂量 800 mg（400 mg，2 次/天）；另一种为雷尼替丁（Ranitidine），每日剂量 300 mg（150 mg，2 次/天），疗程一般为 4～6 周。

3.胃黏膜保护剂

胃黏膜保护剂有三种，分别为硫糖铝、枸橼酸铋钾和前列腺素类药物（米索前列醇，Misoprostol）。

（三）手术治疗

消化性溃疡随着 H_2RA 与 PPI 的广泛使用以及根除 Hp 治疗措施的普及，需要手术治疗的溃疡病患者已越来越少，约有 90% 的十二指肠溃疡及 50% 的胃溃疡患者经内科有效治疗后好转。所需手术干预的病例仅限少数并发症患者。手术适应证：①溃疡急性穿孔；②溃疡大出血；③瘢痕性幽门梗阻；④顽固性溃疡；⑤溃疡癌变。

1.手术方式

胃、十二指肠溃疡的手术目的是针对胃酸过高而采取相应措施，目前，手术方式主要有两种，一种是胃大部切除术，另一种是迷走神经切断术。

（1）胃大部切除术：为我国目前治疗消化性溃疡最为广泛的手术方式，切除范围包括胃体大部、胃窦、幽门和部分十二指肠球部，占全胃的 2/3～3/4，从而达到抑酸的效果。切除胃大部后的胃肠道吻合方法常用的是毕罗Ⅰ式和毕罗Ⅱ式。

1）毕罗Ⅰ式：特点是胃大部切除以后将残胃与十二指肠断端进行吻合。这种吻合方式接近正常生理状态，术后并发症较少，且胆汁反流不多于幽门成形术，近年来多主张在条件允许时采用此种吻合方式。

2）毕罗Ⅱ式：特点是胃大部切除后将十二指肠残端关闭，将胃残端与空肠上端吻合。其优点是可切除足够体积的胃而不致吻合口张力过大。同时，即使十二指肠溃疡不能切除也可因溃疡旷置而愈合。

（2）迷走神经切断术：迷走神经切断后胃酸的神经分泌相消失，体液相受到抑制，胃酸分泌减少，从而达到治愈溃疡的目的。

1）迷走神经干切断术：约在食管裂孔水平，将左右两支腹迷走神经干分离后切除 5～6 cm，以免再生。根据情况，再行胃空肠吻合或幽门成形术。由于腹迷走神经干尚有管理肝、胆、胰、肠的分支，均遭到不必要的切断，造成上述器官功能紊乱。胃张力及蠕动随之减退，胃排空延迟，胃内容物潴留，故需加做幽门成形术。此外，可产生顽固性腹泻，可能和食物长期潴留、腐败引起肠炎有关。迷走神经干切断术因缺点多,目前临床上很少应用。

2)选择性迷走神经切断术:将胃左迷走神经分离清楚在肝支下切断,同样胃右迷走神经分离出腹腔支下,加以切断,从而避免了发生其他器官功能紊乱。为了解决胃潴留问题,则需加胃引流术,常用的引流术有幽门成形术、胃窦部或半胃切除,再行胃十二指肠或胃空肠吻合术。

3)选择性胃迷走神经切断术:是迷走神经切断术的一大改进,目前国内外广泛应用。但此法也还存在不少问题,如由于迷走神经解剖上的变异,切断迷走神经常不完善,有可能神经再生,仍有不少溃疡复发。加以胃窦部或半胃切除时,虽有着更加减少胃酸分泌的优点,但也带来了胃切除术后的各种并发症的缺点。因此该术式亦非理想。

4)高选择性胃迷走神经切断术:此法仅切断胃近端支配胃体、胃底的壁细胞的迷走神经,而保留胃窦部的迷走神经,因而也称为胃壁细胞迷走神经切断术或近端胃迷走神经切断术。手术时在距幽门 5~7 cm 的胃小弯处,可以看到沿胃小弯下行的胃迷走神经前支入胃窦部的扇状终末支(鸦爪)作为定位标志,将食管下端 5~7 cm 范围内进入胃底、胃体的迷走神经一一切断,保留进入胃窦部的扇状终末支。

高选择性胃迷走神经切断术的优点在于消除了神经性胃酸分泌,消除了溃疡病的复发的主要因素;保留胃窦部的张力和蠕动,无须附加引流术;保留了幽门括约肌的功能,减少胆汁反流和倾倒综合征的发生机会;保留了胃的正常容积,不影响进食量;手术简单安全。

2.并发症

(1)术后胃出血:胃大部切除术后,一般在 24 h 以内,从胃管引流出少量暗红色或咖啡色血性内容物,多为术中残留胃内的血液或胃肠吻合创伤面少量渗出的缘故。如短期内自胃管引流出较大量的血液,尤其是鲜血,甚至呕血、黑便或出现出血性休克,是因切端或吻合口有小血管结扎、缝合不彻底所致。术后 4~6 d 出血,多因缝合过紧吻合口黏膜坏死脱落引起;严重的早期出血,如量大,甚至发生休克,需要果断再次探查止血。

(2)十二指肠残端破裂:是胃大部切除术毕罗Ⅱ式中最严重的并发症,病死率很高,约15%。多因处理十二指肠球部时损伤浆肌层或血液循环;或残端缝合过紧、过稀。输入空肠襻梗阻亦可致残端破裂。一般多发生在术后 4~7 d。表现为突然发生右上腹剧烈疼痛,局部或全腹明显压痛、反跳痛、腹肌紧张等腹膜炎表现。腹腔穿刺可抽出胆汁样液体。预防方法是:要妥善缝合十二指肠残端,残端缝合有困难者,可插管至十二指肠腔内做造瘘术,外覆盖大网膜。溃疡病灶切除困难者,选择病灶旷置胃大部切除术式,避免十二指肠残端破裂。一旦发生残端破裂,修补难以成功,应行引流术,在十二指肠残端处放置双腔套管持续负压吸引,同时也要引流残端周围腹腔。以静脉营养法或空肠造瘘来营养支持。

(3)胃肠吻合口破裂或瘘:多发生在术后 5~7 d,若在术后 1~2 d 内发生,则可能是吻合技术的问题。一般原因有:缝合不当、吻合口存在张力、局部组织水肿或低蛋白血症等所致组织愈合不良。胃肠吻合口破裂常引起严重的腹膜炎,需及时手术进行修补,术后要保持可靠的胃肠减压,加强营养支持。

(4)吻合口梗阻:发生率为 1%~5%,主要表现为进食后上腹胀痛、呕吐,呕吐物为食物,多无胆汁。梗阻多因手术时吻合口过小;或缝合时胃肠壁内翻过多;吻合口黏膜炎症水肿所致。前两种原因造成的梗阻多为持续性的,不能自行好转。需再次手术扩大吻合口或重新做胃空肠吻合。黏膜炎症水肿造成的梗阻为暂时性的,经过适当的非手术治疗症状可自行消失。梗阻性质一时不易确诊,先采用非手术疗法,暂时停止进食,行胃肠减压,静脉输液,保持水电解质平衡和营养;若因黏膜炎症水肿引起的梗阻,往往数日内即可改善。经两周非手术治疗仍有进食后腹胀、呕吐现象,应考虑手术治疗。

(5)输入空肠襻梗阻:在毕罗Ⅱ式手术后,如输入空肠襻在吻合处形成锐角或输入空肠襻过长发生曲折,使输入空肠襻内的胆汁、胰液、肠液等不易排出,将在空肠内发生潴留而形成梗阻。输入空肠段内液体潴留到一定量时,强烈的肠蠕动克服了一时性的梗阻,将潴留物大量排入残胃内,引起恶心呕吐。表现为进食后 15～30 min,上腹饱胀,轻者恶心,重者呕吐,呕吐物主要是胆汁,一般不含食物,呕吐后患者感觉症状减轻而舒适。多数患者术后数周症状逐渐减轻而自愈,少数症状严重持续不减轻者需手术治疗,行输入和输出空肠襻之间侧侧吻合术。

在结肠前近端空肠对胃小弯的术式,如近端空肠过短,肠系膜牵拉过紧,形成索带压迫近端空肠,使被压迫的十二指肠和空肠成两端闭合肠襻,且可影响肠壁的血运,而发生坏死。有时过长的输入空肠襻,穿过空肠系膜与横结肠之间的孔隙,形成内疝,也可发生绞窄。主要表现为上腹部疼痛、呕吐,呕吐物不含胆汁,有时偏右上腹可触及包块。这一类梗阻容易发展成绞窄,应及早手术治疗。

(6)输出空肠襻梗阻:输出空肠襻梗阻多为大网膜炎性包块压迫或肠襻粘连成锐角所致。在结肠后吻合时,横结肠系膜的孔未固定在残胃壁上,而困束着空肠造成梗阻。主要表现为呕吐,呕吐物为食物和胆汁。确诊应借助于钡餐检查,以示梗阻的部位。症状严重而持续,应手术治疗以解除梗阻。

(7)倾倒综合征:倾倒综合征是胃大部分切除术后比较常见的并发症。在毕罗Ⅱ式吻合法发生机会更多。根据症状在术后和进食后发生的迟早,临床上将倾倒综合征分为早期倾倒综合征和晚期倾倒综合征两类。一般认为这两种表现不同、性质各异的倾倒综合征,有时同时存在,致临床表现混淆不清。

1)早期倾倒综合征:表现为进食后上腹胀闷、心悸、出汗、头晕、呕吐及肠鸣、腹泻等。患者面色苍白、脉搏加速、血压稍增高。上述症状经平卧 30～45 min 即可自行好转消失,如患者平卧位进食则往往不发生倾倒症状。症状的发生与食物的性质和量有关,进甜食及牛奶易引起症状,过量进食往往引起症状发作。原因尚不十分清楚,但根据临床表现,一般认为早期倾倒综合征的原因有两种:一是残胃缺乏固定,进食过量后,胃肠韧带或系膜受到牵拉,因而刺激腹腔神经丛引起症状,所谓机械因素;二是大量高渗食物进入空肠后,在短期内可以吸收大量的液体,致使血容量减少,即渗透压改变因素。

2)晚期倾倒综合征:性质与早期综合征不同,一般都发生在手术后半年左右,而多在食后2～3 h 发作,表现为无力、出汗、饥饿感、嗜睡、眩晕等。发生的原因由于食物过快地进入空肠内,葡萄糖迅速被吸收,血糖过度增高,刺激胰腺产生过多胰岛素,而继发低血糖现象,故又称低血糖综合征。预防倾倒综合征的发生,一般认为手术时胃切除不要过多,残胃适当固定,胃肠吻合口不要太大。

患者术后早期应少食多餐,使胃肠逐渐适应。一旦出现症状多数经调节饮食,症状逐渐减轻或消失。极少数症状严重而经非手术治疗持续多年不改善者,可考虑再次手术治疗,行胃肠吻合口缩小术,或毕罗Ⅱ改为毕罗Ⅰ式,或行空肠代胃、空肠、十二指肠吻合术。

(8)吻合口溃疡:吻合口溃疡是胃大部切除术后常见的远期并发症。多数发生在十二指肠溃疡术后。吻合口溃疡的原因与原发溃疡相似,80％～90％的吻合口溃疡者存在胃酸过高现象。症状与原发溃疡病相似,但疼痛的规律性不明显,在上腹吻合口部位有压痛。吻合口溃疡一旦形成,发生并发症机会甚多,如出血、穿孔。预防措施:避免做单纯胃空肠吻合;胃大部切除时胃切除要足够,应争取做胃十二指肠吻合。吻合口溃疡一般主张采用手术治疗,手术方法是再次行胃大部切除或同时做迷走神经切断术。

(9)碱性反流性胃炎:碱性反流性胃炎常发生于毕罗Ⅱ式胃大部切除术后 1~2 年。由于胆汁、胰液反流,胆盐破坏了胃黏膜对氢离子的屏障作用,使胃液中的氢离子逆流弥散于胃黏膜细胞内,从而引起胃黏膜炎症、糜烂,甚至形成溃疡。表现为:上腹部持续性烧灼痛,进食后症状加重,抗酸药物服后无效;胆汁性呕吐,呕吐后症状不减轻,胃液分析胃酸缺乏;食欲差,体重减轻,因长期少量出血而导致贫血。这一并发症非手术治疗效果不佳。症状严重应考虑手术治疗。手术可改行 Roux-en-Y 吻合,以免胆汁反流入残胃内,同时加做迷走神经切断术以防术后吻合口溃疡发生。

(10)营养障碍:胃是容纳食物并进行机械的和化学的消化场所。食物因胃的运动而与酸性胃液混合成食糜,其蛋白质也在酸性基质中经胃蛋白酶进行消化,食物中的铁质也在胃内转变为亚铁状态以便吸收。当胃大部切除术后,少数患者可能出现消瘦、贫血等营养障碍。

四、预后

十二指肠溃疡在迷走神经切断＋胃窦切除后的复发率为 0.8%,比其他术式显著为低,是其主要优点,特别是对有严重溃疡体质而耐受力好的患者。少效病例术后复发,主要是因迷走神经切断术做得不完全或者是促胃泌素瘤所致。十二指肠溃疡在迷走神经切断＋胃引流术后的平均复发率为 8% 左右,最高可达 28%,是其主要缺点。用高选择迷走切断治疗十二指肠溃疡的复发率为 5%~10%。十二指肠溃疡行胃大部切除术而不加做迷走神经切断术者的复发率约为 5%~6%,术后并发症较多。用简单的胃空肠吻合术来治疗十二指肠溃疡现已废弃,因复发率可达 40%。胃溃疡做单纯胃窦切除的复发率约为 2%。如有复合溃疡,应做胃大部切除。随着 PPI 的广泛应用,溃疡复发率已较 20 世纪六七十年代明显减少并可能控制。

五、最新进展

大多数消化性溃疡经非手术疗法患者可获得治愈,尤其是 20 世纪 80 年代后,随着 H_2 受体拮抗剂、PPI 以及清除幽门螺杆菌药物的广泛应用,溃疡病的手术治疗在大幅减少。顽固性十二指肠溃疡的手术例数目前降低了大约 62%。溃疡病需要外科手术治疗的仅限于其并发症。因此,应当结合患者具体情况,严格、正确地掌握消化性溃疡手术治疗适应证。

第四节　应激性溃疡

一、概述

严重创伤、大手术、感染、休克等应激情况下可继发胃十二指肠黏膜糜烂、溃疡,乃至大出血,因其表现不同于常见的消化性胃十二指肠溃疡,故命名为应激性溃疡。由于不同应激因素引起的又有不同的命名,如继发于烧伤者称之为 Curling 溃疡,由中枢神经系统病损引起者称之为 Cushing 溃疡等。

(一)发病机制

应激性溃疡的发生涉及机体神经内分泌功能失调,胃黏膜自身保护功能削弱和损伤作用相对增强等因素综合作用的结果。

1.神经内分泌功能失调

下丘脑是应激时神经内分泌的整合中枢,破坏下丘脑外侧区和海马两侧可加重实验性应激性溃疡,说明应激状态下下丘脑外侧区和海马两侧可能通过某种机制保护胃黏膜而减少应激性溃疡的发生。实验研究也证实中枢内去甲肾上腺素、乙酰胆碱和 5-羟色胺介导下丘脑室旁核参与实验性应激性溃疡的发生。由于中枢去甲肾上腺素的作用有赖于正常的血浆皮质激素和甲状腺素水平,切除肾上腺和甲状腺可部分抑制电刺激室旁核所加重实验性应激性溃疡的效应。切除迷走神经和交感神经后,电刺激下丘脑外侧区和室旁核加重应激性溃疡的效应受到抑制。

已证实广泛存在于下丘脑的促甲状腺素释放激素(TRH)参与应激性溃疡的发生,其机制可能通过副交感神经介导而促进胃酸与胃蛋白酶原分泌,增强胃平滑肌收缩。中枢多巴胺、5-羟色胺和肾上腺素均参与这一机制。此外,尚有多种中枢神经肽,如神经降压素、铃蟾肽、生长抑素、降钙素、β内啡肽等通过自主神经系统及垂体-肾上腺轴而作用于胃肠靶器官,引起后者的病理生理改变,最终导致应激性溃疡的发生,特别要强调的是应激状态下迷走神经高度兴奋在其中的重要意义。

2.胃黏膜自身保护功能的削弱

正常的胃黏膜保护功能由下列三方面组成。①胃黏液屏障:胃黏膜分泌稠厚黏液紧贴于胃黏膜表面,形成黏液屏障,由于其分子结构特殊,其内水分静止,H^+ 和胃蛋白酶在其中扩散速度极慢,所以该黏液屏障能在胃黏膜上皮细胞层与胃腔间维持恒定的 pH 梯度。②胃黏膜屏障:胃黏膜上皮细胞的腔面细胞膜由脂蛋白构成,胃腔内的 H^+ 不能逆行扩散至细胞内。胃黏膜上皮细胞间的连接非常紧密,H^+ 也不能由此进入细胞内,胃黏膜上皮迁移、增生修复功能更是胃黏膜的重要保护机制。③HCO_3^- 的中和作用:胃黏膜细胞内有大量碳酸酐酶能将细胞内氧化代谢产生的以及来自血液中的 CO_2 与 H_2O 结合成 H_2CO_3,后者离解成 HCO_3^- 和 H^+,位于黏液层和上皮细胞内的 HCO_3^- 可以中和少量进入的 H^+。

应激状态下黏液屏障障碍表现为黏液分泌量降低,黏液氨基己糖及保护性巯基物质含量减少,对胃腔内各种氧化物等有害物质的缓冲能力由此降低,黏膜电位差下降,胃腔内 H^+ 反流增加,黏膜内微环境改变,促进了黏膜上皮的破坏。应激状态使黏膜上皮增生受抑,因为肥大细胞释出的肝素和组胺可抑制上皮细胞的 DNA 聚合酶以及降低上皮细胞的有丝分裂活性。

尤其在低血压和低灌流情况下,胃缺血是应激性溃疡的主要诱因,缺血可影响胃黏膜的能量代谢,ATP 与高能磷酸值下降,削弱了胃黏膜的屏障功能,血流量不足也可导致 H^+ 在细胞中积蓄,加重了黏膜内酸中毒。胃黏膜微循环障碍使微血管通透性增加,这与肥大细胞脱颗粒释出组胺、白三烯等炎性介质的作用有关。

3.胃黏膜损伤作用相对增强

应激状态使胃黏膜局部许多炎性介质含量明显增加,其中脂氧化物含量随应激时间的延长而升高,具保护作用的巯基化合物含量反见降低,黄嘌呤脱氢酶大量转换为黄嘌呤氧化酶,自由基因之产生增加，这些炎性介质和自由基均可加重黏膜的损害。

应激状态使胃十二指肠本身动力障碍，表现为胃肠平滑肌收缩的幅度增加、时间延长和频率加快，加重了胃黏膜缺血。十二指肠胃反流更使胆汁中的卵磷脂物质在胃腔内积聚，黏膜屏障受到破坏。在多数应激状态下，胃酸分泌呈受抑现象，但由于黏膜屏障功能削弱和局部损害作用增强，实际反流入黏膜内的 H^+ 总量增加，使黏膜内 pH 明显降低，其降低程度与胃黏膜损害程度呈正相关。H^+ 不断逆行扩散至细胞内，结果黏膜细胞呈现酸中毒，细胞内溶酶体裂解，释出溶酶，细胞自溶、破坏而死亡，加上能量不足，DNA 合成受损，细胞无法增生修复，形成溃疡。

（二）病理

根据诱发原因的不同，应激性溃疡可分为下述三类：①Curling 溃疡：见于大面积深度烧伤后。多发生在烧伤后数日内，溃疡多位于胃底，多发和表浅；少数可发生在烧伤康复期，溃疡多位于十二指肠。②Cushing 溃疡：常因颅脑外伤、脑血管意外时颅内压增高直接刺激迷走神经核而致胃酸分泌亢进所引起。溃疡常呈弥散性，位于胃上部和食管，一般较深且呈穿透性，可造成穿孔。③常见型应激性溃疡：多见于严重创伤、大手术、感染和休克后，也可发生在器官衰竭、心脏病、肝硬化和癌肿等危重患者。病变可弥散于胃底、胃体含壁细胞泌酸部位，革兰阴性细菌败血症引起的常为胃黏膜广泛糜烂、出血和食管、胃、十二指肠溃疡。

病理肉眼所见胃黏膜均呈苍白，有散在的红色瘀点，严重的有糜烂，甚或溃疡形成。镜检可见多处上皮细胞破坏或整片脱落。一般在应激情况 4～48 h 后整个胃黏膜有多发散在直径 1～2 mm 的糜烂，伴局限性出血和凝固性坏死。如病情继续恶化，糜烂灶相互融合扩大，全层黏膜脱落，形成溃疡，有深有浅，如涉及血管，破裂后即引起大出血。

二、诊断

应激性溃疡无特异性症状，有时突发大出血，来势凶猛，有时呈间歇性发作。出血时不伴疼痛。除烧伤康复期外，应激性溃疡只有在应激和病情危重时才发生的，属急性病变，溃疡常呈多发，要排除原有慢性胃十二指肠溃疡急性发作的情况。在危重患者突发上消化道出血时首先要考虑本病的存在。胃镜检查可以确立诊断。要注意应激性溃疡患者不一定都伴有高胃酸分泌。

三、治疗

（1）胃管引流和冲洗：放置鼻胃管，抽吸胃液，清除胃内潴留的胃液和胆汁，以免加重对黏膜的侵蚀，并用 5～10 L 等渗冷盐水冲洗。清除积血和胃液后，胃腔内可灌入硫糖铝 6～12 g，根据病情可自每 2 h 一次至一日 4 次不等。长期应用使胃黏膜收缩缺血的药物（如去甲肾上腺素）和冰水灌注是有害的，因可加重黏膜缺血。可试用一、二次，即在 250 mL 冰盐水中加入去甲肾上腺素 8 mg。

（2）药物治疗：除局部使用外，还可全身给予奥美拉唑每日 40 mg 或雷尼替丁每日 400 mg，共 5 d，生长抑素可抑制胃酸分泌，减少门静脉和胃肠血流。可肌内注射八肽生长抑素 0.1 mg 每 8 h 一次，也可胃管内灌入，均有止血作用。

（3）手术治疗：药物止血无效时，可经胃镜下电凝或激光凝固、选择性动脉造影和垂体后叶素（动脉内每分钟注入 0.2 U）灌注有时可获得直接止血的作用，为后续的治疗赢得了时间。

若出血仍无法控制且量大,最后只能考虑手术治疗。手术术式以切除所有出血病灶为原则,全胃切除术效果好,但死亡率高,可选用迷走神经切断和部分胃切除术;如患者不能耐受较大手术时,可对明显出血的病变进行简单的结扎缝合术,或结扎胃周血管的断流术,即结扎胃左、右动脉和胃网膜左、右动脉,但必须保留胃短动脉的血供。

四、防治

预防重于治疗,应激性溃疡不仅是胃肠功能障碍的一种表现,同时也提示存在全身微循环灌注不良和氧供不足的现象,预防措施应从全身和局部两方面同时着手。

(1)全身性措施:积极去除应激因素,治疗原发病,纠正供氧不足,改善血流灌注,维持水、电解质和酸碱平衡,极为重要,也是首要措施。

早期进食可促进胃黏液分泌,中和腔内胃酸,促进黏膜上皮增生和修复,对于不能进食者可予管饲。营养支持也很重要。

(2)局部措施:对胃肠功能障碍伴胃内潴留者应给予鼻胃管减压,抑酸剂或抗酸剂的应用有一定的预防作用。如给雷尼替丁 150 mg 静脉注射或奥美拉唑 40 mg 口服或胃内灌入可明显减少出血的发生。现已公认 H_2 受体拮抗剂能明显升高胃酸 pH 和降低应激性溃疡的发生率。但抑制胃酸药物的应用并非必要,因为应激时胃酸分泌并不增加,其病变主要是胃黏膜缺血、黏膜屏障障碍和 H^+ 反流所引起。推荐硫糖铝的应用,硫糖铝能与胃蛋白酶络合,抑制该酶分解蛋白质,与胃黏膜的蛋白质络合形成保护膜,阻止胃酸、胃蛋白酶和胆汁的渗透和侵蚀,不影响胃液的 pH,不致有细菌过度繁殖和医源性肺炎发生率增加的危险,可给硫糖铝 6 g,分次自胃管内灌入,其预防作用与 H_2 受体拮抗剂相当。

小剂量糖皮质激素可改善胃黏膜微循环,稳定细胞膜。还原性谷胱甘肽、别嘌呤醇、过氧化物歧化酶(SOD)、普萘洛尔、可乐定、钙通道阻滞剂等均证实有预防作用。

第五节 胃 癌

一、病因

胃癌病因和发病机制尚未阐明,研究资料表明胃癌的发生是多因素综合作用的结果。目前认为下列因素与胃癌的发生有关。

1.环境因素

不同国家与地区发病率有明显差别,胃癌高发区向低发区的第 1 代移民胃癌发生率与本土居民相似,第 2 代即有明显下降,第 3 代胃癌的发生率则与当地居民相似。提示胃癌的发病与环境因素有关,其中最主要的是饮食因素。在人类,胃液中亚硝胺前体亚硝酸盐的含量与胃癌的患病率明显相关,可通过损伤 DNA 发生致癌作用。流行病学调查证实饮水中亚硝酸盐含量高的地区胃癌发病率高;腌制蔬菜、鱼、肉含有大量硝酸盐和亚硝酸盐;萎缩性胃炎胃酸过低的情况下,硝酸盐受胃内细菌硝酸盐还原酶的作用而形成亚硝酸盐类物质。

食物中还可能含有某些致癌物质或致癌前物质,在体内通过代谢或胃内菌群的作用转化为致癌物质。

如油煎食物在加热过程中产生的某些多环碳氢化合物；熏制的鱼肉含有较多的3,4-苯并芘（benzopyrene）；发霉的食物含有较多的真菌毒素，可与N-亚硝基化合物起协同致癌作用；大米加工后外覆的滑石粉，化学性质与结构都与石棉纤维相似，上述物质均被认为有致癌作用。

饮酒在胃癌发病中的作用尚未有定论，而高盐饮食、吸烟、低蛋白饮食、较少进食新鲜的蔬菜与水果则可能增加患胃癌的危险性。一些抗氧化的维生素如维生素A、维生素C、维生素E和β-胡萝卜素及绿茶中的茶多酚有一定防癌作用。水土中某些元素含量和比例的异常可能亦与胃癌发生有关。

其次，研究提示，某些职业与胃癌的发病相关：开采煤炭、锡矿，木材加工，金属制造（尤其是钢铁），橡胶处理等会增加胃癌的危险性，可能与暴露在工作环境中的灰尘颗粒损伤胃黏膜，或吸收转运致癌物质如N-亚硝基化合物到胃内有关。

2.感染因素

（1）幽门螺杆菌（Hp）感染：与胃癌发病相关，已被WHO列为Ⅰ类致癌物。流行病学调查表明胃癌发病率与Hp感染率正相关，胃癌高发区的感染年龄提前。Hp感染的致癌机制复杂：①可能通过引起炎症反应，继而产生基因毒性作用。多数学者认为，Hp感染主要作用于慢性活动性胃炎，慢性萎缩性胃炎-肠组织转化的癌变起始阶段，使胃体壁细胞泌酸减少，有利于胃内细菌繁殖和亚硝基化合物形成；同时细胞毒素及炎症反应激活细胞因子、氧自由基、NO释放，造成DNA损伤、基因突变也可能成为主要原因。②Hp感染诱导胃黏膜上皮细胞凋亡和增生失平衡，促进癌变发生。③Hp感染导致胃内抗坏血酸明显减少，削弱其清除亚硝酸盐、氧自由基的作用。

（2）EB病毒感染：胃癌患者的癌细胞中，大约10％有EB病毒感染，在癌旁组织中可检出EB病毒基因组。据报道在美国和德国发生率最高（16％～18％），在中国最低（3.1％），分布无地域性；它与未分化胃癌尤其是淋巴上皮样癌关系密切，在组织学上类似于鼻咽部恶性肿瘤，病理类型多样，淋巴结转移较少；在这些患者中，Hp感染率较低。

3.遗传因素

胃癌发病有家族聚集倾向，患者家属胃癌发病率高于一般人2～4倍。不同ABO血型的人群胃癌的发病率可能有差异，不同种族间也有差异，均提示有遗传因素存在。较多学者认为某些遗传素质使易感者在同样的环境条件下更易致癌。

4.基因调控

正常情况下胃黏膜细胞增生与凋亡受到癌基因、抑癌基因、生长因子及其受体、细胞黏附因子及DNA修复基因等的调控。近20年来，随着细胞分子生物学的研究与进展，对胃癌的癌变过程进行了大量研究，现已明确的癌基因有ras、met、c-myc、erb-B2、akt-2等。如ras、met基因过量表达发生于癌变早期；met、er-B2等扩增与肿瘤快速生长、淋巴结转移有关；抑癌基因在细胞增生分化中起稳定作用，p53、p16、nm23、APC等抑癌基因的失活或突变可能与胃癌的发生和转移有关。同时，还发现不少调节肽如表皮生长因子、转化生长因子、胰岛素样生长因子-Ⅱ，血小板转化生长因子等，在胃癌发生过程中起调节作用。此外，研究提示环氧化酶-2（COX-2）表达出现于70％胃癌患者中。其高表达与淋巴结浸润及不良预后相关。DNA甲基化是基因在转录水平的调控方式，癌基因甲基化水平越低，其分化程度往往越差。

5.癌前期变化

被某些疾病一致认为是胃癌发生的癌前状态,如慢性萎缩性胃炎、胃溃疡、残胃巨大黏膜皱襞症、胃息肉特别是直径超过 2 cm 者。胃癌的癌前病变-肠组织转化,有小肠型和大肠型两种。小肠型(完全型)具有小肠黏膜特征,分化较好。大肠型(不完全型)与大肠黏膜相似,又分为两个亚型:Ⅱ_a 型能分泌非硫酸化黏蛋白;Ⅱ_b 型能分泌硫酸化黏蛋白,此型与胃癌发生关系密切。

癌前期变化是指某些具有较强的恶变倾向的病变,包括癌前期状态(precancerous conditions)与癌前期病变(precancerous lesions),前者系临床概念,后者为病理学概念。

(1)胃的癌前期状态:包括慢性萎缩性胃炎、胃溃疡、胃息肉、残胃炎、胃黏膜肥厚等。

1)慢性萎缩性胃炎:慢性萎缩性胃炎基础上可进一步发生肠上皮组织转化、不典型增生而癌变。其病史长短和严重程度与胃癌的发生率有关,不少报道在慢性嗜酸性胃炎基础上胃癌的发生率为 2%～10%。

2)胃息肉:最常见的是炎性或增生性息肉,一般很少发生癌变。腺瘤型或绒毛型息肉癌变率为 15%～40%,直径大于 2 cm 者癌变率更高。

3)残胃:胃良性病变手术后残胃发生的胃癌称残胃癌。胃手术后尤其在术后 10 年开始,发生率显著上升。Billroth Ⅱ 式胃空肠吻合术后发生胃癌较 Billroth Ⅰ 式为多,十二指肠内容物反流至残胃,胆酸浓度增高是促使发生癌变的重要因素,有报道可达 5%～10%,我国残胃癌发生率为 2%～3%。

4)良性胃溃疡:良性胃溃疡癌变的发生率各家报道不一。一般认为癌变率约为 1%～5%。目前认为,胃溃疡本身并不是一个癌前期状态,而溃疡边缘的黏膜则会发生肠上皮化生与恶变。

5)恶性贫血和巨大胃黏膜肥厚症:癌变率约为 10%,但这两种疾病在我国的发病率均很低。

(2)胃的癌前期病变

1)异形增生:亦称不典型增生,是由慢性炎症引起的病理细胞增生,包括细胞异型、结构紊乱、分化异常。国内将异型增生分为腺瘤型、隐窝型、再生型,后者癌变率较低。近年发现的球样异型增生认为与印戒细胞癌关系密切。异型增生在我国分为轻、中、重 3 级,内镜随访结果表明,轻度异型增生可能逆转,重度异型增生的癌变率可超过 10%。

2)肠组织转化:是指胃黏膜上出现类似肠腺上皮,具有吸收细胞、杯状细胞和潘氏细胞等,有相对不成熟性和向肠、胃双向分化的特点。根据吸收细胞形态可分为小肠型与结肠型两种,小肠型(完全型)具有小肠黏膜的特征,分化较好。结肠型(不完全型)与结肠黏膜相似,又可分为 2 个亚型:Ⅱ_a 型,能分泌非硫酸化黏蛋白;Ⅱ_b 型能分泌硫酸化黏蛋白,此型肠化分化不成熟,与胃癌发生(尤其是分化型肠型胃癌)关系密切。

近端胃肿瘤,特别是胃食管连接处的肿瘤危险因素较明确,可能与吸烟有关,与感染无关。胃食管连接处腺癌占胃癌的 25%,与远端胃肿瘤不同,近几十年来的发病率一直升高,多发生在 Barret 食管化生情况下,是食管腺癌的变型。

二、病理

胃癌可以发生在胃的任何部位,最多见于胃窦,其次为胃小弯,再次为贲门,胃大弯和前壁较少。胃癌的大体形态,随病期而不同,宜将早期胃癌和进展期胃癌分开。

(1)早期胃癌:指所有局限于黏膜或黏膜下层的胃癌,不论其是否有淋巴转移。分为三型:Ⅰ型隆起型,癌块突出约 5 mm 以上;Ⅱ型浅表型,癌块微隆与低陷在 5 mm 以内,有 3 个亚型,Ⅱ_a表面隆起型,Ⅱ_b平坦型,Ⅱ_c表面凹陷型;Ⅲ型凹陷型,深度超过 5mm。最近我国有人提出小胃癌(癌灶直径 6～10 mm)和微小胃癌(癌灶直径<5 mm)的概念,把胃癌诊断水平推向早期始发阶段,使经根治后 5 年存活率提高到达 100%。

(2)进展期胃癌:①块状型癌。小的如息肉样,大的呈覃伞状巨块,突入胃腔内,表面常破溃出血、坏死或继发感染。此型肿瘤较局限,生长缓慢,转移较晚。②溃疡型癌。癌中心部凹陷呈溃疡,四周边缘呈不规则隆起,溃疡直径一般大于 2.5 cm,基底较浅,周围有不同程度的浸润,此型发生出血穿孔者较多见,转移的早晚视癌细胞的分化程度而有所不同。③弥散浸润型癌。癌细胞弥散浸润于胃壁各层内,遍及胃的大部或全部,胃壁僵硬,呈革袋状。此型癌的细胞分化较差,恶性程度较高,转移亦较早。

国际上多按传统的 Bomnann 分类,将胃癌分为 4 型:Ⅰ型即结节型;Ⅱ型指无浸润的溃疡型(井口样,边缘清楚,有时隆起呈围堤状而无周围浸润);Ⅲ型指有浸润的溃疡型(边界不清,并向四周浸润);Ⅳ型即弥散型。

根据组织学结构可分为 4 型:①腺癌;②未分化癌;③黏液癌;④特殊类型癌,包括腺鳞癌、鳞状细胞癌、类癌等。有人根据胃癌的生物学特性,将其分为 2 种,即肠型癌、弥散型癌,其中肠型癌多属分化较高的管状或乳头状腺癌,呈局限生长;弥散型癌分化差,呈浸润生长。

三、临床表现

(一)症状

胃癌早期,临床症状多不明显,也不太典型,如捉摸不定的上腹不适、隐痛、嗳气、反酸、食欲减退、轻度贫血等,类似胃十二指肠溃疡或慢性胃炎等症状。晚期可出现以下几点症状。

(1)胃部疼痛为胃癌常见的症状,初期可为隐痛、胀满,病情进一步发展疼痛加重、频繁、难以忍耐,肿瘤一旦穿孔,则可出现剧烈腹痛的胃穿孔症状。

(2)食欲减退、消瘦、乏力,这是一组常见而又不特异的胃癌表现。

(3)恶心、呕吐等,胃窦部癌增长到一定程度,可出现幽门部分或完全梗阻而发生呕吐,呕吐物多为宿食和胃液;贲门部癌和高位胃小弯癌可有进食梗阻感。肿瘤破溃或侵袭到血管,导致出血或突发上消化道大出血。

(4)再晚期,出现上腹肿块或其他转移引起的症状。此时消瘦、贫血明显,终成恶病质。

(二)体征

体检在早期多无特殊,晚期上腹肿块明显多呈结节状,质硬,略有压痛;若肿块已固定,则多表示浸润到邻近器官或癌块附近已有肿大的淋巴结块。发生直肠前凹种植转移时,直肠指诊可摸到肿块。可出现肝大、腹腔积液、锁骨上淋巴结肿大。

四、检查

(1)实验室检查

1)胃液分析:正常胃液无色或浅黄色,每 100 mL 中游离盐酸 0～10 U,胃癌患者的胃酸多较低或无游离酸。当胃癌引起幽门梗阻时,可发现大量食物残渣,如伴有出血,则可出现咖啡样液体,对胃癌诊断具有一定的意义。

2)大便潜血:反应持续性大便潜血阳性,对胃癌的诊断有参考价值。

3)细胞学检查:目前临床取材方法有以下几种。

①一般冲洗法检查:前一天晚饭进流质,当天早晨禁食,下胃管抽空胃液,再用生理盐水反复冲洗,并让患者变换体位,最后收集冲洗液,离心后涂片、染色。

②直视下冲洗法:用纤维胃镜在直视下对可疑病变进行冲洗,再用导管吸出冲洗液进行检查。

③刷拭法:在纤维胃镜直视下,对可疑病变用尼龙细胞刷来回摩擦后取涂片镜检。

④印片法:纤维胃镜直视下活检,取出胃黏膜组织在玻片上涂片镜检。

胃脱落细胞学检查是诊断胃癌的一种比较好的方法,操作简单,阳性率高、痛苦少、患者易于接受。但它不能确定病变的部位,和X线钡餐、胃镜检查联合应用,可提高胃癌的早期诊断率到98%。

胃癌细胞表现为成簇、多种形态或重叠,出现印戒细胞;细胞内核比例增大,核膜增厚、核仁增大、核染色质不规则和颗粒大等改变。

(2)X线检查:钡餐造影主要观察胃的轮廓失常、黏膜形状的改变、蠕动以及排空时间等做出诊断。X线诊断胃癌的正确率为70%~90%。不同类型的胃癌,其X线表现亦各不相同,蕈伞型癌主要表现为突入胃腔内的不规则充盈缺损,黏膜破坏或中断。溃疡型癌表现为位于胃轮廓以内的溃疡龛影,溃疡边缘不整齐附近胃壁僵直。浸润型癌表现胃壁僵硬,蠕动和黏膜皱襞消失,胃腔缩窄而不光滑,钡剂排出较快。如整个胃受侵则呈革袋样胃。

X射线钡餐检查对早期胃癌的确诊率可达89%,但需要应用各种不同的检查法,包括不同充盈度的投照、黏膜纹显示、控制压力量的加压投照和双重对比等方法。早期胃癌隆起型,在适量钡剂充盈下加压或在中等量充气的双重对比下,能显示出小的充盈缺损。表浅型因有轻度的低洼,可见一小片钡剂积聚或在充盈相呈微小的突出。凹陷型的在加压投照或双重对比时有钡剂积聚,其形态多不规则,邻近黏膜呈杆状中断。

(3)内镜检查:由于纤维内镜技术的发展和普遍应用,早期胃癌的诊断率和术后5年生存率明显提高。现今应用的电子内镜,其特点是直径较细,广角前视、高分辨率、高清晰度,包括内窥镜、电视显示和录像,还可摄像。最近又有超声内镜,胃癌可按5层回声带的改变来辨别胃癌的浸润深度,甚至发现胃外淋巴结转移。

胃癌的确诊有待于胃镜进行活组织检查。每次要多挟几处,在四周分点取材,不要集中于一点,以避免漏诊。

(4)血管造影检查(DSA):胃癌的术前诊断,主要依靠X射线双重对比造影及胃镜检查。两者都是从胃的黏膜来观察、发现病灶,就其定性诊断有较高的敏感性,但做定量诊断则是粗略的,可靠性不大。利用DSA进行胃癌的定量诊断技术可清楚地显示肿瘤浸润范围、深度、病灶数量、周围有无侵犯、病灶周围淋巴结及远隔脏器有无转移等情况,可为能否手术切除和切除范围提供影像学依据。

有学者报道11例手术切除标本的病理改变与DSA所见相对照,其符合率为86.6%。其方法为:①患者仰卧位,常规消毒。②在局部麻醉下采用Seldinger法,经右侧股动脉穿刺插管。③分别行腹腔动脉、选择性胃左动脉及脾动脉DSA。④使用45%泛影葡胺3~6 mL/s,总量12~13 mL。

胃癌 DSA 所见:①肿瘤供血动脉二级分支以下血管增多、紊乱、迂曲、边缘不整、粗细不均。②二分支血管呈网状,边缘不整、毛糙。③不规则的肿瘤染色。④造影时见胃腔内有斑点状造影剂外渗,呈雪花状改变。⑤供血动脉主干血管增粗、僵硬、边缘不整呈锯齿状改变。⑥附近淋巴结染色(血管化)增大,肝内有转移灶。

(5)放射免疫导向检查:胃癌根治术成败的关键在于能否在术时确定胃癌在胃壁内的浸润及淋巴结转移的范围,发现可能存在的临床转移灶从而彻底合理地切除,放射免疫导向检查使之成为可能。

方法:选用高阳性反应率、高选择性及高亲和力的胃癌单克隆抗体(McAb)3H11,将纯化后的 McAb 以 Lodogen 法标记^{131}I。将此^{131}I-3H11 以 250～800 uc 及墨汁于术前经胃镜作胃局部多点注射。手术时应用手提式探测器作贴近组织的探测,该探测器的大小为 12.7～25.4 cm,准直孔径4 cm,探测的最小分辨距离为 1.8 cm,可探及 4×10^5 癌细胞,且有较好的屏蔽性。因此可探及小于 1 mm 的亚临床转移灶如淋巴结和可疑组织。

(6)四环素荧光试验:四环素试验的方法很多,但基本原理都是根据四环素能与癌组织结合这一特点。如四环素进入体内后被胃癌组织所摄取,因而可以在洗胃液的沉淀中找到荧光物质。方法是口服四环素 250 mg,每日 3 次,共 5 d,末次服药后 36 h 洗胃,收集胃冲洗液,离心后的沉渣摊于滤纸上,温室干燥,暗室中用荧光灯观察,有黄色荧光者为阳性。阳性诊断率为 79.5%。

(7)胃液锌离子测定:胃癌患者胃液中锌离子含量较高,胃癌组织内含锌量平均为健康组织含锌量的 2.1 倍。因在胃癌患者胃液内混有脱落的癌细胞,癌细胞锌经过胃酸和酶的作用,使其从蛋白结合状态中游离出来,呈离子状态而混入胃液中,所以胃癌患者的胃液中锌离子含量高。

(8)腹部 CT 检查:CT 检查可显示胃癌累及胃壁向腔内和腔外生长的范围,邻近的解剖关系和有无转移等。胃癌的 CT 表现大多为局限性胃壁增厚(>1 cm)。各型胃癌的 CT 上均可见胃内外缘轮廓不规则,胃和邻近器官之间脂肪层面消失。当观察到小网膜、大网膜、脾门、幽门下区淋巴结肿大时,多提示淋巴道转移。如有肝、肾上腺、肾、卵巢、肺等转移,均可在 CT 上清楚显示。

五、并发症

(1)出血:约 5% 的患者可发生大出血,表现为呕血和(或)黑便,偶为首发症状。

(2)幽门或贲门梗阻:取决于胃癌的部位。

(3)穿孔:比良性溃疡少见,多发生于幽门前区的溃疡型癌。

六、诊断

胃癌到了晚期,根据胃痛、上腹肿块、进行性贫血、消瘦等典型症状,诊断并不困难,但治愈可能性已经很小。胃癌的早期诊断是提高治愈率的关键。问题是胃癌的早期症状并不明显,也没有特殊性,容易被患者和医务人员所忽略。为了早期发现胃癌,做到下列两点是重要的:①对于胃癌前病变患者,如胃酸减少或胃酸缺乏、萎缩性胃炎、胃溃疡、胃息肉等,应定期系统随诊检查,早期积极治疗。②对 40 岁以上,如以往无胃病史而出现早期消化道症状或已有长期溃疡病史而近来症状明显或有疼痛规律性改变者,切不可轻易视为一般病情,必须进行详细的检查,以做到早期发现。

七、鉴别诊断

(1)胃溃疡:胃溃疡与溃疡型胃癌常易混淆,应精心鉴别,以免延误治疗。

(2)胃结核:多见于年轻人,病程较长,常伴有肺结核和颈淋巴结核。胃幽门部结核多继发于幽门周围淋巴结核,X射线钡餐检查显示幽门部不规则充盈缺损。胃镜检查时可见多发性匍行性溃疡,底部色暗、溃疡周围有灰色结节,应当取活检检查确诊。

(3)胃恶性淋巴瘤:胃癌与胃恶性淋巴瘤鉴别很困难,但其鉴别诊断有其一定的重要性。因胃恶性淋巴瘤的预后较胃癌好,所以更应积极争取手术切除。胃恶性淋巴瘤发病的平均年龄较胃癌早,病程较长而全身情况较好,肿瘤的平均体积一般比胃癌大,幽门梗阻和贫血现象都比较少见,结合X射线、胃镜及脱落细胞检查可以帮助区别。但有时最后常需要病理检查才能确诊。

(4)胰腺癌:胰腺癌早期症状为持续性上腹部隐痛或不适,病程进展较快,晚期腹痛较剧。自症状发生至就诊时间一般为3~4个月。食欲减低和消瘦明显,全身情况短期内即可恶化。而胃肠道出血的症状则较少见。

九、治疗

目前综合治疗是提高胃癌生存率和生活质量的保证。综合治疗的目的有以下几点:去除或杀灭肿瘤,提高患者的生存率;使原来不能手术切除的病例得以接受手术治疗;减少局部复发和远处转移播散的机会,提高患者的治愈率;改善患者的一般状况及免疫功能,提高生活质量和延长生存期。

胃癌综合治疗的基本原则:胃癌根治术是目前唯一有可能将胃癌治愈的方法。胃癌诊断一旦确立,应力争早日手术切除;胃癌因局部或全身的原因,不能行根治术也应争取做原发病灶的姑息性切除;进展期胃癌根治术后应辅以放疗、化疗等综合治疗;各种综合治疗方法应根据胃癌的病期、全身状况选择应用,而不是治疗手段越多越好;对不能手术者,应积极地开展以中西药为主的综合治疗,大部分患者仍能取得改善症状、延长寿命之效。

第六节　胃十二指肠良性肿瘤

胃良性肿瘤少见,占胃肿瘤的1%~5%,而十二指肠良性肿瘤更为少见,占所有小肠肿瘤的9.9%~29.8%。

胃十二指肠良性肿瘤按其发生组织的不同可分为二类:来自黏膜的上皮组织,包括息肉或腺瘤;来自胃、十二指肠壁的间叶组织,包括平滑肌瘤、脂肪瘤、纤维瘤以及神经、血管源性肿瘤等,以息肉和平滑肌瘤比较多见,约占全部胃十二指肠肿瘤的40%。

一、息肉

(一)概述

胃十二指肠息肉是一种来源于胃十二指肠黏膜上皮组织的良性肿瘤,发病率占所有良性病变的 5％以上。

根据息肉的组织发生、病理组织形态、恶性趋势可分为腺瘤性息肉、增生型息肉和炎性纤维样息肉等。

1. 腺瘤性息肉

腺瘤性息肉为真性肿瘤，发病率占息肉的 3％～13％，多见于 40 岁以上男性，60％为单发性，外形常呈球形，部分有蒂或无蒂，广基无蒂者可占 63％，胃腺瘤直径通常在 1.0～1.5 cm，部分可增大到 4 cm 以上，胃窦部多见，腺瘤表面光滑或呈颗粒状，甚至分叶状、桑葚状，色泽可充血变红，位于贲门、幽门区者经常形成糜烂或浅溃疡，息肉之间的黏膜呈现正常。若整个黏膜的腺体普遍肥大，使黏膜皱襞消失而呈现一片肥厚粗糙状，并伴多发性息肉者，称为胃息肉病。

腺瘤虽属良性，但腺上皮有不同程度的异常增生，重度者和早期癌不易鉴别，故称其为交界性病变。依据病理形态可分为管状腺瘤和乳头状腺瘤（或绒毛状腺瘤），前者是由被固有层包绕分支的腺管形成，腺管排列一般较规则，偶见腺体扩张成囊状，腺体被覆单层柱状上皮，细胞排列紧密；后者是由带刷状缘的高柱状上皮细胞被覆分支状含血管的结缔组织索芯组成，构成手指样突起的绒毛，有根与固有层相连。该两型结构可存在于同一息肉内（绒毛管状或乳头管状腺瘤），伴有不同程度异形增生是癌变的先兆。同一腺瘤内亦可发生原位癌乃至浸润癌的变化。息肉性腺瘤的癌变率不一，管状腺瘤的癌变率约为 10％，乳头状腺瘤癌变率则可高达 50％～70％。息肉直径大于 2 cm，表面出现结节、溃疡甚或呈菜花状，息肉较周围黏膜苍白，蒂部宽广，周围黏膜增厚，则常是恶性的征象。

2. 增生性息肉

增生性息肉较常见，约占胃良性息肉的 90％。多为单发，无蒂或有蒂，表面光滑，色泽正常或稍红，突出黏膜表面，其表面是分泌黏液的柱状细胞，基质丰富。息肉直径通常＜1 cm。常见于胃窦部，是慢性炎症引起黏膜过度增生的结果，该息肉是由增生的胃小凹上皮及固有腺组成，偶可观察到有丝分裂象和细胞的异形增生。间质以慢性炎症性改变为其特点，并含有起源于黏膜肌层的纤维肌肉组织条带，常见于萎缩性胃炎、恶性贫血以及胃黏膜肠上皮化生患者，其中 90％患者胃酸缺乏。增生性息肉的癌变率很低（＜5％），极少部分癌变系通过腺瘤样增生或继发性肠化生、异形增生发展而来。随访发现部分增生性息肉患者胃内除息肉外同时存在浸润癌，发生率约为 2.3％，值得注意。

3. 炎性纤维样息肉

可能是一种局限形式的嗜酸性胃炎，可为单发或多发，无蒂或蒂很短，也好发于胃窦部。病变突向胃腔，组织学所见为纤维组织、薄壁的血管以及嗜酸细胞、淋巴细胞、组织细胞和浆细胞的黏膜下浸润。其发病机制仍不清楚，可能是一炎性病变的过程。

（二）诊断

大多数胃十二指肠息肉患者无明显临床症状，往往是在 X 线钡餐检查、胃镜检查或手术尸检标本中偶然发现。息肉生长较大时可出现上腹不适、疼痛、恶心、呕吐，若息肉表面糜烂、出血，可引起呕血和黑便。疼痛多发生于上腹部，为钝痛，无规律性与特征性。位于贲门附近的胃息肉偶可出现咽下困难，位于幽门区或十二指肠的较大腺瘤性息肉可有较长的蒂，可滑入幽门口，表现为发作性幽门痉挛或幽门梗阻现象。如滑入后发生充血、水肿、不能自行复位，甚至出现套叠时，部分胃壁可发生绞窄、坏死、甚或穿孔，发生继发性腹膜炎。位于 Vater 壶腹部息肉,可压迫胆道,出现梗阻性黄疸。部分腺瘤性息肉患者往往有慢性胃炎或恶性贫血的表现。大多数患者体格检查无阳性体征。

胃息肉因症状隐匿,临床诊断较为困难。约25%的患者大便潜血试验阳性。大多数息肉可由X线诊断,显示为圆形半透明的充盈缺损,如息肉有蒂时,此充盈缺损的阴影可以移动。无论是腺瘤性息肉还是增生性息肉,胃镜下的活组织检查是判定息肉性质和类型的最常用诊断方法。如息肉表面粗糙,有黏液、渗血或溃疡,提示有继发性炎症或恶变。对于小的息肉,内镜下息肉切除并回收全部息肉送检病理诊断最可靠;对较大的息肉,细胞刷检对判断其良恶性亦可能会有些帮助。较大的胃息肉多是肿瘤样病变,钳夹活检可做为最基本的诊断方法,依据组织学结果决定进一步诊疗方法。

有些腺瘤性息肉恶变早期病灶小、浅,很少浸润,而胃镜下取材有局限性,不能反映全部息肉状态而易漏诊。所以对胃息肉患者,即使病理活检是增生性息肉或腺瘤性息肉,均需要在内镜下切除治疗。对于大息肉,镜下切除有困难者需手术治疗。胃息肉患者应行全消化道检查,以排除其他部位息肉的存在,因此类息肉患者更常见结直肠腺瘤。

(三)治疗

内镜下切除息肉是治疗胃息肉的首选方法。随着内镜技术的发展和广泛应用,镜下处理胃十二指肠息肉已普遍开展,且方法较多。开腹手术的适应证:未能明确为良性病变的直径大于2 cm的有蒂息肉;直径大于2 cm的粗蒂或无蒂息肉;息肉伴周围胃壁增厚;不能用内镜圈套器或烧灼法全部安全切除的息肉;内镜切除的组织学检查持续为侵袭性恶性肿瘤。手术切除包括息肉周围一些正常组织。如果发现浸润癌或息肉数量较多时,可行胃大部切除。

二、平滑肌瘤

(一)概述

胃十二指肠平滑肌瘤是最常见的起源于中胚层组织的良性肿瘤。胃平滑肌瘤占有临床症状的胃部病变的0.3%,占全部胃肿瘤的3%,占全部胃良性肿瘤的23.6%。本病多见于中年人,男女发病率之比为1.3:1。

对胃平滑肌瘤的组织来源目前仍有争议,最近随着电镜和免疫组化技术的应用,有些作者提出部分平滑肌瘤来自胃肠道肌间神经丛神经膜细胞或来自未分化的间叶细胞的观点。平滑肌瘤早期位于胃十二指肠壁内,随着不断的扩展,肿瘤可突入腔内成为黏膜下肿块(内生型),或向壁外发展成为浆膜下肿块(外生型),前者为常见的形式。偶有呈哑铃状肿瘤而累及黏膜下和浆膜下者。胃平滑肌瘤可发生于胃的任何部位,但以胃体部(40%)常见,其次为胃底、胃窦、贲门。有2.1%胃平滑肌瘤可发生恶变,十二指肠平滑肌瘤有5%～20%可发生恶变。平滑肌瘤表面光滑,或呈分叶状,没有包膜,在其边缘的肿瘤细胞与周围的胃壁细胞互相混合,易与恶性平滑肌瘤混淆。多形性细胞和有丝分裂象的存在提示为恶性病变,但决定恶性的唯一结论性证据是肿瘤的转移和胃内浸润性生长。所有胃平滑肌瘤应该怀疑恶性可能,除非随时间和行为表现提供了相反的证据。

(二)诊断

胃平滑肌瘤的临床表现差异较大,决定于肿瘤的大小、部位、发展形势。肿瘤小者可无症状,较大的向胃腔内生长的肿瘤可引起上腹部压迫感、饱胀和牵拉性疼痛。肿块伴有黏膜糜烂、溃疡者可导致反复上消化道出血,并可致缺铁性贫血。有的患者以呕血为首发症状,且呕血量较大,也有以消化不良或单纯黑便为症状者。20%的胃平滑肌瘤位于幽门附近,但位于幽门部巨大平滑肌瘤,偶可引起梗阻症状。发生于胃大弯向胃外生长的肿瘤,有时可以在上腹部触及肿块。

当胃平滑肌瘤肿块较小时缺乏临床症状,晚期合并溃疡时又易误诊为消化性溃疡或胃癌。文献报道其诊断符合率仅为 21.1%～42.9%。目前主要借助于 X 线和胃镜检查进行诊断。胃平滑肌瘤 X 线表现为突入胃腔内的球形或半球形肿物,边线光滑规整,界限清楚,多形成一个孤立的充盈缺损,胃壁柔软,周围正常黏膜可直接延伸到肿物表面,形成所谓的"桥形皱襞"。并发溃疡者肿物表面可形成典型的龛影,常较深,周围无黏膜聚集现象。腔外型平滑肌瘤由于肿瘤的牵拉和压迫,胃壁可有局限性凹陷,黏膜皱襞展开,或呈外在压迫样缺损。哑铃型平滑肌瘤,肿块向腔内外生长,既可见到胃内光滑块影,胃又有不同程度的受压及黏膜展平。但 X 线检查不能确定肿瘤的性质。通常胃镜由于取材表浅,对黏膜下肿瘤的确诊率不足 50%。超声内镜检查有助于胃平滑肌瘤的诊断,CT 及 MRI 亦有帮助。

(三)治疗

胃平滑肌瘤的治疗以手术为主,切除范围应包括肿瘤周围 2～3 cm 的胃壁,肿瘤摘除手术是不恰当的治疗方法。切除标本必须送冰冻切片检查,如诊断为恶性,宜扩大切除范围或做胃大部切除术。

三、其他较少见的良性肿瘤

(一)神经纤维瘤及纤维瘤

神经纤维瘤及纤维瘤多位于胃幽门侧近小弯部分,为多发性,一般比平滑肌瘤小,可带蒂而突入至胃腔内,也可以无蒂而位于胃壁黏膜下或浆膜下。生长缓慢,也可发生浅在的黏膜溃疡而有慢性小量出血。神经纤维瘤可恶化为肉瘤,也可并有全身性的神经纤维瘤病。

(二)脂肪瘤

脂肪瘤多为单发,带蒂或无蒂,多数位于黏膜下,好发于胃幽门侧。肿瘤一般呈分叶状,大小不等。可发生黏膜溃疡,但多数无症状。

(三)血管瘤

血管瘤可分为毛细血管瘤和海绵状血管瘤两种,前者色红,后者色青。一旦伴发黏膜溃疡,则引起出血和慢性贫血。

(四)畸胎瘤

胃畸胎瘤是一种少见的多发生于男性婴幼儿的一种良性肿瘤,由多种组织组成,为囊性或实质性,既可向胃内生长,也可向胃外生长,其发病率占畸胎瘤的 1%以下。

第五章 泌尿外科疾病

第一节 尿道肿瘤

原发性尿道肿瘤临床上较少见,恶性肿瘤包括鳞状上皮癌、尿路上皮癌、腺癌、未分化癌、肉瘤、黑色素瘤等;良性肿瘤包括乳头状瘤、内翻性乳头状瘤、腺瘤、纤维瘤、平滑肌瘤、血管平滑肌瘤、血管瘤及神经纤维瘤等。尿道肿瘤可分为尿道上皮性肿瘤和非上皮性肿瘤。尿道上皮性肿瘤约有半数继发于膀胱、输尿管、肾盂尿路上皮癌。发病年龄与其他尿路上皮癌相似(一般为 60~70 岁)。女性尿道癌发生率是男性的 4~5 倍。早期即可有尿道流血、尿频、尿急、尿痛等症状。肿瘤增大,也会引起排尿困难。治疗困难,预后较差。

一、男性尿道癌

(一)病因

病因不明。可能与反复尿道炎、尿道扩张等对尿道刺激有关。

(二)病理

原发性男性尿道癌很少见,可发生于尿道的任何部位,50%~70% 发生于球部尿道或球膜部尿道。最常见的组织类型为鳞状细胞癌,约占 80%,多位于尿道海绵体部、球部及膜部;其次为尿路上皮癌,约占 15%,多位于前列腺部;腺癌占 4% 左右,可发生于尿道的任何部位,最常与憩室、前列腺癌伴发。

(三)诊断标准

1. 临床表现

①前尿道癌常见症状为排尿困难、尿线细及尿痛;②常有尿道感染、憩室、瘘管或狭窄的既往史;③可有血性尿道分泌物或合并初始血尿;④晚期可有食欲缺乏、贫血及体重下降等症状,严重时出现尿毒症;⑤查体可发现尿道结节或肿块,大的球膜部尿道癌会阴部可触及肿块,伴发尿道周围脓肿时可出现尿道瘘,晚期腹股沟可触及肿大的淋巴结。

2. 膀胱尿道镜检查

膀胱尿道镜检查可观察肿瘤的大小、范围,并取活检,病理检查是确诊的主要依据。

3. 影像学检查

(1)尿道造影:尿道癌表现为尿道不规则狭窄,与正常尿道分界清楚。尿道亦可呈不规则充盈缺损。少数表现为边缘光滑的局限性狭窄,狭窄以上尿道不同程度扩张。尿道造影有助于确定肿瘤的大小、位置,但不能据此估计肿瘤的浸润范围。

(2)超声检查:肿瘤内回声强弱不等,鳞癌呈强弱混合回声,尿路上皮癌和腺癌多呈低回声。邻近尿道壁可见实性结节或局部增厚,近端尿道常扩张。可明确肿瘤的大小、部位及来源,有助于评价肿瘤的分期。

(3)CT 和 MRI:可发现盆腔和腹膜后肿大的淋巴结,有助于肿瘤的分期。尿道肿瘤的典型 MRI 是 T_1、T_2 加权像显示与正常人体组织强信号相比的低回声块影。MRI 可显示肿瘤侵及阴茎海绵体,并有助于肿瘤的定位。

4.病理学检查

尿道分泌物细胞学检查可发现癌细胞。

(四)分期

0 期:原位癌病变局限于黏膜层。

A 期:病变局限于黏膜下层。

B 期:病变侵入尿道海绵体或前列腺。

C 期:病变侵入海绵体外组织或超出前列腺包膜。

D 期:转移。

D_1 期:腹股沟淋巴结或盆腔淋巴结转移。

D_2 期:远处转移。

(五)鉴别诊断

需要鉴别的疾病主要为良性尿道狭窄,通过病史、尿道造影、膀胱镜检查多可明确诊断。

(1)尿道狭窄:主要表现为尿线细、尿流无力、排尿困难,甚至发生尿潴留。尿道癌可因出现排尿困难而误诊为尿道狭窄,长期作尿道扩张。但尿道狭窄常有外伤、腔内器械检查、尿道炎等病史。不伴尿道血性分泌物,无尿道肿物。尿道造影显示为管腔狭窄而非充盈缺损。

(2)前列腺增生:多见于老年男性,以进行性排尿困难为主要表现。直肠指诊可发现增大的前列腺,中央沟消失,不能触及尿道肿块。尿道膀胱造影显示耻骨联合上方有增大的前列腺充盈缺损,而尿道内无充盈缺损,尿道镜检查可见后尿道拉长,前列腺侧叶或中叶增生。

(3)尿道乳头状瘤:为尿道良性肿瘤,常见于青壮年。多位于前列腺尿道部,与膀胱乳头状瘤常伴发,膀胱镜检可见后尿道、精阜处有带蒂的乳头状瘤,呈绒毛状,可飘动。

(4)尿道尖锐湿疣:由性接触传播的一种病毒性疾病,可有尿道刺激症状与血尿,常合并其他部位湿疣,如阴茎头冠状沟、包皮、阴囊及肛门等处。尿道尖锐湿疣多发生于距尿道外口 3 cm 以内的尿道黏膜,有排尿时灼痛及尿道分泌物。尿道镜检查呈乳头状、淡红色、质软。可取组织活检以资鉴别。

(六)治疗

男性尿道癌的主要扩散途径是局部浸润和淋巴转移。阴茎部、球部尿道癌首先向尿道周围的尿道海绵体浸润,并向肿瘤附近的尿道蔓延。球膜部尿道癌常扩散到会阴部软组织,甚至穿破尿道,形成尿瘘。前列腺尿道癌则向前列腺腺体及膀胱扩散。前尿道癌的淋巴转移先到腹股沟淋巴结,后尿道癌可转移到髂外、髂内淋巴结。男性尿道癌以手术治疗为主,尿道癌的部位不同、病变程度不同,其手术方式亦不同。

1.手术治疗

(1)肿瘤局部切除术:适用于全尿道单发、浅表、高分化、低分期的肿瘤;转移性尿道癌的姑息治疗。包括经尿道肿瘤电切或电灼术,尿道外口肿瘤可行局部切除。主要并发症为尿道狭窄,可行尿道扩张或切开。应警惕术后尿道狭窄可能为肿瘤复发。

(2)尿道部分切除术:适用于低分期前尿道癌,尿道切缘距肿瘤 2 cm 以上,保留近端尿道长度至少 2 cm,以保持站立姿势排尿。并发症少,局部复发多归咎于术前分期不准确,适应证掌握不严。

（3）根治性尿道切除术：适用于 0、A、B 期尿道癌，且肿瘤近端不超过球部中线者；前尿道癌尿道部分切除术后，阴茎长度不能保持站立排尿者。主要并发症为肿瘤局部复发、重建尿道外口狭窄等。

（4）根治性广泛脏器切除术：适用于 C 期以上的近段尿道癌，且能耐受手术者。切除范围包括阴茎、膀胱、尿道、前列腺及精囊，并行尿流改道。如腹股沟淋巴结活检阳性，应行腹股沟及盆腔淋巴结清除术。如直肠壁受累，可行盆腔脏器切除或姑息治疗。球膜部尿道癌在确诊时多已广泛蔓延，不适于手术治疗，如行根治术，术后复发率高且并发症多。

2. 放射治疗

男性尿道癌以手术治疗为主，原发尿道癌放疗的主要目的在于保存器官的完整，并发症多，效果不肯定。一般仅作为晚期尿道癌的姑息治疗。

3. 化学治疗

疗效不肯定，一般仅作为姑息治疗之用。

（七）预后

男性尿道癌的预后与原发肿瘤的解剖部位及病理性分期有关，而与分级及组织学亚型无关。发生于远端尿道（球部及悬垂部）的癌比发生于尿道膜部及前列腺部者预后好，前者的 5 年生存率约为 67%，后者约为 21%。发生于远端尿道的肿瘤，多为分化好的鳞癌和疣状癌，诊断时常处于早期，而发生于近端尿道的肿瘤，多为级别高的尿路上皮癌或非角化型鳞癌，发现时常为晚期。

二、女性尿道癌

（一）病因

病因不明。可能与性交、妊娠及反复尿路感染对尿道刺激有关。

（二）病理

女性尿道癌中约 75% 为角化型或非角化型鳞癌，其余的 25%～30% 分别为尿路上皮癌及腺癌。约半数尿道癌起源于尿道远段 1/3，常为低分级的鳞癌或疣状癌，其余半数为全尿道癌。转移途径包括淋巴转移、血行播散和局部浸润，以淋巴转移及局部浸润为主。远段尿道癌可转移至腹股沟浅、深淋巴结，近段尿道癌可转移至髂内、髂外及闭孔淋巴结。

（三）诊断标准

1. 临床表现

（1）常见症状：尿道流血、尿频、尿痛，前尿道癌有时尿道口可见类似肉阜脱出，肿瘤增大后可在尿道局部触及肿块，并可形成溃疡，部分有阴道分泌物增多，尿失禁及性交疼痛。

晚期可蔓延至会阴皮肤或外阴，并可出现尿道阴道瘘或膀胱阴道瘘、消瘦、贫血等。

（2）阴道检查：阴道前壁可触及肿块，尿道增粗、变硬，有时能触及腹股沟肿大的淋巴结。

2. 影像学检查

（1）X 线检查近段尿道癌可直接侵犯耻骨，造成骨质破坏。

（2）CT 和 MRI 检查有助于检查盆腔淋巴结，判断分期。

（3）淋巴管造影对诊断盆腔淋巴结转移有帮助。

3. 内腔镜检查

尿道膀胱镜检查可观察病灶并取活检。

4. 病理学检查

(1)任何尿道口赘生物可疑尿道癌时,应直接行活检。

(2)尿道拭子深入尿道擦拭后行脱落细胞学检查。

(四)分期

0 期:原位癌局限于黏膜层。

A 期:病变局限于黏膜下层。

B 期:病变浸润尿道肌层。

C 期:病变浸润尿道周围脏器。

C_1 期:浸润阴道壁肌层。

C_2 期:浸润阴道壁肌层及黏膜。

C_3 期:浸润邻近脏器如膀胱、阴唇及阴蒂。

D 期:出现远处转移。

D_1 期:腹股沟淋巴结转移。

D_2 期:盆腔淋巴结转移。

D_3 期:主动脉分叉以上有淋巴结转移。

D_4 期:远处脏器转移。

(五)鉴别诊断

1. 尿道肉阜

尿道肉阜为发生于女性尿道口部位的良性息肉样组织。有时可与突出至尿道外口的尿道癌混淆。尿道肉阜以绝经后女性多见,伴烧灼感,呈鲜红色、质软、易出血的息肉样肿块,基底广,血管丰富,表面无溃疡与分泌物,有明显触痛,不向外浸润。

2. 尿道尖锐湿疣

尿道尖锐湿疣为性传播疾病,除了发生在尿道外口,多同时出现在外阴、阴道、肛门周围等,有排尿灼痛及尿道分泌物。鉴别困难时,取活组织检查。

(六)治疗

女性尿道癌的治疗,主要依据其部位和分期。治疗方法包括经尿道切除术、肿瘤切除术、部分或全尿道切除术、放疗、单纯膀胱尿道切除术及外阴切除术,并视情况做淋巴结清扫术。

1. 切除术

(1)肿瘤局部切除术:适用于低分期、浅表、孤立的小肿瘤,可采用经尿道电切或激光切除,注意避免烧灼过深形成尿道狭窄。

(2)尿道部分切除术:适用于 0、A、B 期前尿道癌。

(3)根治性切除术:近段尿道癌和(或)全尿道癌发现常较晚,需行根治性切除,切除尿道、膀胱、阴道前壁、子宫和卵巢,同时行盆腔淋巴结清除和尿流改道。

2. 放射治疗

有外照射和组织内照射,低分期小肿瘤放疗满意,较大的、高分期的后尿道癌放疗效果不佳,常见并发症有尿道狭窄、局部坏死、外阴脓肿、放射性盆腔炎等。

3. 化学治疗

多用于辅助手术及放疗效果不肯定时。

(七)预后

远段尿道癌多为鳞癌,发现早,多向腹股沟淋巴结转移,预后好;近段尿道癌多为尿路上皮癌,发现晚,多向盆腔转移,预后差;腺癌的预后亦较差。

发生于尿道的其他上皮性肿瘤包括腺鳞癌、腺样囊性癌及类癌等,病例很少,且随访有限。

第二节　非尿路上皮性肿瘤

一、肾盂、输尿管非尿路上皮性肿瘤

(一)恶性肾盂、输尿管非尿路上皮性肿瘤

1.鳞癌

鳞癌约占肾盂肿瘤的10%,在输尿管所占比例更小,常伴有结石和慢性炎症。其组织来源仍是尿路上皮,因受长期慢性炎症刺激发生鳞状化生。发现时多为中晚期,常见肿瘤在肾实质内广泛浸润,恶性程度高,组织分化差,5年生存率很低。结石患者或结石去除后仍有经常严重的血尿,应警惕本病的存在。

2.腺癌

腺癌非常少见,文献上仅有个别病例报道。其发生可能与结石及慢性炎症有关。发现时多为中晚期,预后差。腺性化生或肠型腺上皮化生可能是本病的癌前病变。

3.平滑肌肉瘤

平滑肌肉瘤很少见,表现为血尿、疼痛及局部肿块,与尿路上皮性肿瘤的表现相似。

4.其他

骨肉瘤和恶性神经鞘瘤极少见。恶性黑色素瘤可发生于肾盂黏膜。癌肉瘤极罕见。

(二)良性肾盂、输尿管非尿路上皮性肿瘤

1.纤维上皮性息肉

纤维上皮性息肉是肾盂、输尿管良性肿瘤中最常见的一种类型。其好发于上段输尿管,可单发或多发,多为男性。

常见的症状为肋腹部绞痛及血尿。肿瘤局部切除预后良好。

2.平滑肌瘤

平滑肌瘤少见,与尿路上皮性肿瘤的表现相似,可局部切除,预后良好。

3.纤维瘤

输尿管纤维瘤可在管壁内呈内生性生长,或呈息肉状附于管壁。肾盂纤维瘤极少,仅有个案报道。

4.血管瘤

不常见,儿童及成人均可发生。肿瘤可为多发性,常引起尿路梗阻。病变呈息肉状,被覆正常尿路上皮细胞,中心为富含血管的纤维基质。

二、膀胱非尿路上皮性肿瘤

(一)恶性膀胱非尿路上皮性肿瘤

1.膀胱鳞癌

(1)病因:慢性尿路感染是膀胱鳞状细胞癌的主要病因,约90%的膀胱鳞状细胞癌患者的尿中,可长期有脓细胞和白细胞存在。慢性炎症刺激可使移行上皮鳞状化生、细胞间变、癌变。也有人认为感染后有的细菌将硝酸盐转变为有致癌作用的亚硝酸盐和亚硝胺,进而引起癌肿。膀胱内结石、导尿管等异物刺激也为鳞状细胞癌的重要病因。膀胱结石合并鳞状细胞癌发病率为0.074%～9.9%,然而,鳞状细胞癌合并结石发病率高达2.77%～47%。结石长期刺激可引起组织细胞增生、癌变。长期留置导尿管的慢性刺激亦可引起膀胱癌变。有报道脊髓损伤患者,留置导尿管10年以上者80%有膀胱鳞状上皮化生,6个月至10年者42%有膀胱鳞状上皮化生,而未放置导尿管者膀胱鳞状上皮化生率仅为20%。留置导尿管10年以上者20%发生鳞状细胞癌,而且同时有弥散性炎症、鳞状上皮化生和膀胱原位癌。表明膀胱慢性炎症、结石、异物等互为因果,常同时存在,均可引起膀胱尿路上皮鳞状化生、细胞间变、非典型增生、导致癌变。埃及血吸虫病流行的埃及、非洲、中东地区,膀胱癌的膀胱壁中70%可查见血吸虫卵,故认为埃及血吸虫感染为膀胱鳞状细胞癌的病因之一,但其致癌机制尚不明确,膀胱黏膜白斑病等病变在某些因素作用下可进一步发展为癌肿。

(2)发病机制:膀胱鳞状细胞癌起初常为扁平状或轻度隆起,浸润性生长,呈实体团块状,溃疡型或乳头状,多单发,也可多发。病理检查以纯鳞癌多见,伴有尿路上皮癌和腺癌等成分的混合癌约占1/3。组织学特点为角化细胞出现,大癌肿鳞状细胞呈片状,排列不规则,有同心性排列的角化细胞——角化珠。根据鳞状细胞分化程度可分为四级:Ⅰ级:细胞高分化,类似正常或化生的鳞状上皮细胞,有角化珠形成,轻度核仁异常;Ⅱ级:癌肿呈实性生长,有广泛角化和角化珠形成;Ⅲ级:角化仅限于个别细胞且偶有角化珠;Ⅳ级:具有大的透明细胞,少见的低分化鳞状细胞。小细胞型鳞癌,细胞分化很差,类似肺的雀麦细胞癌,伴有典型的鳞状细胞癌珠。血吸虫引起的鳞癌,常可见有两个胞核的巨细胞。

(3)临床表现:主要有血尿和膀胱刺激症状,约80%出现血尿,以全程肉眼血尿为主。有膀胱刺激症状者约占70%,以尿痛为主,特点为症状重,药物不能缓解。排尿不畅和尿流梗阻者发生率也较尿路上皮癌多见。

(4)诊断:主要依据临床表现、静脉尿路造影等影像学检查、膀胱镜检查及活检可以明确诊断。

(5)治疗:混合性膀胱鳞状细胞癌,可根据混合癌的组织类型及各种组织比例选用放疗或化疗配合手术的综合治疗,预后较纯鳞癌效果好。

鳞癌病理组织学显示常较预计的浸润范围较深较广,因而膀胱部分切除往往达不到预期目的。根治性全膀胱切除是唯一治疗选择。放、化疗效果差。肿瘤常转移至髂窝、腹股沟、大网膜、肝、肺和骨骼等处。因此,治疗要非常积极。

经尿道切除、膀胱部分切除或放疗均难以奏效。术前放疗(或不放疗)及根治性膀胱全切除为首选治疗方案。用于尿路上皮癌的化疗方案对鳞状细胞癌无效。本病尿道复发的概率较高(50%),故在膀胱全切除时宜行尿道切除。

(6)预后:本病预后差,5年生存率为50%左右,血吸虫病性膀胱鳞癌的预后相对较好。

2.膀胱腺癌

膀胱腺癌是指在整个肿瘤内有腺体样结构,膀胱腺癌又称膀胱胶样癌、膀胱黏液腺癌或膀胱印戒细胞癌,包括原发性膀胱腺癌、脐尿管腺癌和转移性腺癌,其中主要为原发性膀胱腺癌,占膀胱癌的 0.9%～2%。

(1)病因及发病机制

1)发病原因:非脐尿管腺癌可能因尿路上皮腺性化生引起。长期的慢性刺激、梗阻及膀胱外翻是引起化生的常见原因,血吸虫感染也是腺癌发生的原因之一。脐尿管腺癌可能与脐尿管上皮增生及其内覆移行上皮腺性化生有关,只发生于膀胱顶部前壁,肿瘤集中于膀胱壁,即肌层或更深层,而非黏膜层。转移性腺癌是最常见的膀胱腺癌,由原发灶转移而来。

2)发病机制:腺癌占原发性膀胱癌 2%以下,分 3 类:原发性膀胱腺癌、脐尿管癌和转移性腺癌。腺癌也可发生在肠管代尿道通道、扩大膀胱等。继发性膀胱腺癌好发于膀胱底部(三角区、颈部、侧壁)、膀胱顶部,腺癌在膀胱外翻中发病率最高,肠道腺癌的组织学类型如印戒细胞癌、胶样癌,在膀胱中均可发生,腺癌可能是乳头状或实体的,多数腺癌分化较差且有浸润;脐尿管癌极为罕见,多为腺癌起于膀胱外壁,且向膀胱浸润,脐尿管癌可扩散至膀胱周围间隙,脐部可出现血性或黏液分泌物或黏液囊肿,若累及膀胱腔,尿中则可出现黏液。转移性腺癌主要来源于直肠、胃、乳房、前列腺和卵巢。

(2)临床表现:最常见为肉眼血尿,其次是尿路刺激症状,表现为尿频、尿急、尿痛、下腹不适等;部分患者有黏液尿、黏液量不等,黏液稠厚者也可阻塞尿道而发生尿潴留,这是膀胱腺癌的特点之一。起源于膀胱顶部脐尿管的腺癌,位置隐匿,多无症状,但部分患者可于下腹部触及肿块,晚期可出现浸润及转移症状。

(3)诊断:诊断主要依靠膀胱镜活检,B 超、CT 及 MRI 等检查可显示肿瘤的大小、侵犯范围及临床分期。根据膀胱腺癌的临床表现及检查诊断一般无困难,但早期膀胱腺癌的诊断并不容易,要注意病史的特点与有关的辅助检查相结合综合判断,争取早期诊断。

原发性膀胱腺癌的诊断标准:①肿瘤多发生在膀胱的侧壁和底部;②常伴有腺性或囊性膀胱炎;③癌与正常膀胱上皮间有移行病变;④无其他原发癌。

脐尿管腺癌的诊断标准:①肿瘤位于膀胱顶部或前壁;②无囊性或腺性膀胱炎;③肿瘤始于脐尿管的膀胱壁内段,浸润肌层或更深,而膀胱黏膜常完整或有溃疡;④肿瘤与周围或表面分界清楚,但有分支伸向膀胱间隙;⑤有脐尿管残余发现;⑥扪及耻骨上包块;⑦全身无其他原发癌。

(4)治疗

1)非脐尿管腺癌治疗:首选根治性膀胱切除术,一般不行经尿道膀胱肿瘤切除术(TUR-BT)或膀胱部分切除术。术后辅以放疗,可以提高肿瘤无复发生存率。对于进展期及有转移的腺癌可采用化疗,一般采用以氟尿嘧啶为基础的化疗。

2)脐尿管腺癌治疗:主要为手术治疗,包括扩大性膀胱部分切除术和根治性膀胱切除术。放化疗的效果较差。术后复发及转移是治疗失败的主要原因,常见的转移部位是骨、肺、肝和盆腔淋巴结。

3)转移性腺癌治疗:采用以处理原发病为主的综合治疗。

(5)预后:预后较差,脐尿管腺癌的预后较非脐尿管腺癌差,5 年生存率约 33%。其原因为:①诊断时已为晚期;②肿瘤多深部浸润且转移早;③肿瘤细胞恶性程度高,极易转移;④术前未能确诊为腺癌,致手术切除不彻底;⑤化疗、放疗均不敏感。

3.未分化癌(小细胞癌)

未分化癌(小细胞癌)少见,组织学上与肺小细胞癌相似,其发病率逐年增加。性别上男多于女(4∶1),多发生于老年人。临床表现为无痛血尿、膀胱刺激症状及下腹疼痛等。少数病例癌组织产生内分泌激素,如异位 ACTH、高钙血症及低磷酸盐血症。膀胱小细胞癌主要通过淋巴转移,侵袭性强,转移早而快,最常见的转移部位依次是淋巴结、肝脏、骨骼、肺和大脑。治疗采用肺小细胞癌的化疗方案做辅助化疗或新辅助化疗,联合手术或放疗,手术宜选择根治性膀胱切除术。常用化疗药物有顺铂、阿霉素、环磷酰胺和 VP-16。单纯放疗效果差。膀胱小细胞癌恶性程度高,5 年生存率约为 8%,平均生存时间为 19 个月。

4.平滑肌肉瘤

平滑肌肉瘤最常见于成人,平均年龄为 52 岁,常见症状有血尿及尿路梗阻。有时与尿路上皮癌合并发生。如平滑肌肉瘤局限性生长可行膀胱部分切除术,如广泛生长则可行根治性膀胱切除术。5 年生存率约为 67%。

5.恶性淋巴瘤

恶性淋巴瘤常为继发性,来自全身恶性淋巴瘤。女多于男,多见于老年人。主要为血尿、排尿障碍及膀胱刺激症状。膀胱镜检查见肿瘤呈单发或多发,无蒂或呈息肉状。被覆肿瘤的黏膜常无改变,是本肿瘤的特点之一。应与炎性假瘤、小细胞癌鉴别。膀胱恶性淋巴瘤适于放疗,如膀胱外也有肿瘤则适于化疗。如淋巴瘤仅限于膀胱则放疗效果良好,5 年生存率可达到 82%。

(二)良性膀胱非尿路上皮性肿瘤

1.平滑肌瘤

平滑肌瘤以成年女性多见,发生阻塞症状最常见,其他症状有盆腔内疼痛、输尿管梗阻引起肾积水。良性病变,可局部切除,预后良好。

2.血管瘤

原发性膀胱血管瘤不多见,可发生于各种年龄,30 岁以前的患者多见。临床表现有血尿、膀胱刺激症状、疼痛及阻塞症状。30% 的患者伴有皮肤血管瘤。膀胱镜下可见紫红色、分叶状有蒂肿物,有时误认为子宫内膜异位症、黑色素瘤。根据肿瘤的部位及体积大小可行膀胱部分切除术或局部切除术。活检及经尿道切除有大出血的可能,需警惕。激光疗法是一种安全、疗效满意的治疗方法。

3.副神经节瘤

膀胱副神经节瘤发生自膀胱壁内的副神经节细胞,其发生无年龄及性别差异。临床表现包括心悸、高血压、头痛及眩晕。膀胱充盈时血压上升及无痛性血尿为诊断本病的特异性症状。肿瘤位于膀胱壁内,好发于三角区、前壁及膀胱顶,表面被覆黏膜完好或有溃疡形成,肿瘤局限性生长、分叶状,外观粉红或黄褐色。推荐作膀胱部分切除术,瘤体小时亦可经尿道切除。

三、尿道非上皮性肿瘤

(一)恶性尿道非上皮性肿瘤

1.尿道肉瘤

尿道肉瘤包括尿道平滑肌肉瘤、纤维肉瘤及横纹肌肉瘤等,均少见,临床表现为尿道口肿块、排尿困难、尿潴留及血尿,治疗以根治性切除为主,辅以放疗及化疗,预后不良。

2.尿道黑色素瘤

尿道黑色素瘤多发生于50岁以上,临床表现为尿道口肿块及尿道出血。查体时可见黑褐色肿物,表面常有坏死、糜烂。

易误诊为尿道肉阜合并感染,可疑时应行组织活检。治疗以根治性切除为主,辅以放疗、化疗及免疫治疗,预后极差。

(二)良性尿道非上皮性肿瘤

1.尿道平滑肌瘤

女性多见,临床表现为外阴部肿块、尿道出血、疼痛、排尿困难及尿失禁,肿瘤表面光滑,质地硬,组织活检可和尿道癌及尿道肉阜鉴别,肿瘤局部切除后预后良好。

2.尿道纤维瘤

女性多见,肿瘤质地硬,肿瘤局部切除,预后良好。

第三节 睾丸肿瘤

原发性睾丸肿瘤多发于青壮年,多属于恶性,确切的病因不清,但隐睾肯定与之有密切关系,隐睾发生睾丸肿瘤的机会是正常睾丸的20～40倍,复位的隐睾并不能完全防止其发生恶变,但有助于早期发现。也有学者认为与外伤、感染有关,但不确定。

睾丸肿瘤多发生于生殖细胞(占90%～95%),少数发生于非生殖细胞(占5%～10%)。临床上通常将睾丸肿瘤分为生殖细胞瘤和非生殖细胞瘤两大类,好发年龄在20～40岁,精原细胞瘤好发于30～40岁;胚胎癌和畸胎癌好发于25～30岁;绒毛膜上皮癌好发于20～30岁;卵黄囊肿瘤好发于婴幼儿;50岁以上患者易患恶性淋巴瘤。

一、诊断标准

(一)临床表规

(1)无痛性睾丸进行性增大,伴坠胀感:80%以上的患者,睾丸呈不同程度肿大,有时睾丸完全被肿瘤取代,质地坚硬,正常的弹性消失。早期表面光滑,晚期表面可呈结节状,可与阴囊粘连,甚至破溃,阴囊皮肤可呈暗红色,表面常有血管迂曲。做透光试验检查时,不透光。若为隐睾发生肿瘤,多于腹部、腹股沟等处扪及肿块,而同侧阴囊空虚,部分睾丸肿瘤患者同时伴有鞘膜积液。有的尚属正常或稍大者,故很少自己发现,往往在体检或治疗其他疾病时被发现,部分患者因睾丸肿大引起下坠感而就诊。

(2)疼痛:近90%的患者睾丸感觉消失,无痛感。因此,一般认为肿瘤是无痛性阴囊肿块。值得注意的是,在临床还可以见到急剧疼痛性睾丸肿瘤,但往往被认为是炎症,发生疼痛的原因是肿瘤内出血或中心坏死,或因睾丸肿瘤侵犯睾丸外的组织而发生疼痛。

(3)转移:睾丸肿瘤以淋巴结转移为主,常见于髂内、髂总、腹主动脉旁及纵隔淋巴结,转移灶可以很大,腹部可以触及,患者诉腰背痛。睾丸癌患者,可出现乳房肿大、乳头乳晕色素沉着。

(二)辅助检查

1. AFP 和 β-hCG 测定

该项检查有助于确定肿瘤的组织来源,临床分期,估计预后及术后监测有无肿瘤转移和复发。一般胚胎癌 AFP 增高,绒毛膜癌 hCG 增高。

90%的非精原细胞瘤有 AFP 和 β-hCG 一项或同时增高,5%～10%的纯精原细胞瘤仅表现 β-hCG 一项增高。

2. B 超检查

该检查确定睾丸肿瘤病变,并与睾丸鞘膜积液、血肿等鉴别。

3. CT 或 MRI 检查

该检查有助于发现淋巴结和其他脏器的转移。

4. 放射性核素或 X 线淋巴管造影

该检查对了解淋巴系统的转移很重要。

5. 放射性核素骨扫描和胸部 X 线检查

该检查对骨、肺转移情况可了解。

6. IVU

IVU 可了解转移灶与泌尿系的关系。

二、组织学分类

(一)原发性肿瘤

1. 生殖细胞肿瘤

①精原细胞瘤(典型精原细胞瘤、间质型精原细胞瘤、精母细胞瘤型精原细胞瘤);②胚胎瘤;③畸胎瘤(有无恶性变,成熟型、未成熟型);④绒毛膜上皮癌;⑤卵黄囊肿瘤(内胚窦、胚胎性腺癌)。

2. 非生殖细胞肿瘤

①性腺基质肿瘤;②间质(Leydig)细胞瘤:支持(Sertoli)细胞瘤;③性腺胚细胞瘤;④其他类型肿瘤,睾丸腺癌、间质性肿瘤。

(二)继发性肿瘤

(1)网状内皮组织肿瘤。

(2)转移性肿瘤。

(三)睾丸旁肿瘤

(1)腺瘤样肿瘤。

(2)附睾囊腺瘤。

(3)间质性肿瘤。

(4)皮质瘤。

(5)转移瘤。

三、分期

睾丸肿瘤的准确分期是确定治疗方案和判断预后的主要依据。目前临床常用的分期方法如下。

1. 改良的 Boden 和 Cibb 分期法

A：肿瘤局限于睾丸和精索。

A_1：小于 5 cm。

A_2：大于 5 cm，小于 10 cm。

A_3：大于 10 cm（块状腹膜后肿块）。

B：仅有膈下的淋巴结转移。

C：膈上纵隔和锁骨上淋巴结转移和远处转移。

2. TNM 分期

T 肿瘤。

T_1 肿瘤局限于睾丸。

T_2 肿瘤侵犯睾丸鞘膜。

T_3 肿瘤侵犯精索。

T_4 肿瘤侵犯阴囊。

N 淋巴结。

N_0 无淋巴结转移。

N_1 1 个淋巴结转移，小于 2 cm。

N_2 1 个以上淋巴结，小于 5 cm。

N_3 转移淋巴结，大于 5 cm。

M 远处转移。

M_0 无远处转移。

M_1 有远处转移。

M_{1a} 有隐匿的转移，根据生化和（或）其他检查确定。

M_{1b} 某一器官的单个转移。

M_{1c} 某一器官的多处转移。

M_{1d} 多个器官的转移。

四、临床分期

I_A 期：肿瘤限于睾丸内。

I_B 期：局部肿瘤属于 I_A 期，但腹膜后淋巴结清除中有癌浸润。

II 期：腹股沟、盆腔内、腹主动脉旁、横膈下的淋巴结有癌转移，但无远位脏器的转移。

III 期：淋巴结转移越过横膈以上，并有实质性脏器的癌转移。

五、治疗

近年来，随着影像医学和肿瘤化学治疗的发展，睾丸肿瘤得以早期发现和准确分期，化学治疗、支持疗法的进步使得早期睾丸肿瘤获得根治，晚期肿瘤得以延长寿命。睾丸肿瘤治疗的进步是现代泌尿外科学发展革命性的一大进展。一般精原细胞瘤以手术配合放射治疗为主；非精原细胞瘤以手术配合化疗为主。后者常要求在根治性睾丸切除术后，立即改行腹膜后淋巴结清扫术（RPLND 术），这样能够取得更为准确的分期。高分期的非精原细胞瘤在行

RPLND 术后,再给予化疗或先化疗再切除残余肿瘤并行 RPLND 术。

(一)手术治疗

睾丸切除术适用于任何类型的睾丸肿瘤,所强调的是应当采用经腹股沟途径的根治性睾丸切除术。

方法是:手术采用腹股沟斜形切口,达阴囊上方,分离精索,在腹股沟内环处先将精索、血管结扎切断,然后再切除睾丸及其肿瘤。

其注意事项为:在手术时尽可能先结扎精索血管及输精管;应尽可能地高位切除精索;术中防止挤压肿瘤以免促使扩散。单纯睾丸切除往往达不到彻底的手术切除效果,需配合施行腹膜后淋巴结清除术,以达到根治的目的。现应用最广的是用腹正中切口(从剑突至耻骨联合)。其优点是:能充分暴露腹膜后间隙,使手术在直视下进行操作,肾蒂和大血管周围均能完善地暴露和彻底清除。其范围包括同侧下 2/3 肾筋膜内所有的淋巴结、脂肪和结缔组织。Roy 等指出:左、右两侧睾丸引流范围有一定区别,且右侧向左侧的交通支较多,故清扫的范围亦应不同,清扫范围右侧大于左侧。

右侧:应由肾蒂平面以上 2 cm 平面起,沿下腔静脉到腹主动脉分叉处,切除所有的脂肪、结缔组织与淋巴组织,同时也切除腹主动脉与下腔静脉之间的淋巴结及腹主动脉前的淋巴结,再由腹主动脉分叉处向右、向下切除髂淋巴结,与内环精索结扎处会合,将其残端一并切除。

左侧:沿腹主动脉自肾蒂上 2 cm 向下解剖直至腹主动脉分叉处,切除所有的脂肪、结缔组织与淋巴组织,同时也切除腹主动脉与下腔静脉之间的淋巴结,再由腹主动脉分叉处向左、向下沿髂血管解剖,切除髂淋巴结达左侧内环处,将精索结扎残端一并切除。有学者认为上述清扫方法尚不能彻底,仍有 25% 的淋巴结残留在大血管后面,因而采用扩大的双侧腹膜后淋巴结清扫术。其方法与前述方法基本相同,由两侧输尿管内侧开始,结扎两侧腰动静脉,使腹主动脉和下腔静脉完全游离,可提起腹主动脉和下腔静脉,将腹膜后区域内的淋巴结、脂肪组织全部清除,以达到完全清除的目的。睾丸肿瘤腹膜后转移主要位于肠系膜动脉根部水平以下的肾周围到大血管分叉水平之间的范围内,对该区域作彻底清除是提高手术疗效的关键。

关于腹腔后淋巴结清除术的时机及操作一般认为:①手术时间,在睾丸切除术的同时或两周后进行;②清除淋巴结应按解剖顺序,争取作整块切除;③在腹膜后大血管旁剥离淋巴结应谨慎轻巧,以免损伤大血管,并且不应过度牵拉肾蒂血管;④术后若需要化疗,应在两周之后进行。

(二)放疗

精原细胞瘤睾丸切除后放射治疗,25~35 Gy(2 500~3 500 rad)3 周照射主动脉旁和同侧髂、腹股沟淋巴结。第 I 期者 90%~95% 可生存 5 年。如临床发现腹膜后病变即第 II 期,则纵隔及锁骨上区亦照射 20~35 Gy(2 000~3 500 rad)2~4 周,5 年生存率亦可达 80% 以上。腹内大块转移和远处病灶预后不良,生存率仅 20%~30%,近年亦用含顺铂的化疗,生存率可以明显提高,60%~100% 有效(PVB 或 DDP+CY),化疗方案在下述介绍。睾丸切除时精索有病变者,半侧阴囊亦应包括在照射区内。腹部有>10 cm 肿瘤,肺部转移癌均有明显的放疗效应。非精原细胞瘤包括胚胎癌、畸胎癌、绒癌、卵黄囊肿瘤或各种混合组织肿瘤。腹膜后淋巴结转移极常见,由于对放射线不如精原细胞瘤敏感,因此,除睾丸切除外应同时行腹膜后淋巴结清扫术,第 I 期病例手术证明 10%~20% 已有转移,即病理属 II 期。睾丸切除加腹膜后淋巴结清除术,病理 I 期者 90% 左右可生存 5 年以上,病理 II 期者降至 50% 左右。第 III 期远处转移 144 例中肺 89％，肝 73％、脑 31％、骨 30％、肾 30％、肾上腺 29％、消化道 27％、脾 13％、腔静脉 11％。以化疗为主要治疗。在非精原细胞瘤中绒癌常是先转移至肺等远处病灶。在治疗过程中密切观察肿瘤标志物 hCG 及 AFP 改变。

（三）化疗

1.适应证

不宜手术或不愿手术的Ⅱ、Ⅲ期患者；局部肿瘤限于睾丸内，但腹膜后淋巴结清除后组织中有癌浸润者；手术、放疗后或化疗完全或部分缓解后的维持、挽救治疗。

2.禁忌证

心、肝、肾等重要脏器功能障碍者；有感染以及发热等严重并发症者；年老体衰或呈恶病质者；有严重骨髓抑制者。

3.化疗方案

化学治疗发展较快，使用药物的治疗方案也较多。列举常用治疗方案以供参考。单药化疗对睾丸肿瘤仍有一定的疗效。

顺铂（DDP）：成人每日 20～50 mg，分 3～6 次给药；或每次 150 mg，3 周后重复，1 个疗程 300 mg，可反复应用。主要不良反应是胃肠道反应（恶心、呕吐）和肾毒性，应用时要积极应用镇吐药物，并进行水化。

博来霉素（BLM）：成人每次 30 mg，静脉注射，每周 1 次，连用 12 周。总量为 300～600 mg。主要不良反应为发热、肺纤维化和皮肤色素沉着等。

苯丙氨酸氮芥（溶肉瘤素）：一般每次 25～50 mg，每周 1 次，口服或静脉注射，总量为 180～200 mg。主要不良反应为消化道反应和骨髓抑制。

联合化疗：睾丸肿瘤的全身联合化疗是比较有效的治疗方法，完全缓解率和长期生存率较高，目前较多采用联合化疗方案。

PEB（PVB）方案：DDP 100 mg/m^2，静脉滴注，第 1 天（配合水化利尿等）；VP-16 100 mg/m^2，静脉滴注，第 3、4、5、6、7 天；PYM 20 mg/m^2，肌内注射，第 3、5.8、10 天。3 周后重复，共 3～4 个周期。

CEB 方案：CBP 300 mg/m^2，静脉滴注，第 1 天；VP-16 100 mg/m^2，静脉滴注，第 3、4、5、6、7 天；PYM 20 mg/m^2，肌内注射，第 3、5、8、10 天。4 周后重复，共 3～4 个周期。

首次治疗失败后的解救方案：IFO 1.2 mg/m^2 静脉滴注，第 1～5 天；ACTD 250 μg/m^2，静脉滴注，第 1～5 天；ADM 30～40 mg/m^2，静脉冲入，第 1 d。21～28 d 为 1 周期，共 2～3 个周期。大剂量 DDP 治疗需配合水化及止呕治疗，应在有经验的医护人员指导下实施。治疗非精原细胞瘤的方案亦可以用于常规药物治疗失败的精原细胞瘤患者。

第四节　阴茎肿瘤

阴茎部位可发生的肿瘤有良恶性之分，一般良性肿瘤少见，如血管瘤、纤维瘤、神经瘤、阴茎角、乳头状瘤、凯腊增殖性红斑等，多数病因不清，常可通过局部切除治愈，最后病理明确诊断。阴茎恶性肿瘤最常见的是阴茎癌,多数为鳞状细胞癌,其他如基底细胞癌和腺癌少见。阴茎黑色素瘤及阴茎肉瘤极为少见。

一、诊断标准

(一)临床表现

(1)见于 40～60 岁有包皮过长或包茎患者。

(2)肿瘤常发生于患者的包皮内板、龟头、冠状沟,起初表现为丘疹或疣状,晚期为菜花状。病变可呈乳头状或浸润性生长,表面可形成溃疡。合并感染肿瘤可坏死,分泌恶臭液体。

(3)腹股沟肿大的淋巴结并非一定为转移肿大的淋巴结,尤其合并感染者,这时肿大的淋巴结常有压痛,一般在给予 2～6 周的抗生素治疗后肿大的淋巴结变小,无压痛。有时感染和转移同时存在,必要时必须行双侧腹股沟淋巴结活检。

(二)辅助检查

(1)阴茎癌与梅毒和软下疳、尖锐湿疣及结核有时难以区别,应作相关的血清学检查和局部涂片检查病原体。

(2)怀疑远处转移者,一定要作盆腔 CT 或 B 超检查,必要时行淋巴造影,全面了解淋巴结转移情况。

(3)确诊一定要行活组织病理检查。活组织检查为最重要的组织学诊断依据。原发癌肿进行活组织检查可明确癌肿的组织学类型、病理分级;腹股沟淋巴结活检可明确有无转移,有助于临床分期和治疗方案的制订。

(4)淋巴造影:对诊断转移有一定帮助,一般不作为常规检查。选择经足背部、阴茎、精索淋巴管注射造影法。若有转移可显示淋巴结不规则、充盈缺损,淋巴管变形、受压阻塞等征象。

二、分期

临床上通常采用 Jackson 分期。

A:肿瘤局限于龟头或包皮。

B:肿瘤侵及阴茎干。

C:腹股沟淋巴结转移。

D:肿瘤侵及邻近器官或盆腔淋巴结或远处转移。

三、治疗

(一)手术切除

手术切除病变是主要治疗方法,如病变局限在包皮,可做包皮环切术,有统计复发率可达半数左右。肿瘤侵犯阴茎头,亦可做阴茎部分切除术,一般距肿瘤 2 cm 处切除即足够,在切除时断端冷冻检查有无肿瘤。由于阴茎癌扩散常为栓子转移,不是一般肿瘤常有的经淋巴管潜入周围组织,所以绝大多数距肿瘤 2 cm 局部切除后无局部复发。若无腹股沟淋巴结转移,则术后 70%～80%生存 5 年。如肿瘤较大,残余阴茎悬垂部极短不可能站立排尿,则行阴茎全切术尿道阴部造口术。近年报道应用 Nd:YAG 激光治疗阴茎癌效果较好。

(二)腹股沟淋巴结清除

关于腹股沟淋巴结清除术的适应证已争论多年。阴茎癌临床上未触及腹股沟肿大者,发生淋巴结微病灶转移者占 3%～6%，但亦有报道假阴性可达 38%，阴茎癌转移者占 20%～50%，目前不主张常规腹股沟淋巴结清除术，因为半数以上患者可能不存在转移病灶，而清除手术所引起的皮肤坏死、感染、肺栓塞以及后期的下肢淋巴水肿相当常见，给患者带来不必要的痛苦。

如果临床上有可疑的转移灶（即淋巴结增大者），可以取活检，必要时行连续切片检查，有转移者行淋巴清除术；一般不主张常规两侧同时行淋巴结清除术；位于大隐静脉和股静脉连接处内侧的淋巴结称前哨淋巴结，如果转移应行腹股沟深、浅淋巴结清除术，切除髂腹股沟淋巴结。

（三）放射治疗

放射治疗是有争论的，有主张阴茎癌仅行放射治疗，由于大量照射可引起尿道狭窄、尿瘘、阴茎坏死和水肿等并发症，应用受到限制。阴茎癌感染、坏死也可降低放疗效果。早期阴茎癌可在博来霉素配合下行 X 线照射，效果良好。

（四）化疗

一般常与手术或放疗配合应用，适用于晚期患者。

第五节　精囊肿瘤

精囊肿瘤极为罕见，良性肿瘤多见，常见有乳头状腺瘤、囊腺瘤、纤维瘤、平滑肌瘤。恶性肿瘤有乳头状腺癌、平滑肌肉瘤等。

一、诊断标准

（一）临床表现

（1）大多数精囊原发性恶性肿瘤为精囊腺癌，好发于 50 岁以上患者。早期无症状，应重视影像学分析。后期可有排尿困难、血精、血尿、下腹部胀痛等。晚期肿瘤侵犯直肠、输尿管、后尿道可引起相应症状，应与前列腺癌、直肠癌、膀胱癌鉴别。

（2）肛门指检在前列腺顶端常可触及肿大的精囊肿块。同时应该注意直肠的情况。

（二）辅助检查

（1）检查血清 PSA、CEA，与前列腺癌、直肠癌鉴别。

（2）与膀胱颈部、三角区肿瘤鉴别时，需行膀胱镜检查和活检。必要时在 B 超和 CT 引导下行肿块穿刺活检，明确肿瘤性质。

（3）CT 或 MRI 检查对精囊腺癌的分期、了解其与周围脏器的关系、淋巴结转移情况极为重要。

（4）怀疑肿瘤有侵犯输尿管下端时，需行 IVU 检查，了解上泌尿系梗阻情况。

三、治疗

（1）肿瘤无局部扩散，活检为良性者，可观察。

（2）肿瘤体积大，有症状者，可行精囊腺包括肿瘤切除术。

（3）原发性精囊恶性肿瘤手术方式可以分为单纯性精囊切除、根治性切除和全盆腔切除 3 种手术方式。①对于特殊组织起源的精囊肿瘤，可以根据肿瘤的特性选择使用对应的化疗方案。②对于年老体弱不能耐受手术或肿瘤无法切除者可以行放疗，以减轻临床症状并延长生存时间。③根治性切除和全盆腔切除后需要进行尿路重建或尿流改道，全盆腔切除主要见于精囊肿瘤同时向后侵犯直肠，此时将膀胱、前列腺、直肠及精囊等盆腔脏器全部切除，同时进行盆腔淋巴结清扫。④根治性切除是精囊肿瘤侵犯前列腺和（或）膀胱后，根据其侵犯的程度在切除双侧精囊肿物的基础上，进行前列腺和膀胱部分切除或者膀胱前列腺全切除术，同时进行盆腔淋巴结清扫。⑤纯精囊切除适用于局限于精囊内的、小的、高分化肿瘤，但由于原发性精囊肿瘤的隐蔽性，患者就诊时肿瘤多数已经侵犯周围组织器官，临床很少见到这种情况。

第六节　阴囊肿瘤

阴囊肿瘤少见，可分为良性和恶性两类。良性肿瘤主要有纤维瘤、脂肪瘤、血管瘤及皮脂腺囊肿，恶性肿瘤包括阴囊鳞状细胞癌、阴囊炎性癌及阴囊基底细胞癌。

一、阴囊皮脂腺囊肿

阴囊皮脂腺囊肿是由于分泌物过多使皮脂腺口阻塞而形成囊泡。

（一）诊断标准

囊肿呈圆形或椭圆形，与皮肤粘连，单发，大小不一，也可数个融合。合并感染时，局部发红、疼痛。

（二）治疗

单个、较小的阴囊皮脂腺囊肿无须治疗。有感染时可局部或全身应用抗生素。囊肿较大时应手术切除。

二、阴囊鳞状细胞癌

阴囊鳞状细胞癌简称为阴囊癌，是阴囊最常见的恶性肿瘤，病因尚不清楚，病理为鳞状细胞癌，多经淋巴转移。

（一）诊断标准

（1）阴囊皮肤出现无痛性疣状或丘疹状隆起，逐渐增大，质地较硬，突出于阴囊表面，中央可凹陷形成溃疡、出血、坏死及脓性分泌物，晚期有恶臭。

（2）腹股沟淋巴结肿大。

（3）必要时行活组织检查确诊。

（二）治疗

1.手术切除

阴囊癌以手术切除为主，但一般可保留阴囊内容物，两侧腹股沟淋巴结及大腿淋巴结应完全切除。腹股沟淋巴结活检有转移时,在原发肿瘤切除后 2～6 周行淋巴结清除术。

2.放疗及化疗

效果不满意,可配合手术治疗。

三、阴囊炎性癌

阴囊炎性癌又称阴囊 Paget 病,属于乳腺外皮肤 Paget 病范围,病理组织学上以见到 Paget 细胞巢为诊断依据。Paget 细胞是圆形大细胞,胞质染色淡,核大而不规则,无细胞间桥,可含有多个核仁或巨大核仁,核常有丝状分裂,细胞团呈巢状、索状或岛屿状分布。疾病晚期 Paget 细胞增多,但仍不进入真皮,表皮下的 Paget 细胞常由基底细胞层与真皮隔开,真皮内可有炎性浸润。有时肿瘤中 Paget 细胞表现为印戒环形者或腺样结构者,常表示肿瘤分化差,转移和浸润的危险增加。

阴囊炎性癌可同时伴发局部大汗腺癌,应注意区分是否炎性癌向下蔓延至汗腺导管而形成的腺样癌,原发汗腺癌无 Paget 细胞发现。阴囊 Queyrat 红斑瘤为表皮内鳞状细胞癌,从组织学上亦较易与 Paget 病鉴别。

阴囊炎性癌发生转移较晚,主要转移途径是腹股沟淋巴结,远处转移发生较少。

(一)诊断标准

1.临床表现

本病好发于 50 岁以上老年人,进展缓慢。病变初期常表现为小水疱皮疹,多因搔抓破溃而渗液。数月或数年后,病变逐渐扩大,累及阴茎部及会阴等处。病变特点是乳头状增生与溃烂常交替出现,表面附有恶臭的分泌物。阴囊皮肤局限性红斑状皮损伴有表面渗出、糜烂、脱屑及结痂等改变,可经久不愈。病变与正常皮肤一般有分界。约半数患者就诊时可在其单侧或双侧腹股沟触及肿大的淋巴结。

2.组织活检

本病易被误诊为湿疹或阴囊癣。因此,对反复发作的阴囊湿疹、久治不愈的皮损,应尽早行组织活检。

(二)治疗

早期及时的阴囊局部广泛切除术是首选的治疗,切除范围应达到肉眼所见肿瘤病变周围正常皮肤 2 cm 以外的阴囊壁全层,包括表皮、真皮直到睾丸鞘膜壁层,深层组织受侵犯者应将睾丸精索一并切除。切除范围过大时,可行邻近皮瓣成形、阴囊再造术。有报道,为了彻底切除病灶,可用术中冷冻活检或术中快速癌胚抗原染色以决定切除的范围。

腹股沟肿大的淋巴结常常为炎症所致,不一定是转移,故不需预防性清除术。如同阴茎癌的处理一样,在治疗开始即应先行抗感染治疗,病灶切除后淋巴活检阴性者继续抗感染治疗,仍怀疑时再活检,只有活检阳性者行淋巴结清除术,同时切除同侧睾丸与精索。清除术时间宜在原发病灶切除后 2～3 周进行,可减少切口感染、皮瓣坏死及淋巴瘘的发生。

放、化疗对阴囊炎性癌不敏感,故单独使用放、化疗及局部用博来霉素、氟尿嘧啶等效果不佳,但肿瘤浸润较深、切除不彻底、有转移者可配合术前、术后使用以增强疗效,减少复发及控制转移,亦有报道环磷酰胺、柔红霉素、顺铂及甲氨蝶呤组合化疗加放疗,用在晚期姑息或并发腺癌者取得一定的效果。

病变范围较小者,用掺钕钇铝石榴石激光(Nd∶YAG 激光)治疗,可减少组织的丢失。

四、阴囊基底细胞癌

本病罕见,多发生于老年人。

(一)诊断标准

本病有几种临床类型,最常见的是结节溃疡型,往往局部先形成一个丘疹,不断扩大成结节,以后可破溃形成侵蚀性溃疡。必要时行活组织检查确诊。

(二)治疗

阴囊基底细胞癌的治疗以手术切除和局部放疗为主。切除的范围应超过所见到的肿瘤边缘。

第七节　肾积脓

肾实质感染引起广泛的化脓性病变,或尿路梗阻后肾盂肾盏积水、感染而形成一个积聚脓液的囊腔,称为肾积脓。

致病菌有革兰阳性球菌和革兰阴性杆菌或结核杆菌。多在肾结石、肾结核、肾盂肾炎、肾积水等疾病的基础上,并发化脓性感染而形成。

本病属于中医"肾痈"的范畴。中医学认为本病多由热毒引起,病位在肾,由于热毒入侵,蕴结肾子,热盛肉腐,化腐成脓,故形成本病。

一、西医

(一)诊断要点

1.病史

有长期肾感染史或曾有肾、输尿管结石手术史。

2.症状

突出表现为脓尿,在输尿管与脓肾相通时,可出现持续性肉眼脓尿,也可呈间歇性脓尿。急性发作型除了有寒战高热、全身无力、呕吐等全身中毒症状外,还有明显的局部症状,如腰部疼痛和腰肌紧张;若为慢性病程型,则呈慢性感染中毒症状,如低热、盗汗、贫血、消瘦等,局部症状较轻。

3.体征

肾区明显叩压痛,腰部可扪及肿大的肾脏。

4.检查

膀胱镜检查可见患侧输尿管口喷脓。排泄性尿路造影或放射性核素肾图提示肾功能减退或消失。B超和CT检查均可提示肾积脓。

(二)治疗原则

1.一般治疗

多饮水,勤排尿,加强营养,贫血者应输血。

2.药物治疗

宜根据尿培养结果选用敏感的抗生素。一般而言,青霉素类、头孢类抗生素治疗本病均有较好疗效,以静脉注射为最好。

(三)治疗方案

1.推荐方案

在细菌培养结果未报告之前,可先根据经验选用抗生素,如氨苄西林每次 2 g,静脉滴注,2 次/天;当尿培养或血培养得出结果后,静脉应用敏感的抗生素。

2.可选方案

头孢噻肟每次 2 g,静脉滴注,2 次/天;头孢西丁每次 2 g,静脉滴注,2 次/天。或依诺沙星0.2 g,静脉滴注,2 次/天;左氧氟沙星每次 0.2 g,静脉滴注,2 次/天。

3.手术治疗

手术前需纠正贫血及电解质紊乱,改善营养状况。早期肾穿刺造口,充分引流,观察肾功能恢复情况。

若肾功能恢复则矫治梗阻;若肾功能不能恢复,且对侧肾功能良好者,应行患侧肾切除术。若脓肾体积过大与肾周围粘连较紧,估计肾切除有困难,可先行肾造口引流,以后再施行肾切除术。

临床经验:肾积脓是肾脏严重化脓性感染,目前针对肾积脓的治疗方法主要是抗感染治疗,合理应用抗生素,可根据尿培养结果选用敏感的抗生素。治疗过程中应掌握手术指征。

二、中医

(一)病因病机

中医学认为,本病多因肾气不足,临床应当分辨虚实寒热,实证有湿热、火毒、淤血之别;虚证则有肾阴虚、肾阳虚之分。

1.膀胱湿热

湿热邪毒,蕴结下焦,肾与膀胱功能失调,水道不利,多食肥甘辛辣、饮酒太过,均可酿湿生热,下注膀胱而发病。

2.热毒伤络

上焦热盛,传入下焦,或下焦热炽,从火而化,热毒壅盛,重伤肾及膀胱血络,迫血妄行,气化下利,故小便涩痛,或为血淋。

3.正虚邪恋

病程迁延,湿热毒邪,蕴结不解,损伤脾胃,气阴俱虚,邪毒留恋不去。

(二)辨证论治

1.火毒蕴结证

(1)主症:腰部肿块,疼痛拒按,尿频、尿急、尿痛,便秘,伴高热,口渴,贫血;舌红,苔黄,脉数。

(2)治法:清火解毒,消肿排脓。

(3)处方:黄连解毒汤加减,7 剂,每日 1 剂,分 2 次煎服。组成:黄连 10 g,黄芩 10 g,栀子 10 g,大黄 10 g,桃仁 10 g,冬瓜子 20 g,牡丹皮 12 g,赤芍 10 g,车前子 15 g,黄柏 10 g,甘草 6 g,皂角刺 10 g,炮穿山甲 6 g。

2.湿毒蕴结证

(1)主症:腰部肿块、疼痛拒按,尿频、尿急、尿痛,伴口渴;舌红,苔黄腻,脉滑数。

(2)治法:清热利湿,解毒排脓。

(3)处方:八正散合五味消毒饮加减,7剂,每日1剂,分2次煎服。组成:木通6 g,车前子15 g,萹蓄10 g,瞿麦10 g,栀子10 g,滑石10 g,野菊花15,蒲公英15 g,金银花15 g,紫花地丁15 g。

3.正虚毒聚证

(1)主症:腰部隐痛,可扪及包块,质地较硬,有轻触痛,发热已退;舌红,苔微黄,脉细数。

(2)治法:益气解毒化瘀。

(3)处方:四妙汤加减,7剂,每日1剂,分2次煎服。组成:生黄芪30 g,金银花30 g,当归15 g,玄参10 g,冬瓜子30 g,皂角刺15 g,赤芍12 g,甘草6 g。

(三)中成药处方

(1)五味消毒片,口服,5 片/次,3 次/天。组成:金银花、野菊花、蒲公英、天葵子、紫花地丁。功效:清热解毒。主治:用于热毒蕴结型肾积脓。

(2)苁蓉甘草片,口服,8 片/次,3 次/天。组成:鱼腥草、凤尾草、土茯苓、车前草、丹参、益母草、萆薢、川楝子、莪术、肉苁蓉、漏芦、牡丹皮、女贞子、麦冬、生甘草。功效:清热解毒,利水除湿。主治:用于热毒夹湿之肾积脓。

(3)淋浊丸,口服,每丸10 g,每次10 g,3 次/天。组成:黄柏、蒲公英、萆薢、薏苡仁、石韦、丹参、琥珀、牛膝。上药粉碎过筛,炼蜜为丸。功效:清热利湿,消肿散结,利尿通淋,活血通经,祛瘀止痛。主治:用于湿热夹瘀之肾积脓。

(4)黄连解毒丸,口服,5 片/次,3 次/天。组成:大黄、黄连、黄芩、栀子。功效:清热解毒泻火。主治:用于热毒蕴结型肾积脓。

第八节　肾周围炎

肾周围炎是指肾周围组织的化脓性炎症,致病菌以金黄色葡萄球菌及大肠埃希菌多见,病变位于肾固有筋膜与肾周筋膜之间,多由肾痈、肾表面脓肿直接感染所致。由于肾周组织脂肪丰富,且疏松,感染易蔓延。脓液流入髂窝间隙,形成腰大肌脓肿,穿破横膈膜形成脓胸。细菌从淋巴管和血运途径传播则很少见。

本病属于中医"肾痈""肾俞发"的范畴。中医学认为本病多由感受湿热毒邪,侵犯于肾,湿热交蒸化毒化火;或气血阻滞,淤血留着而成。

一、西医

(一)诊断要点

1.病史

如持续和反复发作尿路感染病史。

2.症状

腰部剧烈疼痛和肌痉挛，局部有明显的压痛，可伴有发热、贫血等全身症状。

3.体征

患侧肋脊角叩痛，患侧腰部肌肉紧张和皮肤水肿，并可触及包块，当患侧下肢屈伸及躯干向健侧弯曲时，均可引起剧痛。

4.检查

胸透可见同侧膈肌抬高，且活动受限。腹部 X 线平片可见脊柱向病侧弯曲、腰大肌阴影消失。超声波检查肾影增大，示有低回声区。排泄性尿路造影肾位置异常，呼吸时移动范围缩小。

(二)治疗原则

1.一般治疗

一般宜卧床休息，并予输液或多饮水，维持每日尿量达 1 500 mL 以上，有利于炎性物质的排出。加强支持疗法。

2.药物治疗

抗菌药物的应用在整个治疗中占重要地位，选用敏感度高而合适的抗菌药是治疗的关键。早期肾周围炎而脓肿尚未形成之前应用合适的抗生素及进行局部理疗，炎症可吸收。

3.手术治疗

脓肿形成，应及时切开引流。可在 B 超引导下行穿刺，放入导管引流，术后继续配合有效的抗菌治疗。症状好转，体温及血白细胞逐渐下降至正常范围，引流管内无分泌物，复查 B 超或者 CT 扫描证实脓肿消失，可拔除引流管。肾周围脓肿若继发于尿路结石或感染的肾积水，该侧肾功能严重损害，应做患侧肾切除术。

(三)治疗方案

1.推荐方案

氨苄西林每次 2 g，静脉滴注，2 次/天；美洛西林每次 2 g，静脉滴注，2 次/天。

2.可选方案

头孢噻肟每次 2 g，静脉滴注，2 次/天；左氧氟沙星每次 0.2 g，静脉滴注，2 次/天；庆大霉素8 万 u，肌内注射，2 次/天。周围炎应全身抗生素联合应用，可选用以上一种或两种抗生素。

3.其他治疗

全身支持疗法，加强营养。

临床经验：早期肾周围炎在脓肿未形成前，及时应用合适的抗生素和局部理疗，炎症可以吸收。一旦脓肿形成，自行吸收而愈合的机会较少，应行切开引流术。中药以清热解毒，利尿通淋，或清热降火为治则。临床上应注意辨证论治。

二、中医

(一)病因病机

1.肾气虚损

先天禀赋不足，或久病缠绵不愈，或劳作太过，耗损肾气，均可致肾气亏损、正气不充。

2.感受外邪

正气不足，卫外不固，则易感受外邪。或外寒入里，日久化热；或湿热之邪，循经阻于肾，均可致热盛肉腐为脓。

(二)辨证论治

1.膀胱湿热证

(1)主症:腰部疼痛,局部压痛明显,尿频、尿急、尿痛,伴恶寒发热,口苦呕恶,或有大便秘结;舌红,苔黄腻,脉滑数或弦数。

(2)治法:清热解毒,利尿通淋。

(3)处方:八正散合五味消毒饮加减,7剂,每日1剂,分2次煎服。组成:木通10 g,车前子15 g,萹蓄10 g,瞿麦10 g,栀子10 g,滑石10 g,野菊花15,蒲公英15 g,金银花15 g,紫花地丁15 g。

2.肝胆郁热证

(1)主症:腰部疼痛,局部压痛,胸胁不舒,尿频、尿急、尿热、尿痛,心烦欲呕,寒热往来,不思饮食;舌红,苔黄,脉弦数。

(2)治法:清利肝胆,通调水道。

(3)处方:龙胆泻肝汤加减,7剂,每日1剂,分2次煎服。组成:龙胆草12 g,车前子15 g,木通10 g,泽泻10 g,栀子10 g,当归10 g,生地黄15 g,黄芩10 g,柴胡12 g,甘草梢6 g。

3.毒热蕴结证

(1)主症:腰痛较重,难以转侧,高热口渴,全身乏力,尿频、尿急、尿热、尿痛,大便秘结;舌红少津,苔黄,脉数。

(2)治法:清热泄火解毒。

(3)处方:黄连解毒汤加减,7剂,每日1剂,分2次煎服。组成:黄连10 g,黄芩12 g,黄柏12 g,栀子15 g,生大黄12 g,金银花15 g,生石膏15 g,连翘12 g。加减:津伤较重者,加生地黄、麦冬。

(三)中成药处方

(1)五味消毒片,口服,5片/次,3次/天。组成:金银花、野菊花、蒲公英、天葵子、紫花地丁。功效:清热解毒。主治:用于热毒蕴结型肾周围炎。

(2)苁蓉甘草片,口服,8片/次,3次/天。组成:鱼腥草、凤尾草、土茯苓、车前草、丹参、益母草、萆薢、川楝子、莪术、肉苁蓉、漏芦、牡丹皮、女贞子、麦冬、生甘草。功效:清热解毒,利水除湿。主治:用于热毒夹湿之肾周围炎。

(3)淋浊丸,口服,每丸10 g,每次10 g,3次/天。组成:黄柏、蒲公英、萆薢、薏苡仁、石韦、丹参、琥珀、牛膝。上药粉碎过筛,炼蜜为丸。功效:清热利湿,消肿散结,利尿通淋,活血通经,祛瘀止痛。主治:用于湿热夹瘀之周围炎。

四、注意事项

(1)使用抗生素时,应根据尿培养或血培养,选用敏感抗生素。

(2)青霉素、头孢类有过敏现象,使用前应做皮试。

(3)喹诺酮类抗生素儿童禁用。

第九节 细菌性膀胱炎

细菌性膀胱炎分为急性细菌性膀胱炎和慢性细菌性膀胱炎。女性的发病率明显高于男性,主要由于女性尿道短而直,易引起上行感染,血性感染及淋巴感染仅占少数。在男性,常继发于其他病变,如急性前列腺炎、前列腺增生、肾感染、结石,或尿道狭窄等。其致病菌多数为大肠埃希菌。

其发病机制是细菌引起浅表膀胱炎症,仅累及黏膜及黏膜下层,黏膜充血、水肿、有片状出血斑,炎性细胞浸润。若治疗不彻底或有上尿路感染,有残余尿或异物存在的情况下,炎症常转为慢性。

本病属于中医"热淋"的范畴,也属"淋证""热淋""血淋"的范畴。中医学认为本病多由湿热蕴结,膀胱气化不利引起。病位在膀胱、溺窍,饮食不节,嗜食辛辣肥甘之品;或嗜酒太过,酿生湿热,下注膀胱;或摄生不慎,外阴不洁,湿热毒邪侵入膀胱,导致膀胱气化不利所致。

一、西医

(一)诊断要点

1.病史

本病可有前列腺炎、前列腺增生症、泌尿系结石等病史。

2.症状

排尿时尿道灼热感,有严重的尿频、尿急、尿痛、血尿、脓尿,有时可有急迫性尿失禁。无全身发热,或仅有低热,并发急性肾盂肾炎或前列腺炎时才有高热。

3.体征

膀胱区可有压痛。

4.检查

尿中白细胞增多,也可有红细胞;尿细菌培养可找到细菌。

(二)治疗原则

1.一般治疗

多饮水,卧床休息。

2.药物治疗

结合尿培养结果,选用敏感抗生素,还可配合解痉药等。

(三)治疗方案

1.推荐方案

氨苄西林每次 2 g,静脉滴注,2 次/天;美洛西林每次 2 g,静脉滴注,2 次/天。连续应用 10～14 d。复查尿培养,如为阴性,则剂量减半,维持 1～2 周或更长。再次复查尿培养,如为阴性方可停药。

2.可选方案

头孢噻肟每次 2 g,静脉滴注,2 次/天;左氧氟沙星每次 0.2 g,静脉滴注,2 次/天。

3.膀胱灌注

药物常用 0.5%～1% 新霉素液,1/5 000～1/1 000 硝酸银液,5%～10% 弱蛋白银,或

1/5 000呋喃西林等。

临床经验:细菌性膀胱炎分急性细菌性膀胱炎与慢性细菌性膀胱炎两种。本病系细菌感染所致。以药物治疗为主,西药以抗生素为主,应用敏感的抗菌药物,杀灭致病菌,促进炎症的消退,常用的抗菌药物有喹诺酮类、磺胺类、氨基糖苷类。

二、中医

(一)病因病机

中医学认为,本病发病主要是湿热蕴结下焦,导致膀胱气化不利。本病初期多为邪实,病延日久,热郁伤阴,或阴伤及气,则导致脾肾两虚,病证由实转虚。

1.膀胱湿热

外感六淫邪毒,或恣食辛辣肥甘之品,损伤脾胃,脾胃运化失常,聚湿生热,下注膀胱;或下阴不洁,秽浊之邪侵入膀胱,酿成湿热;湿热蕴结膀胱,气机受阻,膀胱气化不利,故尿频、尿急、尿痛。热盛伤络,迫血妄行,则见小便涩痛有血。

2.脾肾亏损

久病不愈,湿热耗伤正气;或年老体弱,导致脾肾亏损,脾虚则中气下陷,肾虚则下元不固,故小便淋漓不已。

3.肝郁气滞

情志不遂,郁怒伤肝,气滞不宣,气郁化火,郁于下焦,膀胱气化失常,致少腹胀痛,小便涩痛。

4.肾阴亏损

病及日久,伤及肾阴,阴虚则湿热留驻,膀胱气化不利,则病情久而不愈。

(二)辨证论治

1.湿热蕴结证

(1)主症:小便短数,灼热刺痛,溺色黄赤,少腹拘急胀痛;恶寒发热,口苦口干,恶心呕吐,或腰痛拒按,或大便秘结;舌红,苔黄腻,脉滑数。

(2)治法:清热利湿,利尿通淋。

(3)处方:八正散加减,7 剂,每日 1 剂,分 2 次煎服。组成:车前草 15 g,木通 6 g,萹蓄 10 g,瞿麦 10 g,滑石(包煎)15 g,大黄 6 g,栀子 12 g,甘草 6 g。

2.阴虚湿热证

(1)主症:尿频、尿急、尿道灼痛,反复不愈,小腹隐痛,尿液混浊,口干欲饮,甚则潮热盗汗。舌红,少苔,脉细数。

(2)治法:养阴清热,利湿通淋。

(3)处方:增液汤合八正散加减,7 剂,每日 1 剂,分 2 次煎服。组成:玄参 20 g,生地黄 20 g,麦冬 15 g,车前草 15 g,木通 6 g,萹蓄 12 g,瞿麦 12 g,滑石 15 g,大黄 6 g,栀子 12 g,甘草 6 g。

3.气虚湿热证

(1)主症:小便涩痛,淋沥不爽,或余沥不尽,反复日久,少腹坠胀;疲乏无力,面色少华。舌质淡,苔薄黄或薄白,脉细无力。

(2)治法:补中益气,清热利湿。

(3)处方:补中益气汤加减,7剂,每日1剂,分2次煎服。组成:党参15 g,白术15 g,茯苓15 g,黄芪15 g,当归10 g,升麻6 g,柴胡9g,陈皮10 g,甘草6 g。

4.肾虚湿热证

(1)主症:病程日久,小便涩痛,淋沥不爽;腰膝酸软,疲乏无力,面色魄白。舌淡,少苔,脉沉细无力。

(2)治法:补肾益气,清热利湿。

(3)处方:济生肾气丸加减。7剂,每日1剂,分2次煎服。组成:熟地黄15 g,山药15 g,山茱萸12 g,泽泻12 g,牡丹皮12 g,茯苓12 g,肉桂(冲服)3 g,附子6 g,牛膝12 g,甘草6 g,车前子12 g。

(三)中成药处方

(1)苁蓉甘草片,口服,8片/次,3次/天。组成:鱼腥草、凤尾草、土茯苓、车前草、丹参、益母草、萆薢、川楝子、莪术、肉苁蓉、漏芦、牡丹皮、女贞子、麦冬、生甘草。功效:清热解毒,利水除湿。主治:用于热毒夹湿之细菌性膀胱炎。

(2)淋浊丸,口服,下药粉碎过筛,炼蜜为丸,每丸10 g,每次10 g,3次/天。组成:黄柏、蒲公英、萆薢、薏苡仁、石韦、丹参、琥珀、牛膝。功效:清热利湿,消肿散结,利尿通淋,活血通经,祛瘀止痛。主治:用于湿热夹瘀之细菌性膀胱炎。

四、注意事项

(1)急性期应卧床休息,多饮水,忌食辛辣厚味或有刺激性的食物。

(2)应用抗生素前需做新鲜中段尿培养及药敏试验,根据培养结果选用适当的抗生素,则可提高疗效。

(3)细菌性膀胱炎应用抗生素,至症状消失,尿液检查正常后仍应继续用药一周,对慢性膀胱炎患者更应延长用药时间,以防复发。

第六章 血管外科疾病

第一节 肾动脉狭窄

一、病因

肾动脉狭窄（rena lartery stenosis，RAS）最常见的原因有动脉粥样硬化（atherosclerotic renal artery stenosis，ARAS，AS）、多发性大动脉炎（takayasu，TA）、纤维肌肉发育不良（fibromusculardysplasia，FMD）等。在西方国家以 AS 为多见，FMD 次之，TA 较少；而在亚洲，特别是中国、印度、日本等国则以大动脉炎居多，其次才是 FMD 和 AS。近年来，随着社会经济发展、生活方式改变和社会老龄人群的比例增加，我国的 ARAS 的发病率越来越高。

RAS 的主要临床表现是肾血管性高血压和缺血性肾病，在顽固性高血压患者中经血管造影证实有 RAS 并实施介入治疗使血压得到控制的占 64%，还可使 79% 的 RAS 患者的肾功能稳定。

二、病理生理

动脉粥样硬化多累及肾动脉开口部及主干近心段，斑块多呈偏心性狭窄，程度不等，30%～50% 为双侧病变，多见于中老年患者；纤维结构发育不良病理分内膜型、中膜型和外膜型，以中膜型多见，约占 64%。女性多见［男：女为 1：（4～5）］，右侧多于左侧。发病年龄以 6 个月至 50 岁，多见于中青年。大动脉炎是累及动脉全层的非特异性炎症。

RAS 致使病变肾脏的灌注压降低，激活肾素血管紧张素醛固酮系统，引起血压升高、体内水钠潴留，如果病变长期得不到治疗，可进一步导致肾实质不可逆性损害。但单侧与双侧 RAS 的病理生理存在一些差异，对于双侧狭窄患者，肾素释放增加，全身及肾内的血管紧张素原生成增多，在体内转化为血管紧张素后使全身血管收缩，同时醛固酮的生成增加刺激了肾小管对钠的再吸收，造成严重的水钠潴留；而单侧 RAS 患者出现高血压后，主要作用于健侧肾，通过压力—利尿作用使得钠排出量增加，同时增加的醛固酮又促进了水钠的回收，这些作用相互抵消，水钠平衡只能靠全身血压增高产生的压力—利尿作用来维持，从而使健侧肾在长期的高血压作用下发生实质性损害。

三、诊断

RAS 目前尚没有公认统一的诊断标准。多数临床医生对 RAS 的诊断不熟悉，误诊、漏诊甚多，根据临床线索筛选 RAS 的高危人群，这些线索如下。

（1）30 岁之前出现高血压或 55 岁之后出现严重的高血压。

（2）近期突然持续性恶性高血压。

（3）联合应用 3 种以上包括利尿药在内的降压药物仍然控制不佳的顽固性高血压。

（4）恶性高血压并急性肾衰竭、急性充血性心力衰竭或脑神经病变等急性靶器官损伤。

(5)伴有 3 级或 4 级视网膜病变的高血压。

(6)反复肺水肿或不能解释的充血性心力衰竭。

(7)应用 ACEI 或 ARB 药物后肾功能迅速恶化的高血压。

(8)存在难以解释的肾萎缩或双肾大小不等(长径相差＞1.5 cm)。

(9)伴有腹部或腰部血管杂音的高血压。

(10)老年人不明原因的肾功能不全和缺血性肾病。

对此类患者推荐先使用 B 型超声、彩色多普勒超声、计算机断层扫描血管显像(computer tomography argiography,CTA)、磁共振血管成像(magnetic resonance angiography,MRA)、卡托普利肾显像等无创检查,当高度怀疑而无创检查又不能得到明确诊断时,应用血管造影明确诊断,血管造影仍被认为 RAS 诊断的"金标准"。

四、治疗

治疗 RAS 的主要目标是控制高血压以防止高血压的各种并发症,纠正严重的 RAS 以防止肾功能减退或使已受损的肾功能得到恢复或改善。过去外科肾动脉重建术曾是 RAS 的标准疗法,但近年来药物治疗和介入治疗为肾动脉狭窄的主要治疗手段。动脉硬化性肾动脉狭窄(ARAS),临床常表现为难治性高血压和进展性肾衰竭。从 1978 年 Grunzig 等首次应用球囊扩张狭窄的肾动脉治疗肾血管性高血压。经皮腔内肾血管成形术已广泛用于肾动脉狭窄的治疗,肾动脉介入治疗具有成功率高、创伤小及安全性高等优势,已成为肾动脉狭窄患者治疗的首选,对 ARAS 可获得较好和持久的疗效。对于肾血管狭窄≥50％的 ARAS 有以下情况者,叮考虑介入治疗:并发复发性肺水肿;表现为 ACEI 相关性肾衰竭,但又需要继续服用 ACEI 或 ATⅡ受体拮抗药;重度难治性高血压;双侧 ARAS 肾血管狭窄≥75％;表现为进行性肾功能恶化的 ARAS。

目前,RAS 的主要病因为动脉粥样硬化(中国人占 70％左右),多发生在肾动脉起始部,并发钙化斑块。单纯经皮球囊扩张成形术(percutaneous transluminalrenal artery angioplasty,PTRA)治疗后出现夹层及血管壁弹性回缩的概率较大,影响治疗的成功率及远期通畅率,而在 PTRA 后置入金属支架可以预防上述情况的发生。Van De Ven 等对比研究了 PTRA 和肾动脉支架术(percutaneous transluminal renal artery stenting,PTRAS)治疗 RAS 患者,发现支架组手术成功率明显高于 PTRA 组(88％比 57％),6 个月后通畅率分别为 75％,29％,同时支架组的再狭窄率低于 PTRA 组(14％比 48％)。目前针对 ARAS 患者,PTRAS 成为治疗的首选。

第二节　颈动脉狭窄

关于颈动脉狭窄的流行病学资料显示,在 65 岁以上的老年人中,有 5％～10％的患者颈动脉狭窄度＞50％。在发生缺血性卒中的患者中,有 10％～16％是由于颈动脉狭窄所致。

由于颈动脉狭窄所致颅外颈动脉硬化闭塞性疾病好发部位为颈总动脉分叉处,尤其是颈内动脉膨大部,是引起脑缺血性疾病的重要因素。对于颈动脉狭窄,区分症状性和非症状性至关重要。当颈动脉狭窄的患者出现与同侧半球或视网膜有关的一过性或持续性的局部缺血表现时,称其为症状性颈动脉狭窄。其症状包括同侧的一过性视物模糊(黑矇、弱视)、对侧肢体或面部无力、麻木感、视野阙如、构音困难,甚至如果累及优势半球(通常是左侧)时会造成失语。

一、影像学诊断

多普勒超声,简单易行而且无创,通常是筛查颈动脉狭窄的首选。但是它很大程度上取决于操作者的经验和技巧。与血管造影相比,它对中、重度颈动脉狭窄的敏感性是 86%,特异性 87%。

血管造影是判定狭窄程度和斑块的金标准。然而考虑到其有创和花费,并不适合操作或推荐给每个患者。CTA 和 MRA 常可取代血管造影,应用越来越广泛。对于超声检查可疑颈动脉狭窄的患者应行 CTA 或 MRA 检查来确诊。

二、治疗

对狭窄超过 50% 有症状的患者或狭窄超过 70% 无症状患者,可考虑进行有创治疗。经皮腔内血管成形术(PTA)是近年来开展的治疗颅外颈动脉狭窄性病变的新方法。Mathias 于 1977 年经动物实验后于 1979 年首次为颈动脉肌纤维发育不良患者行颈动脉 PTA 术;1989 年世界首例颈内动脉 PTA 成功,此后支架置入及脑保护装置的应用降低了术后再狭窄以及术中粥样斑块脱落而致脑栓塞的危险。

颈动脉支架置入术(carotid artery stenting,CAS)日渐成为治疗颈动脉狭窄、预防缺血性卒中的一种微创、有效方法。颈动脉支架置入术治疗脑血管病的益处在于可减少局部血管神经损伤,极大降低动脉血流阻断时间,每次球囊扩张阻断血流 5~20 s,同时具有创伤小、术后恢复较快、极大缩短患者住院时间等优点。CAVATAS 是第一个比较颈动脉内膜剥脱术(carotid endarterectamy,CEA)和 CAS 治疗症状性和无症状性颈动脉狭窄疗效的随机对照试验,该项研究排除了新发心肌梗死、严重肾病和难以达到的狭窄等高危患者,研究结果显示,手术和血管介入两组患者 30 d 卒中发生率和病死率无明显差异,但是术后 1 年的再狭窄发生率血管介入组明显高于外科手术组,不过该项研究中进行血管介入治疗的患者仅占 26%,且均未放置保护装置。

SAPPHIRE 研究是第一个进行有保护装置的 CAS 与 CEA 疗效比较的随机对照试验,其选择高危颈动脉狭窄患者 334 例,随机分为 CAS 和 CEA 组,前者加用保护装置,以阻挡术中脱落栓子流向脑血管内,研究结果显示,术后 30 d 脑卒中发生率及病死率,CAS 组为 3.6% 和 1.2%,CEA 组则为 3.1% 和 2.5%,两组无明显差异;而术后 1 年总体不良事件发生率(包括 30 d 内死亡、卒中、心肌梗死)CAS 组与 CEA 组分别为 12.2% 和 20.1%,两者亦无明显差异。

2010 年公布的 CREST 研究是一个包含 2 500 例患者的多中心随机对照试验,其通过严格的设计及操作者资格认证,重新对 CAS 及 CEA 进行比较研究,结果显示,CAS 和 CEA 围术期 30 d 内卒中发生率及病死率相当,主要终点事件(包括死亡、卒中、心肌梗死)发生率两组亦无显著差异,CAS 和 CEA 组在中位随访 2.5 年内的主要终点事件(围术期卒中、心肌梗死和围术期同侧卒中)发生率分别为 7.2% 和 6.8%。正是该项研究结果,使得 CAS 在 2011 年美国卒中二级预防指南中明确了地位。

目前公认的介入指征为:对于颈总动脉起始段或近段病变、对侧颈动脉闭塞、合并严重心肾疾病、颈部放疗史及既往有颈动脉内膜剥脱史者适于行介入治疗。由于脑保护装置的应用使得颈动脉狭窄的介入治疗效果与颈动脉内膜剥脱术(CEA)相似,但对于严重迂曲及粥样硬化的主动脉弓、病变内及周围严重钙化、存在抗血小板治疗的禁忌证患者,仍应行 CEA。

第三节　主动脉疾病

主动脉是左心室和身体动脉床之间的重要血管通道。随着时间推移,老龄化和粥样硬化、感染、炎症、蛋白酶活性增加,以及机械性和遗传性因素的作用,可以降低主动脉弹性,使之易于受到损伤和发生动脉瘤。

一、定义

动脉瘤的定义是直径增加超过正常动脉的 50%。胸主动脉瘤的发病年龄较腹主动脉瘤更早。胸主动脉瘤自然病程和大小有关。直径 5 cm 以上的腹主动脉夹层或动脉瘤若不手术治疗,2 年内自然破裂率高达 50%。目前,择期手术病死率为 4%~6%,急诊手术病死率更高达 19%。

主动脉夹层(artic dissection,AD)系指由各种原因造成的主动脉壁内膜破裂并在内、中层之间,由于血液流体压力沿此层间纵行剥离而形成的壁内血肿,主动脉内膜撕裂,血流进入主动脉壁间剥离内膜而形成双腔主动脉或主动脉瘤样扩张。AD 有多种分型,其中 Stanford 分型应用最广泛:凡病变累及升主动脉或主动脉弓者为 Stanford A 型;仅涉及降主动脉及以远者为 Stanford B 型。

二、诊断

主动脉瘤的临床表现是由瘤体压迫、牵拉、侵蚀周围组织所引起,视主动脉瘤的大小和部位而定。胸主动脉瘤压迫上腔静脉时面部、颈部和肩部静脉怒张,并可有水肿;压迫气管和支气管时引起咳嗽和气急;压迫食管引起吞咽困难;压迫喉返神经引起声嘶。胸主动脉瘤位于升主动脉可能使主动脉瓣环变形,瓣叶分离而致主动脉瓣关闭不全,出现相应的杂音,多数进程缓慢,症状少,若发生急骤则可致急性肺水肿。胸主动脉瘤常引起疼痛,疼痛突然加剧预示破裂可能。主动脉弓动脉瘤压迫左无名静脉,可使左上肢比右上肢静脉压高。升主动脉瘤可压迫胸骨及肋软骨而凸出于前胸,呈搏动性肿块;降主动脉瘤可压迫胸椎横突和肋骨,甚至在背部外凸于体表。胸主动脉瘤破裂入支气管、气管、胸腔或心包可以致死。

腹主动脉瘤常见,可以无症状,由于病因以动脉粥样硬化为主,故常有肾、脑、冠状动脉粥样硬化的症状。最初引起注意的是腹部有搏动性肿块。比较常见的症状为腹痛,多位于脐周或中上腹部,也可涉及背部,疼痛的发生与发展说明动脉瘤增大或小量出血。疼痛剧烈持续,并向背部、骨盆、会阴及下肢扩展,或在肿块上出现明显压痛,均为破裂的征象。腹主动脉瘤常破裂入左腹膜后间隙,其次入腹腔,偶可破入十二指肠或腔静脉,破裂后常发生休克。除非过分肥胖,搏动性肿块一般不难扪到,通常在脐至耻骨间,有时在肿块处可听到收缩期杂音,少数还伴震颤。进行主动脉瘤的扣诊,尤其压痛时,必须小心,以防止促使破裂。腹主动脉瘤压迫髂静脉可引起下肢水肿,压迫精索静脉可见局部静脉曲张,压迫一侧输尿管可致肾盂积水、肾盂肾炎以及肾功能减退。

主动脉夹层病死率高,且进展速度极快,同时,由于其病变部位可以涵盖整个主动脉,其起病症状和伴随症状也千变万化。发病者多为 50 岁以上,既往有高血压、糖尿病、高脂血症等病史,典型的临床特征是突发的胸背部撕裂样疼痛,少数患者疼痛不明显;患者可继发出现腹痛腹泻、血尿少尿、头晕、肢体偏瘫甚至意识丧失、截瘫、下肢缺血等。出现以上症状尤其胸背部撕裂样疼痛而心电图无明显心肌缺血时应高度怀疑本病。首先做急诊心电图检查,如果心电图检查排除心脏缺血,应高度怀疑主动脉夹层。心脏大血管超声检查是确诊本病的方法之一,本组所有患者均行彩超检查确诊。CT 平扫加增强检查能提供详尽的数据,这些数据是外科治疗所必需的。由于磁共振(MRI)对置入金属覆膜支架的患者不能做术后随访,夹层患者不提倡首选 MRI 检查。目前,高速螺旋 CT 可以得到精确的三维立体血管影像,是主动脉夹层术前检查及术后随访的最佳选择。

三、治疗

对直径为 4~5 cm 的主动脉瘤可以密切观察,有增大或濒临破裂征象者应立即手术。对确诊主动脉夹层的患者无论手术与否首先要给予降压治疗,即勿使血压波动,力求控制在 120/70 mmHg 左右。控制血压可降低主动脉夹层破裂的机会,多采用硝普钠或硝酸甘油持续给药。多数患者在急性期会有胸背及上腹剧烈疼痛,疼痛可导致血压的波动,对这类患者宜给予止痛治疗。

动脉瘤手术治疗,包括动脉瘤切除与人造或同种血管移植术,对于动脉瘤不能切除者则可做动脉瘤包裹术。目前腹主动脉瘤的手术病死率低于 5%,但年龄过大,有心、脑、肾或其他内脏损害者,手术死亡率可超过 25%。胸主动脉瘤的手术病死率在 30%,以主动脉弓动脉瘤的手术危险性最大。动脉瘤破裂而不作手术者极少幸存,故已破裂或濒临破裂者均应立即做手术。凡有细菌性动脉瘤者,还需给予长期抗生素治疗。对大小为 6 cm 或以上或 5 cm 以上的主动脉瘤均应做择期手术治疗。

主动脉夹层 A 型一般需要外科手术治疗,B 型一般采用内科药物治疗。夹层发生 2 周以内为急性夹层,2 周以后为慢性夹层。A 型和 B 型夹层的预后明显不同,因此治疗的策略也不一样。A 型夹层的预后不良,1 年生存率约为 52%,5 年约为 45%,10 年约为 37%。因此目前的观点认为,一旦发现 A 型夹层,应该马上考虑外科手术治疗。B 型夹层的预后好于 A 型夹层,1 年生存率约为 76%,5 年约为 46%。外科手术的效果较差,因此应考虑内科保守治疗和介入治疗。但出现下列情况时应该手术治疗:夹层导致重要器官缺血;动脉瘤破裂,或是将要破裂,如形成梭状动脉瘤;夹层延展,累及升主动脉。

第四节 下肢动脉闭塞性疾病

下肢动脉粥样硬化病变进展相当缓慢,很多患者多年不出现症状,即使出现症状,由于侧支循环的建立,症状可减轻或缓解。70%患者在5～10年间症状可保持不变甚至减轻,30%的患者病变发展需进行介入治疗,10%患者需进行截肢。并发糖尿病者病变发展较快,易于发生严重肢体缺血、坏疽,需进行截肢者也明显多于非糖尿病患者。

一、临床表现

下肢动脉缺血可分为功能性肢体缺血和重症肢体缺血(Critical limb ischemia,CLI)。

(一)功能性肢体缺血

在休息状态下能保证肢体血流供应,但随着肢体运动,血流不能增加。临床上表现为间歇性跛行。其主要表现特点有:在做功的肌肉群表现疼痛;一定的运动量可能使疼痛重复出现;运动停止后可使疼痛迅速解除。

(二)慢性 CLI

诊断标准需具备以下几点:反复发作的静息痛超过 2 周,需定期服用止痛药,伴踝部动脉收缩压≤50 mmHg(1 mmHg＝0.133 kPa),趾端收缩压＜30 mmHg;足或足趾溃疡及坏疽,伴踝部动脉收缩压≤50 mmHg,或趾端收缩压≤30 mmHg。与跛行疼痛的方式不同,缺血性静息痛不表现在肌肉群而是在足部特别是足趾和跖骨头。

查体可发现,近侧动脉可能闻及收缩期血流性杂音。髂动脉严重狭窄在其近侧可闻及血流性杂音,而股浅动脉搏动往往消失,体检可能对周围血管疾病(PAD)做出定位诊断,对疑有下肢动脉硬化患者应仔细触诊股浅动脉、腘动脉、胫后动脉和足背动脉,并与对侧相应动脉和桡动脉进行比较,同时在脉搏消失的近侧部位听诊注意有无血流性杂音。4.0%～32.5%的人足背动脉可因正常变异而不易触及,但胫后动脉搏动消失肯定为病理性,胫后动脉搏动消失诊断 PAD 的特异性为 91.3%,但敏感性仅为 71.2%。下肢皮肤及趾甲的检查:当动脉严重狭窄导致下肢缺血时,可出现皮肤苍白、温度降低、皮肤变薄、脱屑、汗毛脱落、肌肉萎缩、趾甲变厚变形;缺血进一步加重时皮肤可出现溃疡、坏死等。

二、诊断

(一)踝—肱指数(ankle-brachial-index,ABI)

一旦怀疑存在周围血管疾病,应该测量患者单侧或双侧肢体的 ABI。ABI 测定为诊断 PAD 的重要方法,与动脉造影有很好的相关性,正常人下肢血压略高于上肢,踝动脉血压略高于肱动脉血压,将测定的踝动脉收缩压除以肱动脉收缩压(踝动脉收缩压/肱动脉收缩压)即为 ABI。PAD 患者下肢动脉硬化闭塞,远侧血流明显减少,故收缩压明显降低,正常人 ABI 为 1.0～1.3,低于 0.90 即有诊断价值,轻度 PAD 患者 ABI 0.70～0.90;中度 PAD 0.40～0.70;重度 PAD＜0.40。与动脉造影结果相比,ABI 诊断 PAD 的敏感性为 95%,特异性为 100%,ABI 不仅可做为 PAD 的重要诊断依据,也可用于观察病变发展的程度,ABI 升高反映侧支循环改善,ABI 降低则反映病情恶化,ABI 也与心血管病病死率/病残率有很好的相关性。

(二)双功超声

双功超声为超声血管成像系统与超声多普勒方向性血流仪的有机组合,它的显示方式为:血管壁成像系统通常用灰阶显示,而血流则用多普勒模拟曲线法或彩色编码法,它集中了以上各仪器的优点,是目前超声血管诊断仪中较高级的一种。双功超声诊断髂动脉到腘动脉狭窄程度在 50%以上的敏感性和特异性都是 90%～95%,如果在第一个狭窄的下游有多处狭窄,检测下游狭窄的敏感性较低,为 $60\%\sim65\%$。

(三)计算机断层扫描血管成像(CTA)

即先向血管中注入对比剂,再进行 CT 扫描。CTA 检测闭塞病变准确性很好,敏感性和特异性分别达到 94% 和 100%。CTA 与常规血管造影相比各有其优缺点,但 CTA 不需要经动脉插管,从而也就避免了插管所能造成的血管痉挛、动脉硬化斑块脱落等情况,更易被无明显症状的患者所接受。CTA 因为扫描厚度的问题会漏掉局限狭窄。CTA 的缺点是造影剂对氮质血症患者有肾毒性,而且还受到 X 线辐射,尽管其辐射剂量比经导管血管造影少。

(四)磁共振血管显像(MRA)

MRA 是血管成像的 MRI 技术,一般无须注射对比剂即可使血管显影,安全无创,但对显示小血管仍不够满意,还不能完全替代血管造影。和双功超声类似,四肢 MRA 可用于诊断外周动脉病变确切的解剖位置和狭窄程度。但 MRA 有其特有的局限性,因为血液湍流形成的影像,MRA 会高估狭窄的程度。金属夹会引起类似血管闭塞的假象。

(五)血管造影

血管造影是诊断下肢动脉疾病的"金标准"。但血管造影具有有创检查的危险性及造影剂所导致的肾毒性作用,且费用较高,不适用于健康筛查。

三、治疗

近年来四肢动脉病变的介入治疗有很大进展,包括 PTA 和经皮血管内支架置入术,支架置入可防止再狭窄,明显提高 PTA 的疗效。据报道,支架置入可使 4 年血管畅通失败相对危险降低 39%,目前的观点认为介入治疗不仅适用于狭窄段相对较短者,对狭窄段相对较长(>10 cm)者仍然有效;介入治疗不仅适用于管腔狭窄者,对管腔内血栓形成导致血管闭塞者,在使用链激酶基础上仍可奏效;对新发生的血管闭塞(<1 个月)进行介入治疗前,先通过导管注入链激酶溶解已形成的血栓。有人主张对慢性血管闭塞也可采用溶栓治疗,由于病变部位和程度不同,介入治疗的效果也不一致。对于锁骨下动脉狭窄或闭塞病变,介入治疗已成为首选的方法。局限性髂总动脉和髂内动脉病变,介入治疗使症状完全缓解临床疗效达 3 年者分别为 90% 和 95%,髂外动脉病变则分别为 85% 和 95%,而腹股沟以下多水平病变者为 60%。

对于下肢动脉闭塞病变,选择手术适应证要遵守以下原则,严重的间歇性跛行、静息痛、缺血性坏疽以及长期不愈合的缺血性溃疡,无论是否并发糖尿病,都应争取手术,挽救肢体。间歇性跛行时进行动脉重建或者腔内治疗的手术适应证是相对的,即严重的、距离 100 m 以内的间歇性跛行,严重影响生活和工作质量者可考虑手术治疗。

由 Fontaine 提出的临床分期对确立治疗方案有重要意义。

Ⅰ 期:缺乏症状但可客观上诊断的周围动脉疾病。

Ⅱ 期:间歇性跛行。

Ⅲ 期:静息痛。

Ⅳ 期:坏疽。

Ⅱ 期常常被划分为 Ⅱ$_a$ 期(绝对跛行距离 >200 m)和 Ⅱ$_b$ 期(绝对跛行距离 $\leqslant200$ m)。与临床更为相关的区别是"跛行距离主观满意/耐受性较好"和"跛行距离主观不满意/耐受性较差"。由于损伤(压疮、手足病治疗等)和(或)伴随的疾病(例如慢性静脉功能不全),坏疽和溃疡也会出现在Ⅰ期和Ⅱ期。但是,鉴于这些情况的预后良好,必须将这些损伤与Ⅳ期坏疽相区分,可以相应地称为"复杂性Ⅰ期"和"复杂性Ⅱ期"。

真正的Ⅲ期和Ⅳ期("严重肢体缺血")是以静息痛持续至少2周和(或)出现自发性坏疽为特征,伴随有收缩期外周动脉压<50 mmHg。

对轻度的间歇性跛行患者,可根据患者的意愿及流出道的情况考虑是否行手术治疗。足部静息病、坏疽和溃疡预示患者将丧失肢体,手术以挽救肢体为目的,所以手术指征是绝对的,主要手术方式包括动脉内膜剥脱和成形术和各种血管移植和重建手术。

第七章 甲状腺外科疾病

第一节 甲状腺功能亢进症

甲状腺功能亢进症(hyperthyroidism)简称甲亢,是指甲状腺功能增高,甲状腺激素分泌增多所致的一组内分泌疾病。临床特征有甲状腺肿大、高代谢症候群,神经、心血管系统功能失常等。甲状腺毒症(ihvrotoxicosis)是指任何原因引起的循环中甲状腺激素增多,可由于甲亢、摄入外源性的甲状腺激素及部分甲状腺炎等所引起。甲状腺炎的某一阶段由于甲状腺滤泡破坏、甲状腺激素释放入血而出现甲状腺毒症,多为一过性,见于亚急性甲状腺炎、无痛性甲状腺炎及桥本甲状腺炎。

一、甲状腺功能亢进症的分类

根据病因不同甲状腺功能亢进症可分为以下几类。

1. 甲状腺性甲状腺功能亢进症

(1)毒性弥散性甲状腺肿:又称突眼性甲状腺肿或 Grave's 病,主要由自身免疫机制失常所致,临床上呈典型或不典型甲状腺功能亢进症候群,典型病例伴有甲状腺弥散性肿大与突眼症。

(2)自主性高功能甲状腺腺瘤:本病原因不明,结节可呈一个或多个,起病缓,无突眼,甲状腺扫描呈热结节,且不受 TSH 调节,而结节以外的组织摄碘相对减少。

(3)多结节性甲状腺肿伴甲状腺功能亢进症:又称毒性多结节性甲状腺肿,病因不明,甲状腺摄碘功能增高但分布不均匀,TSH 和甲状腺激素并不改变摄碘功能。

(4)碘甲状腺功能亢进症:与长期大量摄碘或使用含碘药物(如乙胺碘呋酮)有关。

(5)甲状腺滤泡癌:因癌肿或转移灶分泌较多的甲状腺激素所致。

2. 垂体性甲状腺功能亢进症

由于垂体分泌过多的 TSH 所致,临床上罕见。

3. 异位 TSH 综合征

非常罕见,绒毛癌、葡萄胎、支气管癌和直肠癌等均可能分泌 TSH 样物质而引起甲亢。

Grave's 病是临床上甲状腺功能亢进症最常见的一种类型,约占所有甲状腺功能亢进症患者的 85% 以上。本节重点阐述 Grave's 病。

二、Grave's 病

Grave's 病是一种自身免疫性甲状腺疾病,其确切机制尚不明确。患者血清中存在多种自身抗体,包括抗甲状腺球蛋白抗体(TGAb)、抗甲状腺过氧化酶抗体(TPOAb)及针对促甲状腺素(TSH)受体的 TSH 受体抗体(thyrotropin receptor antibodies,TRAb),Grave's 病患者体内的 TRAb 多为刺激性抗体,又称甲状腺刺激抗体(thyroid-stimulating antibodies)。TRAb 与 TSH 受体结合,可激活 G 蛋白(Gsα 和 Gq)信号通路,引起甲状腺组织增生,甲状腺激素合成和分泌增加,进而导致甲亢。用敏感方法测定,90%～100%未治疗的 Grave's 病患者可检测到 TRAb。

Grave's 病的临床及病理特征包括甲状腺弥散性肿大,滤泡细胞增生,并有淋巴细胞浸润,部分患者可伴有球后结缔组织增生和眼外肌水肿,引起突眼。根据美国第三次国家营养调查(NHANESⅢ)及英国的流行病学调查数据,在女性 Grave's 病的患病率在1.2%～2%,发病率约为每年千分之一。男性较少,约为女性的1/10。

1.临床表现

本病多见于女性,以 20～40 岁者最多见,男女比例约 1：(7～10)。典型的临床表现主要包括高代谢症群、甲状腺肿大和眼病三方面。但少数老年患者高代谢的表现不明显,反而表现为乏力、心悸、厌食、抑郁、嗜睡等,称为“淡漠型甲亢”。随着诊断技术的提高,近年来轻症和不典型病例逐渐增多。典型的病例常有如下表现。

(1)高代谢症群:常有怕热、多汗、皮肤潮湿。患者常有低热,严重病例如发生甲亢危象时出现高热。

(2)心血管系统:心慌、气短,活动后明显,常表现为窦性心动过速,部分患者可有心律失常,如期前收缩、房颤等。病程长、病情严重者还可能出现心力衰竭、心脏扩大等。在一项 Framingham 队列研究中,对超过 2 000 例的 60 岁以上老年甲亢患者的调查中,28%存在由于甲状腺高功能导致的房颤。

(3)消化系统:胃肠蠕动增加,食欲亢进,大便次数增加,但由于分解代谢增加,体重反而下降。甲状腺激素对肝脏有直接毒性作用,部分患者可有肝大和转氨酶升高等。

(4)血液系统:外周血白细胞总数偏低,淋巴细胞、单核细胞比例和绝对值增加,偶有贫血。

(5)皮肤改变:小部分患者可有典型的对称性黏液性水肿,多见于小腿胫前下段,也可见于足背、膝部或上肢等。局部皮肤多增厚、粗糙、色素沉着等。

(6)运动系统:主要表现为肌肉无力,少数患者可发生甲状腺功能亢进症性肌病。以肩胛带和骨盆带肌群受累为主。Graver's 病有 1%伴发重症肌无力,也有少数 Grave's 患者合并低钾性周期性麻痹,多见于亚洲及拉丁美洲的男性患者。

(7)生殖系统:女性患者常有月经稀少,周期延长,部分患者仍可妊娠、生育。男性主要表现为阳痿,偶有乳房发育。

(8)神经系统:常有易激动、精神紧张、失眠,部分患者可有焦虑、多疑甚至幻觉等。手颤,腱反射活跃,反射时间缩短。

(9)甲状腺肿:多数患者甲状腺呈弥散性肿大,多质软,由于甲状腺的血流增多,在左右叶的外侧可闻及血管杂音和扪及震颤。

(10)眼征:包括以下几种:①眼裂增宽(Darymple 征),少瞬和凝视(Steelwag 征);②眼球内聚不良(Mobius 征);③下视露白(Von Graefe 征);④眼向上看时,前额皮肤不能皱起(Joffroy 征)。

1)非浸润性突眼:又称良性突眼,多为对称性,主要为眼睑及眼外部的改变,球后组织改变不大,突眼度<18 mm。

2)浸润性突眼:又称内分泌性突眼或恶性突眼,较少见,病情多较严重,多伴随甲状腺功能亢进症发生,也可见于甲状腺功能亢进症不明显或无高代谢症群的患者,主要由于眼外肌和球后组织淋巴细胞浸润和水肿所致。

2.实验室检查

（1）甲状腺激素测定：甲状腺功能亢进症患者总 T_3、T_4 水平增高，但总甲状腺激素受甲状腺结合球蛋白（TBG）的影响，在考虑到可能有 TBG 异常的情况下，应测定游离 T_3（FT_3）、FT_4。FT_3 和 FT_4 测定结果不受 TBG 的影响，与总 T_3，TT_4 相比能更好地反映甲状腺功能，但 FT_3 和 FT_4 在血液中含量很低，对测定质控的要求较高。

（2）促甲状腺素（TSH）测定：TSH 刺激甲状腺激素的合成，同时又受甲状腺激素的反馈调节。甲状腺功能亢进症时，TSH 受抑制，用敏感方法测定 TSH 值低于正常，是诊断甲状腺功能亢进症敏感的指标。

（3）甲状腺摄^{131}I率测定：甲状腺功能亢进症时摄碘率增高，3h ＞25％，24 h ＞45％，高峰前移，目前已不作为甲状腺功能亢进症诊断的常规指标，但对鉴别甲状腺毒症的原因如与部分甲状腺炎所致的一过性甲亢鉴别时仍有一定意义。

（4）TSH 受体抗体（TRAb 或 TSAb）：TRAb 与 Grave's 病患者发生甲状腺功能亢进症有关，未治的 Grave's 病患者 TRAb 阳性率大于 90％。测定 TRAb 对甲状腺功能亢进症的诊断、治疗效果及预后判断均有意义。

（5）甲状腺核素静态显像：主要用于对甲状腺结节性质的判定，对结节性甲状腺肿伴甲状腺功能亢进症和自主高功能腺瘤的诊断意义较大。

3.诊断和鉴别诊断

典型的 Grave's 病患者，根据高代谢表现、甲状腺弥散性肿大及血清中甲状腺激素水平增高，诊断并不难。但轻症患者或老年及儿童患者，表现常不典型，需借助全面的实验室检查综合分析判断。

鉴别诊断：①神经官能症；②自主性高功能甲状腺腺瘤等，只要考虑到 Grave's 病的可能，鉴别诊断并不难；③与桥本甲状腺炎、无痛性甲状腺炎及亚急性甲状腺炎甲状腺功能亢进症期鉴别，各种甲状腺炎早期阶段均可能由于甲状腺滤泡的破坏而出现血清甲状腺激素水平升高，并可出现相应的高代谢表现，易与 Grave's 病混淆，但甲状腺炎所致的甲状腺毒症表现常常是一过性的，数周后甲状腺激素水平多可恢复正常甚至偏低，如行甲状腺摄碘率测定，甲状腺炎患者常显示摄碘率很低，与 Grave's 病的摄碘率增高明显不同，此外，亚急性甲状腺炎患者还有甲状腺区域疼痛、发热及红细胞沉降率增快等表现，也易与 Grave's 病鉴别。老年患者甲状腺功能亢进症常不典型，常有消瘦、畏食、表现淡漠、心律失常等，易误诊为恶性肿瘤、心脏病等。

三、Grave's 病的治疗

（一）一般治疗

治疗初期应注意休息，保证营养，进食高蛋白、富含维生素的食物。

（二）甲状腺功能亢进症的治疗

目前甲状腺高功能的治疗主要有 3 种方法，即药物治疗、手术治疗和放射性碘治疗。

药物治疗：迄今为止，药物治疗仍是多数 Grave's 病患者的首选治疗方法，目前临床上常用药物主要有甲巯咪唑（他巴唑）和丙硫氧嘧啶（PTU））和卡比马唑等。卡比马唑在体内逐渐水解游离出甲巯咪唑而发挥作用，故其疗效与不良反应与甲巯咪唑相似，上述药物均可抑制甲状腺激素的合成，丙硫氧嘧啶同时还有抑制 T_4 向 T_3 转化的作用。甲巯咪唑的半衰期约6 h，

PTU 大约 1.5 h,两者均可在甲状腺内聚集,单剂量的甲巯咪唑抗甲状腺作用可持续 24 h 以上,因此对于轻中度甲状腺功能亢进症患者可每日 1 次服用。药物治疗的起始剂量分别为甲巯咪唑 10 mg,每日 3 次或 PTU 100 mg,每日 3 次,治疗 4～6 周,待甲状腺功能恢复正常后,逐渐减少药物剂量直至维持量,总疗程为 1～1.5 年。如病情不易控制,可适当增加药物剂量和延长疗程。由于 PTU 具有少见但严重的导致肝衰竭的不良反应,有时需要进行肝移植治疗。美国 FDA 于 2009 年 6 月提出警告,建议 PTU 不作为一线的抗甲状腺药物,但仍可用于妊娠早期(开始 3 个月)、威胁生命的严重甲状腺毒症、甲状腺危象及对甲巯咪唑不耐受的甲状腺功能亢进症患者的治疗。

治疗初期,在抗甲状腺药物治疗同时,如无哮喘、慢性阻塞性肺病等禁忌证,可加用 β 受体阻滞药如普萘洛尔或阿替洛尔等,以控制心动过速等交感神经兴奋表现。既往在抗甲状腺药物治疗的同时常加用甲状腺素制剂,曾有研究表明加用甲状腺素治疗对甲状腺功能亢进症患者有免疫调节作用,可降低甲状腺自身抗体水平,减少甲状腺功能亢进症复发。但后续多数研究不支持这一观点。在治疗过程中出现甲状腺功能低下或甲状腺明显增大时可加用左甲状腺素,主要目的是预防或纠正甲状腺功能低下。

(1)抗甲状腺药物治疗的适应证:症状较轻、甲状腺轻至中度肿大的患者;青少年、儿童或老年患者;妊娠妇女;甲状腺手术后复发,又不适合放射性碘治疗者;手术前准备。

(2)禁忌证:对抗甲状腺药物过敏或外周血白细胞持续低于 3×10⁹/L 者。

(3)抗甲状腺药物治疗的不良反应。

1)白细胞减少:多在抗甲状腺药物治疗 1～3 个月发生,严重者发生粒细胞缺乏症(发生率<1%),此时常伴有发热和咽痛,是抗甲状腺药物治疗最严重的并发症,病死率较高。因此在抗甲状腺药物治疗初期应每周检查 1 次血白细胞数,如低于正常,应严密观察,白细胞持续下降、中性粒细胞绝对计数<1.5×10⁹/L 时,可停用抗甲状腺药物。如发生粒细胞缺乏症,应立即停用抗甲状腺药物,积极给予广谱抗生素及集落刺激因子等抢救治疗。

2)药疹:部分患者应用抗甲状腺药物过敏,出现药疹,一般多为轻型,极少出现严重的剥脱性皮炎。一般药疹可给予抗组胺药物,或改用其他抗甲状腺药物。出现剥脱性皮炎趋势时,应立即停药并应用肾上腺皮质激素。

3)肝功能受损:部分患者于服用抗甲状腺药物后,可出现血清转氨酶增高,一般可减少剂量并加用保肝药物,并在严密观察下继续治疗。严重者可考虑换用其他抗甲状腺药物或停用。PTU 的少见不良反应包括抗中性粒细胞胞质抗体阳性的血管炎,也有少数导致肝坏死的报道。目前除用于妊娠甲状腺功能亢进症早期治疗或对甲巯咪唑过敏者外,一般不作为首选抗甲状腺治疗药物。

(三)手术治疗

甲亢手术治疗的病死率几乎为零,并发症和复发率低,可迅速和持久达到甲状腺功能正常,并有避免放射性碘及抗甲状腺药物带来的长期并发症和获得病理组织学证据等独特优点,手术能快速有效地控制并治愈甲亢,但仍有一定的复发率和并发症,所以应掌握其适应证和禁忌。

1.手术适应证

甲状腺肿大明显或伴有压迫症状者;中－重度以上甲亢(有甲亢危象者可考虑紧急手术);抗甲状腺药物无效、停药后复发、有不良反应而不能耐受或不能坚持长期服药者;胸骨后甲状腺肿伴甲亢;中期妊娠又不适合用抗甲状腺药物者。若甲状腺巨大、伴有结节的甲亢妊娠妇女常需大剂量抗甲状腺药物才有作用,所以宁可采用手术。

2.手术禁忌证

青少年(<20 岁),轻度肿大,症状不明显者;严重突眼者手术后突眼可能加重,手术应不予以考虑;年老体弱有严重心、肝和肾等并发症不能耐受手术者;术后复发因粘连而使再次手术并发症增加、切除腺体体积难以估计而不作首选。但对药物治疗无效又不愿意接受放射治疗者有再次手术的报道,术前用超声检查了解两侧腺体残留的大小,此次手术腺叶各留 2 g 左右。

3.术前准备

术前除常规检查外,应进行间接喉镜检查以了解声带活动情况。颈部和胸部摄片了解气管和纵隔情况。查血钙、磷。为了减少术中出血、避免术后甲亢危象的发生,甲亢手术前必须进行特殊的准备。手术前准备常采用以下两种准备方法。

(1)碘剂为主的准备:在服用抗甲状腺药物一段时间后患者的症状得以控制,心率在80~90 次/分钟,睡眠和体重有所改善,基础代谢率在 20% 以下,即可开始服用复方碘溶液又称卢戈(Lugol)液。该药可抑制甲状腺素的释放,使滤泡细胞退化,甲状腺的血运减少,腺体因而变硬变小,使手术易于进行并减少出血量。卢戈溶液的具体服法有两种:①第一天开始每日3 次,每次 3~5 滴,逐日每次递增 1 滴,直到每次 15 滴,然后维持此剂量继续服用。②从第一天开始即为每次 10 滴,每日 3 次。共 2 周左右,直至甲状腺腺体缩小、变硬、杂音和震颤消失。局部控制不满意者可延长服用碘剂至 4 周。但因为碘剂只能抑制释放而不能抑制甲状腺的合成功能,所以超过 4 周后就无法再抑制其释放,反引起反跳。故应根据病情合理安排手术时间,特别对女性患者注意避开经期。开始服用碘剂后可停用甲状腺片。因为抗甲状腺药物会加重甲状腺充血,除病情特别严重者外,一般于术前 1 周停用抗甲状腺药物,单用碘剂直至手术。妊娠合并甲亢需手术时也可用碘剂准备,但碘化物能通过胎盘引起胎儿甲状腺肿和甲状腺功能减退,出生时可引起初生儿窒息。故只能短期碘剂快速准备,碘剂不超过 10 天。术后补充甲状腺素片以防流产。对于特殊原因需取消手术者,应该再服用抗甲状腺药物并逐步对碘剂进行减量。术后碘剂每次 10 滴,每日 3 次,续服 5~7 天。

(2)普萘洛尔准备:普萘洛尔除可作为碘准备的补充外,对于不能耐受抗甲状腺药物及碘剂者,或严重患者需紧急手术而抗甲状腺药物无法快速起效可单用普萘洛尔准备。普萘洛尔不仅起到抑制交感兴奋的作用,还能抑制 T_4 向 T_3 的转化。倍他-乐克同样可以用于术前准备,但该药无抑制 T_4 向 T_3 转化的作用,所以 T_3 的好转情况不及普萘洛尔。普萘洛尔剂量是每次 40~60 mg,6 h 一次。一般在 4~6 天后心率即接近正常,甲亢症状得到控制,即可以进行手术。由于普萘洛尔在体内的有效半衰期不满 8 h,所以最后一次用药应于术前 1~2 h 给予。术后继续用药 5~7 天。

特别应该注意手术前后都不能使用阿托品,以免引起心动过速。单用普萘洛尔准备者麻醉同样安全、术中出血并未增加。严重患者可采用大剂量普萘洛尔准备但不主张单用(术后普萘洛尔剂量也应该相应地增大),并可加用倍他米松 0.5 mg,每 6 h1 次和碘番酸 0.5,每 6 h 1 次。甲状腺功能可在 24 h 开始下降,3 天接近正常,5 天完全达到正常水平。短期加用普萘洛尔的方法对妊娠妇女及小孩均安全。但前面已提及普萘洛尔的不良反应,所以应慎用。以往认为严重甲亢患者手术会引起甲状腺素的过度释放,但通过术中分析甲状腺静脉和外周静

脉血的 FT_3、FT_4 并无明显差异,所以认为甲亢危重病例紧急手术是可取的。

4.手术方法

常采用颈丛麻醉,术中可以了解发音情况,以减少喉返神经的损伤。对于巨大甲状腺有气管压迫、移位甚至怀疑将发生气管塌陷者,胸骨后甲状腺肿者以及精神紧张者应选用气管插管全麻。

5.手术方式

切除甲状腺的范围即保留多少甲状腺体积尚无一致的看法。若行次全切除即每侧保留 6～8 g 甲状腺组织,术后复发率为 23.8%;而扩大切除即保留约 4 g 的复发率为 9.4%;近全切除即保留<2 g 者的复发率为 0%。各组之间复发时间无差异。但切除范围越大发生甲状腺功能减退即术后需长期服用甲状腺片替代的概率越大。如甲状腺共保留 7.3 g 或若双侧甲状腺下动脉均结扎保留 9.8 g 者可不需长期替代。考虑到甲状腺手术不仅可以迅速控制其功能,还能使自身抗体水平下降,而且甲减的治疗远比甲亢复发容易处理,所以建议切除范围适当扩大即次全切除还不够,每侧应保留 5 g 以下(2～3 g,峡部全切除)。当然也应考虑甲亢的严重程度、甲状腺的体积和患者的年龄。巨大而严重的甲亢切除比例应该大一些,年轻患者考虑适当多保留甲状腺组织以适应发育期的需要。术中可以从所切除标本上取同保留的甲状腺相应大小体积的组织称重以估计保留腺体的重量。但仍有误差,所以有作者建议一侧行腺叶切除和另一侧行大部切除(保留 6 g),常用于病变不对称的结节性甲状腺肿伴甲亢者,病变严重侧行腺叶切除。一侧全切发生喉返神经和甲状旁腺损伤的概率相对较保留腺叶后包膜的高,所以也要慎重选择。对极少数或个别 Grave's 病突眼显著者,选用甲状腺全切除术,其好处是可降低 TSH 受体自身抗体和其他甲状腺抗体,减轻眶后脂肪结缔组织浸润,防止眼病加剧以致牵拉视神经而导致萎缩,引起失明以及重度突眼,角膜长期显露而受损导致失明。当然也防止了甲亢复发,但需终身服用甲状腺素片。毕竟属于个别患者选用本手术,要详细向患者和家属说明,取得同意。术前检查血清抗甲状腺微粒体抗体,阳性者术后发生甲减的病例增多。因此,此类患者术中应适当多保留甲状腺组织。

6.手术步骤

切口常采用颈前低位弧形切口,甲状腺肿大明显者应适当延长。颈阔肌下分离皮瓣,切开颈白线,离断颈前带状肌。先处理甲状腺中静脉,充分显露甲状腺。离断甲状腺悬韧带以利于处理上极。靠近甲状腺组织妥善处理甲状腺上动静脉。游离下极,离断峡部。将甲状腺向内侧翻起,辨认喉返神经后处理甲状腺下动静脉。按前所述保留一定的甲状腺组织,其余予以切除。创面严密止血后缝闭。另一侧同样处理。术中除避免喉返神经损伤以外,还应避免损伤甲状旁腺。若被误切应将其切成 1 mm 小片种植于胸锁乳突肌内。缝合前放置皮片引流或负压球引流。缝合带状肌、颈阔肌及皮肤。

内镜手术治疗甲亢难度较大,费用高,但术后颈部,甚至上胸部完全没有瘢痕,美容效果明显,受年轻女性患者欢迎。与传统手术相比,内镜手术时间长,术后恢复时间也无明显优势。甲状腺体积大时不适合该方式。

术后观察与处理:严密观察患者的心率、呼吸、体温、神志以及伤口渗液和引流液。一般 2 d 后可拔除引流,4 d 拆线。

7.术中意外和术后并发症的防治

(1)大出血:甲状腺血供丰富,甲亢以及抗甲状腺药物会使甲状腺充血,若术前准备不充分,术中极易渗血。特别在分离甲状腺上动脉时牵拉过度,动作不仔细会造成甲状腺上动脉的撕脱。动脉的近侧端回缩,位置又深,止血极为困难。此时应先用手指压迫或以纱布填塞出血处,然后迅速分离上极,将其提出切口,充分显露出血的血管,直视下细心钳夹和缝扎止血。甲状腺下动脉出血时,盲目的止血动作很容易损伤喉返神经,必须特别小心。必要时可在外侧结扎甲状颈干。损伤甲状腺静脉干不仅会引起大出血,还可产生危险的空气栓塞。因此,应立即用手指或湿纱布压住出血处,倒入生理盐水充满伤口,将患者之上半身放低,然后再处理损伤的静脉。

(2)呼吸障碍:术中发生呼吸障碍的主要原因除双侧喉返神经损伤外,多是由于较大的甲状腺肿长期压迫气管环,腺体切除后软化的气管壁塌陷所致。因此,如术前患者已感呼吸困难,或经 X 线片证明气管严重受压,应在气管插管麻醉下进行手术。如术中发现气管壁已软化,可用丝线将双侧甲状腺后包膜悬吊固定于双侧胸锁乳突肌的前缘处。在缝合切口前试行拔去气管插管,如出现或估计术后会发生呼吸困难,应即作气管造口术,放置较长的导管以支撑受损的气管环,待 2～4 周后气管腔复原后拔除。术后呼吸困难的原因有:血肿压迫、双侧喉返神经损伤、喉头水肿、气管迟发塌陷、严重低钙引起的喉肌或呼吸肌痉挛等,应注意鉴别及时处理。

(3)喉上神经损伤:喉上神经之外支(运动支)与甲状腺上动脉平行且十分靠近,如在距上极较远处大块结扎甲状腺上血管时,就可能将其误扎或切断,引起环甲肌麻痹,声带松弛,声调降低。在分离上极时也有可能损伤喉上神经的内支(感觉支),使患者喉黏膜的感觉丧失,咳嗽反射消失,在进流质饮食时易误吸入气管,甚至发生吸入性肺炎。由于喉上神经外支损伤的临床症状不太明显,易漏诊,其发生率远比人们想象的要多,对此应引起更大的注意。熟悉神经的解剖关系,操作细致小心,在紧靠上极处结扎甲状腺上血管,是防止喉上神经损伤的重要措施。

(4)喉返神经损伤:喉返神经损伤绝大多数为单侧性,主要症状为声音嘶哑。少数病例双侧损伤,除引起失声外,还可造成严重的呼吸困难,甚至窒息。术中喉返神经损伤可由切断、结扎、钳夹或牵拉引起。前两种损伤引起声带永久性麻痹;后几种损伤常引起暂时性麻痹,可望手术后 3～6 个月内恢复功能。术中最易损伤喉返神经的"危险地区"是:①甲状腺腺叶的后外侧面。②甲状腺下极。③环甲区(喉返神经进入处):喉返神经解剖位置的多变性是造成损伤的客观原因。据统计,仅约 65% 的喉返神经位于气管食管沟内。有 4%～6% 病例的喉返神经行程非常特殊,为绕过甲状腺下动脉而向上返行,或在环状软骨水平直接从迷走神经分出而进入喉部(所谓"喉不返神经")。还有一定数量的喉返神经属于喉外分支型,即在未进入喉部之前即已经分支,分支的部位高低和分支数目不定,即术者在明确辨认到一支喉返神经,仍有损伤分支或主干的可能性。预防喉返神经损伤的主要措施:①熟悉喉返神经的解剖位置及其与甲状腺下动脉和甲状软骨的关系,警惕喉外分支,随时想到有损伤喉返神经的可能。②操作轻柔、细心,在切除甲状腺腺体时,尽可能保留部分后包膜。③缺少经验的外科医师以及手术比较困难的病例,最好常规显露喉返神经以免误伤;为了帮助寻找和显露喉返神经,Simon 提出一个三角形的解剖界标。三角的前边为喉返神经,后边为颈总动脉,底线为甲状腺下动脉。在显露颈总动脉和甲状腺下动脉后,就很容易找到三角的第三个边,即喉返神经。一般可自下向上地显露喉返神经的全程。喉返神经损伤的治疗:如术中发现患者突然声音嘶哑,应立即停止牵拉或挤压甲状腺体;如发声仍无好转,应立即全程探查喉返神经。如已被切断,应予缝接;如被结扎,应松解线结;如手术后发现声音嘶哑,经间接喉镜检查证实声带完全麻痹,怀疑喉返神经有被切断或结扎的可能时,应考虑再次手术探查。否则可给予神经营养药、理疗、禁声以及短程皮质激素,严密观察,等待其功能恢复。如为双侧喉返神经损伤,应作气管造口术。修补喉返神经的方法可用 6-0 尼龙线行对端缝接法,将神经断端靠拢后,间断缝合两端之神经鞘数针;如损伤神经之近侧端无法找到,可在其远端水平以下相当距离处切断部分迷走神经纤维,然后将切断部分的近端上翻与喉返神经的远侧断端作吻合。如损伤神经之远侧端无法找到,可将喉返神经之近侧断端埋入环杓后肌中。如两个断端之间缺损较大无法拉拢时,可考虑作肋间神经移植术或静脉套入术。

(5)术后再出血:甲状腺血管结扎线脱落以及残留腺体切面严重渗血,是术后再出血的主要原因。一般发生于术后 24~48 h 内,表现为引流口的大量渗血,颈部迅速肿大,呼吸困难甚至发生窒息。术后应常规在患者床旁放置拆线器械,一旦出现上述情况,应马上拆除切口缝线,去除血块,并立即送至手术室彻底止血。术后应放置引流管,并给予大量抗生素。分别双重结扎甲状腺的主要血管分支,残留腺体切面彻底止血并作缝合,在缝合切口前要求患者用力咳嗽几声,观察有无因结扎线松脱而产生的活跃出血,是预防术后再出血的主要措施。

(6)手足抽搐:甲状旁腺功能不足(简称甲旁减)是甲状腺次全切除后的一个常见和严重并发症。无症状而血钙低于正常的亚临床甲旁减发生率为 47%,有症状且需服药的为 15%。但永久性甲旁减并不常见。多因素分析提示,甲亢明显、伴有甲状腺癌或胸骨后甲状腺肿等是高危因素。主要是由于术中误将甲状旁腺一并切除或使其血供受损所致。临床症状多在术后 2~3 d 出现,轻重程度不一。轻者仅有面部或手足的针刺、麻木或强直感,重者发生面肌及手足抽搐,最严重的病例可发生喉痉挛以及膈肌和支气管痉挛,甚至窒息死亡。由于周围神经肌肉应激性增强,以手指轻扣患者面神经行经处,可引起颜面肌肉的短促痉挛(雪佛斯特征 Chvostek's sign)。用力压迫上臂神经,可引起手的抽搐(陶瑟征,Trousseau's sign)。急查血钙、磷有助诊断,但不一定等报告才开始治疗。治疗方面包括限制肉类和蛋类食物的摄入量,多进绿叶菜、豆制品和海味等高钙、低磷食品。口服钙片和维生素 D_2,后者能促进钙在肠道内的吸收和在组织内的蓄积。目前钙剂多为含维生素 D 的复合剂,如钙尔奇 D 片等。维生素 D_2 的作用在服用后两周始能出现,且有蓄积作用,故在使用期间应经常测定血钙浓度。只要求症状缓解、血钙接近正常即可,不一定要求血钙完全达到正常,因为轻度低钙可以刺激残留的甲状旁腺代偿。在抽搐发作时可即刻给予静脉注射 10% 葡萄糖酸钙溶液 10 mL。对手足抽搐最有效的治疗是服用双氢速固醇(AT10)。此药乃麦角固醇经紫外线照射后的产物,有升高血钙含量的特殊作用,适用于较严重的病例。最初剂置为每天 3~10 mL 口服,连服 3~4 d 后测定血钙浓度,一旦血钙含量正常,即应减量,以防止高钙血症所引起的严重损害。有人应用新鲜小牛骨皮质在 5% 碳酸氢钠 250 mL 内煮沸消毒 20 min 后,埋藏于腹直肌内,以治疗甲状旁腺功能减退,取得了一定的疗效,并可反复埋藏。同种异体甲状旁腺移植尚处于实验阶段。为了保护甲状旁腺,减少术后手足抽搐的发生,术中必须注意仔细寻找并加以保留。在切除甲状腺体时,尽可能保留其背面部分,并在紧靠甲状腺处结扎甲状腺血管,以保护甲状旁腺的血供。还可仔细检查已经切下的甲状腺标本,如发现有甲状旁腺作自体移植。

8.甲亢手术的预后及随访

甲亢复发:抗甲状腺药物治疗的复发率 >60%。手术复发率为 10% 左右,近全切除者则更低。甲亢复发的原因多数为当时甲状腺显露不够,切除不足残留过多,甲状腺血供仍丰富。

除甲亢程度与甲状腺体积外,药物、放射或手术治疗结束后 TRAb 或 TSAb 的水平也影响预后。无论何种治疗甲状腺激素水平改变比较快,TRAb 或 TSAb 改变比较慢,如果连续多次阴性说明预后好或可停用抗甲状腺药物;如再呈阳性提示 GD 复发的可能性增加,TSAb 阳性复发率为 93%,阴性则为 17%。该指标优于 TRH 兴奋试验。甲亢复发随时间延长而增多,可最迟在术后 10 年再出现。即使临床无甲亢复发,仍有部分患者 T_3 升高、TRH 兴奋试验和 T_3 抑制试验存在异常的亚临床病例。因此应该严密随访。适当扩大切除甲状腺并加用小剂量甲状腺素片可减少复发,达到长期缓解的目的。

再次手术时应注意:①上次手术未解剖喉返神经者,这次再手术就要仔细解剖出喉返神经予以保护。②术前可用 B 超和同位素扫描测量残留甲状腺大小,再手术时切除大的一侧,仅保留其后包膜。③如上次手术已损伤一侧喉返神经,则再次手术就选同侧,全切除残留的甲状腺,同时保留后包膜以保护甲状旁腺。当残留甲状腺周围组织广泛粘连,外层和内层的解剖间隙分离困难时,用剪刀在腺体前面的粘连组织中做锐性分离,尽可能找到内膜层表面,再沿甲状腺包膜小心分离。

甲状腺功能减退:术后甲减的发生率在 6%～20%,显然与残留体积有关。另外与分析方法也有关。因为除临床甲减患者外,还有相当一部分亚临床甲减即尚无甲减表现,但 TSH 已有升高,需用甲状腺素片替代。如儿童甲亢术后 45% 存在亚临床甲减。永久性甲减多发生在术后 1～2 年。

四、甲状腺危象

1.诱因和表现

(1)主要诱因:精神刺激、感染、手术前准备不充分等。

(2)临床表现:早期时患者原有症状加剧,伴中等发热、体重锐减、恶心、呕吐,以后发热可达 40℃ 或更高,心动过速可在 140 次/分钟以上,大汗、腹痛、腹泻等,甚至出现谵妄、昏迷。甲状腺功能亢进症危象的诊断主要靠临床表现综合判断。临床高度疑似本症及有危象前兆者应按照甲状腺功能亢进症危象处理。甲状腺功能亢进症危象的病死率在 20% 以上。

2.治疗

(1)迅速减少甲状腺激素释放和合成:①大剂量抗甲状腺药物:首选丙硫氧嘧啶,首剂 600 mg 口服或胃管内注入,继之 200 mg,每 8 h 1 次。②无机碘溶液:在抗甲状腺药物治疗 1～2 后,静脉或口服大剂量碘溶液可阻断甲状腺激素的释放。

(2)迅速阻滞儿茶酚胺释放:无心力衰竭情况下,用普萘洛尔 20～80 mg,每 6 h 口服 1 次或静脉滴注 2～3 mg,老年患者宜注意心脏功能,伴有哮喘者禁用。

(3)肾上腺皮质激素:甲状腺功能亢进症危象是由于代谢增加,可能会伴有相对的肾上腺皮质功能不足,应给予糖皮质激素治疗。氢化可的松 200～500 mg/d 静脉滴注或静脉注射地塞米松 2 mg,每 6 h 1 次,随着病情好转剂量可逐渐减少。

(4)去除诱因、抗感染等。

(5)其他对症及支持治疗:如物理降温,加强营养,补充足够液体(3 000～6 000 mL/d)等。

五、浸润性突眼

浸润性眼病也称 Grave's 眼病或甲状腺相关性眼病。Grave's 眼病分级目前多参照美国甲状腺学会(ATA)的 Grave's 病眼征分级。达到该分级Ⅲ级以上的标准可诊断本病。浸润性突眼突眼度＞18 mm（亚洲人），有眼外肌水肿、肥大等。患者诉眼内异物感、胀痛、畏光、流泪、复视及视力下降等。查体可见眼睑水肿、结膜水肿、眼球活动受限等。严重者眼睑闭合不全，角膜外露而形成角膜溃疡，甚至失明。

Grave's眼病男性多见，常和甲状腺功能亢进症合并存在，但也有约5％的患者仅有明显突眼而无甲状腺功能亢进症症状，10％～20％患者表现为单眼受累，极少情况下突眼也见于桥本甲状腺炎。

（1）一般治疗：高枕卧位，限制钠盐及用利尿药，可减轻眼部水肿；戴有色眼镜；可用1％甲基纤维素滴眼液保持眼睛湿润，眼睑闭合不全者睡眠时可用盐水纱布或眼罩保护角膜。吸烟可加重突眼，应戒烟。

（2）糖皮质激素：突眼明显，球后眼外肌水肿、肥厚等活动性眼病者可使用泼尼松40～60 mg/d，分次口服，持续2～4周，然后每2～4周减量2.5～10 mg/d，总疗程3～12个月。严重病例可用甲泼尼龙500～1 000 mg/d［12.5 mg/(kg·d)］冲击治疗。每日或隔日一次，共3次为1个疗程。如效果较好，可每月治疗1个疗程，共3个疗程。

（3）球后放射：球后放射治疗与糖皮质激素联用可增加疗效。一般较少单独使用。

（4）眶减压手术：严重病例上述治疗无效，出现角膜感染及溃疡、压迫导致视网膜和视神经受损可能引起失明时，可行眶减压手术。

在伴有浸润性突眼的Grave's治疗时尽量避免出现甲状腺功能低下以免加重突眼，必要时在应用抗甲状腺药物（ATD）同时加用左甲状腺素。[131]I治疗可能使活动性Grave's眼病加重，轻度突眼者同时使用糖皮质激素可有效预防，但伴有严重活动性眼病的患者不建议行[131]I治疗，应采用抗甲状腺药物或手术治疗。

第二节　甲状腺结节与甲状腺癌

一、甲状腺结节

甲状腺结节（thyroid nodule）是指正常甲状腺组织内一个或多个区域的组织过度生长，结构和（或）功能发生改变。如果不存在甲状腺功能紊乱、自身免疫性甲状腺疾病、甲状腺炎和甲状腺恶性肿瘤，可称为单纯性结节性甲状腺肿（simple nodular goitor，SNG）。甲状腺结节只是一种形态上的描述，与病因和病理变化及诊断无关。甲状腺结节在成人中较常见，女性多于男性，其发生率约为10％。随着年龄的增长，甲状腺结节的发生率逐渐增加。临床上早期识别甲状腺结节的性质，尤其是区分为良性和恶性病变十分重要。

（一）病因

1.常见病因

常见的甲状腺结节包括如下：①胶样结节；②甲状腺囊性结节；③淋巴细胞性甲状腺炎（亚急性或慢性）；④良性甲状腺腺瘤（嗜酸性细胞瘤或滤泡细胞瘤）；⑤恶性甲状腺腺癌（乳头状癌或滤泡型癌）；⑥自主性高功能结节（毒性结节，病因与TSH受体基因单碱基插入突变、碱基缺失突变或碱基错义突变有关);⑦转移性甲状腺肿瘤。

2.少见病因

偶尔甲状腺结节可由下列原因引起:①肉芽肿性甲状腺炎;②感染;③恶性病变,如髓样癌、未分化癌、转移癌;④淋巴瘤。

(二)分类及其临床表现

甲状腺结节分为良性和恶性两大类。其中绝大多数为良性病变,恶性者不足1%。甲状腺结节依病因不同可分为如下几种。

1.增生性甲状腺肿

增生性甲状腺肿包括弥散性和结节性甲状腺肿,指各种原因导致的甲状腺滤泡上皮细胞增生。增生性甲状腺肿发病率较高,可达人群的5%左右,以中年女性多见。增生性甲状腺肿在形态上表现为甲状腺呈不同程度肿大,伴有大小不等的结节。结节内可合并出血、囊性变和钙化。临床上多数患者无自觉症状,少数可有颈部不适感或局部压迫症状。查体可见甲状腺肿大,伴大小不等的结节,质地中等。

造成增生性甲状腺肿有多种因素,如碘过高或过低、食用致甲状腺肿食物、药物及甲状腺素合成酶缺陷等。这些因素导致甲状腺激素分泌相对不足,垂体TSH分泌增加,在TSH的长期刺激下,甲状腺滤泡细胞增生,新生血管形成,甲状腺肿大。

2.毒性结节性甲状腺肿

毒性结节性甲状腺肿的结节可以单发,也可多发,常发生于已有多年结节性甲状腺肿的患者。形态学上见甲状腺滤泡上皮增生,可形成大的滤泡,结节周围的甲状腺组织多有萎缩。患者年龄多在40～50岁以上,女性多见。甲状腺功能亢进症状较轻,且不典型,眼征不明显。血中甲状腺激素水平升高,如为功能自主性结节,核素扫描显示"热结节",结节周围的甲状腺组织摄取[131]I功能可能被抑制。

3.肿瘤性结节

包括甲状腺良性腺瘤、甲状腺癌和转移癌。良性的腺瘤常为单发的甲状腺腺瘤或多发的胶性结节所致,可与甲状腺肿同时并存或单独出现。腺瘤一般呈圆或椭圆形,直径常在3 cm以内,质地大多比周围的甲状腺组织稍硬,无压痛。甲状腺扫描可显示为温结节、凉结节、冷结节。

4.囊性结节

甲状腺囊肿绝大多数是由结节性甲状腺肿和肿瘤的退行性变和陈旧性出血所致。囊肿可分为真性囊肿和假性囊肿。

真性囊肿临床上较少见,占囊肿的5%。真性囊肿的囊腔多异常扩张,周围有上皮细胞围绕。囊肿液呈血清样,离心沉淀囊肿液,沉淀物中细胞数极少。真性囊肿多为良性。

假性囊肿占95%,多见于结节性甲状腺肿,少数为甲状腺癌退行性变所致。囊肿液呈棕色,沉淀物中有多量的巨噬细胞。多数患者无自觉症状,少数患者可说出明确的发病日期,并可伴有颈部轻度不适或疼痛。

5.炎症性结节

炎症性结节分为感染性结节和非感染性结节两类。炎症性甲状腺结节中最多见的为亚急性甲状腺炎,与病毒感染有关,主要病理改变为肉芽肿性炎症,临床上除有甲状腺结节外,还有发热、甲状腺局部疼痛,伴有不同程度的全身症状,但高代谢症状相对较轻。实验室检查显示红细胞沉降率加快,CRP 增高,白细胞总数或分类增高,血中甲状腺素水平升高,TSH 水平下降。甲状腺[131]I 摄取率降低。

(三)实验室检查

甲状腺结节的检出及结节本身的诊断并不难,重要的是鉴别结节的性质,临床上如何判断结节的良恶性,取决于详细的病史采集、体格检查,特别是甲状腺局部检查和必要的实验及辅助检查。

1.临床评估

病史采集时应重点询问:患者的年龄、性别、有无头颈部放射线暴露史、结节大小及变化和增长的速度、有无局部压迫症状、有无甲状腺功能亢进或减退症状、有无类癌综合征的表现、有无甲状腺肿瘤、嗜铬细胞瘤、甲状腺髓样癌或多发性内分泌腺瘤家族史等。

体格检查时应重点注意,甲状腺及结节的数目、大小、质地、活动度,有无压痛,局部淋巴结有无肿大等。

2.实验室评估

(1)甲状腺功能检查:包括血清 TSH、T_4、FT_4、T_3 和 FT_3 测定,了解有无甲状腺功能异常。大部分甲状腺结节患者甲状腺功能是正常的,如果患者 TSH 水平出现异常,需要进一步行甲状腺超声及放射性核素甲状腺闪烁显像术(SC)([99m]Tc 或[123]I)等检查。

(2)降钙素(CT)水平测定:甲状腺结节伴有血清 CT 水平明显升高,需高度警惕甲状腺髓样癌。有甲状腺髓样癌家族史或多发性内分泌腺瘤家族史者,应常规检测血清 CT 水平,以及早发现甲状腺髓样癌。

(3)甲状腺球蛋白水平测定:基础甲状腺球蛋白水平的升高对鉴别甲状腺结节的性质意义不大,因甲状腺球蛋白升高可见于多种甲状腺疾病。

但对甲状腺癌行甲状腺全切或近全切除的术后随访,血清甲状腺球蛋白水平测定对判断甲状腺癌是否复发有十分重要的意义。

(4)甲状腺抗体检查:血清抗甲状腺过氧化物酶抗体(TPOAb)和抗甲状腺球蛋白抗体(TGAb)水平的监测可用于对桥本病的诊断和随访。

3.辅助检查评估

(1)甲状腺超声检查(US):2009 年美国甲状腺学会(ATA)发布的指南中提到,临床上通常需对直径>1 cm 的结节进行评估,因为这些结节可能恶变。但当超声检查结果可疑,或患者有头颈部放射线照射史,或有甲状腺癌阳性家族史时,也应对直径<1 cm 的甲状腺结节进行评估。

高清晰甲状腺超声检查是评价甲状腺结节最敏感的检查方法。不仅可用于判别结节性质,也可在超声引导下对甲状腺结节进行定位、穿刺、治疗和随诊。所有怀疑有甲状腺结节或已有甲状腺结节患者都需行此项检查。报告内容应包括结节的位置、形态、大小、数目、结节边缘状态、内部结构、回声特征、血流状况和颈部淋巴结情况。

(2)甲状腺核素显像(SC):核素显像是评估甲状腺结节性质最常采用的方法之一。放射性核素([131]I、[99m]Tc 和[123]I)用于甲状腺的动态或静态显像,可反映甲状腺及其结节的位置、大小、形态和功能。依据结节对[131]I 的摄取能力分为"热结节""温结节""凉结节"和"冷结节"。所谓"热结节",是指结节积聚同位素碘的程度高于周围正常的甲状腺组织;"温结节"是指结节的功能与周围正常的甲状腺组织相近;"凉结节"和"冷结节"是指摄取放射性碘的功能低下或是丧失。10％左右的结节为"热结节"，几乎均为良性。"凉结节"和"冷结节"中5％～8％为恶性。因此，甲状腺核素显像只对10％左右的热结节有鉴别诊断意义，可基本排除恶性肿瘤。

（3）甲状腺核磁共振显像（MRI）和计算机断层扫描（CT）：对甲状腺结节诊断帮助有限，且价格昂贵，不推荐为首选检查方法。

（4）正电子放射断层扫描（PET）：PET使用的是放射性示踪剂18-氟脱氧葡萄糖（18F-FDG），可以反映病灶的代谢状况。PET检查常用于那些已经有转移性疾病的患者，可以协助了解原发病灶、转移病灶及复发病灶。

4. 细胞学评估

（1）细针穿刺细胞学检查（FNAC）：与触诊下FNAB相比，超声引导下FNAB的取材成功率和诊断准确率更高。为提高FNAB的准确性，可采取下列方法：在同一结节的多个部位重复穿刺取材；在超声提示可疑征象的部位取材；在囊实性结节的实性部位取材，同时进行囊液细胞学检查。此外，经验丰富的操作者和细胞病理诊断医师也是保证FNAB成功率和诊断准确性的重要环节。目前认为FNAC是鉴别甲状腺结节良、恶性最有价值的方法。

术前通过FNAB诊断甲状腺癌的敏感度为83％（65％～98％），特异度为92％（72％～100％），阳性预测率为75％（50％～96％），假阴性率为5％（1％～11％），假阳性率为5％（0％～7％）。FNAB不能区分甲状腺滤泡状癌和滤泡细胞腺瘤。术前FNAB检查有助于减少不必要的甲状腺结节手术，并帮助确定恰当的手术方案。凡直径＞1 cm的甲状腺结节，均可考虑FNAB检查。但在下述情况下，FNAB不作为常规：①经甲状腺核素显像证实为有自主摄取功能的"热结节"；②超声提示为纯囊性的结节；③根据超声影像已高度怀疑为恶性的结节。直径＜1 cm的甲状腺结节，不推荐常规行FNAB。但如存在下述情况，可考虑超声引导下FNAB：①超声提示结节有恶性征象；②伴颈部淋巴结超声影像异常；③童年期有颈部放射线照射史或辐射污染接触史；④有甲状腺癌或甲状腺癌综合征的病史或家族史；⑤[18]F-FDG PET显像阳性；⑥伴血清CT水平异常升高。只要样本取材满意，FNAC活检可用于以下甲状腺疾病的诊断：HT、胶质性结节、亚急性甲状腺炎、乳头状癌、滤泡细胞新生物、髓样癌、未分化癌、恶性淋巴瘤、转移癌等。超声引导下的甲状腺穿刺活检大大提高了FNAC在甲状腺结节上的诊断价值。

（2）LNA、FNC和CNB：大针抽吸活组织检查（LNA）、细针毛细血管活组织检查（FNC）和芯针活组织检查（CNB）是近些年FNA的衍生技术，临床上可根据不同的情况，选择不同的检查方法。

2009年ATA指南中提到，当甲状腺结节的直径＞1 cm时，应检查血清促甲状腺激素（TSH）水平。如TSH低下，则应行放射线核素甲状腺扫描，以确定结节为功能性结节（热结节）、等功能结节（"温结节"）或无功能结节。功能性结节极少为恶性，因此，无须对这类结节做细胞学评估。如血清TSH未被抑制，应行诊断性甲状腺超声检查。该检查有助于明确是否确实存在与可触及病变相吻合的结节，结节的囊性部分是否＞50％，结节是否位于甲状腺后侧等问题。后两种情况会降低细针抽吸活检（FNA）的精确度。即便是桥本甲状腺炎合并TSH升高，也建议行FNA，因为正常甲状腺组织与桥本甲状腺炎累及组织中结节的恶变率相似。

在临床实际工作中，病史、甲状腺的局部触诊、甲状腺激素和抗体水平的测定、甲状腺超声及甲状腺同位素扫描是最为常用，也是最重要的鉴别甲状腺性质的方法。对可疑恶性结节者FNAC活检是提高早期甲状腺癌诊断率的重要措施。

(四)治疗

1.甲状腺恶性结节的处理

绝大多数甲状腺恶性肿瘤需首选手术治疗,甲状腺未分化癌由于恶性度极高,诊断时多已有远处转移存在,故常选用综合治疗。甲状腺淋巴瘤一旦确认,即应采用相应的化学治疗或放射治疗。

2.良性结节的处理

对于结节 FNA 活检结果为良性的患者来说,大多不需要外科手术,只需要 6～12 个月随诊 1 次。必要时可做甲状腺超声检查和重复甲状腺细针穿刺细胞学(FNAC)检查,如果结果与第一次相同,以后则仅在结节增大或怀疑结节恶变时,需要再进行 FNAC 检查。

3.可疑甲状腺恶性结节和诊断不明的结节的处理

一般来说,FNAC 结果可疑时,应随即重复 FNAC 检查,可使其中 30%～50% 的患者明确诊断,如仍不能确诊,则需要根据综合情况判断,一部分患者可随诊,另一部分需要手术治疗,尤其是对那些临床高度怀疑有恶性病变者。

4.放射性^{131}I 治疗

"热结节"几乎均为良性病变,如果已知结节是自主性结节,基本上不需要 FNAC 检查。所有毒性自主性甲状腺结节均需要治疗,对于大多数患者来说,可采用放射性^{131}I 治疗,有效性高达 80%～90%。但以下情况不适用放射性^{131}I 治疗,如妊娠和哺乳期妇女禁用;年纪较轻或结节较大或合并结节内出血或囊性变的患者慎用放射性^{131}I 治疗,可考虑手术治疗。

5.甲状腺激素抑制治疗

对于良性甲状腺结节患者采用甲状腺激素抑制治疗的结果仍有争议,尤其是在老年患者的应用应更为谨慎,应综合考虑后再做决定。抑制治疗的主要不良反应是类甲状腺功能亢进症状及使用甲状腺激素导致的心律失常和骨质疏松的发生。

6.激光光凝术(ILP)和甲状腺注入硬化剂治疗

激光光凝术(ILP)和甲状腺注入硬化剂治疗良性结节,是近几年来新兴的治疗方法,可以使甲状腺结节的体积在 1 个月内减少一半,伴随症状也随之减轻,但该方法的有效性和安全性评价仍需要较大规模的临床研究。

7.儿童和妊娠时甲状腺结节的处理

妊娠期间发现的甲状腺结节与非妊娠期间甲状腺结节的处理相似,但妊娠期间禁止甲状腺核素显像检查和放射性^{131}I 治疗。FNAC 检查可在妊娠期间进行,也可推迟在产后进行。如果结节为恶性,在妊娠的 3～6 个月做手术较为安全。

儿童甲状腺结节相对少见,恶性率高于成年人,癌肿占 15%。因此,对儿童甲状腺结节患者同样应行 FNAC 检查。当细胞学检查提示结节为恶性病变或可疑恶性病变时,应采取手术治疗。

二、甲状腺癌

甲状腺癌(thyroid carcinoma)并不少见,近年来甲状腺癌的发病率有逐年增加的趋势,尤以女性增加明显。与一般癌肿好发于老年人不同,甲状腺癌多发生于青壮年。在第 13 届国际甲状腺大会上,来自巴西的 Graf 教授介绍了甲状腺癌的流行病学状况。甲状腺癌占全身所有恶性肿瘤的 1.0%～1.5%(男性 0.85%,女性 3.0%),隐匿性甲状腺癌男女性之间无差别,青春期前及女性绝经后男女性之间也无差别。

(一)病因及相关因素

1.射线暴露

在众多与甲状腺癌有关的因素中,唯一证实了的可导致甲状腺癌的因素为射线暴露。切尔诺贝利核电站泄露事件,泄露的主要物质为放射性[131]I,5 年期间当地的甲状腺癌发病率大幅度上升,说明射线是甲状腺癌发病的一个重要因素,特别是对于儿童,儿童的甲状腺对于射线更为敏感。相关调查福岛核事故放射线影响的日本福岛,"县民健康管理调查研究委员会"举行的会议公布甲状腺健康检查的部分结果,一名未成年人已确诊患上甲状腺癌,还有数百人甲状腺有块状物需进一步检查。此次调查以核泄漏事故发生时未满 18 岁的未成年人为对象,共约 26 万人,公布检查结果的约有 8 万人。检查结果显示,有 425 名未成年人甲状腺部位"出现了一定大小的块状物等",需要进行二次检查。在已经做完二次检查的 38 人中,已有一人确诊为甲状腺癌。

2.碘和 TSH

摄碘过量或缺碘均可使甲状腺的结构和功能发生改变。第 13 届国际甲状腺大会报道碘缺乏地区滤泡性甲状腺癌的发生率相对较高,而经过补碘后乳头状甲状腺癌的发生率较高。我国部分缺碘地区,甲状腺癌发生率明显高于其他地区。相反,高碘饮食也易诱发甲状腺癌,冰岛和日本是摄碘量最高的国家,其甲状腺癌的发生率较其他国家高。甲状腺癌可能与 TSH 刺激的甲状腺增生有关。长期的 TSH 刺激能促使甲状腺细胞和组织增生,形成结节和癌变。

3.女性激素

甲状腺癌好发于女性,提示女性激素可能参与甲状腺癌的发病。

4.甲状腺良性疾病

许多甲状腺癌病变发生在已有甲状腺良性疾病的基础上。甲状腺癌,特别是滤泡状癌,也经历从增生、良性肿瘤到高分化癌最后到未分化癌的过程。虽然良性疾病是否导致甲状腺癌发生尚无定论,但流行病学结果提示两者有一定的联系。

5.遗传因素

甲状腺髓样癌 20%～25%为常染色体显性遗传,多发性内分泌腺瘤的发生也与常染色体异常有关。Gardner 综合征和 Cowclen 综合征也提示甲状腺癌与遗传因素有关,但遗传的作用尚不明确。

6.其他

包括饮食、体重、职业和药物、吸烟等。流行病学证据提示上述因素与甲状腺癌的发生有着一定的联系。

(二)分类、病理及临床表现

甲状腺癌主要分为乳头状癌(约占 60%,多见于年青女性,低度恶性)、滤泡状癌(约占 20%,多见于中年人,中度恶性)、未分化癌(约占 15%,多见于老年人,高度恶性)和髓样癌(少见,中度恶性)4 种,多数发展较慢、转移较晚,预后较好。

1.乳头状癌

乳头状癌是甲状腺癌中最常见的类型。一般分化良好,恶性程度低。乳头状癌的癌组织脆软易碎,色暗红;但老年患者的乳头状癌一般质地坚硬、苍白。乳头状癌的中心常有囊性变,囊内充满血性液。有时癌组织可发生钙化,切面呈砂粒样。显微镜下见到癌瘤由柱状上皮乳头状突起组成,有时可混有滤泡样结构,甚至发现乳头状向滤泡样变异的情况。乳头状腺癌有完整的包膜,但后期癌组织可以穿破包膜而侵及周围组织,播散途径主要是淋巴道,一般以颈淋巴结转移最为常见,约在80%的儿童和2%的成年患者可扪及淋巴结,其次是血液转移到肺或骨。

2.滤泡状腺癌

滤泡状腺癌较乳头状腺癌少见,发生率居第二位,其患者的平均年龄较乳头状癌者大。癌肿柔软,具弹性,或橡皮样,呈圆形、椭圆形或分叶结节形。切面呈红褐色,可见纤维化、钙化、出血及坏死灶。分化良好的滤泡状腺癌在镜下可见与正常甲状腺相似的组织结构,但有包膜、血管和淋巴管受侵袭的现象;分化差的滤泡状腺癌则见不规则结构,细胞密集成团状或条索状,很少形成滤泡。播散途径虽可经淋巴转移,但主要是通过血液转移到肺、骨和肝。有些滤泡状腺癌可在手术切除后相隔很长时间才见复发,其总体预后不及乳头状腺癌好。

3.未分化癌

未分化癌主要发生于中年以上患者,男性多见。肿块质硬而不规则,固定,生长迅速,很快弥散累及甲状腺,一般在短期内就可浸润气管、肌肉、神经和血管,引起吞咽和呼吸困难。肿瘤局部可有触痛。显微镜下见癌组织主要由分化不良的上皮细胞组成,细胞呈多形性,常见核分裂象。颈部可出现淋巴结肿大,也有肺转移。该病预后差,对放射性碘治疗无效,外照射仅控制局部症状。

4.甲状腺髓样癌

此病由 Hazard 于 1959 年首先描述,具有分泌甲状腺降钙素及伴发嗜铬细胞瘤和甲状腺增生(Ⅱ型多发性内分泌肿瘤,MENⅡ)的特点。髓样癌源自甲状腺胚胎的鳃后体,从滤泡旁 C 细胞转变而来。肿瘤多为单发结节,偶有多发,质硬而固定,有淀粉样沉积,很少摄取放射性碘。癌细胞形态主要由多边形和梭形细胞组成,排列多样化。

(三)诊断

甲状腺癌特征性临床表现极少,多数仅表现为甲状腺结节,部分患者可以出现局部压迫或浸润症状。

1.病史

甲状腺癌发病峰值年龄分别为乳头状癌约为 30 岁,滤泡状癌约 45 岁,未分化癌大于 50 岁。重点注意过去是否有放射线暴露史,有无甲状腺癌家族史。其他同甲状腺结节病史评估。

2.体格检查

恶性甲状腺结节有一些特征,如结节数目孤立,质地硬、固定。如果伴有声音嘶哑或单侧声带麻痹,恶性可能性更大。

2008 年《中国甲状腺疾病诊治指南》中提到了提示甲状腺恶性结节的临床证据包括:①有颈部放射线检查治疗史;②有甲状腺髓样癌或 MENⅡ家族史;③年龄<20 岁或>70 岁;④男性;⑤结节短期内明显增大;⑥出现局部压迫症状,包括持续性声音嘶哑、发音困难、吞咽困难和呼吸困难;⑦结节质地硬、形状不规则、固定;⑧伴颈部淋巴结肿大。

除病史和查体以外,还需要做进一步检查,包括:①甲状腺功能,甲状腺癌很少出现甲状腺功能异常;②肿瘤标记物测定;③遗传因素筛选;④甲状腺影像学检查;⑤组织学检查和甲状腺 FNA,其对甲状腺癌的诊断意义已替代了所有其他的检测方法。其敏感性和特异性高达 90%以上,对乳头状癌敏感性和特异性近乎 100%。

高清晰超声是鉴别甲状腺结节性质最常用、最敏感的方法。2008 年中国甲状腺疾病诊治指南中指出,高清晰超声检查提示甲状腺结节恶性病变的特征:①微小钙化;②结节边缘不规则;③结节内血流信号紊乱。3 个特征特异性高,均达到 ＞80％,但敏感性较低,为 29％～77.5％。单独一项特征不足以诊断恶性病变。但如果同时存在 2 种以上特征或低回声结节中出现其中一个特征时,诊断恶性病的敏感性可提高到 87％～93％。低回声结节侵犯到甲状腺包膜外或甲状腺周围的肌肉中或伴颈部淋巴结肿大,同时超声检查显示淋巴结门结构消失或呈囊性变,或淋巴结内出现微小钙化,或血流信号紊乱时提示结节为恶性。值得注意的是:结节的良、恶性与结节的大小无关,直径＜1.0 cm 的结节中,恶性并不少见;与结节是否可触及无关;与结节单发或多发无关;与结节是否合并囊性变无关。另因大多数癌肿不能有效摄取碘或进行碘的有机化,在核素显像检查中表现为"冷结节"。

(四)治疗及预后

ATA 2009 指南中提出分化型甲状腺癌的根本治疗目的:①切除肿瘤原发灶、扩散至甲状腺包膜外的病变组织及受累颈部淋巴结;②降低与治疗和疾病相关的致残率;③对肿瘤进行精确分期;④便于在术后适当时机行^{131}I 放射治疗;⑤便于医师在术后长期精确监控疾病的复发情况;⑥有利于将肿瘤的复发和转移危险控制在最低。

1.外科治疗

对已确诊为甲状腺癌者应采用何种处理,取决于患者的体质情况,癌肿的病理类型和临床分期。

(1)乳头状癌:临床上具有恶性度低,颈淋巴结转移率高,好发于中青年妇女等特点,手术治疗必须考虑以上这些因素。如果癌肿局限在一侧的腺体内,可将患侧腺体连同峡部一并切除,同时行对侧腺体大部切除。但如果癌肿已侵及左右两叶,则需将两侧腺体连同峡部全部切除。手术后 5 年治愈率可达 80％以上。临床实践证明,对没有颈淋巴结转移的乳头状腺癌不必同时清除患侧颈淋巴结,预防性颈淋巴结清除不能提高治愈率。但应强调术后随访的重要性。颈部有淋巴结肿大的患者应进行包括颈淋巴结清扫术在内的甲状腺癌联合根治术,国内外的方案都是一致的。

(2)滤泡状腺癌:虽是低度恶性甲状腺癌,但它的转移方式主要是血行转移,淋巴结转移只占 20％,临床上无颈部淋巴结肿大者,一般不做预防性颈清扫术。有颈淋巴结转移者不一定同时有血行转移,所以治疗性颈清扫术还是必要的。

(3)髓样癌:恶性程度中等,常沿淋巴道及血行转移,一旦颈部淋巴结转移,即可较快浸润到包膜外,累及周围组织,所以确诊后不管临床能否触及肿大淋巴结,一律做选择性颈淋巴结清扫术。伴有嗜铬细胞瘤者,在甲状腺手术以前应先处理嗜铬细胞瘤,否则术中会激发高血压,影响手术顺利进行。

(4)未分化癌:由于本病病程短,进展快,首诊时大多数已失去根治机会,预后恶劣,不宜手术治疗或仅能做活检以明确诊断。偶尔有病灶较小,适宜手术的还应积极争取做根治性手术。

2.甲状腺激素抑制治疗

甲状腺激素抑制治疗原理是基于分化的甲状腺滤泡细胞癌含有 TSH 受体,TSH 是肿瘤生长的一个刺激因子。给予甲状腺激素,可抑制垂体 TSH 分泌,从而可达到抑制肿瘤生长的目的。多数学者主张,将 TSH 抑制到 0.1～0.4 μU/mL 即可,对于恶性度高的肿瘤,应将 TSH 水平抑制到＜0.01 μU/mL。长期甲状腺激素抑制治疗可能出现一些不良反应,包括心血管方面的问题和对骨代谢的影响,因此在老年人中应谨慎使用,综合考虑。

3.放射性^{131}I治疗

此法是甲状腺癌术后治疗的重要手段之一,^{131}I治疗包含两个层次:一是采用^{131}I清除分化型甲状腺癌(DTC)术后残留的甲状腺组织(^{131}I ablation for thyroid remnant),简称^{131}I清甲;二是采用^{131}I清除手术不能切除的甲状腺癌转移灶,简称^{131}I清灶。主要适用于手术未能完全切除的残存组织,或肿瘤的复发及转移,又具有摄取^{131}I功能的甲状腺癌患者,少数不能耐受手术的乳头状癌和滤泡状癌患者可直接选用。甲状腺癌术后^{131}I清甲的意义包括:①利于通过血清 Tg 和^{131}I全身显像(whole body scan,WBS)监测疾病进展;②是^{131}I清灶治疗的基础;③清甲后的 WBS、单光子发射计算机断层成像(SPECT)/CT 融合显像等有助于对甲状腺癌进行再分期;④可能治疗潜在的甲状腺癌病灶。

4.外照射

外照射主要用于甲状腺未分化癌和原发于甲状腺的淋巴瘤及肿瘤局部转移者,特别是在骨转移出现疼痛时。

5.化学治疗

化学治疗仅适用于那些不能手术、对放射性^{131}I治疗也没有反应、肿瘤呈进展性或有明显症状的肿瘤;或是对已施行的治疗没有反应的患者。对于分化癌疗效较差。如果为甲状腺淋巴瘤,一经确认,即采用化疗方法。对于未分化甲状腺癌无论手术、化学治疗还是放射治疗效果均很差。

6.中医治疗

中医药防治甲状腺癌有一定效果,除分型辨证论治外,一些单方成药均可服用,如黄药子酒、海藻玉壶汤、琥珀黑龙丹、夏枯草膏等。

7.甲状腺癌的预后

甲状腺癌的预后与肿瘤组织类型有关,按照预后的坏好排序:①未分化癌,最恶,常常是姑息性治疗;②甲状腺髓样癌,2/3 的患者生存期为 10 年;③滤泡状癌,易转移至肺、骨;④乳头状癌,生存期一般为 10~20 年。

三、其他甲状腺结节

1.甲状舌管囊肿

甲状舌管囊肿(thyroglossal duct)是与甲状腺发育相关的先天性畸形。胚胎期,甲状腺是由口底向颈部伸展的甲状腺舌管下端发生的。本病多见于 15 岁以下儿童,男性为女性的 2 倍。表现为在颈前区中线、舌骨下方有直径 1~2 cm 的圆形肿块。境界清楚,表面光滑,有囊性感,并能随吞咽或伸、缩舌而上下移动。治疗宜手术切除,需切除一段舌骨以彻底清除囊壁或窦道,并向上分离至舌根部,以免复发。

2.亚急性甲状腺炎

亚急性甲状腺炎,又称 De Quervain 甲状腺炎或巨细胞性甲状腺炎。结节大小视病变范围而定,质地常较硬。常继发于上呼吸道感染,有典型的病史,包括起病较急,有发热、咽痛及显著甲状腺区疼痛和压痛等表现,疼痛常波及患侧耳、颞枕部。常有体温升高、血沉增快。急性期,甲状腺摄^{131}I率降低,多呈"冷结节",但是血清 T_3 和 T_4 升高,基础代谢率略增高,这种分离现象有助于诊断。轻者用阿司匹林等非甾体类抗炎药即可,较重者常用泼尼松及甲状腺干制剂治疗。

3.甲状腺恶性淋巴瘤

原发性甲状腺淋巴瘤是少见的甲状腺恶性肿瘤，占甲状腺癌的 $1\%\sim2\%$，男：女约为 1：3。大多在桥本甲状腺炎的基础上发病，多数为非霍奇金淋巴瘤。是淋巴瘤中唯一女性发病为主的肿瘤。以中老年女性多见，主要为颈部肿物，肿物增大速度不一致，速度较快者与甲状腺未分化癌的临床症状相似，可伴有吞咽困难，如压迫气管甚至出现呼吸困难，偶尔侵及喉返神经，引起声嘶及局部疼痛；部分生长缓慢，与结节性甲状腺肿和桥本氏病不易区别。本病的定性诊断主要依靠细针穿刺细胞学检查及手术活检。易与以小细胞为主的未分化癌混淆。对于原发性甲状腺淋巴瘤的治疗已从单一手术发展到手术、放化疗等综合治疗。

4.甲状腺转移瘤

甲状腺转移瘤并不多见，据尸检资料，死于播散性癌症患者的甲状腺，有 $4\%\sim24\%$ 受累。甲状腺转移瘤的来源不外乎三个方面：邻近结构直接扩散（如咽喉、食管等）、淋巴转移（常见的主要是乳腺癌）、血行转移（乳腺癌、肺癌、肾细胞癌、皮肤黑色素瘤、纤维肉瘤、肝及胆道癌、卵巢癌等）。诊断主要依靠临床表现及组织学手段，治疗措施主要是原发病的治疗。

第三节　甲状腺炎

甲状腺炎（thvroidilis）是一种常见的甲状腺疾病，女性多见。临床表现多种多样，同一种类型的甲状腺炎在病程的不同时期不仅可以表现为甲状腺功能亢进，还可表现为甲状腺功能减退，可以表现为弥散性甲状腺病变，还可以表现为甲状腺结节。有时不同类型的甲状腺炎可以互相转换。因此甲状腺炎涉及甲状腺疾病的各个方面，需要和许多甲状腺疾病进行鉴别诊断，了解甲状腺炎的各种类型和临床特点具有重要意义。

甲状腺炎的临床分类多样，按照起病快慢分为急性化脓性甲状腺炎、亚急性甲状腺炎和慢性甲状腺炎。亚急性甲状腺炎又进一步分为亚急性肉芽肿性甲状腺炎（即亚甲炎）和亚急性淋巴细胞性甲状腺炎（无痛性甲状腺炎），后者进一步分为散发性甲状腺炎和产后甲状腺炎。慢性甲状腺炎包括慢性淋巴细胞性甲状腺炎（桥本甲状腺炎）和慢性纤维性甲状腺炎。按照病原学分类，可分为细菌性、病毒性、自身免疫性、辐射后、寄生虫、结核性、梅毒和艾滋病感染等。根据是否具有疼痛或压痛，可以将甲状腺炎分为两大类。临床上最常见的甲状腺炎是慢性淋巴细胞性甲状腺炎，其次是亚急性肉芽肿性甲状腺炎，无痛性甲状腺炎临床上也经常会看到；从病原学角度最常见的是自身免疫性甲状腺炎。

一、慢性淋巴细胞性甲状腺炎

慢性淋巴细胞性甲状腺炎（chronic lymphocytic thyroiditis,CLT）是一种较常见的甲状腺自身免疫性疾病，又称自身免疫性甲状腺炎。日本外科医师 Hakaru Hashimoto 于 1912 年在德国柏林工作期间首次对该甲状腺炎进行了描述，因此又称桥本甲状腺炎（Hashimoto's thyroiditis,HT）或桥本病。

1.流行病学

桥本甲状腺炎在人群中的发病率为 5%～10%,日本女性的发生率为 1%～2%,近年有增加趋势。

2.病因及发病机制

桥本甲状腺炎的病因认为是遗传因素和多种内外环境因素相互作用的结果。经常发现同一家族有几代人发生该病。HLA 基因部分决定遗传易感性,但这种作用并非很强烈,而且不同人群之间有一定差异。甲状腺自身抗体的产生与常染色体显性遗传有关。欧洲和北美国家该病患者中 HLA-B8 及 DR3、DR5 多见,日本人以 B35 多见。感染和膳食中碘化物是桥本甲状腺炎发病的两个环境因素。桥本甲状腺炎患者血清中抗耶尔森氏细菌抗体高于正常对照,表明 Yersinia 菌的小肠和结肠感染与本病有关。流行病学研究发现,碘缺乏和富含区桥本甲状腺炎的发病均高,实验研究也显示碘过量可使具有遗传易感性实验动物发生甲状腺炎。桥本甲状腺炎的发病机制为免疫调节缺陷,可能是器官特异的 T 淋巴细胞数量和质量异常。细胞免疫和体液免疫均参与损伤甲状腺。在甲状腺组织中有大量淋巴和浆细胞浸润,血清和甲状腺组织中发现多种甲状腺自身抗体,如 TGAb、TMAb 和 TRAb,对甲状腺细胞的损害形式可以是自身抗体对细胞溶解及抗体依赖性淋巴细胞杀伤,还可以是致敏淋巴细胞对靶细胞的直接杀伤作用。有学者将本病又称为自身免疫性甲状腺炎。该病常同时伴有其他自身免疫性疾病如 Addison 病、恶性贫血、干燥综合征、系统性红斑狼疮等。

3.病理

桥本甲状腺炎可以表现为甲状腺肿大,也可以表现为甲状腺萎缩,有学者认为后者是前者的终末期,但也有学者认为后者为特发性甲状腺功能减低,与桥本甲状腺炎是两种独立的疾病。

肉眼可见甲状腺弥散对称肿大,包膜完整、增厚、光滑,切面呈灰白色,质韧如橡皮,或有大小不一灰色结节。组织学见甲状腺滤泡变小,胶质减少,有不同程度淋巴细胞、浆细胞浸润及纤维化,形成淋巴滤泡及生发中心,一些上皮细胞增大,形成嗜酸粒细胞(askanazy)。从病理类型上 Doniach 病理分类可分为淋巴细胞型、嗜酸细胞型和纤维型。淋巴细胞型为中度淋巴细胞浸润,显著的胶质吞噬,无嗜酸粒细胞;嗜酸细胞型为致密的淋巴细胞浸润,淋巴样滤泡形成,显著的嗜酸粒细胞,轻度纤维化;纤维型为浆细胞浸润,可有嗜酸性粒细胞,存在显著的纤维化。

局灶性慢性淋巴细胞性甲状腺炎不少见,其特点为在病变周围或病变中有成片正常甲状腺滤泡或正常甲状腺小叶结构。

4.临床表现

桥本甲状腺炎是甲状腺炎最常见类型,近年有增加趋势,90%以上为女性,男性发病年龄晚于女性。女性 30～50 岁高发,其他年龄阶段也有发病。发病常有甲状腺疾病家族史,有时合并其他自身免疫性疾病。

本病起病隐袭,常不被察觉。有时查体时偶然发现,或出现甲状腺功能减低症状体征时就诊发现。典型的临床表现:中老年女性,缓慢起病,病程长,甲状腺呈现弥散性肿大、质地硬韧、无痛或轻压痛、表面光滑、可有结节,局部压迫和全身症状不明显。偶有咽部不适,甲状腺功能正常或异常。从发病到出现甲状腺功能异常经常要经历漫长的时间。可以出现甲状腺功能减退,也可以出现功能亢进。有时还可以出现类似亚急性甲状腺炎症的表现,但最终发展为甲状腺功能减退。桥本病进展为甲状腺功能减低速度与许多因素有关,女性为男性的 5 倍,45 岁后进展快,初始甲状腺抗体高和初始 TSH 升高者进展快。一项随访 20 年的研究显示,抗体阳性者进展为甲状腺功能减低速度为每年 2.6%,随访结束时甲状腺功能减低发生率约为 33%;TSH 升高者进展为甲状腺功能减低速度为每年 2.0%,甲状腺功能减低发生率为 27%。

桥本病除了上述典型的临床表现外,还有一些特殊表现。桥本病出现甲状腺毒症有两种情况:桥本甲状腺功能亢进症(Hashitoxitosis)和桥本假性甲状腺功能亢进症(一过性甲状腺功能亢进症)。桥本甲状腺功能亢进症是指桥本合并甲状腺功能亢进症,或桥本合并毒性弥散性甲状腺肿。其临床特点为有怕热、多汗、手抖、体重下降等甲状腺功能亢进症高代谢症状;甲状腺肿大、质韧,可有血管杂音;可有浸润性突眼和胫前黏液水肿,甲状腺抗体 TMAb、TGAb 阳性,TRAb 阳性;甲状腺摄碘率高;多处穿刺有桥本病和毒性弥散性甲状腺肿两者的组织学改变;需要正规的抗甲状腺药物治疗,疗程和通常的毒性弥散性甲状腺肿相同,但是不宜行手术和^{131}I 治疗,因为相对容易出现甲状腺功能减低症。桥本假性甲状腺功能亢进症(一过性的甲状腺功能亢进症)是由于甲状腺破坏,甲状腺激素释放所致,一般症状较轻,病情也容易控制,甲状腺摄碘率降低,应用抗甲状腺药物后易迅速出现甲状腺功能的迅速下降。

5.实验室及辅助检查

(1)甲状腺功能正常或偏低,甲状腺功能与桥本病发展的不同时期有关。多数甲状腺功能正常,病程长者功能可降低。有时甲状腺功能呈现亢进表现,持续时间不定。

(2)甲状腺球蛋白抗体(TGAb)和抗甲状腺微粒体抗体(TMAb)明显增高,可持续较长时间,80%达数年,甚至 10 年以上。两抗体对本病的诊断有特殊意义。对桥本病的诊断 TMAb 优于 TGAb,50%仅以 TMAb 就可做出诊断。

(3)甲状腺摄碘率可正常、升高或降低。核素扫描分布不均,不规则稀疏和浓聚区,边界不清或为冷结节。

(4)甲状腺超声显示弥散性增大,光点增粗,弥散性超声低回声,分布不均匀。

(5)甲状腺穿刺活检有淋巴细胞、淋巴滤泡形成,可有嗜酸粒细胞及纤维化。

6.桥本病诊断与鉴别诊断

凡中年女性,缓慢发展的甲状腺肿大,有结节质韧者应怀疑,有典型临床表现,只要 TMAb、TGAb 阳性可诊断,临床表现不典型时,高滴度 TMAb、TGAb 才能诊断,即两抗体放免法连续两次>60%,有甲状腺功能亢进症时,高滴度抗体持续 6 个月以上,当临床怀疑,抗体阴性或不高,必要时可穿刺活检,有确诊价值。

典型病例根据临床症状体征和实验室、影像学检查不难做出诊断。但需要与以下疾病进行鉴别诊断:桥本病可以出现弥散性或结节样改变,这时需要和结节甲状腺肿或腺瘤鉴别,但结节性甲状腺肿和腺瘤甲状腺功能正常,抗体滴度较高,不难鉴别。当出现功能亢进时需要鉴别是单纯毒性弥散性甲状腺肿还是桥本甲状腺功能亢进症,或者是桥本假性甲状腺功能亢进症。

毒性弥散性甲状腺肿时肿大的甲状腺质地软,TGAb 和 TMAb 滴度低或持续时间短;桥本甲亢兼有桥本病和毒性弥散性甲状腺肿的特点;桥本假性甲状腺功能亢进症病程短,甲状腺摄碘减少,容易出现甲状腺功能减低症。桥本病偶然出现甲状腺迅速增大、疼痛时需要和亚甲炎鉴别,后者有发热、红细胞沉降率加快、抗体不高等特点。桥本病可伴淋巴癌、乳头状癌等,穿刺活检进行组织病理检查有助于鉴别。

7.治疗

手术适应证:①甲状腺弥散性肿大伴压迫症状或合并单发结节者;②甲状腺肿大明显,药物治疗无效或效差并伴压迫症状者;③疑恶变或合并恶性肿瘤者。手术方式根据术中冰冻结果决定,若甲状腺肿大伴气管压迫,可行峡部或加双侧部分切除;合并良性肿瘤者行患侧腺叶切除;若为恶性肿瘤则按甲状腺癌的手术原则处理。

8.预后

大多预后良好,自然发展为甲状腺功能减低趋势(76%),以往认为是永久的,但部分有替代后甲状腺功能自发恢复的情况。有些肿大的甲状腺或结节可缩小或消失,由质韧变软;本病有发展为淋巴瘤危险,甲状腺癌发生率高于对照人群。

二、亚急性肉芽肿性甲状腺炎

亚急性肉芽肿性甲状腺炎是一种甲状腺的炎性疾病,最早于 1904 年由 De Quervain 描述,又称 De Quervain 甲状腺炎和巨细胞性甲状腺炎。女性多见,是和病毒感染有关的具有自限性的疾病。

1.病因及发病机制

病因不明,一般认为起因为病毒感染,起病前 1～3 周常有上呼吸道感染。发病时患者血清中某些病毒的抗体滴度增高,包括腮腺炎病毒、柯萨奇病毒、流感病毒、艾柯病毒(ECHO)、腺病毒等。也有学者认为自身免疫参与该病的发病,HLA-B35 可能决定了患者对病毒的易感性。在部分患者亚急性期发现循环中有针对 TSH-R 的抗体和针对甲状腺抗原的致敏 T 淋巴细胞。

2.病理生理和病理改变

甲状腺滤泡上皮破坏和滤泡完整性丧失是本病的主要病生结局。造成所合成储存的甲状腺激素和异常碘化物释放入血,引起血液循环中 T_3 和 T_4 增高,出现甲状腺功能亢进的临床表现,反馈性抑制 TSH 水平。此时被破坏的甲状腺滤泡的摄碘能力低下。所储存的 T_3 和 T_4 释放完后血液循环中 T_3 和 T_4 逐渐下降,以至低于正常,TSH 开始高于正常,促进甲状腺滤泡上皮和滤泡逐渐恢复结构和功能,T_3 和 T_4 逐渐升至正常,之后 TSH 逐渐降至正常。

肉眼观甲状腺通常双侧肿大,常不对称,病变有时局限于甲状腺的一部分。切面中有散在灰白色结节病灶,质地较硬。早期受累滤泡有淋巴细胞和多型核白细胞浸润,滤泡细胞破坏,上皮细胞崩解,基底膜碎裂,胶质逐渐减少或消失。病变进一步发展,有多核巨细胞出现和肉芽组织形成,后期出现纤维化,病灶之间可见新生的小滤泡,有的滤泡上皮呈立方型,内含胶质。

3.临床表现和实验室检查

本病多见于中年 20～50 岁女性,女性为男性的 3～6 倍,发病有季节性和地区性。发病前 1～3 周有上呼吸道感染前驱症状。典型的临床表现分为甲状腺功能亢进症期、过渡期、甲状腺功能减低症期和恢复期。甲亢期在发病的第 2～6 周,是发病的早期,显著的特点是甲状腺部位逐渐或骤然疼痛,转头吞咽加重,可有颈后、耳后、甚至同侧手臂的放射痛,甲状腺出现明显肿大,质硬、压痛,开始时仅为一侧或一侧的某部分,不久就会累及两侧,可有结节。伴有发热、不适、乏力等全身症状,有时体温可达 39 ℃以上。可出现一过性怕热、心悸、多汗、易激惹等甲状腺功能亢进症表现,一般 50% 高峰出现在 1 周内,持续时间＜4 周。检查可有白细胞轻中度增高,红细胞沉降率明显加快,一般 40 mm/h 以上,甲状腺功能五项 T_3、T_4 增高,TSH 降低,甲状腺摄碘率降低,出现分离现象。超声显示甲状腺增大,内部低回声区域,局部压痛,边界模糊,低回声内血流稀少,周边血供丰富。同位素扫描可见图像残缺或显影不均,有时一叶残缺。甲状腺穿刺活检有特征性多核巨细胞或肉芽肿样改变。在过渡期和甲状腺功能减低症期(中期)上述异常逐渐减弱,自限性,大多持续数周至数月可缓解,部分不出现甲状腺功能减低症,直接进入恢复期。恢复期(晚期)时患者临床症状好转,甲状腺肿和结节消失,不遗留后遗症。极少数成为永久甲状腺功能减低症。整个病程一般持续 2～4 个月。有的持续 6 个月以上,年复发率约为 2%。个别患者一侧发生病变接近恢复时期,另外一侧又出现病变,造成临床表现和病变起伏,病程延长。

4. 诊断与鉴别诊断

本病的诊断主要依据临床表现和实验室检查。根据患者甲状腺肿大、疼痛、质硬,伴全身症状,发病前有上呼吸道感染史,红细胞沉降率快,T_3、T_4 高而甲状腺摄碘率降低可做出诊断。若甲状腺穿刺活检有巨细胞和肉芽肿变进一步支持诊断。

本病需与以下疾病相鉴别:甲状腺囊肿或腺瘤样结节急性出血可出现甲状腺增大、疼痛,但不发热。红细胞沉降率不加快。甲状腺功能正常,超声下为液性暗区。桥本病有时疼痛,但无红细胞沉降率加快、发热,TMAb 和 TGAb 明显增高。甲状腺癌虽然甲状腺结节质地类似亚甲炎,很硬,但无临床症状,无触痛,红细胞沉降率不加快,结节持续存在,不会变软或消失,必要时甲状腺穿刺活检鉴别。无痛性甲状腺炎时无自觉疼痛和甲状腺触痛,无病毒感染史,红细胞沉降率不加快,病理表现为淋巴细胞浸润。急性化脓性甲状腺炎可出现高热、疼痛,但血象高,局部有波动感,抗生素治疗有效。

5. 治疗

治疗主要从两方面进行:对症处理和针对甲状腺功能异常处理。症状较轻的患者不需要特殊处理,仅使用非甾体抗炎药就可缓解,一般服药 2 周左右。对于全身症状较重、持续高热、疼痛明显的患者可酌情使用糖皮质激素,首选泼尼松 20～40 mg/d,24 h 症状可缓解,1～2 周后开始减量。根据红细胞沉降率指导用药,过快减药易加重病情,疗程 1～2 个月,但部分患者减停药困难或复发。

对于甲状腺功能亢进不需要抗甲状腺药物和碘放射治疗,常用 β 受体阻滞药普萘洛尔对症治疗。出现甲状腺功能减退时,一过性时不一定非要用甲状腺激素替代,若有临床甲状腺功能减低症症状可临时替代,但当发生永久性甲状腺功能减低症时需甲状腺激素终身替代。

6. 预防与预后

预后良好,病程有自限性,但可复发。增强抵抗力,避免上呼吸道感染和咽炎有助于预防本病发生。甲状腺功能恢复后,滤泡储存碘功能恢复在临床完全缓解后 1 年以上,永久甲状腺功能减低症发生率<10%。

三、亚急性淋巴细胞性甲状腺炎

亚急性淋巴细胞性甲状腺炎又称无痛性甲状腺炎(painless thyroiditis,PPT)、寂静型甲状腺炎。本病有两种发病情况:散发性甲状腺炎和产后性甲状腺炎。近年来本病发病有增加趋势,30～40 岁女性多见,有报道 PPT 的发病率为 5%～10%,妊娠前 3 个月抗体阳性的妇女有 33%～50% 发生 PPT。甲状腺疾病家族史、抽烟、高滴度抗体、娩出女婴者发生率高,PPT

是产后妇女发生甲状腺功能亢进症的最常见原因,占 70%～80%。

病因不明,近年来研究显示与自身免疫有关。相关证据:产后甲状腺炎最为显著的病理学特征是淋巴细胞浸润;患者血清中 TMAb 增高,散发性 50%阳性,产后型 80%阳性;本病常合并其他自身免疫疾病,如干燥综合征、系统性红斑狼疮、Addison 病等;产后型常在产后 6 周,自身免疫在妊娠期被抑制,产后免疫抑制被解除的反跳阶段,50%有自身免疫性甲状腺病(AITD)家族史,HLA-DR3、DR4、DR5 多见。

1.临床表现、诊断及鉴别诊断

本病近年发病有增加趋势,2/3 为 30～40 岁女性。主要表现为轻中度甲状腺功能亢进症,可有心悸、怕热、多汗、乏力、体重下降等。甲状腺轻度肿大或正常大小,但无内分泌突眼和胫前黏液水肿,缺乏甲状腺血管杂音。甲状腺滤泡破坏,血液循环 T_3、T_4 升高。红细胞沉降率正常或轻度增高。

TGAb、TMAb 在 80%产后型和 50%散发型中轻中度升高。超声显示弥散性或局灶性低回声。甲状腺摄碘率下降。甲状腺穿刺活检显示弥散性或局灶性淋巴细胞浸润对本病有诊断价值。甲状腺功能亢进症持续时间不超过 3 个月,之后常继发甲状腺功能减低症,少数成为永久性甲状腺功能减低症。

本病与亚急性肉芽肿性甲状腺炎进行鉴别,后者有疼痛和压痛,复发率低,与病毒感染有关,红细胞沉降率明显加快,活检为肉芽肿性改变。与毒性弥散性甲状腺肿鉴别的重要手段是后者甲状腺吸碘率增加,另外,浸润性突眼、胫前黏液性水肿、持续性甲状腺功能亢进症和甲状腺受体抗体阳性均有助于后者的诊断。桥本甲状腺功能亢进症时甲状腺摄碘增加或正常,病理有嗜酸粒细胞形成。

2.治疗

本病治疗为对症处理。甲状腺功能亢进症症状不明显无须特殊处理,症状显著者可口服 β 受体阻断药,不需要使用抗甲状腺药物,手术和同位素治疗为禁忌。甲状腺功能减低症期为一过性轻型无须处理,持续性或加重者可采用甲状腺激素替代。

第四节　单纯性甲状腺肿

单纯性甲状腺肿(simple goiter)系由甲状腺非炎性或肿瘤性原因阻碍甲状腺素(TH)合成而导致的代偿性甲状腺肿大。本病不伴有甲状腺功能亢进或减退的表现,甲状腺呈弥散性或多结节性肿大。

根据发病的流行情况,可分为地方性甲状腺肿(endemic goiter)和散发性甲状腺肿(sporadic goiter)两种。单纯性甲状腺肿多见于女性,散发见于世界各地,国内近年来仍有散发,且多发生于青春期、妊娠期、哺乳期和绝经期妇女。青春期男性也可发生甲状腺肿,但比女性要少见。前者流行于离海较远,海拔较高的山区,是一种多见于世界各地的地方性多发病,后者散发于全国各地。

一、诊断及鉴别诊断

1. 诊断依据

(1)居住于碘缺乏地区,或具有高碘饮食史,部分患者呈现典型甲状腺肿大家族史。

(2)甲状腺肿大,但无明显的甲状腺功能异常征象。

(3)血清游离 T_3(FT$_3$)、游离 T_4(FT$_4$)一般在正常水平,甲状腺刺激激素无异常。

(4)甲状腺摄碘率正常或增高,但高峰不提前,且能被 T_3 抑制。甲状腺结节出现自主功能时,则不被 T_3 抑制。

(5)放射性核素扫描见弥散性甲状腺肿,核素分布均匀,少数可呈无功能性结节图像。

(6)缺碘性甲状腺肿者,尿碘排出率明显降低。

2. 鉴别诊断

(1)慢性淋巴细胞性甲状腺炎:本病属于自身免疫性甲状腺疾病,初期甲状腺功能正常,但多数患者具有甲状腺功能减退的临床表现。甲状腺球蛋白抗体与甲状腺过氧化物酶抗体常明显升高。甲状腺穿刺细胞学检查呈现典型淋巴细胞浸润特征。

(2)甲状腺癌:触诊时包块可有结节感,不规则、质硬。因发展较慢,体积有时不大,易与甲状腺腺瘤、颈前淋巴结肿大相混淆,细针穿刺甲状腺活检找到癌细胞可明确诊断。

(3)Grave's 病:肿大的甲状腺质地柔软,触诊时可有震颤,可听到血管杂音,临床有高代谢的表现,同时有甲状腺激素和甲状腺刺激激素含量的异常。

二、治疗

1. 病因治疗

缺碘所致者,应进食含碘丰富的食品,适当补充碘盐。缺碘性甲状腺肿流行地区可采用碘化食盐防治,正常成年人(包括青春期)每日需碘约 100 μg,1～10 岁小儿 60～100 μg/d,婴幼儿 35～40 μg/d。过多的碘则由尿液及粪便排泄。但结节性甲状腺肿的成年患者应避免大剂量碘治疗,以免诱发碘甲状腺功能亢进症。对于摄入致甲状腺肿物质所致者,停用药物或食物后,甲状腺肿一般可自行消失。

2. 甲状腺激素替代或抑制治疗

早期轻度甲状腺肿,服用碘化钾 10～30 mg/d,或复方碘口服溶液每天 3～5 滴。一般用3～6 个月。对中度以上甲状腺肿者中度和(或)伴有甲状腺激素分泌不足时,可予以甲状腺激素替代,以补充内源性甲状腺激素不足,抑制甲状腺刺激激素分泌。加服干甲状腺片40～80 mg/d,经 6～12 个月可使腺体缩小或消失,半数患者可获治愈。多发结节型及混合型甲状腺肿可能缩小,但难于完全消失,因结节的形成往往标志着甲状腺肿进入了不可逆阶段。妊娠哺乳期适当增加甲状腺片剂量,每天不超过 160 mg。

3. 手术治疗

一般而言,非毒性甲状腺肿无论是散发性还是地方性,不宜行外科手术治疗,但若是腺体过于肿大特别是巨大结节性甲状腺肿,或有并发症者引起压迫症状或疑有癌变者且给予 TH治疗无效,宜手术治疗。

(1)适应证:①凡结节型与混合型合并有坏死、囊性变、出血及其他退行性变者;②可疑恶性变者;③X 线检查证实甲状腺肿有继发钙化者;④瘘管形成者;⑤气管受压,引起呼吸困难,有急性窒息危险者;⑥食管受压,导致吞咽困难,影响正常进食者;⑦喉返神经受压,声音嘶哑者；⑧坠入性或异位性胸骨后甲状腺肿，压迫肺部或造成肺不张，压迫气管引起狭窄者；⑨影响美观，患者迫切要求手术者或巨大甲状腺肿悬垂于胸前，影响日常生活和劳动；⑩合并继发性甲状腺功能亢进症者。

（2）禁忌证：①弥散性甲状腺肿，除有明显并发症者，原则上不需手术；②儿童和青年期生理性甲状腺肿，禁忌手术；儿童和青年期的结节型和混合型甲状腺肿，也尽可能先用药物治疗；③有严重慢性病者（高血压、动脉硬化、心脏病、糖尿病等）；④年龄过大的结节型或混合型甲状腺肿，且无严重压迫症状者；⑤妊娠及月经期暂不施行手术；⑥继发性甲状腺功能亢进症，未经术前严格准备者；⑦颈部有伤口、感染及皮肤病尚未治愈者。

4.疗效评估

①甲状腺肿明显缩小或基本消失；②局部压迫症状明显缓解；③甲状腺功能正常。

第五节　甲状舌管囊肿

甲状舌管囊肿（thyroglossal duct cyst）是颈部最常见的先天性畸形之一，其发生与甲状舌管发育异常有关。甲状舌管未退化或退化不全而于颈部残留形成先天性囊肿，多位于舌骨下方，囊肿感染破溃形成甲状舌管瘘。

一、临床表现及诊断

本病多见于儿童及青少年，颈前区肿块常见于颈前正中上份，偶可因甲状软骨阻挡肿块而偏向一侧，随伸舌上下移动，肿块较大时活动度差。继发感染时可伴疼痛，如脓肿破溃可表现为经久不愈的瘘管。偶可见于成人，肿块巨大者伴呼吸困难。

临床诊断并不困难，肿块穿刺及彩超有助于诊断，须与异位甲状腺、甲状腺锥体叶肿瘤、颈部淋巴管瘤及皮下囊肿等鉴别。

二、治疗

一经确诊，应手术切除。若伴感染或瘘管，应先予以抗生素治疗，控制感染后再行手术。术中应完整切除囊肿或瘘管及部分舌骨，以免复发，术中冰冻检查了解有无恶变。

第六节　异位甲状腺

异位甲状腺（ectopic thyroid gland）是指在甲状腺正常位置以外的甲状腺组织，是由胚胎时期部分或全部甲状腺胚基离开原位发育而成。它常位于颈前中线部位，舌根部约占90%，亦可见于胸骨后、纵隔或卵巢等位置。根据颈部正常位置有无正常甲状腺组织可分为副甲状腺和迷走甲状腺。

一、临床表现及诊断

1. 症状

异位甲状腺的临床症状出现较晚,且不典型。早期肿块较小时,可无症状;肿块发展到一定大小后,依其所在位置可出现相应部位的症状及不同程度的甲减表现。

2. 辅助检查

(1)甲状腺核素扫描:可了解异位甲状腺位置及正常位置有无甲状腺。

(2)FNAB:可了解肿块的病变性质及有无恶变。

(3)颈部彩超:可显示肿块的位置、大小等。

(4)CT 及磁共振检查:有助于纵隔内异位甲状腺的诊断。

二、诊断及鉴别诊断

异位甲状腺发病率低,临床表现不典型,易误诊。首先应提高对该病的认识,一旦怀疑,应结合核素扫描、甲状腺功能检查等加以综合考虑,必要时行穿刺活检。应与舌根部肿瘤、舌囊肿、甲状舌管囊肿等鉴别。

三、治疗

1. 定期随访

异位甲状腺仅为正常器官的位置变更,在无功能异常及病变的情况下,无须处理。

2. 手术治疗

对伴症状的异位甲状腺,应考虑手术治疗。术前注意有无甲亢,核素显像了解是副甲状腺还是迷走甲状腺,术中冰冻了解有无恶变,术中注意保护甲状旁腺功能。

3. 放射性碘治疗

对伴手术禁忌证患者可考虑选用放射性碘治疗。

4. 药物治疗

甲状腺功能减退患者,予以甲状腺激素替代治疗。特别是儿童术后,长期甲减会严重影响其生长发育。

第七节　原发性甲状旁腺功能亢进症

原发性甲状旁腺功能亢进症(PHPT)病因不明,在欧美国家发病率占内分泌疾病的第三位,国内少见,是种族、地理环境还是诊治水平所致,尚不清楚。但近年来随着血清钙离子浓度和甲状旁腺激素(PTH)测定的推广应用,本病的检出率明显提高。

甲状旁腺腺瘤、增生、腺癌和囊肿等甲状旁腺本身的病理改变是引起 PHPT 的病理基础。据统计其发生率分别占 PHPT 的 80%～85%、10%～15%、0.5%～5% 和 0.3%,这些病变组织自主分泌过多的 PTH,不受血钙的反馈调节,导致血钙浓度持续升高。甲状旁腺腺瘤约 90% 为单发,多位于下位甲状旁腺,发生率为上位甲状旁腺的 2～4 倍,左右发生率基本相同。

腺瘤可发生纤维化、钙化，或出血、坏死和囊性变。瘤体大小与 PTH 浓度呈正相关，但直径较小的微小腺瘤亦可引起顽固性高钙血症。甲状旁腺增生则常累及全部 4 个腺体，增生腺体呈弥散性增大而无包膜，亦无出血、坏死和囊性变等，以主细胞增生居多，C 细胞增生罕见。增生细胞内激素浓度低，说明其分泌多而储备少；常伴多发性内分泌腺瘤。甲状旁腺癌（parathyroid carcinoma）罕见，大多数腺癌伴 PTH 浓度升高，且症状显著，肿瘤直径大（>1.5 cm）、血钙和 PTH 浓度明显增高、颈部可触及肿块、伴颈淋巴结或远处转移是甲状旁腺癌的特点。甲状旁腺囊肿极为罕见，多无功能，常误诊为甲状腺囊肿。

一、临床表现

PHPT 分为无症状型（化学性或生化性）和症状型两大类型。症状型分为肾型、骨型及混合型（肾骨型）三类。国外以无症状型多见（>30%），国内则 90% 以上为症状型。但随着 PTH 检测技术的普及，我国无症状型 PHPT 的检出率正逐渐上升。PHPT 常累及骨骼、泌尿、消化、心血管和神经等多个系统。

1.骨病表现

PHPT 的骨病表现主要是骨痛。起初表现为腰腿痛，逐渐向全身骨及关节发展，活动受限，翻身、提物均可引起剧烈疼痛。严重时发生骨骼变形、躯体短缩，甚至病理性骨折。病变主要累及颅骨、四肢长骨和锁骨等。

2.肾病表现

PHPT 的肾病表现主要是肾及输尿管结石。瘤体较小、生长缓慢、轻度甲状旁腺功能亢进症者常并发肾结石。患者常表现为烦渴、多饮和多尿，可反复出现肾绞痛、输尿管痉挛、砂石尿、血尿等表现，可伴有泌尿道感染（尿路感染），少数可发展为肾功能不全。

3.消化系统表现

高血钙可导致神经肌肉应激性降低，胃肠道平滑肌张力降低、蠕动缓慢，引起食欲缺乏、腹胀、便秘、恶心、呕吐、反酸、上腹痛等，约 14% 的 PHPT 患者可并发消化道溃疡病，这可能是高血钙刺激胃泌素分泌过多而致壁细胞泌酸增多，或钙盐沉积使胃黏膜坏死所致。胰腺实质、胰管或胆管钙盐沉积可形成胰结石或胆石症。在高血钙环境下，胰蛋白酶易被激活，可导致结石梗阻性胰腺炎。

4.心血管表现

高血钙可引起心血管症状，如心悸、气急、心律失常、心力衰竭等；约 70% 的 PHPT 患者伴有高血压，少数甚至可出现致命性心律失常或心搏骤停等高血钙危象征象。

5.神经系统表现

高血钙患者可因神经肌肉应激性降低，而出现倦怠、抑郁、焦虑、急躁、记忆力低下、听力下降、肌无力、动作迟缓等表现。血钙浓度大于 3.5 mmol/L 者，可出现嗜睡、精神紊乱甚至昏迷等高血钙危象。

二、诊断

PHPT 的诊断可分为定性诊断和定位诊断，缺一不可，两者对其治疗具有重要作用。

1.定性诊断

所谓定性诊断主要是明确有无 PTH 浓度升高及其相应的临床表现。

（1）PTH 浓度升高。PTH 浓度升高是诊断 PHPT 的金标准。PTH 浓度的正常值为

1.6～6.9 pmol/L。由于 cAMP 随血 PTH 浓度的增高而增加,因此测定尿 cAMP 排出量,可间接反映 PTH 浓度。

(2)血钙浓度升高、血磷浓度降低。血钙浓度超过 2.70 mmol/L(正常值为 2.02～2.62 mmol/L)即有诊断价值。但仅 2/3 左右的 PHPT 患者血钙浓度不低于 2.70 mmol/L,其余 1/3 其血钙浓度正常,其原因可能是:①血钙浓度呈波动状态,间隙性增高者占 44.4%,故需多次检测;②血钙包含血浆蛋白结合钙和游离钙,因而随血浆蛋白浓度的高低而变化,只有在血浆蛋白正常时,血清钙浓度升高才有诊断价值,或直接测定血清游离钙才更为准确。有资料显示,游离钙的诊断符合率为 95.3%,而血清总钙符合率仅为 73.4%;③C 细胞分泌降钙素增多,在拮抗 PTH 的同时作用于肾脏,使尿钙排出增多而致血钙正常;④存在 PTH 与血钙的负反馈作用;⑤患者营养不良或钙摄入量不足。50%～95% 的 PHPT 患者,血磷浓度低于 0.96 mmol/L(正常值为 0.97～1.45 mmol/L),血磷浓度持续低于 0.8 mmol/L 有助于 PHPT 的诊断,尤其是血钙浓度正常时,血磷浓度低更具诊断价值。

(3)尿钙、尿磷浓度升高。尿钙浓度升高的诊断意义不亚于血清钙浓度,尤其对血磷浓度低而血钙浓度正常或血钙浓度间歇性增高者更有意义。

(4)碱性磷酸酶浓度升高。碱性磷酸酶来自成骨细胞,经胆汁排泄。在 PHPT 患者中,碱性磷酸酶浓度升高者占 10%～40%。

(5)X 线检查:X 线片除能发现泌尿系统结石外,还可显示全身性骨质疏松。其主要 X 线征象是:①骨膜下吸收,骨质疏软,骨外层和骨小梁萎缩、变薄、变形,多见于 2、3 指中节指骨桡侧,掌指骨及锁骨外 1/3 处;②颅骨骨板松化,板障弥散性或颗粒状脱钙,可见多发碎小骨片及小囊状透亮区;③骨组织为纤维所替代,呈多个囊肿和巨细胞样改变,甚至形成全身纤维囊性骨炎,多见于长骨、扁骨或肋骨和下颌骨;④牙槽骨硬板消失,骨盆及四肢变形。

2.定位诊断

目前常用的有彩超、⁹⁹ᵐTc-MIBI 和 CT 三种检查方法,主要用以明确甲状旁腺腺瘤的位置。

(1)彩超:是常用的定位检查方法,其准确率可达 90% 以上,对了解病变位置、数目有较大帮助。甲状旁腺腺瘤回声较甲状腺低,两者交界处可见较强的线状回声。彩超对诊断纵隔异位的甲状旁腺病灶具有局限性。

(2)⁹⁹ᵐTc-MIBI 甲状旁腺显像:对于甲状旁腺腺瘤的诊断具有很高的价值。在功能亢进的甲状旁腺组织中,⁹⁹ᵐTc-MIBI 清除较慢,故进行不同时相显像,可显示功能亢进的甲状旁腺病灶。⁹⁹ᵐTc-MIBI 甲状旁腺显像对异位甲状旁腺腺瘤的诊断颇具价值。

(3)CT:对诊断纵隔异位的甲状旁腺病灶具有较大价值,特别是对核素扫描阴性者。

(4)选择性颈内静脉采血测定全段 PTH(intact PTH,iPTH):病变所在处的回流血液中,iPTH 浓度显著升高,高达正常值的 6～10 倍时即可定位,尤其适用于腺瘤直径小于 1 cm 者。上述 3 种方法均不能定位时,iPTH 不仅能定位,还有助于区别腺瘤和增生及发现多发腺瘤,常用于初次手术失败需再次手术探查者。

(5)选择性动脉造影肿瘤染色的定位诊断率为 50%～70%,但毒副作用大,有暂时性失明和偏瘫的危险,临床较少应用。

3.穿刺活检

在彩超引导下行甲状旁腺病灶穿刺活检,或将抽出物行 PTH 测定,可明确诊断。骼嵴穿刺活检若显示破骨细胞活跃,则可辅助诊断。

4.诊断要点

PHPT 表现为高血钙、低血磷、高尿钙"三联征"。PHPT 患者,其 PTH 自主分泌不受高血钙的反馈抑制,在肾功能正常的情况下,PTH 和血钙浓度同时升高即可确诊。若血钙浓度不高,PTH 浓度明显升高(2 倍以上),结合临床表现和 X 线改变及碱性磷酸酶结果等,诊断并不困难。诊断要点如下:①骨痛或病理性骨折病史;②反复泌尿系统结石病史;③血中 PTH浓度升高;④血钙浓度升高,血磷浓度降低;⑤尿钙浓度升高;⑥碱性磷酸酶浓度升高;⑦骨 X线检查呈典型纤维囊性骨炎改变;⑧彩超提示甲状旁腺区占位;⑨甲状旁腺显像阳性。

应注意与 SHPT 及其他原因引起的高钙血症,包括家族性低尿钙高血钙症、药物性维生素 A 或 D 中毒及多发性骨髓瘤等鉴别。

三、PHPT 的外科治疗

手术是治疗 PHPT 的有效措施,一旦确诊应尽早手术。

1.首次手术

首次手术务求彻底切除病灶,避免遗留或残留,导致术后甲状旁腺功能亢进症复发。因此在术前检查时,要准确判断病灶的数目以及位置。术前有血钙浓度明显升高者,应将血钙浓度降至正常范围内,因为高血钙易导致严重的心律失常。

(1)双侧颈部探查术:经典的 PHPT 手术方法为双侧颈部探查,明确病变腺体后予以切除。全面探查颈部双侧 4 个甲状旁腺,将异常或病变的腺体切除送病理检查,同时将一个或两个正常的甲状旁腺切取少量,一并送病理检查。若 4 个腺体均增大,应行甲状旁腺次全切除术,即切除三个半腺体,保留约 50 mg 有良好血液供应的甲状旁腺组织。常规切除胸腺舌叶。对于有家族史的甲状旁腺功能亢进症或多发性内分泌腺瘤病(MEN)者,推荐甲状旁腺全切除,取自身部分正常的甲状旁腺切成薄片移植于自体前臂,若有复发,再次手术更方便、安全。文献报道采用低领口入路行双侧颈部探查,手术成功率达 97%,喉返神经损伤率为 0.96%,术后顽固性甲状旁腺功能亢进症发生率为 3%。

双侧探查术目前还存在以下问题:①手术创伤大,术中喉返神经损伤机会增多,约为 1%;②广泛探查可能影响正常甲状旁腺的血液供应,从而导致术后甲状旁腺功能低下;③手术时间长,术后组织粘连严重,一旦甲状旁腺功能亢进症复发需再次手术,将增加再次手术的难度,使再次手术的并发症大大增加,如甲状旁腺功能低下、喉返神经损伤及手术再次失败等。目前PHPT 双侧探查术主要用于:①术前定位检查阴性;②合并结节性甲状腺肿或有颈部手术史;③MEN。

(2)单侧颈部探查术:是 PHPT 手术的改革方法,目前应用较广。因 90%左右的甲状旁腺功能亢进症是由单发腺瘤引起的,以往受定位技术的限制,行双侧探查的比例较高。随着影像诊断技术的发展,彩超、CT 及 SPECT 逐渐应用于临床,特别是近年应用 ^{99m}Tc-MIBI 双时相显像对甲状旁腺功能亢进症进行术前检查及定位,取得了良好的效果。结合上述几种定位方法,单发腺瘤术前定位准确率可达 90%以上。单侧颈部探查的适应证:①有临床表现及高血钙、高 PTH,诊断明确的 PHPT,无家族史,非 MEN 患者;②颈部定位检查发现仅单侧单发甲状旁腺肿大;③术中发现定位侧有一枚甲状旁腺肿大,另一枚正常或已萎缩;④术中冰冻检查为腺瘤。

单侧颈部探查术还存在以下问题：①鉴别甲状旁腺增生有一定难度,甲状旁腺增生可呈不对称性,同侧的另一个甲状旁腺腺体肉眼观可能正常;②可能存在两个以上的甲状旁腺腺瘤,据报道,双甲状旁腺腺瘤发生率可达 2％～5％,65 岁以上的患者发生率可达 9％;③术后发生顽固性及复发性甲状旁腺功能亢进症增多。

（3）放射引导下微创甲状旁腺切除术（minimally invasive radio guided parathyroidectomy）:其主要过程为术前 2～3 h 经静脉注射 20 mCi ^{99m}Tc -MIBI,并做甲状旁腺扫描,若扫描结果为单一腺瘤,颈部予以一 4 cm 或更小切口,在一微型手持 γ 探针引导下解剖至病变腺体,在体外测定切除的病变腺体及其他组织的放射性,并测定每一组织切除后其相应术野背景的放射性,并算出各自的放射比。若组织的放射比大于 20％则切除的组织为甲状旁腺腺瘤,达到了治愈性切除;否则在探针引导下继续探查,直至切除组织的放射比达到或超过 20％为止。通过放射比可判定甲状旁腺的功能,因此术中可不必做冰冻切片及快速甲状旁腺素测定,缩短了手术时间。此种术式治愈率是否比经典术式高,还有待进一步研究。

（4）微创甲状旁腺切除:随着定位诊断技术的提高,微创甲状旁腺切除越来越多地用于单个甲状旁腺腺瘤所致的 PHPT 的治疗。

2.再次探查手术

若术后症状无缓解,血钙和 PTH 浓度下降不明显,或下降后又升高,则常需再次手术探查。常见的原因有:①多发性腺瘤,术中遗漏,遗漏的腺瘤可能异位在甲状腺内、食管后或纵隔内;②增生腺体切除不够;③没有完整切除腺瘤或癌;④甲状旁腺癌复发或远处转移;⑤非甲状旁腺来源的异位 PTH 综合征。

3.术后处理

因原处抑制状态的甲状旁腺功能不能迅速恢复,并且钙大量沉积于骨组织中,所以术后血钙浓度可能迅速下降,导致低钙抽搐。因此,必须定期检测血液电解质,并适当补钙。

第八节　甲状旁腺功能低下症

甲状旁腺功能低下症(hypoparathyroidism,HPT)是指 PTH 分泌减少和(或)功能障碍引起的钙代谢异常,表现为口周、手、足麻木,抽搐等,血钙浓度降低、血磷浓度升高。HPT 可分为继发性 HPT、特发性 HPT 和假性 HPT。

甲状腺手术时造成的甲状旁腺损伤、甲状旁腺炎症、甲状旁腺放射损伤、肿瘤等原因造成的 HPT 称为继发性 HPT。特发性 HPT 是指原因不明的 HPT,为罕见的疾病,儿童多见。本病确诊时往往甲状旁腺功能已经丧失,患者的血液循环中常可以检测到抗甲状旁腺及抗肾上腺特异性抗体。1942 年 Albright 首次报道了假性 HPT,这是一种罕见的基因缺陷病,患者表现为靶器官对 PTH 不反应或反应不完全,PTH 浓度正常或升高,但血钙浓度低、血磷浓度高,常伴多种先天性生长和骨骼发育缺陷。

一、临床表现

继发性 HPT 的临床表现为 PTH 浓度降低或测不出,低血钙、高血磷、神经肌肉兴奋性增高。症状轻者手、足、口周麻木，易激动，烦躁；重者四肢抽搐，乃至影响呼吸功能、威胁生命。继发性 HPT 多见于甲状腺手术后，特别是甲状腺癌行气管旁淋巴结清扫术后。

二、治疗

目前治疗方式主要是内科对症治疗和甲状旁腺移植术。

1. 对症治疗

对症治疗如应用钙剂、维生素 D 制剂及其代谢产物（骨化醇、骨化三醇）等，虽能暂时缓解症状，但均不能取得长期疗效且不良反应也较大，常需行甲状旁腺移植术。

2. 急性低钙血症的处理

(1)静脉推注 10％葡萄糖酸钙或氯化钙 10～20 mL，必要时可重复给药。

(2)抽搐比较严重者可以用微量泵持续静脉泵入葡萄糖酸钙，定期检测血钙浓度。

(3)若患者症状较轻微，可口服钙剂。

3. 甲状旁腺移植

甲状旁腺移植可分为自体移植、同种异体移植及异种移植三种。甲状旁腺自体移植的历史已有 100 多年，近 20 年来人们逐渐将其用于甲状旁腺手术中，以避免术后 HPT。自体移植的方式包括薄片移植、碎块移植以及将甲状旁腺匀质化处理后再移植等，根据术者的经验选用。学者普遍认为颈部是最理想的移植部位（多为胸锁乳突肌）。但也有学者为了量化评估移植旁腺的功能，选择前臂作为移植部位（移植臂 PTH 大于非移植臂 PTH 1.5 倍以上），与前者临床效果相仿。术中准确地辨认甲状旁腺是关键。有经验的外科医师能够识别缺血及误切的甲状旁腺，无须术中冰冻证实。常规术中冰冻影响甲状旁腺的完整性，增加治疗费用及手术时间。目前，甲状旁腺自体移植已经被认为是保留受损甲状旁腺功能，预防永久性 HPT 最为简单有效的方法。但是，在移植的最佳时机和方式，以及术后如何量化评价移植物的功能等方面，还需要进一步研究。

免疫排斥和供体缺乏一直是困扰甲状旁腺同种异体/异种移植的主要问题。为此，学者们在供体、移植免疫、移植方式及部位等方面进行了广泛的研究。

(1)移植供体：理想的供体需具备来源丰富、内分泌功能完整、免疫原性低及不易癌变等特点。甲状旁腺移植供体的选择一度较为盲目，目前一般采用成人尸体的甲状旁腺。对于增生甲状旁腺或甲状旁腺腺瘤是否能用作供体，存在较大争议。Cohen 等对 29 例甲状旁腺移植患者进行 13 年的随访，并未发现移植物癌变；但 Goudet 等对移植到低钙裸鼠的人甲状旁腺腺瘤组织进行形态学观察，认为有浸润性生长的倾向；高祖华等也发现移植后的甲状旁腺腺瘤组织存在幼稚细胞，有癌变的可能，不适于用做临床移植。为了降低免疫排斥，陈国锐等首先提出采用免疫原性较低的胎儿甲状旁腺组织作为供体，效果较成人供体理想，国内应用较多。近年来，微囊免疫隔离技术的提出使异种移植逐渐成熟。虽然目前多数尚处于实验阶段，但在供体缺乏问题突出的今天，异种移植前景广阔。

(2)移植方法：组织移植是最早的移植方式。它简单易行且对设备和手术技术无特殊要求，目前主要用于自体移植。甲状腺-甲状旁腺带血管蒂移植法由陈国锐等首先提出：运用显微外科技术将甲状腺下动脉及较粗的无名血管与宿主血管吻合，移植部位一般选用股三角（股深动脉分支和大隐静脉）和腹腔（胃网膜右动、静脉）。这种带血管移植物的生存时间和功能均优于组织移植。但由于该法操作复杂且不易反复实施，近年来已较少使用。

　　1980 年 Lim 和 Sun 首次报道了采用微囊免疫隔离技术进行胰岛微囊化移植,同时也为甲状旁腺移植指出了新的方向。微囊化技术的原理是将移植物包被在选择性通透的生物半透膜内。它既允许低分子质量物质,如氧、葡萄糖等营养成分以及移植物分泌的生物活性物质(如甲状旁腺素、胰岛素等)自由通过,同时又能阻挡宿主内大分子量的免疫球蛋白(IgG)和免疫细胞进入囊内,从而达到免疫隔离(immunoisolation)的作用。相关研究表明,对比裸细胞/组织移植,微囊化的移植物免疫排斥反应小,可长期存活。海藻酸钠—多聚赖氨酸—海藻酸钠(alginate-poly-lysine-alginate,APA)以其良好的生物相容性为众多学者所采用,成为目前最成熟的微囊材料。海藻酸盐是微囊的重要组成部分,主要依靠由其形成的微孔来抵抗宿主的免疫排斥反应。随着对微囊化组织移植的深入研究,对微囊的材料也提出了更高的要求,如用琼脂糖作为膜材料增加微囊的稳定性,纯化海藻酸钠增加微囊的组织相容性等。

　　用微囊化技术进行甲状旁腺移植已成为近年来研究的热点。虽然尚不清楚微囊化甲状旁腺组织如何适应机体内环境,但可以肯定这是一个包括细胞凋亡、复制,重建甲状旁腺结构,再血管化以及神经支配的动态过程。

　　(3)移植部位:移植部位对移植物的功能有较大影响,其中对组织移植和微囊化移植尤为重要。在过去的实验中,对甲状腺组织移植的部位选择已有多次尝试,但至今仍然没有统一的标准和共识。

　　传统治疗 HPT 的方法有较大副作用,对患者生存质量和健康有严重影响。甲状旁腺移植作为治疗 HPT 的方法之一,已经过了数十年的探索。为了避免同种异体/异种甲状旁腺移植后长期使用免疫抑制剂,人们采取了多种方法保护移植物免受宿主的免疫攻击,包括应用预处理移植物的方法消除过客淋巴细胞、降低移植物的免疫原性及诱导免疫耐受等。利用日益成熟的免疫隔离技术进行微囊化异种甲状旁腺移植,为解决供体不足和免疫排斥这两大难题提供了新思路。目前的研究显示,只有综合运用各种方法才能达到满意的临床效果。

第八章 骨科疾病

第一节 股骨颈骨折

股骨颈骨折是老年人的常见骨折,占全身骨折的 3.5%。大多数发生在 50 岁以上,年龄低于 50 岁的患者仅占 2%~3%。

随着平均寿命的延长,高龄人群普遍存在骨质疏松,不需太大外力即可造成骨折,因此股骨颈骨折的发病率随之增高。另外,随着建筑业及高速公路的发展,高空坠落、重压伤、车祸等事故多见,年轻患者的股骨颈骨折发病率也在上升中。

股骨头一半位于髋臼内,包容性好,周围有坚强的韧带及丰厚的软组织,因而关节较稳定。而股骨颈相对较细,由于局部剪切力作用,骨折不易固定。而颈部骨折后,股骨头血供严重受影响,给治疗带来困难,预后亦差。

同时,老年人伤前大部分伴有高血压、糖尿病、偏瘫等慢性疾病,如不采取适当治疗,极易因卧床不起而发生并发症和骨折不愈合、股骨头缺血性坏死。

一、诊断

(一)临床表现

患者多主诉髋部疼痛,移动患肢时疼痛加剧。叩击大转子及足跟患髋疼痛明显。腹股沟韧带中点下方常有压痛。股骨颈骨折多数为囊内骨折。由于髋关节部位较深,关节外有丰富的韧带和肌肉群包围,因此外观局部不易看到肿胀。

患侧下肢常呈 45°~60°外旋畸形,下肢不能活动。患肢缩短,髋外侧三角(Bryant 三角)底边缩短,股骨大转子顶点在髂坐线之上。

(二)辅助检查

1. X 线检查

X 线片是股骨颈骨折的主要检查方法。有些无移位的骨折在伤后立即拍摄的 X 线正位片上可能看不见骨折线,应加摄髋关节的侧位片。

若仍看不见骨折线而又高度怀疑骨折,可等 2~3 周后再拍摄,因骨折处部分骨质发生吸收现象,骨折线才清楚地显示出来。

因此,凡在临床上怀疑股骨颈骨折的,虽 X 线片上暂时未见骨折线,仍应按嵌插骨折处理,3 周后再摄片复查。

如果临床上怀疑而不能确定骨折,CT 检查有助于发现隐匿的或病理性股骨颈骨折。MRI 对非创伤性股骨头缺血性坏死改变比较敏感,但对急性股骨头血供改变能力有限。可以作为无移位或隐匿骨折的辅助检查。

2. 核医学扫描

包括^{99m}Tc-硫胶体和^{99m}Tc-亚甲基二膦酸盐扫描,前者能检测骨髓活性并能有效预警股骨头缺血性坏死,后者可评估股骨颈骨不连与缺血性坏死的风险。核医学扫描有助于股骨近端的隐匿病变。

但核医学扫描有较高辐射,检查时间长,不能作为常规检查。

二、治疗

1. 新鲜基底型骨折

无移位或外展相嵌的骨折,即使在绝对卧床条件下,可因髋部肌肉的张力和下肢的重力而变成有移位的骨折。

有报道称,经保守治疗后,骨折移位的发生率是 $10\% \sim 27\%$,14% 发生股骨头缺血性坏死。

因此,对这类骨折的患者也应争取内固定。术后可早期不负重功能锻炼,降低并发症和病死率,除非有手术禁忌证。

若患者及家属不愿手术,可卧硬板床休息。患侧下肢外展位,穿防止足外旋的"丁"字鞋。同时嘱咐患者做到"三不",即不盘腿、不侧卧、不下地。

亦可采用皮肤牵引,保持患肢伸直位8~12周。3 个月后摄 X 线片复查,若骨折已愈合,可扶双拐行走。

2. 新鲜内收型骨折或有移位的骨折

不论年龄大小,早期闭合或切开复位及内固定仍是效果最好的治疗方法。据动物实验,兔子股骨头完全缺血 6 h,就已造成骨细胞不可逆的损伤。缺血股骨头的成骨细胞坏死,组织学上一般需 10 d 左右才能观察到。所以有人提出,股骨颈骨折应属急症手术,手术最好在 8 h 以内进行。

切开复位内固定应在闭合复位失败的情况下进行,切开复位可以清除关节囊内的血肿、减少对股骨头血运产生的不良影响,同时使骨折处达到最佳程度复位,有利于骨折愈合,减少股骨头缺血性坏死。

切开复位技术一般适用于年轻患者,老年人应尽可能闭合复位内固定。内固定术的适用范围可扩大至 70 岁以上活动多、骨密度好的患者。禁忌证包括:有各种并发症不能耐受手术者、严重骨质疏松或病理性骨折者、患者或家属不愿接受手术等。此类患者可用卧硬板床,患肢外展,穿防止足外旋的"丁"字鞋。

3. 青壮年的新鲜股骨颈骨折

对 50 岁以下的青壮年来说,必然是很大的暴力造成股骨颈骨折,对股骨头、颈部血供破坏较严重,尤其为头下型或经颈型者,骨折不易愈合,可能产生股骨头缺血性坏死。因此,可以采用开放性复位多枚螺纹钉或加压固定加股骨颈植骨术。

植骨方法大多采用带肌蒂骨瓣或带血管蒂骨瓣,如股方肌蒂骨瓣移植、缝匠肌蒂骨瓣移植或带旋髂深血管的髂骨瓣移植等。

4. 陈旧性股骨颈骨折及骨折不愈合

对股骨颈骨折 3 周以上者,可视为陈旧性骨折。对股骨颈无吸收或短缩不严重、无明显移位者,可按新鲜骨折处理。

在牵引复位后,行闭合或切开复位内固定加植骨术。对于股骨颈有吸收但无短缩或未愈的年龄较轻者,可行多枚螺纹钉内固定加植骨。

此外,尚可选择股骨转子间内移截骨术(mcmurray osteotomy)、股骨转子下外展截骨术、人工股骨头置换术和全髋关节置换术。

采取截骨术应考虑一旦失败,再进行人工股骨头置换等处理就比较困难。因此,必须在术前慎重权衡。

人工股骨头置换治疗股骨颈骨折不愈合,一般适用于60岁以上的患者,也可适当放宽,但必须具备以下条件。

(1)髋臼骨质完整,关节面光滑,无明显增生改变。

(2)股骨干骨质无明显萎缩。

(3)壮年或活动较多的患者。

当髋臼条件不理想时,尤其存在中度以上骨关节炎者,则需考虑全髋置换。近年来,有使用人工股骨头表面置换,可用于较年轻的患者。

5. 早期股骨头缺血性坏死

关键是早期诊断、早期治疗。股骨颈骨折愈合后,可能再出现髋痛症状。

X线片如有早期股骨头坏死征象,即应考虑股骨头缺血性坏死,在股骨头塌陷之前进行积极治疗。

CT扫描较X线,可早期清晰显示硬化区、骨小梁吸收、微骨折及软骨下塌陷。髋关节MRI检查能早期发现、早期诊断。

(1)非手术治疗:目的是希望缺血坏死的股骨头能够自行修复。让患者用双拐行走,通过减少关节负重,防止股骨头塌陷。但缺血坏死的股骨头即使不负重,仍遭受相当大的肌肉收缩压力,而致股骨头塌陷,失去良好的治疗时机。因此,这种方法应仅限于高龄患者且没有条件进行手术治疗者,对中青年患者应考虑手术治疗。近年来,高压氧疗法(HBO)取得了较好疗效。

(2)手术治疗:在股骨头塌陷以前,果断采用手术治疗可促进股骨头坏死修复,有可能获得满意结果。

1)髓芯减压植骨或金属钽棒植入术:用直径4 mm的空心环锯钻入股骨头坏死区,既可取得"骨岩心"做病理检查,又可对坏死区减压、促进血液循环。如无环锯,可用长钻头由转子部向股骨头内钻多个孔道。

最好在X线电视监视下进行,以保证孔道进入坏死区,达到与活骨区沟通,以利于血管长入和修复的目的。该方法可以有效降低股骨头内压,操作比较简单。

2)血管束植入术:近年来用末梢小血管束(包括动、静脉及少量疏松结缔组织)移植,由于末梢小动脉、静脉之间有许多微细交通支,可以回流,移植后很快有新生毛细血管长入坏死区,因而获得较好疗效。

血管移植治疗股骨头坏死适用于早期,即Ficat II期。可供移植的血管主要为旋股外血管、旋髂深血管或两者联合植入。

3)游离植骨术:由大转子下向股骨头内坏死区打通隧道,由胫骨取长条骨两条植入,Bonfiglio曾报道此法的成功率达80.2%,但其中大多为骨折不愈合及股骨头缺血坏死。对骨折愈合后的股骨头坏死,用髂骨条状骨或带血管蒂髂骨条更为合适。

4)骨髓移植:治疗后髋关节功能明显改善,关节活动范围明显扩大,尤其是外展功能恢复明显,疼痛明显减轻或消失。4~12个月后,X线片表现死骨有吸收,坏死区明显减小或消失。

6.晚期股骨头无菌性坏死

晚期无菌性坏死的股骨头一旦塌陷,无论采用何种方法治疗,均难以恢复髋关节原有功能。可根据塌陷的严重程度,分别采用以下某种措施。

(1)截骨术:用截骨术将股骨头内收、外展或旋转,使已塌陷的股骨头部分离开髋负重区、正常关节面到达负重区、改变与增大负重面积,从而改进髋功能、减轻症状。为此,术前应照髋关节内收、外展及侧位 X 线片或三维 CT 片,显示出较正常的股骨头部分,作为选择内收、外展、外旋转截骨的依据。

(2)异体骨软骨移植:异体骨和软骨取自死亡 6 h 内的供体股骨头,按无菌手术操作,去除软组织,勿损伤软骨面,放入内含抗生素液体的双层消毒瓶中,在 4 ℃下贮存,72 h 以内使用,不需要免疫处理。

第二节　寰枢椎旋转半脱位

本病是儿童斜颈的常见原因。"寰枢椎旋转半脱位"是目前最广为接受的称谓,旋转半脱位和斜颈常表现为临时性,因而这类患者常可自愈或经简单治疗即可痊愈。

一、诊断标准

1.临床表现

(1)有明确外伤史:车祸伤、挤压伤、坠落伤等病史。

(2)局部肿胀、疼痛、畸形。

2.体征

(1)斜颈表现为头部倾向一侧,下颌旋转向对侧,同时颈部尚有轻度屈曲。

(2)急性期,患儿拒绝主动转动头部,被动转头时可致显著疼痛。

(3)X 线检查:颈椎开口位相。

(4)CT 检查:可明确诊断。

二、治疗原则

(1)病程少于 1 周、症状轻微时建议给予止痛药及软项托固定。

(2)病程超过 1 周、症状较明显时应予以枕颌带牵引,并同时给予肌松剂及止痛药。

(3)病程在 1 月之内的患儿,予以卧床、枕颌带牵引后,多可完全缓解。

(4)病程持续 1~3 个月,宜采取头盆环牵引而逐渐复位。复位后寰枢关节常不稳定,需手术融合。

(5)病程超过 3 个月,则畸形显著固定。当伴有 C_1 前移时则可发生严重的脊髓损害,常常预后不佳。

(6)慢性脱位经牵引、支具固定,偶可见效。可于头盆环上应用 Ilizarov 组件逐渐牵引及去旋转,复位后予以后路融合。

三、预防

加强儿童及监护人的教育,减少外伤。

第三节　锁骨骨折

锁骨骨折通常指锁骨干骨折,80%的锁骨损伤发生于骨干部分。锁骨骨折约占儿童全身骨折的 8%～15.5%。

一、诊断标准

1.临床表现

(1)有外伤史或难产史。

(2)局部肿胀、疼痛、畸形。

(3)患肢拒动。

2.体征

(1)患肢活动障碍。

(2)局部压痛、叩击痛阳性。

(3)活动时可触及骨擦音并有异常活动。

3.影像学检查

(1)X 线片可以明确诊断。

(2)CT 诊断骨折及移位情况。

4.分型

最常用的分型为 Allman 分型,包括:Ⅰ型为中 1/3 骨折,此型最为常见,约占全部锁骨干骨折的 80%;Ⅱ型为远端至喙锁韧带间的骨折;Ⅲ型为内侧 1/3 骨折。

二、治疗原则

1.手术适应证

开放损伤需要清创;骨折压迫神经血管需要探查;骨折端有刺破皮肤的危险。如果手术切开复位,最好选用接骨板螺钉内固定。

2.局部固定

儿童锁骨具有很强的愈合能力,骨折愈合后具有很强的再塑形能力。完全移位的骨折一般在 6～9 个月最多不超过 2 年可得到完全塑形。

最常用的外固定方法为"8"字绷带固定,患儿直立或端坐挺胸双手叉腰,双腋部衬以棉垫保护腋部神经,以绷带"8"字缠绕双肩交叉于背侧,松紧度以双桡动脉搏动不受影响,双手无麻木感为限。现在有市售锁骨带,原理同"8"字绷带,并带预置弹性衬垫,使用方便,固定可靠。

固定时间通常 4 周,即可见连续外骨痂,届时去除外固定,保护下功能训练,3～4 个月后骨性愈合,方可恢复体育运动。

3.手术并发症

血管神经损伤;畸形愈合;迟延愈合和不愈合。

三、预防

加强儿童及监护人的教育,减少外伤。

第四节 肱骨髁上骨折

在儿童全部肢体骨折中,肱骨髁上骨折的发生率为儿童最常见骨折的第二位。此骨折主要发生在 10 岁以内儿童,肱骨髁上骨折的发病高峰出现在 5～10 岁,多有跌倒等外伤史。

一、诊断标准

1.临床表现

(1)有明确外伤史。

(2)局部肿胀、疼痛、畸形。

2.体征

(1)活动障碍。

(2)局部压痛、叩击痛阳性。

(3)活动时可触及骨擦音。

3.影像学检查

(1)X 线片可以明确诊断。

(2)CT 可协助诊断轻微骨折及移位情况。

4.分型

Gartland 根据骨折移位的程度提出分型方法,共分为 3 型。Ⅰ型:骨折无移位;Ⅱ型:有明显的骨折线,一侧骨皮质有连续,并有成角畸形和(或)轻微移位;Ⅲ型:完全移位,两骨折端之间无任何接触。

二、治疗原则

1.儿童肱骨髁上骨折的治疗

儿童肱骨髁上骨折的治疗应以损伤较小的保守治疗为主,如闭合复位石膏固定、上肢牵引(Dunlop 牵引)等。

一周后摄 X 线片观察骨折位置,及时发现肿胀消退后可能的位置移动。

损伤后 3～4 周,允许患者在保护下进行主动功能活动。Ⅱ型的髁上骨折可行手法整复矫正成角畸形,石膏固定 3～4 周。

2.完全移位(Ⅲ型)的骨折治疗

完全移位(Ⅲ型)的骨折治疗方法是闭合复位经皮穿针固定。以两根针从外侧交叉或平行穿入、内外侧穿针均可,同时用石膏后托保护肘关节于 90°屈曲位。

3.手术切开治疗的适应证

基于切开复位手术可导致关节僵硬以及骨化性肌炎的危险,多反对用切开方法治疗髁上骨折。手术的绝对适应证有:①开放骨折;②严重的血管受损,特别是复位操作导致血运障碍加重的病例。

4.手术并发症

(1)神经损伤:神经损伤总发生率大约为7%,其中以桡神经损伤最常见。

(2)血管损伤:伸直型髁上骨折中发生血管损伤是儿童骨折最严重的并发症。轻症可致肌肉纤维化,严重时可发生坏疽而需截肢。出现血管受损的体征,就应迅速处理如早期探查肱动脉。

(3)活动障碍:轻微的活动丧失不会对患者的肘关节功能产生明显的影响。不恰当的切开复位造成的肘关节活动障碍在临床上屡见不鲜,而且这种功能障碍往往是永久性的,应引起临床医生的高度重视。

(4)骨化性肌炎:正规治疗后骨化性肌炎的发生率很低。临床上骨化性肌炎绝大多数为粗暴手法揉捏所致,延期手术切开复位也是容易引起骨化性肌炎的一个重要原因,对患儿肘部及上肢功能的影响非常大。

(5)成角畸形:冠状面上的成角畸形不能塑型而产生肘内翻或肘外翻畸形。其中肘内翻最常见并造成很难接受的外观畸形,发生率为9%～58%。畸形的产生是远骨折段的成角和旋转所致,而不是生长发育的结果。大多数作者的研究均表明复位不良是产生肘内翻畸形的最重要因素。

三、预防

加强儿童及监护人的教育,减少外伤。

第九章　牙槽外科疾病

第一节　慢性牙龈炎

慢性牙龈炎(chronic gingivitis)，也称龈缘炎或单纯性龈炎，是菌斑性牙龈病中最常见的疾病，在1999年的新分类法中，它属于"仅与牙菌斑有关的牙龈炎"。牙龈的炎症主要局限于游离龈和龈乳头，是最常见的牙龈病。慢性龈炎的患病率高，涉及的人群广，世界各地区、各种族、各年龄段的人都可以发生，几乎每个人在其一生中的某个时间段都可发生不同程度和不同范围的慢性龈炎。

一、流行情况

慢性龈炎是一种极为普遍的牙龈疾病。国内外调查资料显示，人群中慢性龈炎的患病率为60%~90%。在发达国家，随着人们口腔卫生保健措施的实施和口腔卫生习惯的改善，牙龈炎的患病率呈缓慢下降趋势。

二、病因

牙菌斑是慢性牙龈炎的始动因子，牙石、食物嵌塞、不良修复体、牙错位拥挤、口呼吸等因素均可促进菌斑的积聚，引发或加重牙龈的炎症。

牙龈炎时，龈缘附近一般有较多的菌斑堆积，菌斑中细菌的量也较牙周健康时为多，种类也较复杂，此时菌斑中球菌的比例较牙周健康者下降，而革兰阴性菌明显增多，产黑色素类杆菌、梭形杆菌和螺旋体比例增高，虽然仍低于深牙周袋中此类细菌的比例，但较之于牙周健康时菌斑中此类细菌的比例已明显增高。

三、临床表现

慢性龈炎时牙龈的炎症一般局限于游离龈和龈乳头，严重时也可波及附着龈。牙龈的炎症一般以前牙区为主，尤其下前牙区最为显著。部分患者以牙龈组织的炎性肿胀为主要表现，同时伴有细胞和胶原纤维的增生，在过去曾被称之为"增生性龈炎"(hyperplastic gingivitis)。

(一)自觉症状

慢性龈炎的患者就诊时常诉说在刷牙或咬硬物时牙龈出血，偶尔也有以自发性出血为主诉的慢性牙龈炎的患者。有些患者可感到牙龈局部痒、胀、不适，有口臭等症状。近年来，随着人们对口腔健康关注度的增加，口腔异味(口臭)也是患者就诊的重要原因和常见的主诉症状。

(二)牙龈色泽

正常牙龈呈粉红色。患慢性龈炎时，游离龈和龈乳头变为鲜红或暗红色，这是由于牙龈结缔组织内血管增生、充血所致。炎性水肿明显的患者，牙龈表面光亮，尤以龈乳头处明显。病变较重时，炎症充血范围可波及附着龈。

(三)牙龈外形

正常牙龈的龈缘菲薄呈扇贝状紧贴于牙颈部,龈乳头充满牙间隙,附着龈有点彩,点彩的多少或明显与否因人而异。慢性龈炎的患者,由于组织水肿,龈缘变厚,不再紧贴牙面,龈乳头变圆钝肥大,有时可呈球状增生,甚至可覆盖部分牙面。附着龈水肿时,点彩也可消失,表面光滑发亮。少数患者的牙龈炎症严重时,可出现龈缘糜烂或有肉芽增生。

(四)牙龈质地

正常牙龈的质地致密而坚韧。附着龈处的上皮下方具有丰富的胶原纤维,使其牢固地附着于牙槽骨表面。牙龈炎的患者,由于结缔组织水肿和胶原的破坏,牙龈可变得松软脆弱,缺乏弹性。但当炎症较轻且局限于龈沟壁一侧时,牙龈表面仍可保持一定的致密度,点彩仍可存在。当牙龈以增生性表现为主时,龈乳头和龈缘呈坚韧的实质性肥大,质地较硬而有弹性。

(五)龈沟深度

健康的龈沟探诊深度一般不超过 3 mm,牙龈有炎症时,由于组织的水肿或增生,龈沟的探诊深度可达 3 mm 以上,此时结合上皮虽可有向根方或侧方的增生,但上皮附着(龈沟底)的位置仍在釉牙骨质界处,也就是说此时尚无附着丧失,也无牙槽骨吸收,即使此时探诊深度可能>3 mm,形成的也是假性牙周袋。是否有附着丧失是区别牙龈炎和牙周炎的关键指征。1999 年国际牙周病新分类标准中提出,有些牙周炎患者经过彻底的治疗后,炎症消退、牙龈退缩、牙周支持组织的高度降低,此时若发生由菌斑引起的龈缘的炎症,但不发生进一步的附着丧失,此种情况亦可诊断为慢性龈炎,其治疗原则及转归与单纯的慢性龈炎一样。但通常我们所说的牙龈炎应是指发生在没有附着丧失的牙龈组织的慢性炎症。

(六)龈沟探诊出血

健康的牙龈在刷牙或轻探龈沟时均不会出血。患龈炎时,用钝头探针轻探龈沟即可引起出血,即探诊后出血(bleeding onprobing,BOP)。在龈炎的早期或患牙的炎症主要局限于龈沟内壁上皮一侧时,牙龈表面炎症不明显,但探诊后仍有出血。故探诊出血能较早地发现牙龈炎症,早期诊断。

(七)龈沟液量增多

健康牙龈有极少量的龈沟液,牙龈有炎症时,龈沟液量增多。有些患者还可出现龈沟溢脓现象,这是由于龈袋内壁的化脓性炎症所致。龈沟液量的增加可做为判断牙龈炎症的一个客观指标。

四、诊断与鉴别诊断

(一)诊断

根据上述主要临床表现,龈缘附近牙面有明显的菌斑、牙石堆积,以及存在其他菌斑滞留因素等,即可诊断。

(二)鉴别诊断

1. 与早期牙周炎鉴别

对长时间的较重的慢性龈炎患者,应仔细检查有无附着丧失和牙槽骨的吸收,必要时可摄 X 线片以确定诊断。部分长期存在的龈炎可发展成为牙周炎,区别早期牙周炎与牙龈炎的关键在于是否出现了附着丧失和牙槽骨的吸收。

2.血液病引起的牙龈出血

白血病、血友病、再生障碍性贫血等血液系统疾病,均可引起牙龈出血。对以牙龈出血为主诉且有牙龈炎症的患者,应注意与上述血液系统疾病相鉴别。鉴别诊断并不困难,需进行相关的血液学检查。

3.坏死性溃疡性龈炎

坏死性溃疡性龈炎除了具有牙龈自发性出血的临床表现外,还有其特征性的损害——龈乳头和龈缘的坏死,该病患者的疼痛症状也较明显。

4.HIV 相关性龈炎(HIV-G)

这是 HIV 感染者较早出现的相关症状之一。临床可见,游离龈缘呈明显的火红色线状充血带,称作牙龈线形红斑(linear gingival erythema,LGE),附着龈可有点状红斑,患者自述有刷牙后出血或自发性出血。在去除局部刺激因素后,牙龈的充血仍不消退。目前认为 LGE 与白色念珠菌感染有关。艾滋病患者的口腔内还可出现毛状白斑、卡波西肉瘤等,通过血清学检测可以确诊。

5.鉴别

以牙龈增生为主要表现的慢性龈炎患者,尚需与以下疾病相鉴别:①药物性牙龈增生;②牙龈纤维瘤病;③白血病引起的牙龈肥大;④浆细胞性龈炎(plasma cell gingivitis),又名牙龈浆细胞增多症(gingival plasmacytosis)或浆细胞性肉芽肿(plasma cell granuloma)。

五、治疗原则

(一)去除病因

慢性龈炎是最常见的牙龈病,病因明确且无深层牙周组织的破坏,通过洁治术彻底清除菌斑、牙石,消除造成菌斑滞留和局部刺激的因素,1 周左右,牙龈的炎症即可消退,结缔组织中胶原纤维新生,牙龈的色、形、质可完全恢复正常。对于牙龈炎症较重的患者,可配合局部药物治疗。常用的局部药物有 1%过氧化氢(双氧水)、0.12%～0.2%氯已定(洗必泰)及碘制剂。对于不伴有全身疾病的慢性龈炎患者,不应全身使用抗菌药物。

(二)手术治疗

大多数慢性龈炎的患者,在去除病因后炎症消退,牙龈形态恢复正常;对于少数牙龈纤维增生明显,炎症消退后牙龈形态仍不能恢复正常的患者,可进行手术治疗,以恢复牙龈的生理外形。

(三)防止复发

慢性龈炎治疗并不难,疗效也较理想,重要的是要防止疾病的复发。积极开展椅旁口腔卫生宣教工作,指导并教会患者控制菌斑的方法,持之以恒地保持良好的口腔卫生状况,并定期(每 6～12 个月 1 次)进行复查和维护,才能保持疗效,防止复发。

六、预后及预防

(一)预后

慢性龈炎的病变局限于牙龈,无深部牙周组织的破坏,在去除局部刺激因素后,牙龈的炎症约在 1 周后消退,破坏了的胶原纤维可新生,牙龈的色、形、质及功能均能完全恢复正常,因此慢性龈炎是一种可复性病变,预后良好。但如果患者不能有效地控制菌斑和定期复查,导致菌斑再次大量堆积,牙龈炎是很容易复发的。

(二)预防

慢性龈炎的预防,最关键的是要坚持做好菌斑控制工作。口腔医务工作者有责任开展广泛的口腔卫生宣教工作,推广正确的刷牙方法和正确使用牙线、牙签的方法,有效地预防牙龈炎。WHO曾提出牙周疾病的三级预防,对慢性龈炎的预防属于一级预防,提高对牙龈炎的预防效率,也有助于牙周炎的预防。

第二节 慢性牙周炎

本病为最常见的一类牙周炎,约占牙周炎患者的95%。顾名思义,慢性牙周炎(chronic periodontitis,CP)的起病和发展是一个非常缓慢的过程。由于牙周炎都是由慢性牙龈炎发展而来的,患者往往不能明确说出它的起病时间,其早期症状也常常易被忽视。本病可发生于任何年龄,但大多数患者为成人(35岁以上),随着年龄增长,患病率和疾病的严重程度也增加,这也可能是由于多年病情积累加重,1999年以前称此类牙周炎为成人牙周炎。实际上慢性牙周炎也偶可发生于青少年和儿童,整个病情进展较平缓,因此学者们主张将其更名为慢性牙周炎。本病可累及不同数目的牙齿,进展程度可不同。本病若得不到治疗,病情会缓慢地加重,也可有一部分病例在某些条件下出现短期的快速破坏(活动期),病情迅速加重。

一、临床表现

本病起病缓慢,早期主要表现为牙龈的慢性炎症。患者可有刷牙或进食时的牙龈出血或口内异味,但一般无明显不适,不受重视。实际上,此时已有牙周袋形成(探诊深度超过3 mm),且能探到釉牙骨质界,即已有附着丧失,X线片上可见牙槽嵴顶高度降低,有水平或垂直骨吸收。

牙龈的炎症可表现为鲜红或暗红色,在牙石堆积处有不同程度的炎性肿胀甚至增生,探诊易出血,甚至流脓。少数患者病程较长或曾经接受过不彻底的治疗,其牙龈可能相对致密,颜色较浅,但用探针探入袋内可引发出血,这是因为牙周袋内壁常有上皮溃疡和结缔组织的炎症。探诊时还能发现有附着丧失,因此即使探诊深度<3 mm,但根据附着丧失已能说明该牙已患有牙周炎。

牙周附着丧失和牙槽骨吸收发展到一定程度,在多根牙可累及根分叉区,并出现牙松动、病理性移位,甚至发生急性牙周脓肿等。

牙周炎一般同时侵犯口腔内多个牙,且有一定的对称性。各部位的牙齿患病概率和进展速度也不一致。磨牙和下前牙以及邻面因为菌斑牙石易堆积,较易发病,且病情较重。因此说牙周炎具有牙位特异性(tooth-specificity)和位点特异性(site-specificity)。

根据附着丧失和骨吸收波及的范围(患牙数,extent)可将慢性牙周炎分为局限型和广泛型。全口牙中有附着丧失和骨吸收的位点(site)数≤30%者为局限型,若>30%的位点受累,则为广泛型。也可根据牙周袋深度、结缔组织附着丧失和骨吸收的程度(severity)来分为轻、中、重度。上述指标中以附着丧失为重点,它与炎症的程度大多一致,但也可不一致。一般随病程延长、年龄增长而使病情累积、加重。

轻度:牙龈有炎症和探诊出血,牙周袋≤4 mm,附着丧失 1～2 mm,X 线片显示牙槽骨吸收不超过根长的 1/3,可有或无口臭。

中度:牙周袋≤6 mm,附着丧失 3～4 mm,X 线片显示牙槽骨水平型或角型吸收超过根长的 1/3,但不超过根长的 1/2。牙齿可能有轻度松动,多根牙的根分叉区可能有轻度病变,牙龈有炎症和探诊出血,也可有脓。

重度:牙周袋>6 mm,附着丧失≥5 mm,X 线片显示牙槽骨吸收超过根长的 1/2 甚至达根长的 2/3,多根牙有根分叉病变,牙多有松动。炎症较明显或可发生牙周脓肿。

慢性牙周炎患者除有上述主要特征(牙周袋形成、牙龈炎症、牙周附着丧失、牙槽骨吸收)外,晚期常可出现其他伴发病变和症状,如:①牙移位;②由于牙松动、移位和龈乳头退缩,造成食物嵌塞;③由于牙周支持组织减少,造成继发性 创伤;④牙龈退缩使牙根暴露,对温度刺激敏感,甚至发生根面龋;⑤深牙周袋内脓液引流不畅时,或身体抵抗力降低时,可发生急性牙周脓肿;⑥深牙周袋接近根尖时,可引起逆行性牙髓炎;⑦牙周袋溢脓和牙间隙内食物嵌塞,可引起口臭。从我国人口的流行病学调查结果来看,轻、中度牙周炎普遍存在,而重度牙周炎则主要集中在少数人和少数牙,因此,早期诊断和早期治疗牙周炎就显得特别重要和有意义。

中度以上的牙周炎诊断并不困难,但早期牙周炎与牙龈炎的区别不甚明显,须通过仔细检查而及时诊断,以免贻误治疗。

二、治疗原则

在确诊为慢性牙周炎后,还应根据病情确定其全口和每个患牙的严重程度、目前是否为活动期等;还要通过问诊、仔细的口腔和全身检查以及必要的实验室检测手段等,尽量找出与牙周病或全身病有关的易感因素(predisposing factors),如吸烟、代谢综合征,不良生活习惯、解剖因素等,以利制订治疗计划和判断预后。

慢性牙周炎的治疗目标应是彻底清除菌斑、牙石等病原刺激物,消除牙龈的炎症,使牙周袋变浅和改善牙周附着水平,并争取适当的牙周组织再生,而且要使这些疗效能长期稳定地保持。针对近年来关于牙周炎可能成为某些全身疾病/状况的易感因素的观点,对可能的高危患者更应注重强化治疗,并把消除易感因素列入治疗计划中。牙周病的治疗追求的是长期的功能、舒适和美观,而不仅着眼于治疗期间能保留多少牙数。为达到上述目标,需要采取一系列按部就班的综合治疗。由于口腔内各个牙的患病程度、解剖条件、局部刺激因子的多少各异,因此须针对各个患牙的具体情况,制订适合于总体病情及个别牙的治疗计划。而且在治疗过程中,根据患者的反应及时对治疗计划进行调整和补充。

(一)清除局部致病因素

1.控制菌斑

菌斑在牙面上不断快速地形成着,在清洁过的牙面上数秒钟内即可有新的细菌黏附,若停止刷牙 8 h 后细菌数即可达到(10^3～10^4)/mm^2。24 h 后可增加 100～1 000 倍。因此不能单靠医师的治疗,必须向患者仔细讲明菌斑的危害,如何发现和清除之,并使其充分理解坚持不懈地清除菌斑的重要性。此种健康教育应贯穿于治疗的全过程。患者每次就诊时,医师应检查和记录其菌斑控制的程度,并反馈给患者。尽量使有菌斑的牙面只占全部牙面的20%以下。

2.彻底清除牙石,平整根面

牙周炎患者不论其类型、病情轻重,有无全身疾病和宿主背景,均需清除牙面的细菌生物膜和牙石,这是控制牙周感染的第一步治疗。实施了数百年的机械方法清除牙石和菌斑仍是目前最有效的基础治疗手段。

龈上牙石的清除称为洁治术,龈下牙石的清除称为龈下刮治术或深部刮治术,除了刮除龈下牙石外,还须将暴露在牙周袋内的含有内毒素的病变牙骨质刮除,使根面符合生物学要求,有利于牙周支持组织重新附着于根面,称为根面平整术(root planing)。近年来有些学者主张根面平整时不可过度刮削根面牙骨质,以免发生牙齿敏感。龈下刮治的主要目的是尽量清除微生物和搅乱菌斑生物膜,防止或延缓龈下菌斑的重新形成。

经过彻底的洁治、刮治和根面平整后,临床上可见牙龈的炎症和肿胀消退,出血和溢脓停止,牙周袋变浅、变紧,这是由于牙龈退缩以及袋壁结缔组织中胶原纤维的新生使牙龈变得致密,探针不再穿透结合上皮进入结缔组织内,也可能有新的结缔组织或结合上皮附着于根面。洁治术和刮治术是牙周病的基础治疗,任何其他治疗手段只应作为基础治疗的补充手段。

3.牙周袋及根面的局部药物治疗

大多数患者在根面平整后,组织能顺利愈合,不需抗菌药物处理。对一些炎症严重、肉芽组织增生的深牙周袋,在刮治后必要时可用复方碘液,它有较强的消炎、收敛作用,应注意避免烧灼邻近的黏膜。

有些慢性牙周炎患者对基础治疗反应不佳,或有个别深牙周袋及器械不易到达的解剖部位,刮治难以彻底,残留的炎症不易控制。近年来,牙周袋内局部放置抗菌药物取得较好的临床效果。尤其是采用缓释剂型,使药物能长时间释放到牙周袋内,消灭或减少袋内的致病菌。可选用的药物如甲硝唑、四环素及其同族药物如米诺环素(Minocycline)、多西环素(强力霉素,Doxycyeline),以及氯已定等。但牙周袋内的药物治疗只能作为机械清除牙石的辅助治疗,一般只在龈下刮治后视需要才用药,抗菌药物绝不能取代除石治疗,因为只有刮治方可最大限度地清除致病菌,并搅乱龈下生物膜的微生态,使药物得以接触微生物并杀灭之。

(二)牙周手术

基础治疗后6~8周时,应复查疗效,若仍有5 mm以上的牙周袋,且探诊仍有出血,或有些部位的牙石难以彻底清除,则可视情况决定再次刮治或需行牙周手术。手术可在直视下彻底刮除根面或根分叉处的牙石及不健康的肉芽组织,还可修整牙龈和牙槽骨的外形、植骨或截除病情严重的患根等,通过手术改正牙周软硬组织的外形,形成一种有利于患者控制菌斑的生理外形。

近年来,通过牙周组织引导性再生手术能使病变区牙根面形成新的牙骨质、牙周膜和牙槽骨的正常附着。利用组织工程学原理,进行了大量研究来促进牙周组织的再生,使牙周炎的治疗达到了一个更高的层次。

三、建立平衡的 关系

患者可通过松动牙的结扎固定、各种夹板、调 等治疗使患牙消除继发性或原发性咬合创伤而减少动度,改善咀嚼功能。有些病例在治疗后数月,X线片可见牙槽骨硬板致密。但夹板的设计和制作必须不妨碍菌斑控制。在有缺失牙需要修复的患者,可利用固定式或可摘式修复上的附加装置,使松动牙得到固定。有些患者还可通过正畸治疗矫正错 或病理移位的牙,以建立合理的咬合关系。过去多数学者不太重视调　在牙周炎的预防和治疗中的意义。近年来有学者报道表明基线时无咬合创伤或虽有咬合创伤但已经调　治疗的牙周炎患者,其日后发生病情加重的概率仅为有创伤而未加调　者的60%。因此,在治疗计划中应注意对咬合创伤的干预。

四、全身治疗

大多数轻、中度慢性牙周炎患者对洁治和刮治有较好的反应,除非是重症患者对常规治疗反应不佳,或出现急性症状,一般不需使用抗菌药物。但对一些炎症和整体病情较重的患者可以在龈上洁治后,先全身给予抗菌药物,在炎症减轻的情况下,随即进行龈下刮治,这有利于较彻底地实施龈下刮治。对于一些有全身疾病的牙周炎患者,如重度心血管疾病、未控制的糖尿病等,在牙周治疗过程中也需要给予特殊处理,如在进行牙周全面检查和治疗(尤其是手术)前后需给予抗生素,以预防和控制全身和局部的感染,一般使用全身给药。同时应积极治疗并控制全身病,以利牙周组织愈合。

吸烟者对牙周治疗的反应较差,应劝患者戒烟。在戒烟的初期,牙龈的炎症可能有一过性的"加重",探诊后出血有所增加。这是由于烟草使小血管收缩,使牙龈角化加重的作用被消除的结果。经过戒烟和彻底的牙周治疗后,将出现良好的疗效。

五、拔除患牙

对于有深牙周袋,过于松动的严重患牙,如确已无保留价值者,应尽早拔除,这样可以：①消除微生物聚集部位；②有利于邻牙的彻底治疗；③避免牙槽骨的继续吸收,保留牙槽嵴的高度和宽度,以利义齿修复；④避免反复发作牙周脓肿；⑤避免因患牙松动而使患者只用另一侧咀嚼。有条件时,最好在第1阶段治疗结束、第3阶段永久修复之前,制作暂时性修复体,以达到改善咀嚼功能、松牙固定和美观的要求。

六、维护期的牙周支持疗法

大多数慢性牙周炎在经过恰当的治疗后,炎症消退,病情得到控制。但若不坚持维护期治疗,则很容易复发或加重。预防病情的复发有赖于患者持之以恒的日常菌斑控制,以及定期的复查、监测和必要的后续治疗。复查的间隔期可根据病情和患者控制菌斑的程度来裁定。复查内容包括口腔卫生情况、牙周袋探诊深度、牙龈炎症及探诊后出血、根分叉病变、牙槽骨情况、修复体情况等,并对残存的病情进行相应的、必要的治疗。定期的复查和维护期支持治疗是牙周治疗疗效能长期保持的关键条件之一,应在基础治疗一结束时,即进入维护期。

第十章 烧伤外科疾病

第一节 头部烧伤

头颅的覆盖包括头部皮肤、皮下组织、帽状腱膜、疏松组织及颅骨膜、颅骨。皮肤层含大量毛囊、皮脂腺和汗腺。皮肤至帽状腱膜之间有许多纵行纤维隔，使之紧密连接。火焰烧伤时，头发对头皮起一定的保护作用，但对接触性的热液体和化学液体，则可迅速渗透损伤皮肤。头皮较厚，血供丰富，加上皮肤附件密集而深，故生长能力强、愈合快。另一方面，细菌隐匿于附件，烧伤后极易感染，头发虽剪短，但仍不易引流通畅。除电损伤及意识不清状态下的烧伤可毁及骨膜颅骨外，热力烧伤通常仅毁及皮肤。头皮Ⅲ度烧伤治愈后必然造成秃发，而头皮Ⅱ度烧伤的治疗主要在于防治感染和保护毛囊，尽量避免治愈后出现秃发，遗留美容整形问题。作为天然自体皮库的头皮供皮区，遭受烧伤与否，深浅度如何，还直接涉及烧伤创面治疗进程和预后。为此，保护未被烧伤的头皮和使浅Ⅱ度烧伤头皮按期愈合、及早提供皮源极为重要。

处理方法如下。

(1)推剪或剃除全部头发，复查头皮烧伤范围和深度，防止遗漏。清洗、消毒，涂磺胺嘧啶银霜并暴露。垫以消毒枕单，避免烧伤区受压。

(2)烧伤后3～5 d需检查头皮烧伤区，注意浅Ⅱ度烧伤表皮下、深Ⅱ度烧伤毛发与痂下有无积脓。这种积脓常成为患者体温升高的原因之一。此时需坚持每日用消毒液洗头1～2次，并湿敷引流，避免结成脓痂。如深Ⅱ度区感染扩散，又加上坏死组织溶解，很容易破坏毛囊，头发先后脱落，导致头发稀疏或缺失，形成烧伤瘢痕性秃发区。

(3)临床上单独为头皮深Ⅱ度烧伤施行早期削痂治疗的机会甚少，偶尔连同颜面深部烧伤一起削痂。浅Ⅱ度烧伤后10 d左右即将愈合者，可以供皮。至于明确的Ⅲ度烧伤，常结合面部Ⅲ度烧伤一起作切、削痂，植皮于帽状腱膜、疏松组织或骨膜上。

(4)烧伤深达颅骨者，通常先使骨周围软组织创面植皮愈合后，再专门处理颅骨裸露区。方法：①外板裸露区已达头皮面积1/3以上者，可先行颅骨密集钻孔，然后凿除钻孔间外板，露出板障，在新鲜的板障创面上密植自体薄皮片，亦可等待板障长出肉芽组织后植皮，或者钻孔间的外板不凿除，待诸钻孔内长出肉芽组织，向外铺盖外板后植皮。②若外板裸露区少于头皮面积的1/4而且周围头皮良好者，可做头皮扩张术。采取类似秃发治疗的方法，利用扩张后头皮皮瓣，覆盖外板凿除后的颅骨创面，避免遗留秃发区问题。③外板裸露区位于矢状窦或颞部颅骨薄弱区，或儿童颅骨裸露区较大，则在骨周围创面愈合后等待3～6个月，让外板自行分界清楚，轻轻旋凿即可除去外板，在板障创面上植皮。观察期需加强局部保护，避免感染侵袭，形成颅骨骨髓炎或硬脑膜外脓肿。

(5)若颅骨毁损达内板形成全层缺损，则视缺损面积大小、创面感染程度、技术与设备条件，酌情选用下述方法：①直径5 cm左右的全层缺损，无明显感染，可凿取或锯取邻近健康颅骨外板，带骨膜移植至内板缺损区，然后移转邻近头皮皮肤覆盖植骨区。供瓣区皮片移植。

②全层缺损 6 cm 以上,可选用邻近头皮皮瓣或游离皮瓣、带蒂下位斜方肌肌皮瓣覆盖。颅骨缺损区二期植骨修补或其他代用品修补。③如果有感染或肉芽,可先在硬脑膜上植皮。以后再考虑其他方法整复。

第二节　面部烧伤

　　颜面部是五官集中的重要部位,显示着一个人的外貌特征和情态,因其部位暴露,遭受烧伤的机会多。颜面部血运丰富,Ⅰ度烧伤后只要采取适当的处理方法,多数能在 2~3 周内痊愈。Ⅲ度烧伤则需要经过焦痂清除和创面植皮阶段,加之眼睑、耳廓、口、鼻周围烧伤处理的困难较多,因此创面早期处理的好坏对将来容貌、功能的恢复有密切关系。若处理不当,将遗留严重瘢痕畸形而毁容,增加晚期整形的困难,甚至造成患者终身痛苦。就现有技术条件来说,应用整形修复的方法处理颜面烧伤,能显著地预防和减轻畸形,再加上必要的整形,大多可满足患者重返社会的愿望。

一、一般处理要点

　　(1)推剪全部头发,简单清创,去污物、腐皮,创面涂磺胺嘧啶银霜,半暴露。做好眼耳鼻咽喉护理,如用油纱布盖于外翻的结膜囊,吸干积存于耳甲腔的渗液,拭清鼻腔前庭的烟灰、分泌物及干涸痂块,保持鼻腔通畅。病情稳定者可酌情取半坐位、头高位或头后仰位。

　　(2)头颈部水肿严重,渗出多,与烧伤后血管渗透性增加,血液、淋巴循环丰富,软组织较松弛有关。伤后 4~6 h 即明显肿胀,24~36 h 达高峰,48 h 见水肿回吸收,5~6 d 才消肿。小儿头面部所占的体表面积大,加上水肿严重,应注意早期输液的质量,防治休克。

　　(3)防治上呼吸道梗阻。头面部烧伤除了吸入性损伤患者必须做或准备做气管切开术、防治呼吸道梗阻外,只有面颈部烧伤而无吸入性损伤的患者亦应十分重视防治上呼吸道梗阻。①成人的爆炸性火焰烧伤,小儿面颈烧伤,由于面、颌、颈组织水肿,向内突向咽侧壁或推舌根向上、向后压及咽腔前方,使咽腔变窄;咽、口、鼻腔水肿和肌肉水肿,又可使患者不能顺利地排出口、鼻、咽分泌物,以至在水肿的高峰期出现上呼吸道不畅,导致呼吸道梗阻、缺氧,严重者心跳可突然停止。②严重大面积烧伤患者伤后 3~5 d,面部烧伤处在回吸收期间,若在翻身床上取俯卧位,即使已摇高床头,但面颈部仍相对处于低位,原有的水肿未消退又加上新的体位性水肿,以至出现上呼吸道梗阻。因此翻身俯卧时应密切观察病情,如有阻塞情况,应及时处理。

二、颜面Ⅲ度焦痂处理时机

　　(1)早期切痂:伤后 7~10 d,水肿已消退,焦痂尚未溶解,坏死组织与健康组织之间已开始分界,在组织学上已有肉芽层形成,此时施行焦痂切除术,分界较清楚,出血量也较少,术后感染轻微,植皮成活率高。

　　(2)剥痂:伤后 13~18 d,此时大部分Ⅱ度创面已愈,Ⅲ度焦痂开始溶解、松动但仍未分离。焦痂剥除后,应将创面肉芽切除、消除或刮除;边缘未愈合的深Ⅱ度区及Ⅲ度区中残存的小上皮岛亦予切削除,造成适于植皮的创面。

(3)焦痂自溶肉芽创面:失去切削痂时机者,伤后3～4周往往已有大片肉芽创面和残存坏死组织,创基已有瘢痕形成,上、下睑和上、下唇可能有轻度挛缩而外翻。应将肉芽创面刮除,松解瘢痕,及早植皮,不要拖延。

三、颜面部植皮方法选择

(1)分区大片植皮法:即按额,上、下睑,鼻部,上、下唇,面颊,颔部等自然分区植皮。皮片的缝接线在较隐蔽的部位,符合美容要求。适用性大,可用于全颜面、次全颜面(占2/3以上)及部分颜面(1/2左右)的Ⅲ度烧伤创面植皮。

(2)全颜面整张植皮法:仅适用于全颜面Ⅲ度烧伤早期切痂创面。烧伤总面积和Ⅲ度烧伤面积较小,全身情况好,具备供皮区,以及有相应的技术条件者,可选择病例施行。通常按创面形状,切取下胸或上腹的厚中厚或全厚皮片,整张移植。如皮片成活优良,则避免了分区大片植皮的皮片缝接瘢痕。

(3)其他:未按颜面部分区的大片植皮法,只能视为酌情变化的应用。大邮票植皮等也是不得已应用的方法。应尽量避免。

四、颜面部深度烧伤早期修复术

(1)术前:改善患者营养状态,做好眼、鼻、耳和口腔的清洁护理。保持创面干燥,防止受压。有溶痂或肉芽创面的,可用双氯苯双胍己烷(洗必泰)清洗或湿敷,尽量控制创面感染。准备供皮区,配血400～1 200 mL等按常规进行。

(2)麻醉:可经口、鼻腔插管作气管内麻醉,或只插管保持呼吸道通畅,在静脉复合麻醉下手术。原已做气管切开患者,可利用切口处给气管内麻醉。另外,在静脉麻醉下,可加面颈皮神经阻滞麻醉,通过焦痂或新鲜的肉芽创面阻滞,效果亦佳。

(3)术中:麻醉下清洗创面2～3遍。注意勿使过氧化氢、安尔碘等消毒液流进眼、口、鼻腔。常规消毒铺巾。再次检查深度创面范围。按颜面分区及创缘情况设计切口线。自皮下脂肪层或SMAS(浅层肌肉筋膜系统)浅面切除焦痂,肉芽组织全部刮除,坏死组织未除尽或不平坦处,辅以创面切除。注意处理颊部脂肪垫,充分松解不明显的挛缩,使睑裂充分闭合。不必做上、下睑粘连或缝合术。清创要坚决彻底,务求彻底清除坏死组织、肉芽组织,形成相对清洁的创面。用等渗盐水纱布压迫止血、微型电凝止血或结扎缝扎止血。然后依次用1.5%过氧化氢液、1:2 000苯扎溴铵液、等渗盐水冲洗创面2～3遍,用抗生素液湿敷创面。再压迫、再止血,力求避免感染和血肿。将切取的皮片按计划移植于创面。创缘固定缝合。皮片间缝接严密,间隔数针缝及创面组织,加强皮片固定。皮片低位区或需塑型区可打小孔引流。睑裂处涂以眼膏,上、下睑缘留长线相对打结,以代替上、下睑粘连术或缝合术。必要时做植皮区结扎,打包包扎,外加弹力绷带。

(4)术后处理:保留气管插管至全身麻醉完全清醒后才拔除,防窒息。枕部垫以软枕,头两侧予以制动。放硅胶胃管鼻饲或用漏斗饲流质,并辅以静脉高营养。平卧48 h。术后3～4 d内给予足量的镇静止痛剂。术后4～5 d首次检查,如皮片成活良好,植皮创面改半暴露。翻身俯卧位时,包扎头面,垫稳颜面上半部,防止皮片移动。待翻身平卧时再予暴露,并加强耳鼻咽喉清理,以使皮片生长良好。术后8～9 d,皮片大多生长牢固,绝大多数病例术后10 d创面基本愈合。如有部分皮片未生长,力求在2星期内补充植皮。

五、弹力面罩的应用

颜面部植皮创面基本愈合，随即开始用弹力面罩作压迫疗法，以减少创面与皮片的收缩，防止皮片边缘的瘢痕增生。一般而言，伤后创面 14 d 内自愈者，可不用压迫疗法；14～20 d 愈合者，依需要使用；21 d 以上愈合以及植皮愈合者，一定要用，可以加速皮片的软化和成熟。另一方面，压迫疗法可影响儿童、少年面骨和软组织的生长发育，包括头围、上颌骨、下颌骨、前牙及下唇颏部等处。故 2～6 岁儿童应每 1～3 个月检查和更换面罩。如果 6 个月不更换，就可能造成发育障碍。除了用弹力面罩或下颌托作压迫疗法外，鼻孔内放软橡皮管和用扩口器均有助于预防挛缩。施行美容手法按摩面部，亦有利于皮片软化。

第三节　眼部烧伤

眼部烧伤很常见，常见原因为热力烧伤（火焰、热气、炽热金属及异物、火药爆炸等），较少见的是电烧伤和放射性烧伤（电离辐射与非电离辐射）。烧伤的部位可发生在眼睑、眼前段或眼后段。眼烧伤不仅造成局部组织的损害，较重的病例还可能引起全身变化。因此，治疗时既要重视局部处理，也要注意全身治疗，对于严重烧伤并发眼部烧伤者更应注意。

一、眼部烧伤的分类

1.眼睑烧伤

按照皮肤烧伤三度四分法判定。而按照我国 1982 年眼外伤与职业性眼病协作小组通过的分度标准，眼睑烧伤分为 1、2、3 度：1 度，皮肤充血；2 度，皮肤水疱；3 度，皮肤浅层坏死，真皮完全破坏，靠残留的皮肤附件愈合。3 度焦痂，眼睑全层包括皮肤、肌肉、睑板均坏死。此种分类与三度四分法近似。

2.结膜烧伤（协作组分度）

1 度，结膜充血水肿；2 度，结膜贫血水肿；3 度，结膜全层坏死，看不见毛细血管，呈灰白色。3 度坏死焦痂，白中带黄，显示累及巩膜。

3.角膜烧伤（协作组分度）

1 度，上皮损伤或混浊脱落，但前弹力层及角膜基质未受损失，痊愈后不留痕迹；2 度，仅基质浅层水肿，未累及深层，故深层仍保持透明；3 度，实质浅层水肿，混浊显著，角膜呈毛玻璃状，角膜实质较浅层也受损伤，虹膜隐约可见；4 度，角膜全层受累，呈瓷白色混浊，虹膜隐约可见。

4.角膜缘损伤

1 度，无缺血。2 度，缺血少于或等于 1/4 角膜缘。3 度，缺血超过 1/4，少于或等于 1/2。4 度，缺血大于 1/2 长度。

判断眼部烧伤的严重性，不仅要注意烧伤深度，还要分别计算眼睑、球结膜及角膜的烧伤面积。①烧伤面积小于或等于 1/4，为"＋"；②面积大于或等于 1/4，小于或等于 1/2，为"＋＋"；③面积大于 1/2，小于或等于 3/4，为"＋＋＋"。

二、眼部烧伤的检查

面部烧伤时由于反射性闭眼而保护了眼球,故眼睑烧伤多而角膜烧伤不常见。至于突然性致伤因素或正处于睁眼状态下致伤时,则常常伤及角膜。必须强调,所有的眼球烧伤应由有经验的眼科医师负责诊治。眼部检查应尽早进行,需在伤后8 h内进行,以免眼睑肿胀过甚妨碍检查。检查时滴以表面麻醉剂和应用眼睑拉钩。

按下述程序进行:①角膜:荧光素检查,必要时测量眼内压;②结膜:记录烧伤深度、充血区、水肿、缺血、凝固坏死情况;③眼睑:记录烧伤深度和范围,观察睑缘、灰线、睫毛、睑板、泪点等情况;④视力检查。

三、眼睑烧伤

眼睑皮肤薄,组织松弛,烧伤后水肿重,以24~48 h为甚。浅度烧伤后水肿,难以睁眼;深度烧伤的组织水肿可涉及眼睑全层,使睑结膜外翻,睑裂不能闭合,角膜外露。水肿消退后往往有结膜炎,眼眦出现小点脓性分泌物。在深度烧伤溶痂过程中,结膜时时受严重感染的威胁。眼睑及其附近深度烧伤愈合期的瘢痕挛缩,易导致不同程度的睑外翻。

治疗:关键在于防治结膜感染和保护角膜;眼睑伤区及时愈合,以防睑外翻。

(1)取暴露疗法。清除眼区污物异物,必要时以3%硼酸溶液冲洗眼结膜囊,复方新霉素眼液滴眼,每4 h 1次。睑裂不能闭合者,涂以金霉素眼膏盖油纱布,必要时戴眼罩,以保护角膜。经常拭干睑裂分泌物。眼睑深烧伤区涂布磺胺嘧啶银氯己定糊剂。

(2)眼睑3度烧伤结膜肿胀致睑外翻者,烧伤休克期采取上述保护角膜措施。若伤后72 h未因逐渐消肿而改善,可施行眼睑切痂全厚或中厚植皮。一般的眼睑3度烧伤多随颜面3度烧伤一起作早期切痂植皮。

(3)眼睑、颜面深度烧伤伴全身严重大面积烧伤的患者,需在翻身床上取俯卧位者,要十分注意保护角膜和预防结膜囊严重感染。俯卧位前需作眼部护理,垫厚层纱布包扎。俯卧位时用小软枕垫于额部至鼻尖之间均匀着力,或仅垫于额部着力。在俯卧位几小时内,要多次检查着力位置并及时纠正。眼区受压是使眼睑焦痂溶解感染,结膜炎加重,进而发生感染性角膜溃疡的重要原因。这种为了抢救生命处理创面,需要在翻身床上取俯卧位,与眼区怕受压、遭损害之间存在矛盾,在处理上有时十分棘手。然而反复检查病情,不断调整处理治疗方法可以把眼部并发症的损失减少到最低的程度。

(4)烧伤后眼睑全层缺损往往需在伤后第二周才能逐渐明确其范围,可为局部的全层缺损或穿孔,亦可为上、下睑全层、全长烧毁。占睑裂全长1/3以下的中段缺损,可局部进行缝合,或转移眼睑结膜瓣修复睑板结膜缺损,加转移额部、颞部等邻近的皮瓣覆盖为好,否则用皮片移植。眼睑全长、全层缺损者,剥离结膜囊,上、下睑结膜对缝,封闭睑裂,皮瓣覆盖,内、外眦留小孔引流泪液。如无条件,仍可以选择皮片移植,半年后切开睑裂。术前、术中、术后注意预防感染。

四、眼球烧伤

多由于火药或瓦斯爆炸、炽热的金属碎片或异物溅入,以及酸、碱等化学物质直接接触,引起眼球前段烧伤,包括结膜、角膜、角膜缘及巩膜的损伤。

治疗方法如下。

(1)应该尽快而充分地冲洗、减少组织损伤最重要。特别是酸、碱化学灼伤,必须争分夺秒。立即将面部浸入水盆,拉开眼睑,转动眼球,摆动头部,将溅入眼内及面部的酸、碱洗掉,持续 10～15 min。再用等渗盐水、自来水或其他净水冲洗。碱性液灼伤者需延长冲洗时间。

(2)详细检查上、下穹隆部有无隐藏的化学物质颗粒、金属碎粒、异物、煤渣等。表面麻醉下用盐水棉签轻轻粘拭去除,或用针尖挑出。

(3)中重度眼球碱灼伤,出现结膜显著水肿时,可在角膜缘做放射状切口切开结膜,排出结膜下毒性液体。必要时及早作前房穿刺,以减少对内皮细胞和眼内组织的腐蚀作用。

(4)滴 1%阿托品眼液散瞳,每日 3～4 次;滴复方新霉素眼液或 1%多黏菌素眼液等,每2～4 h 1 次,防治感染。伤后 1 星期内或在角膜上完全愈合前,可滴醋酸氢化可的松滴眼液,每日 2 次,时间不能过久。

(5)可酌情选用维生素 AD 乳剂眼液、10%维生素 C 眼液等治疗。

第四节　电烧伤

一、概述

人体接触电流或电能量超过一定数值所引起的损伤总称为电损伤。电损伤可分为全身性损伤电击伤(俗称触电)和局部组织损伤(即电烧伤)。

(一)致伤机理

电流对人体的作用:①热的作用:由电能转化为热能。②电解现象:高压电烧伤实质上是一种类似挤压综合征的复合损伤。③电穿孔:即在强大的电场下可造成细胞膜的磷脂质双层膜上产生很多"电微孔",致细胞膜通透性增高,甚至破裂,细胞内大分子蛋白及 DNA 等漏出,细胞内游离钙离子增加,花生四烯酸产物增多,可造成肌肉的渐进性坏死和神经迟发性变性等。而大细胞如骨骼肌细胞和神经细胞比小细胞更易遭受电穿孔。

(二)影响电烧伤严重程度的因素

1.电流性质

一般交流电比直流电危险性大 3～5 倍,而低频电流(15～150 Hz)比高频电流危险性大,特别是 50～60 Hz 交流电易产生室颤。

2.电流强度

电烧伤严重程度根据焦耳定律:P(功率)$=I^2RT$,即热量产生与电流强度、组织电阻和接触时间成正比,电流强度越大则烧伤越严重。

3.电压高低

根据欧姆定律,电流＝电压/电阻,电压与电流强度成正比,高压电烧伤远比低压电烧伤严重。

4.人体接触电阻和组织电阻

相同的电压下电流通过人体时人体接触点电阻越大则通入人体内电流越小,造成全身性损害越轻,而造成局部烧伤则严重。由于体内各种组织的电阻不同,一般肌肉、血管神经的损伤要比肌腱骨骼严重。

5.电流径路

电流从头部进入而从足部放电时电流对机体造成的损害最为严重,如电流通过重要器官如脑、心、脊髓等就有生命危险,而电流从一侧足进入,从另一侧足流出则对机体造成全身性的损害最轻。

6.通电时间

接触电流时间越长则引起机体的损害亦越严重。

7.电流密度

同样量的电流通过肢体,横截面越小,则电流密度越大,其产热量越大,对组织造成的损害亦越严重。

(三)电休克

电休克是一种特殊类型的休克,当足以造成机体损伤强度的电流经过人体,特别是头部时,中枢神经系统受到意外的强烈刺激,大脑皮层处于相对的抑制状态,失去正常的调控功能,使神经介质释放失控,超量分泌,从而使自主神经系统处于亢奋状态。

临床上人体遭电击后,电流和电压达到一定强度,特别是电流通过头部时,可立即发生神志丧失,甚至呼吸、心跳停止而处于"假死"状态。此时若进行积极、及时、正确的现场急救,则多可挽回生命。随后可发生意识不清,抽搐躁动,瞳孔缩小等神经系统症状,呼吸可急促而不规则,血压升高,脉搏缓慢有力或稍快。

电休克的临床表现从某种意义上来理解,类似于治疗精神分裂症患者的电休克疗法后的表现。由此可知,电休克不同于临床上一般的失血性休克、感染性休克和其他休克,是一种特殊的休克,其症状可持续数分至数小时而自然恢复;若伴有较大面积严重烧伤,可出现血容量不足的表现,转化为典型的烧伤休克。

单纯的电休克患者,可置于安静有防护的环境,进行严密监护,避免强烈的物理性刺激。适当使用镇静剂。视全身损伤情况酌情输液和给予碱性药物、利尿剂。患者清醒后出现进行性健忘症状,对受伤前后详细经过记忆不清。

(四)电烧伤的分类和特点

电烧伤可分为电接触烧伤、电弧烧伤和闪电烧伤三类,前两者可同时或单独发生。

1.电接触烧伤

电接触烧伤又称真正电烧伤,这类电烧伤大多为直接接触电源,人体作为电流通路的一部分所致,但有时人体进入高压电场的安全距离内,虽未直接接触到电源,电流仍可击穿空气或介质流经人体而致伤。低压交流电220~380 V触电时,如果电流通过心脏,由于电流频率接近人体心率,可抑制窦房结发出冲动而导致心脏停搏,此外,电流可使心肌细胞内离子紊乱从而产生致命性的室颤,危及生命。高压电(大于1 000 V)触电时,最多见的是引起严重的电接触烧伤和呼吸中枢受到高压电的损害,进而造成呼吸暂停和窒息、缺氧而继发性引起室颤或心搏停止。高压电引起的电烧伤实质上是一种类似挤压综合征的复合损伤。此外,触电时肌肉强烈收缩,可造成肢体骨折或脱臼。此外,触电后意识丧失从高处坠落,还能造成各种严重创伤,如颅脑外伤,四肢骨折,胸、腰椎骨折,胸、腹腔内脏破裂、出血等。

电接触烧伤特点:①烧伤面积不大,但可深达肌肉、血管、神经、骨骼或内脏,创面呈口小底大的坛子型。②有电流入口和出口，一处入口可有多处出口，入口损伤一般较出口严重。③常因肢体屈曲痉挛造成肢体关节皮肤皱褶处电流短路，体表伤口呈跳跃性改变。④肌肉坏死呈夹心样，同一块肌肉内的肌束有好有坏。⑤电流损伤血管壁发生变性和血栓形成，易引起局部组织进行性坏死和继发性出血。⑥易造成内脏损伤。⑦截肢率高。⑧电流可直接损害脑、脊髓、心、肺、肝、肾、胃肠道、眼晶体而出现相应的症状。

2.电弧烧伤

人体被电路以外的电弧和电火花烧伤，其性质与热力烧伤相似。电弧中心温度可达 2 000～3 000 ℃，作用时间较短，可造成较深的烧伤，并引燃易燃衣物。

特点：①无电流进、出口；②烧伤范围较广泛；③皮肤烧伤以Ⅱ度为主，但亦可有Ⅲ度烧伤。

3.闪电烧伤

闪电烧伤为自然界的静电对人体造成的伤害，一般可分为直接击中和感应触电两种。

特点：①损伤程度差异甚大，重者可立即死亡；②皮肤上呈树枝状微红色彩纹即闪电纹；③常伴有传导性耳聋、自主神经系统功能紊乱和视神经损伤等并发症。

二、诊断和鉴别诊断

(一)病史

1.接触史

接触低压电源(<1 000 V)或进入高压电场(>1 000 V)，超高压电场(>220 000V)史。

2.询问情况

询问有无意识丧失、心跳呼吸停止、大小便失禁，询问有无高处坠落史。注意有无衣物燃烧和有毒烟雾吸入史。

3.检查

检查是否合并颅脑、内脏损伤，有无骨折、关节脱位等。

(二)临床症状

1.全身症状

(1)轻型：面色苍白、恐惧状、尖叫、心悸、四肢软弱、全身乏力和短暂意识丧失。

(2)重型：休克、抽搐、昏迷、严重心律失常如室颤、心跳呼吸骤停。

2.局部征象

(1)低压电烧伤：范围局限于电流出入口的接触部位，以中心白色或黑色焦痂，周围深Ⅱ度烧伤为主，可损及深层组织。

(2)高压电烧伤：Ⅳ度烧伤为主，常深达肌肉、骨骼，伤口呈"立体形坛子状"。创面中心常被烧焦呈炭化状，甚至皮肤被击穿裂开，露出坏死的深部组织。周围一层坏死皮肤呈脱水干燥状态，再外一层可能为深Ⅱ度的皮肤烧伤。高压电烧伤在"出入口"造成皮肤坏死，同时造成深部组织，包括肌肉、肌腱、血管、神经的损伤，并且这些深部组织的损伤远较皮肤损伤范围广深。另外，由于"电穿孔"作用和血管损伤血栓形成，可造成组织进行性"继发性坏死"，因而创面损伤呈现复杂多样的变化。

(3)不同部位电烧伤出现不同临床表现。①颅骨高压电烧伤，可累及颅骨内板、硬脑膜和脑组织。②眼部及眼眶周围的电烧伤，可导致失明，甚至眼球破裂。③颈部电烧伤易损及颈部血管而造成大出血。④胸部洞穿性胸壁全层电烧伤，可发生肺组织、横膈灶性坏死。⑤腹部电烧伤,可累及腹腔,合并脏器穿孔,出现急腹症症状。⑥会阴电烧伤,创面常为电流出口,男性可致阴茎、阴囊及睾丸烧伤;女性可致大阴唇、小阴唇、阴道口和尿道外口烧伤。

(三)辅助检查

1.心电图检查

电流对心肌和传导系统有明显的影响,心电图可表现为窦性心动过速或心动过缓、窦性心律不齐、室性期间收缩、ST 段压低、T 波低平,也可发生心律失常。

2.各种实验室检查

血尿常规、肝肾功能、电解质、凝血功能、心肌酶谱和 B 型钠尿肽(BNP)或 B 型钠尿肽前体(pro-BNP)测定。必要时血气分析。心肌酶谱有较为明显的改变,BNP(或 pro-BNP)可以准确发现早期的心力衰竭。电流对肝脏、肾脏的损害也较为明显,如大量血(肌)红蛋白尿,阻塞肾小管,继发急性肾衰竭。

3.B 超和 CT 检查

在确保生命体征平稳的情况下,对头颈胸腹部损伤部位进行相应的 B 超、CT 等检查,对可疑的骨折和骨烧伤区进行 X 线摄片或 CT 检查。必要时 MRI 检查。通过对电烧伤部位的B 超、CT 和 MRI 等检查可以初步确定软组织的损伤范围和程度,了解血管、神经、肌腱等的损伤情况。

三、治疗原则

(一)现场急救

(1)迅速切断电源。

(2)呼吸停止,施行口对口人工呼吸或气管插管,应用简易呼吸器。

(3)心搏骤停,施行胸外心脏按压术。

(二)早期液体复苏

胶、晶体需要量应较等面积热力烧伤者增加 20%～30%(部分重伤者需增加50%～100%);胶、晶体比例为 1∶1 至 2∶1;失血较多,血红蛋白小于 100 g/L 的,需输入红细胞悬液或全血;建议每小时尿量成人不少于 75 mL,儿童不少于 1.5 mL/kg。

(三)血(肌)红蛋白尿处理

(1)5%碳酸氢钠溶液,125 mL,静脉滴注;每 4 h 重复,直至尿色由深褐色转清。

(2)尿量不足时,使用利尿剂,并监测肾功能。

(3)适当增加液体复苏量。

(4)维持每小时尿量成人不少于 100 mL,儿童不少于 2 mL/kg。

(四)生命体征监护

监测心率、呼吸、体温、心电图和氧饱和度。

(五)预防厌氧菌感染

(1)取创口分泌物做需氧菌及厌氧菌培养。

(2)尽早进行扩创术,扩创时应用 3%过氧化氢水溶液(双氧水)冲洗伤口。

(3)注射破伤风抗毒素,成人 3 000 U,儿童 1 500 U,皮下注射,皮试阳性者予以脱敏治疗。

(4)尽早应用抗菌药物。宜选青霉素或第一、第二代头孢菌素,并可联合选用甲硝唑;也可选多西环素(静脉)、红霉素、碳青霉烯类。并根据分泌物培养结果及时调整。

(六)创面处理

1.焦痂和筋膜切开减压术

适应证为环形电烧伤和张力创面,宜在伤后6~8 h内施行。

(1)一般在麻醉下进行,如生命体征欠平稳可局部麻醉或不麻醉。

(2)沿焦痂中央向两侧"S"形切开(注意避让重要的血管神经),切口需跨越深Ⅱ度的皮肤烧伤部位至正常皮肤的边缘;切开全部皮下组织,切开深筋膜和裸露肌肉的肌膜,使肿胀组织完全松解。如正常皮肤处组织仍肿胀明显,可以再延长3~5 cm(如遇知名皮瓣,应适当避让)。

(3)前臂沿屈侧"S"形切开,并延伸到腕横韧带以下,完全松解腕管。小腿切口选择在胫前外侧。

(4)切口处创面用局部抗生素溶液湿敷或用生物敷料覆盖。

(5)切开的焦痂应尽早扩创切除。

2.早期扩创手术

宜在伤后即刻至10 d内施行第一次手术。

(1)切除焦痂及深Ⅱ度的烧伤皮肤,按解剖层次沿肌束上、下追踪探查,清除全部失活肌肉。

由于肌肉组织的"夹心性坏死"及骨干周围"袖套状坏死"因而准确判断坏死组织存在很多困难,一次无法清除干净的,可暂时用生物敷料覆盖,并以创面负压封闭引流技术封闭创面,待3~5 d后再次扩创。

(2)肌腱、神经尽可能保持解剖连续性,如已经炭化或液化的应予以剪除。

(3)血管栓塞或破裂的应予以结扎,结扎点需有较为健康的软组织覆盖。重要血管损伤后,可引起肢体血供障碍,损伤血管周围软组织血运较好的,可以行血管移植或人造血管移植,吻合口需在血管外观完全正常处上方。

(4)扩创完成后,应以3%过氧化氢水溶液(双氧水)、生理盐水和含醋酸氯已定溶液或其他局部抗菌药物溶液冲洗创面。

3.创面修复方式

(1)游离皮片修复:根据基底条件植小块邮票状、网状皮片或大张皮片,适用于非功能部位和仅浅层肌肉烧伤部位。

(2)皮瓣修复:适用于功能部位严重电烧伤和肌腱、神经、血管、骨骼等深层组织裸露创面。

根据手术方法简单优先的原则,选用邻近皮瓣、带蒂皮瓣、带血管蒂皮瓣,如果遇大关节受损,开放裸露,优先选择肌瓣或肌皮瓣修复。带蒂皮瓣无法修复创面且不具有血管吻合条件,应用游离皮瓣或游离肌皮瓣修复。血管吻合应选择在受区血管外观完全正常上方5 cm以上处进行。

(七)截肢手术

电烧伤多造成深部组织的广泛损伤,且由于血管电阻低,通过电流较多,易导致血管壁受损、血管栓塞及肢体坏死,因而电烧伤的截肢率高达30%~60%。但考虑到伤者的康复,及假肢的安装,应尽量保留肢体的长度,必要时可以不"直接缝合"残端,可二期选用皮瓣或肌皮瓣覆盖残端。

1.截肢指征

(1)肢体主要血管栓塞,血运完全中断,肢体坏死。

(2)血运虽保存,但主要血管、肌肉、神经、骨骼严重损伤,无法修复或重建,或修复后功能完全丧失,或血管存在破裂大出血危及生命。

(3)并发威胁生命的感染,特别是厌氧菌感染。

2.截肢平面

(1)上臂在中下 1/3 处,前臂在中上 1/3 处,大腿在中下 1/3 处,膝关节平面,小腿在胫骨中上 1/3 处。

(2)肘关节离断不适合装配假肢,不宜采用。

(3)截肢手术在伤后即刻至 5 d 内施行,无法修复或重建的肢体需尽早截除。对于已经严重毁损,血运丧失且干枯的肢体,为减少威胁生命的大出血、血(肌)红蛋白尿及感染,建议在生命体征平稳的基础上,在抗休克的同时,立即行截肢术,可在关节部位快速离断肢体,生物敷料覆盖断端创面,二期再清创封闭。

(4)继发性出血处理:床旁常规放置止血带和扩创手术包。一旦发生出血,肢体先应用止血带,其他部位先压迫止血,然后立即在出血处近心端健康组织内分离结扎出血血管,并及早施行扩创以杜绝再次出血的可能。

(八)预防为主

加强安全教育及自我保护意识,正确识别、分析与防止危险源。

(1)推广使用触电保安器。

(2)严格执行《电力安全工作规程》,严禁私自乱拉、乱接电源线。

(3)雷雨时不能在高压线上作业,避免站立高处,家中切断外接天线。

(4)家电(如冰箱、洗衣机等)、医疗器械均要有可靠的接地线。

(5)严格生产和选用合格电器产品。

(6)火警时先切断电源。

(7)预防跨步电压触电。

第五节 化学性皮肤灼伤

一、概论

化学性皮肤灼伤(化学灼伤)是高温或常温的化学物直接对皮肤刺激、腐蚀作用及化学反应热引起的急性皮肤损害,常伴有眼灼伤和呼吸道吸入性损伤。根据皮肤接触化学物后所产生的急性皮肤损害症状,如红斑、水泡及焦痂等,即可诊断为该化学物灼伤。

(一)化学灼伤的特点

(1)接触化学物的性质、接触剂量或浓度、接触时间、接触方式、劳动保护、个人卫生、季节以及冲洗时间等因素将会对灼伤的程度及转归发生影响。

（2）化学致伤因子与皮肤接触时间一般较热烧伤的长，灼伤损害呈进行性，直到该化学物在组织中反应或中和完毕为止。

（3）某些化学物可经皮肤和呼吸道吸收中毒。不同化学物作用于机体的靶器官不同，其合并中毒的临床表现也呈多样性。由于肝脏是多种外来化学物生物转化的主要器官，易受到活性代谢物的直接作用；而肾脏是排泄毒物及其代谢产物的主要器官，所以肝肾是化学灼伤合并中毒时的主要靶器官。

此外，肺、心血管、血液以及中枢神经等都可能受损。另外，皮肤接触热的化学物质发生灼伤时，由于真皮的破坏及局部充血等原因，毒物很容易被吸收，特别是原可通过皮肤吸收且灼伤面积较大的时候，吸收更快，可在 10 min 内引起全身中毒，例如，热的苯胺、对硝基氯苯等可迅速形成高铁血红蛋白血症，有的在几小时内出现全身中毒，例如氢氟酸、黄磷、酚、氯化钡灼伤引起的氟中毒、磷中毒、酚中毒、钡中毒等。

（4）化学物的致伤特点与其化学结构及理化性质密切相关。如沸点越低，挥发性越大，易吸入中毒；燃点越低，越易燃易爆；无色无味化学物，不易察觉，易吸入中毒。

（二）化学灼伤的急救处理原则

（1）迅速脱离现场，脱去或剪去受污染的衣服，创面立即用大量流动清水或自来水持续冲洗，冲洗时间一般不少于 30 min，以充分去除及稀释化学物质，阻止化学物质继续损伤皮肤和经皮肤吸收，并带走反应热，减轻化学反应产生的热力损害。这是现场处理的关键。

（2）头面部化学灼伤时要注意眼、鼻、耳、口腔的情况，如发生眼灼伤，应首先彻底冲洗。

（3）某些化学灼伤创面经清水冲洗后，仍有部分致伤化学物残留于创面难以去除，可继续造成损害或吸收中毒，还需应用中和剂或专用冲洗剂进行冲洗和湿敷。冲洗或湿敷后须及时用清水将中和剂及其反应产物清除。但强酸强碱灼伤一般不宜用中和剂。

（4）如果灼伤创面污染严重，或Ⅱ度灼伤面积在 5% 以上者，应按常规使用破伤风抗毒素 1 500 U（需皮试）或破伤风人免疫球蛋白 2 500 U（不需皮试），并选用抗生素抗感染治疗。

（5）必要时急诊手术切除沾有毒物的创面，以防止毒物继续吸收。

二、普通酸灼伤

（一）概述

常见的酸灼伤大多由硫酸、硝酸、盐酸引起。另外，还可由铬酸、高氯酸、氯磺酸、磷酸等无机酸和乙二酸、冰醋酸等有机酸引起。液态酸引起皮肤灼伤，气态时吸入可造成吸入性损伤。灼伤的程度与皮肤黏膜接触酸的浓度、时间、范围以及伤后是否及时用大量流动清水冲洗有关。有机酸种类繁多，化学性质差异大，但有机酸的致伤作用一般较无机酸弱。

（二）临床表现

（1）酸灼伤引起的皮肤灼伤边界清楚，但色泽不同，是因为各种酸与皮肤蛋白形成不同的蛋白凝固产物所致，如硫酸灼伤一般为深褐色、黑色；硝酸灼伤为黄色或黄褐色；盐酸灼伤为淡白色或灰棕色等。

（2）酸性化学物质与皮肤接触后，因细胞脱水、蛋白凝固而阻止残余酸向深层组织侵犯，故损伤常不累及深层组织（氢氟酸例外），形成的Ⅱ度或Ⅲ度灼伤的痂皮较干燥，不易溶解、脱落。

（3）Ⅱ度酸灼伤痂皮的外观、色泽、硬度与Ⅲ度焦痂相类似，临床不易鉴别，一般判断痂皮色浅；柔软者灼伤较浅；痂皮色深、较韧如皮革样、脱水明显而向皮内凹陷者灼伤较深。

(4)一些皮下组织较少的部位如手部、胫前、足部等较长时间接触强酸较易形成Ⅲ度灼伤创面。

(三)急救处理

(1)迅速脱去或剪去受污染的衣服,创面立即用大量流动清水冲洗,冲洗时间一般为 30 min 以上。硫酸灼伤强调用大量流动清水快速冲洗,使硫酸稀释时产生的热量得以快速消散,以减少热力对皮肤的损伤。

(2)清创:用 0.1% 新洁尔灭溶液消毒创面,如有水泡则予以剪除,防止酸液残留对深部组织的损伤。

(3)头面颈部创面可采取暴露疗法:躯干、四肢创面一般外涂 1% 磺胺嘧啶银冷霜,行半暴露或包扎疗法。

(4)深度烧伤创面宜早期行切削痂植皮手术。

(5)头面颈部化学灼伤时要特别注意眼睛和呼吸道的情况,如同时伴有眼灼伤,则首先应彻底冲洗,再用抗生素眼药水和眼药膏保护,并请专科进一步处理。如有酸雾吸入,应注意呼吸道损伤情况和肺水肿的发生,及时处理。如颈部形成环型焦痂,则应早期切开减压,防止局部水肿压迫气道引起的窒息。

三、碱灼伤

(一)概述

常见碱灼伤为苛性碱(氢氧化钠、氢氧化钾)、石灰和氨水等灼伤。氢氧化钠俗称烧碱,为白色不透明固体,易溶于水,与水形成水合物时可产生大量的热量;氢氧化钾为白色半透明晶体,也易溶于水;两者均有较强的吸水性。生石灰即氧化钙,具有强烈的吸水性,与水化合生成氢氧化钙(熟石灰),并放出大量的热。氨为无色、有刺激臭味的气体,易溶于水,形成氢氧化铵,即氨水。

(二)临床表现

(1)碱性化学物质与皮肤接触后使局部细胞脱水,皂化脂肪组织,向深层组织侵犯。有时皮肤表现为湿润油腻状、甚至皮纹、毛发均存在,而损伤已超过皮肤全层,故灼伤初期对深度往往估计不足。碱灼伤造成的损害一般比酸灼伤严重。

(2)苛性碱灼伤深度,通常都在深Ⅱ度以上,刺痛剧烈,溶解性坏死使创面继续加深,其焦痂一般较软,感染后易发生脓毒症。苛性碱蒸气对眼和上呼吸道刺激强烈,可引起眼和上呼吸道灼伤。

(三)急救处理

(1)迅速去除受污染的衣服,创面立即用大量流动清水持续冲洗 30 min 以上,甚至更长时间。苛性碱灼伤后要求冲洗创面至无滑腻感。在流动清水冲洗前,避免使用中和剂,以防止产生的中和热加重皮肤损伤。完成冲洗后则可考虑用弱酸(如 3% 硼酸)进行适当中和,但应用中和液后,须再次用清水冲洗干净。

(2)清创,用 0.1% 新洁尔灭溶液消毒创面,如有水泡则予以剪除,减少残留碱液对深部组织的进一步损伤。有条件时躯干、四肢创面可用异种或异体皮外敷包扎,以减少创面水分丢失及减轻脂肪皂化作用。如条件不容许,则可外涂 1% 磺胺嘧啶银冷霜,行半暴露或包扎疗法。

(3)碱灼伤后,须适当静脉补液。

（4）深度烧伤创面宜早期行切削痂植皮手术。

（5）注意全身情况，以及口鼻咽喉等呼吸道灼伤情况，明确有无吸入性损伤，注意观察病情变化，及时进行相应处理。

四、氢氟酸灼伤

（一）概述

氢氟酸（Hydrofluoric Acid，HF-H_2O）是氟化氢气体（HF）的水溶液，为无色透明至淡黄色冒烟液体。有刺激性气味。氟化氢可以任何比例溶于水。氢氟酸是稳定的化合物，具有酸的通性，酸性比盐酸弱，但具有很强的渗透性和腐蚀性。相对密度为 1.15～1.18。沸点为112.2 ℃。广泛应用于氟化生产、金属加工、半导体制造、玻璃磨刻及制衣等行业。氢氟酸的生产必须密闭、安装全面通风和排风设施，现场设置冲淋设备。

氢氟酸可经皮肤吸收，氢氟酸酸雾可经呼吸道吸入。氢氟酸亦对皮肤有强烈刺激性和腐蚀性。氢氟酸中的氢离子对人体组织有脱水和腐蚀作用，而氟是最活泼的非金属元素之一，能与体内钙离子结合，形成氟化钙造成骨质脱钙、低钙血症等。皮肤与氢氟酸接触后，氟离子不断解离而渗透到深层组织，溶解细胞膜，造成表皮、真皮、皮下组织乃至肌层液化坏死。氟离子还可干扰烯醇化酶的活性使皮肤细胞摄氧能力受到抑制。估计人摄入 1.5 g 氢氟酸可致立即死亡。吸入高浓度的氢氟酸酸雾，可引起支气管炎和出血性肺水肿。氢氟酸也可经皮肤吸收而引起严重中毒。

（二）临床表现

难以忍受的持续性疼痛和进行性组织坏死。其具体临床表现为以下几点。

（1）损伤部位早期出现红斑、局部肿胀及水泡，水泡液为暗红色或果酱色，坏死区呈苍白色或灰白色大理石状，周围绕以红晕，痂为暗褐色。

（2）经皮肤吸收可引起急性氟中毒，出现抽搐及心电图 Q-T 间期延长及 T 波、S-T 段变化，甚至出现室颤而死亡。

（3）接触低浓度（小于 30%）氢氟酸后，临床表现常常滞后，一般经过 1～4 h 才出现疼痛，应予注意。

（三）急救处理

1.冲洗

接触氢氟酸后立即用大量流动清水冲洗，至少 30 min，皮肤皱褶及甲沟处冲洗时间应延长至 60 min 以上。

2.常用中和解毒疗法

（1）损伤部位可用碱性肥皂洗涤，再用 2.5%～5% $NaHCO_3$ 或 5%～10% 葡萄糖酸钙液反复浸洗。

（2）用冰的氢氟酸灼伤治疗液浸泡或湿敷，也可制作成霜剂外涂包扎（配方：5% 氯化钙20 mL＋2% 利多卡因 20 mL＋地塞米松 5 mg＋二甲基亚砜 60 mL）。

（3）用季铵盐类溶液（氯化苄基二甲基铵）浸泡或湿敷。

（4）用 5% 硫酸镁溶液浸泡或湿敷。

（5）灼伤部位皮下及创缘周围组织注射 2.5%～5% 葡萄糖酸钙溶液作局部封闭治疗，再用 5% 葡萄糖酸钙液每日作局部浸泡。

(6)动脉注射葡萄糖酸钙,在灼伤部位近端的桡动脉、股动脉、足背动脉等都可进行,即用10％葡萄糖酸钙 10 mL＋25％葡萄糖溶液 40 mL 动脉缓注。

3.对症治疗

(1)止痛、抗感染处理。

(2)外科处理:剪除损伤部位的腐皮和水泡,清除坏死组织,外涂地塞米松软膏及抗生素软膏[莫匹罗星(百多邦)软膏或 1％磺胺嘧啶银冷霜]包扎。

有条件时 Hexafluorine(六氟灵)冲洗清创,再用 3％葡萄糖酸钙凝胶外敷换药。

如有甲床下积液及指(趾)甲浮动,可行"V"形切开引流,也可用烧红的针头在指(趾)甲上灼洞引流减压,必要时作拔甲处理。

深度灼伤创面须早期切削痂植皮或皮瓣移植修复。

(四)注意事项

(1)氢氟酸灼伤手足等部位需行 X 线摄片,了解骨质有无破坏。

(2)指端灼伤用葡萄糖酸钙皮下注射局封时应谨慎,须控制注射量防止局部张力过高引起的血运障碍。

(3)心电图及 X 线胸片监护。

(4)监测尿氟、血氟、血钙及组织氟。

(5)头面部灼伤时易造成呼吸道损伤,面积虽小,但抢救不积极易发生全身氟中毒。

(6)烧伤面积大于 5％的任何浓度的氢氟酸灼伤,或烧伤面积大于 1％,氢氟酸浓度超过50％,或吸入 60％以上浓度的氢氟酸烟雾都可引起致命性低血钙。

五、氯磺酸灼伤

(一)概述

氯磺酸(chlorosulfonic acid,化学式 $HCLO_3S$),又名磺酰氯,为油状、无色或淡黄色的腐蚀性液体。比重 1.75,沸点 158 ℃,在空气中发烟形成白色浓烟,主要成分为硫酸和二氧化硫;遇水可产生大量热,易爆炸,生成盐酸和硫酸。常用于染料、药物、洗涤剂等工业生产中。

对皮肤、黏膜有强烈的刺激性和腐蚀性。能穿透细胞膜,破坏其完整性和通透性,引起组织炎性水肿、充血以致坏死。吸入高浓度氯磺酸烟雾或蒸气时,可引起气道及肺部广泛损伤,出现化学性肺炎、肺水肿、肺出血、肺部感染、甚至 ARDS 等。

(二)临床表现

皮肤接触后引起严重的皮肤灼伤。因为氯磺酸是热和酸的复合伤,所以通常皮肤灼伤程度较深,可形成棕褐色或黑色焦痂,痂皮坚韧呈皮革样。

吸入氯磺酸烟雾,对呼吸道黏膜有明显的刺激作用,例如咽痛、咳嗽、气促、呼吸困难等,严重者发生中毒性肺水肿。

眼睛接触氯磺酸烟雾,亦会出现眼刺痛、流泪;接触氯磺酸液体会发生严重眼灼伤。

(三)急救处理

(1)迅速脱离现场,转移至空气新鲜处。

(2)迅速去除受污染的衣服,创面立即用大量流动清水持续冲洗 30 min 以上,切忌用少量水冲洗,以免产生强烈的放热反应而加重灼伤程度。也可以先用纱布或毛巾吸去氯磺酸液体后再用大量流动清水迅速冲洗。

（3）眼接触后应立即用大量流动清水或生理盐水彻底冲洗。

（4）误服氯磺酸液体将引起消化道黏膜严重灼伤。严禁洗胃和催吐，以免加重损伤和引起胃穿孔。可用2.5％氧化镁溶液、牛奶、豆浆、蛋清等口服，禁用碳酸氢钠口服，以免产生二氧化碳而增加胃穿孔的危险。

（5）合并中毒性肺水肿者，早期、足量、短程应用糖皮质激素治疗，必要时使用呼吸肌辅助呼吸。

（6）皮肤灼伤经流动清水冲洗后，用0.1％新洁尔灭溶液消毒创面，外涂1％磺胺嘧啶银冷霜，行暴露、半暴露或包扎疗法。

（7）深度创面宜早期切削痂自体植皮治疗。

六、黄磷灼伤

（一）概述

黄磷（yellow phosphorous，P4）是无色蜡样晶体，遇光变为黄色，具有大蒜味，比重1.82，熔点44.1℃，空气中可自燃生成P_2O_5，几乎不溶于水，遇水可生成磷酸，微溶于酒精，可溶于油脂、氯仿、苯及二硫化碳中。一般用于化肥、农药和军火生产。

黄磷属高毒类，主要以粉尘和蒸气形式经呼吸道、消化道进入人体，也可经皮肤吸收。主要损害心、肝、肾等实质器官和骨骼，并影响钙、磷代谢和多种酶的生物活性。黄磷燃烧时产生的P_2O_5易致吸入性损伤。

（二）临床表现

（1）黄磷是酸和热的复合伤，所以灼伤后深度较深。

（2）黄磷灼伤后创面冒白烟，是嵌入皮肤的黄磷遇空气继续燃烧的特征。

（3）深度创面呈暗褐色焦痂，有大蒜味。

（三）急救处理

（1）创面迅速用流动清水冲洗，再用显示剂1％～2％硫酸铜溶液外涂创面，以便用镊子剔除黑色的磷化铜颗粒。必要时也可于暗室中根据磷光剔除磷的残粒，再用5％碳酸氢钠溶液湿敷中和磷酸，最后用清水冲洗创面。

（2）转运伤员时，创面应湿包或用水浸泡，以阻止残留于创面上的黄磷颗粒遇空气燃烧，加重灼伤。

（3）对小面积浅度灼伤可外涂1％磺胺嘧啶银冷霜，行暴露、半暴露或包扎疗法，也可用2％～3％硝酸银溶液外涂创面及湿敷。

（4）小面积深度烧伤宜急诊进行切削痂植皮手术，面积较大合并有中毒症状者可待全身情况稳定后手术。

（5）积极补液，保护心、肝、肾功能，早期应用糖皮质激素防治溶血。

（6）注意监测血钙，发生低钙血症时应给予葡萄糖酸钙。

（7）合并肺水肿者，应予早期、足量、短程的糖皮质激素治疗，并予吸氧或呼吸肌辅助呼吸。

（四）注意事项

（1）创面忌用油脂性外用药及油纱布敷料外敷，以防止磷溶解吸收。

（2）灼伤面积大于3％者，要考虑合并中毒可能，需行保肝保肾治疗，并监测心、肝、肾功能变化。

(3)硫酸铜仅是显示剂,不能作为解毒剂进行创面处理,且可经创面大量吸收而引起铜中毒,出现溶血性贫血等,所以切忌用硫酸铜进行浸泡和湿敷。

七、苯酚灼伤

(一)概述

苯酚(phenol,C_6H_6OH)又称石碳酸或羟基苯,为白色、半透明针状结晶体,具有特殊的芳香味。分子量为94.11,沸点为182 ℃,易潮解,微溶于水,能迅速溶解于乙醇、乙醚、氯仿等有机溶剂。易燃易爆,空气中混有3%~10%的苯酚时可引起爆炸。常用于塑料、橡胶、油漆、制药、纺织等生产工业中。

苯酚属高毒类,为细胞原浆毒物。低浓度酚能使蛋白质变性,高浓度时可使蛋白质沉淀,对各种细胞都有直接损害作用。可通过完整的皮肤黏膜、胃肠道和呼吸道吸收,引起全身中毒,主要对呼吸、体温及血管舒缩中枢有明显抑制作用;可直接损害心肌和肝细胞,进入红细胞内使细胞膜破裂产生溶血。吸收的苯酚绝大部分通过尿液排泄,能直接损害肾小球和肾小管上皮细胞,加上红细胞碎片及血红蛋白沉淀的堵塞,可造成急性肾衰竭。苯酚对皮肤黏膜有强烈的腐蚀作用。

(二)临床表现

(1)苯酚灼伤后局部皮肤先为白色,以后逐渐起皱、软化,继而形成棕红色、棕黑色或褐色的痂皮,渗出及水肿较轻,创缘分界清楚。一般为Ⅱ度灼伤。

(2)大面积的苯酚灼伤可经皮肤吸收中毒,吸收后迅速分布到各组织细胞,抑制循环、呼吸及体温调节中枢,引起血压下降甚至循环呼吸衰竭。另外还可引起肾小管坏死,产生急性肾功能衰竭。

(3)皮肤苯酚灼伤后可出现棕绿色或棕褐色的酚尿。

(4)部分中毒严重患者可出现烦躁、谵妄、幻视等精神症状。

(三)急救处理

(1)迅速去除苯酚污染的衣物,立即用大量流动清水持续冲洗30 min以上,再用50%~70%酒精擦抹创面(因已结晶的酚清水不易除净),直到创面上酚味消失,然后再用清水冲洗干净。

(2)也可用甘油、聚乙二醇或聚乙二醇与酒精的混合液(7∶3)擦抹创面至少15 min,然后再用清水冲洗干净。

(3)创面用5%碳酸氢钠溶液湿敷1 h,再用清水冲洗,用0.1%新洁尔灭溶液消毒创面,外涂1%磺胺嘧啶银冷霜,行暴露、半暴露或包扎疗法。

(4)深度灼伤宜早期切削痂植皮。

(5)为预防急性肾衰竭,应加大补液量,并用溶质性利尿剂,以促使尿量在灼伤后第一天保持在每小时200 mL左右。

(6)疑有苯酚吸入性损伤者早期应用超声雾化吸入,用氨茶碱、激素扩张小支气管和稳定细胞膜,抑制炎症反应,防止肺水肿发生。

一旦发生肺水肿,应控制液体总入量不超过3 000 mL/d,予强心利尿,必要时使用呼吸肌辅助呼吸。

(7)对有精神症状者先用安定、氯丙嗪等治疗,如控制不佳再用人工冬眠。

(8)密切监测血压、呼吸和心率,有异常变化者立即处理。

第六节 随意型皮瓣移植术

随意型皮瓣也称任意皮瓣,皮瓣中不含轴型血管,仅有真皮层血管网、真皮下血管网供血,有时也带有皮下层血管网,但没有携带动脉轴心血管。

因此,在皮瓣移植时应注意长宽比例的限制,并应注意剥离平面的层次,力争皮瓣平整、厚薄均匀一致,以保持血管网的延续性不受损伤。根据供瓣区部位的远近,又可分为局部皮瓣、邻位皮瓣及远位皮瓣。

一、局部皮瓣

局部皮瓣又称邻接皮瓣,是利用缺损区周围皮肤的弹性和可移动性,在一定的范围内重新安排局部皮肤的位置,以达到修复组织缺损的目的。

局部皮瓣因其色泽、厚度、柔软度与需要修复的受区近似,手术操作比较简单,手术多可一次完成、不需断蒂,修复效果比较理想。

局部皮瓣的血供主要依赖于蒂部。在设计皮瓣时,必须充分考虑到皮瓣蒂部是否有足够的动脉供血及充分的静脉回流;根据皮肤组织层次与血管网形成的特点,掌握好剥离的层次和平面,尤其是近蒂部不能太薄,以防损伤血管网导致皮瓣血液循环障碍;除厚度外,还要考虑蒂部的宽度,一般为 1:1,血液循环丰富的部位多可达到 1.5:1。

(一)推进皮瓣

推进皮瓣又称滑行皮瓣,是利用缺损创面周围皮肤弹性和可移动性,在缺损区的一侧或两侧设计皮瓣,经切开及剥离掀起后,向缺损区滑行延伸以封闭创面。

1.矩形推进皮瓣

即在缺损的一侧沿缺损缘上下做平行辅助切口,从浅筋膜层剥离掀起,形成矩形的单蒂皮瓣,将皮瓣向缺损区滑行推进,覆盖创面。皮瓣转移后,在蒂部两侧常出现皮肤皱褶,可分别切除一块三角形皮肤,即可消除此皱褶,又能使皮瓣远端的张力减小或消失,该方法可用于全身各部位皮肤缺损的修复。

2.三角形推进皮瓣

三角形推进皮瓣即临床常用的 V-Y 成形术或 Y-V 成形术,V-Y 成形术是指在错位组织的下方做 V 形切开,稍加剥离松解,使错位组织充分复位,再行 Y 形缝合。V-Y,Y-V 成形术在临床上是非常有用的手术方法。

3.双蒂推进皮瓣

双蒂推进皮瓣是指在创缘一侧或两侧的正常皮肤组织做切口,使皮瓣长度尽量超过缺损的上下缘,然后将皮瓣从深筋膜与肌膜之间分离,形成双蒂皮瓣后,将靠近缺损的一侧边缘向缺损区滑行推进覆盖创面。继发创面可行植皮并打包包扎,这样既可避免张力,又有利于皮瓣的贴附与成活。

4.皮下组织蒂皮瓣

皮瓣切口呈三角形或短斧头形,在缺损区的一侧或两侧。设计关键是依据皮瓣转移的方向,确定皮下组织蒂的位置及方向。

(二)旋转皮瓣

旋转皮瓣是指在缺损边缘的一侧形成局部皮瓣,旋转一定角度后,转移覆盖缺损区。皮瓣近端的基点即为旋转的轴点,其旋转的半径长度应超出缺损的外缘,其旋转弧切口长度一般为缺损区宽度的4倍,皮瓣的长度应较创缘略长。

(三)交错皮瓣

交错皮瓣又称易位皮瓣或对偶三角皮瓣,简称Z成形术。该皮瓣适用于蹼状瘢痕挛缩畸形的松解,条状、索状瘢痕及组织错位的修复,鼻腔、外耳道的环状狭窄,小口畸形的开大,以及肛门、阴道膜状闭锁畸形的整复等。由于交错皮瓣经过易位后,延长了轴线的长度,即可达到松解挛缩的目的。此外,它可改变瘢痕的方向,使之与皮纹相吻合,还能使移位的组织、器官复位,从而达到改善功能与外形的良好效果,是整形外科最常用也是最实用的方法。

1.设计原理

在条状或索状瘢痕的两侧设计一定角度的两个三角皮瓣,角度的大小与轴线延长的长度有一定关系。30°角的皮瓣通常可延长25%左右,45°角的皮瓣可延长50%,而60°角的皮瓣可延长75%左右。角度大于60°,虽然延长的百分率较大,但因蒂部相对太宽而转移困难。当然,上述数字只是数学理论上的计算,在活体上还不能达到理论上的数值。

2.操作要求与步骤

首先检查条索状或蹼状瘢痕挛缩的特点,周围有无可利用的正常皮肤,是否已受牵拉,松动性如何,设计两侧皮瓣的蒂部有无瘢痕以及是否会影响血供等。

以条索状挛缩的瘢痕为轴线切开或切除瘢痕,直至正常组织的层次和边缘,通常应到深筋膜浅层:按切口线切开两个三角皮瓣,并在深筋膜浅面剥离并将皮瓣掀起,注意剥离层次的平整一致,切勿深一刀浅一刀,以免伤及血管网。在易位转移前必须检查深部的瘢痕挛缩是否已彻底松解,检查创基及皮瓣上的止血是否彻底,然后再缝合切口。

采用Z成形术松解与修复瘢痕挛缩,应注意防止皮瓣尖端缺血坏死。设计时应注意基部要宽、尖端要呈钝圆形,皮瓣蒂部不宜有瘢痕,尤其不应有深在的瘢痕,手术中止血要完善,术后宜适当加压包扎,以免皮瓣下形成血肿影响皮瓣的血液循环,并且缝合时张力不可过大。

3.交错皮瓣多种灵活形式

除了对等的两个三角皮瓣易位的形式外,交错皮瓣还有多种灵活的应用方法,如不对等的三角皮瓣及单个三角皮瓣插入、多个三角皮瓣交错,四瓣及五瓣成形术,以及三角形皮瓣与矩形皮瓣的联合应用等。

不对等三角皮瓣及单个三角皮瓣插入。不对等三角皮瓣即在形成两个三角皮瓣时角度可以不同,一般在30°~90°之间变化,具体角度视周围皮肤条件而定。有时在挛缩畸形的一侧完全是增生性瘢痕,而在另一侧有较松动的正常皮肤,此时可采用一种较独特的方法,即单个三角皮瓣插入法。具体做法是将瘢痕处做直角切开并松解,形成创面,将另一侧正常皮肤处形成30°~60°的三角皮瓣插入其中,常可达到较好的治疗效果。多个三角皮瓣交错即连续多个Z成形术。当挛缩的条索状瘢痕较长,且四周软组织面积不够宽大、松动条件有限时,可考虑采用多个三角皮瓣交错的方法。从理论上讲,同一长度的挛缩采用多个三角形皮瓣交错,较一对三角皮瓣交错延长的长度要更长些。皮瓣交错易位后，挛缩得以松解改善，且缝合后的切口呈锯齿状，不会再次形成挛缩，只要坚持功能锻炼，功能恢复的效果会较好。

四瓣及五瓣成形术。四瓣成形术是在挛缩部位的两侧先设计两个 90°角的皮瓣，然后再将此直角皮瓣沿角平分线平分为两等分，即成为四个三角皮瓣，经瘢痕松解转移后即可达到较好的松解挛缩的效果。

五瓣成形术多用于一边为瘢痕组织，一边有可松动正常皮肤蹼状瘢痕挛缩，其实质是两对三角皮瓣交错及一个三角皮瓣推进。

二、邻位皮瓣

邻位皮瓣与局部皮瓣的不同之处，在于它与缺损区不相连，供皮瓣区与缺损区之间有正常的皮肤或组织器官。如额部皮带蒂旋转移位修复鼻翼缺损、皮下蒂皮瓣通过隧道至邻近的缺损区等。

三、远位皮瓣

当缺损区与邻近部位均无合适的正常皮肤组织可利用，或局部组织利用后破坏较明显、而修复后功能与外形改善并不明显时，可考虑用身体较远处、较为隐蔽的部位作为供瓣区，即远位皮瓣。根据皮瓣是直接转移还是通过中间站携带转移，又可分为直接皮瓣和直接携带皮瓣两种。

（一）适应证

（1）四肢，尤其是手部较大的缺损，局部与邻近部位无修复条件时，可用躯干或对侧肢体远位皮瓣修复。

（2）头面部较广泛的缺损或畸形，可用躯干部的皮肤组织，通过手或前臂携带皮瓣修复。

（二）远位皮瓣的优缺点及供区选择

1.优点

（1）供瓣区远离缺损区，缺损可获得较好的恢复。

（2）可在急诊时及时修复缺损，既快又好。

（3）操作较简便，成功把握性较大。

2.缺点

（1）修复后常显臃肿，影响美观及表情。

（2）色泽有时仍不够一致。

（3）术后常需做肢体石膏外固定，青年患者常可耐受，对老年患者可能造成关节粘连等。

3.供皮瓣区的选择

（1）直接皮瓣，即皮瓣：自供区直接转移至较远处的缺损部位。常用于四肢缺损的修复，其供区的选择：手部缺损可选胸前锁骨下区、下胸部、上腹部、对侧上臂或前臂等，前臂广泛缺损可选上腹部或下腹部，足部缺损可选对侧大腿或小腿前内侧等。

（2）直接携带皮瓣，即可用手或前臂携带，将胸部或腹部大片皮瓣先转移至手或前臂，待建立血液循环后，再将皮瓣从胸、腹部分离并转移至面颈部或下肢；其供区的选择主要在胸、腹部，胸、腹部无正常皮肤时可选择大腿及侧腰部；此外，胸、腹部携带皮瓣与预扩张同时施行也是一种改进的办法，可以进一步增加所供皮瓣的面积。

（三）手术方法及注意事项

皮瓣设计：依据缺损的大小及形状，用纱布或纸张剪样，并将此样移至胸、腹部等适当的位置。若为直接皮瓣，即转至手部缺损区看是否合适，并考虑蒂部的位置与方向，供瓣区继发创面能否直接拉拢缝合，蒂部创面是利用缺损区边缘反折的皮瓣还是另取皮片移植覆盖。若为携带皮瓣，还应考虑二期手术是如何处理蒂部的铰链和继发创面。

一期手术：用亚甲蓝绘出皮瓣的大小与形状，切开皮肤全层直达深筋膜浅层，将皮瓣掀起，再将手部移至皮瓣处，以检查皮瓣能否覆盖缺损创面，患者能否耐受体位以及皮瓣蒂部有无折叠、扭转等；彻底止血，缝合皮瓣，最后进行包扎固定。皮瓣下继发创面游离植皮时，植皮区需打包包扎，若继发创面经剥离后可直接拉拢缝合，也需减张固定缝合并用宽胶布固定，以防皮瓣移位、蒂部扭曲及撕脱，必要时采用石膏固定。

二期手术：通常在一期术后 3 周施行。为了提前断蒂，可采用蒂部血液循环训练的方法或延迟术。一般蒂部阻断血液循环时间达 1 h 以上，皮瓣血运不受影响者，多能安全断蒂。直接携带皮瓣的二期手术，是将皮瓣通过中间站转移至需要修复的部位。皮瓣经手臂携带至修复区后，也要经过 3 周以上的时间才能再次断蒂，使前臂与缺损区分开才是三期手术。

第十一章 神经外科介入治疗

第一节 颅内动脉瘤的血管内介入治疗

颅内动脉瘤是脑部动脉由于先天异常和后天损伤等因素导致局部的血管壁损害，在血流动力学负荷和其他因素下，逐渐扩张形成的异常膨出。颅内动脉瘤一旦破裂出血，致残率和病死率极高，其中10%～15%的患者来不及就医直接猝死，发生一次出血的病死率可高达35%，两次出血病死率则达60%～80%，幸存者亦多有残疾。因此，对于有手术适应证的颅内动脉瘤应积极干预已获得广泛认同。颅内动脉瘤的手术治疗主要有开颅夹闭和血管内介入治疗两种方法，2002年发表的国际蛛网膜下隙出血动脉瘤试验（international subarachnoid aneurysm trial, ISAT）结果，发现血管内介入治疗与开颅夹闭相比能够降低致残率和病死率，改善临床预后，由此确立了介入治疗在颅内动脉瘤治疗中的价值。

一、辅助检查及诊断

颅内动脉瘤对于人体最大的威胁是动脉瘤破裂，主要表现为蛛网膜下隙出血（subarachnoid hemorrhage, SAH）。虽然动脉瘤性SAH的临床表现较典型，但每个患者的表现可不一致。未破裂动脉瘤因其大多数无临床症状，多为偶然发现，少数因头痛、上睑下垂等症状被发现。因此，无症状的未破裂动脉瘤，诊断较为困难。绝大多数颅内动脉瘤还是由于破裂后SAH而经检查才被确诊发现的。

1. 头颅CT

头颅CT并不能诊断颅内动脉瘤，但非增强头颅CT一直是诊断SAH的基础。SAH后前3d应用CT检查的敏感性很高（接近100%），主要表现为脑沟与脑池高密度影。但此后几天逐渐下降，SAH5～7d及之后，CT检查假阴性率增加。

2. 腰穿

腰椎穿刺不用来作为动脉瘤性蛛网膜下隙出血（aneurysmal subarachnoid hemorrhage, aSAH）的常规检查手段。但对于发病时间较长、CT表现不典型的患者，需要行腰穿检查，脑脊液黄变较血性脑脊液更为可靠。

3. 头颅MRI

头颅MRI亦不作为aSAH的常规检查手段，但是，由于脑磁共振成像技术的改进，特别是液体衰减反转恢复序列，质子密度成像，弥散加权成像和梯度回波序列等的应用，对那些CT诊断aSAH阴性，但临床高度可疑的患者可行磁共振代替有创的腰穿检查，如阴性仍需进一步行腰穿检查。

4. 头颅CTA和MRA

计算机断层成像血管造影（computed tomography angiography, CTA）或磁共振血管造影（magnetic resonance angiography, MRA）是一种无创检查方法，可作为颅内动脉瘤的重要检查手段,尤其对于高危患者进行动脉瘤筛查意义重大。头颅 CTA 较 MRA 检查时间短,阳性发现率更高,有些单位已将 CTA 直接作为手术夹闭动脉瘤重要依据。

5.脑血管造影

数字减影血管造影(digital subtraction angiography,DSA)仍然是诊断动脉瘤的金标准。需强调的是,高质量的旋转造影和三维重建(3DDSA)技术不仅可以降低漏诊率,并且在描述动脉瘤形态,显示瘤颈和邻近血管关系并制订治疗方案方面优于普通 DSA。部分 aSAH 患者首次 DSA 造影阴性,可能是由于载瘤动脉痉挛、血管间重叠、动脉瘤太小、瘤腔内血栓、造影剂量小、压力低、造影设备差或术者经验欠丰富等原因导致,考虑到颅内动脉瘤再次破裂出血的危险性,应延期 2～4 周再次检查(有 14% 的患者发现存在动脉瘤),以降低漏诊率。

6.宽颈动脉瘤的诊断标准

判断动脉瘤是否为宽颈或窄颈囊性动脉瘤对于选择动脉瘤介入治疗方案具有重要参考价值。根据 Fenmider-Zubillaga 的标准定义为:①瘤颈＞4 mm;②瘤颈：瘤体＞1：2。符合两条中的任何 1 条或 2 条即可诊断为宽颈动脉瘤。

二、颅内动脉瘤血管内介入治疗策略

自 ISAT 研究结果公布后,颅内动脉瘤的治疗理念发生了根本性转变,介入治疗已成为部分颅内动脉瘤首选的治疗方法之一。动脉瘤的治疗方案(夹闭或介入),应依据患者特点和动脉瘤的特点等多因素考虑后制订。对于那些从技术上既可以开颅夹闭又可行介入治疗的动脉瘤患者,推荐行血管内介入治疗。颅内动脉瘤的介入治疗应以保持载瘤动脉通畅的重建性治疗为首选,闭塞载瘤动脉的非重建性治疗仍然是部分难治性动脉瘤的可选方法。保留载瘤动脉的常见动脉瘤栓塞方法有以下几种。

1.单纯弹簧圈栓塞

对于窄颈动脉瘤,首选网篮技术(basket technique),即选择合适大小的第一枚弹簧圈编织成一网篮,以后由大到小的顺序填塞弹簧圈直至致密栓塞为止。

2.重塑技术(remodeling technique)

应用不可脱球囊放置在载瘤动脉内跨过瘤颈,微导管导入动脉瘤内弹簧圈栓塞,每放置一枚弹簧圈球囊充盈一次,动脉瘤完全栓塞后撤出球囊及微导管。此方法适合相对宽颈动脉瘤,有经验的医生也可用于绝对宽颈动脉瘤的栓塞。

3.双微导管或连环技术(double microcatheter technique or hand in hand technique)

动脉瘤内送入 2 根微导管,2 根微导管交替送入弹簧圈或第 1 根微导管送入弹簧圈,第 2 根微导管推送多根弹簧圈至动脉瘤完全栓塞后最后解脱第 1 枚弹簧圈。此方法适合相对宽颈动脉瘤。

4.支架结合弹簧圈技术

载瘤动脉内放置一枚或多枚支架或分叉部动脉瘤放置 Y 形支架,微导管先放入动脉瘤或经支架网眼导入动脉瘤内,应用弹簧圈栓塞动脉瘤。此技术适合绝对宽颈、梭形或夹层等复杂动脉瘤。

5.液体胶栓塞动脉瘤

应用不可脱球囊放置在载瘤动脉内跨过瘤颈,微导管导入动脉瘤内注入 ONXY 胶栓塞动脉瘤。此方法只适合于绝对有经验的医生。

6.覆膜支架

此方法适合于无分支或无重要影响功能的分支血管部位。

7.血流导向装置

应用密网支架跨过动脉瘤颈放入载瘤动脉内,动脉瘤内疏松填塞或不填塞弹簧圈,通过改变血流方向达到动脉瘤消失的目的。

第二节　脑动静脉畸形及动静脉瘘

脑血管畸形是脑血管先天性、非肿瘤性发育异常,是指脑血管发育障碍而引起的脑局部血管数量和结构异常,并对正常脑血流产生影响。其破裂出血主要表现为脑内出血或血肿。其多见于年轻人,得到确诊年龄平均为 20～40 岁。

脑血管畸形的病理分类法繁多,目前较为常用的分类法为脑动静脉畸形、海绵状血管畸形、毛细血管扩张症、静脉畸形。

另外一种畸形发生在脑表面的硬脑膜上,叫硬脑膜动静脉瘘。这些畸形中,静脉畸形一般不治疗,海绵状血管瘤主要通过开颅手术切除或立体定向放射治疗,而目前通过微创介入治疗的主要是脑动静脉畸形和硬脑膜动静脉瘘。

一、脑血管畸形的血管构筑

脑动静脉畸形(cerebral arteriovenous malformation,CAVM)是在胚胎3～4周时,脑血管发育过程受到阻碍,动静脉之间直接交通而形成的先天性疾病。动静脉之间没有毛细血管,代之以一团管径粗细不均,管壁厚薄不匀的异常血管团,其血流动力学发生一系列改变,主要为:①低动脉流入压;②高静脉流出压;③血液分布异常;④盗流现象;⑤正常脑灌注不足;⑥正常脑血管自动调节功能受损。

根据对 CAVM 供血动脉与血管团的超选择性造影图像分析,将畸形血管团分为以下几种不同构筑:①终末型供血,供血动脉的末端完全到达畸形团内;②过路型供血,供血动脉的分支供应畸形团,远端分支供应正常脑组织;③直接动静脉瘘,供血动脉直接经瘘口到达静脉内,此型血流量高;④伴随动脉瘤,供血动脉或畸形团内伴随动脉瘤样扩张,此动脉瘤往往是出血的重要原因;⑤伴随静脉扩张,引流静脉瘤样扩张,此型也极易近期出血。

二、临床表现

CAVM 的主要临床表现有出血、癫痫、头痛、进行性肢体功能障碍等。从影像学上看,CAVM 主要包括供血动脉、畸形血管团和引流静脉三部分,Spetzler 根据畸形团的部位、大小及引流静脉的深浅,分为 I ～ V 级,即位于功能区 1 分,非功能区 0 分:畸形直径＜3 cm 1 分,3～6 cm 2 分,＞6 cm 3 分;有深静脉引流 1 分,无深部引流则为 0 分。根据此三项标准累计计分,总分数即为级别。治疗的难易程度也随着级别上升。

三、诊断及鉴别诊断

1. CAVM 的 CT 表现

出血性 CAVM 可见脑内血肿、脑室出血或蛛网膜下隙出血等,未出血 CAVM 可见边界不清的混杂密度病灶,其中可有等或高密度点、线状血管影及高密度钙化灶或低密度软化灶。增强扫描可见点、条状血管强化影,一般无占位效应。

2. MRI 表现

MRI 分别表现有不同形态的流空信号,如蜂窝状,弧线形或蚯蚓状等。增强扫描可见明显强化。

头 CTA 或 MRA 可诊断大多数 CAVM,缺点是只能观察畸形的一个时相,不能动态观察脑血液循环的完整过程。对于小或微小病变误诊率较高。全脑 DSA 及选择性血管造影检查是目前诊断脑动静脉畸形的金标准,其主要目的包括:①供血动脉,确认各个累及的血管、与血流有关的血管病变(扩大、狭窄、闭塞)、与血流有关的动脉瘤;②血管团,大小、形状、血流情况;③引流静脉,确认各个静脉、与血流有关的血管病变(扩大,狭窄,闭塞,静脉曲张)、血流类型(引流,侧支,逆流入正常硬脑膜窦);④动静脉畸形累及的动脉供血范围;⑤脑的静脉引流。

四、治疗

CAVM 的治疗方案需要根据病变的部位,血管构筑,血流量等具体情况决定,主要方法包括手术切除、血管内栓塞、立体定向放射治疗三种。小型病变可以通过单一一种方法治疗,但对于大多数大型 CAVM 需要以上 3 种方法联合治疗。

对高流量、大畸形团、位于重要功能区或手术达不到的脑 AVM,适合做栓塞治疗或栓塞后再行手术和立体定向放射治疗。较小的、单支供血的终末型 AVM 可通过血管内栓塞一次治愈。不能单纯经栓塞治愈的 CAVM,在栓塞后血管造影片上可见畸形团明显缩小,动脉循环时间缩短。

AVM 栓塞的目的是栓塞畸形血管团,单纯栓塞供血动脉病变肯定会复发,过早栓塞引流静脉而畸形团未完全栓塞会引起颅内出血,造成灾难性后果。随着微导管及栓塞材料的不断改进,AVM 的完全栓塞率得到了明显提高。

脑 AVM 的介入治疗经过了从固体栓塞材料到液体栓塞材料的不断探索过程。固体栓塞材料只能栓塞供血动脉,很难弥散到畸形团内,不能达到治愈 AVM 的目的。经临床反复证实,固体栓塞材料如弹簧圈、球囊等只对 AVM 内合并动脉瘤或动静脉瘘(arteriovenous fistula,AVF)有效,或作为高流量 AVM 的术前栓塞使用。液体栓塞材料可以很好地弥散到畸形团内,根据病变大小不同,可通过一次或分次栓塞达到永久治愈。临床疗效好的液体栓塞材料有 NBCA、GLUBRAN 与 ONYX 等;NBCA 现在临床上已很少应用。GLUBRAN 胶与 NBCA 特性相似,是通过血流弥散至畸形团内,需要根据流量配比浓度,注射时间短,容易粘管。

但优点是即使微导管未完全导入畸形团内,通过选择合适浓度也能很好地在畸形团内铸型。ONYX 胶的出现使 AVM 的血管内治疗得到了突飞猛进的发展,治愈率明显提高。此胶在微导管导入畸形团内注射,通过压力弥散达到满意铸型,注射时间延长,相对不粘管,不需浓度配比,有时通过一支供血动脉即能完全栓塞。

良好的微导管也是 AVM 栓塞的保证。更细的漂浮微导管较容易进入畸形团内,同轴球囊微导管在高流量血管畸形及动静脉瘘的治疗中能明显发挥优势,同时能够防止动脉反流,治疗效果明显提高。

第三节　颈内动脉海绵窦瘘

颈内动脉海绵窦瘘(carotid cavernous fistula,CCF)是指海绵窦段的颈内动脉本身或其在海绵窦内的分支破裂,与海绵窦之间形成异常的动静脉沟通,少数颈动脉海绵窦瘘由颈外动脉供血,特称颈外动脉 CCF。75％以上的为外伤引起,称为外伤性 CCF,其余无外伤史者,称为自发性 CCF。最常见的症状是搏动性突眼和球结膜充血、水肿。

一、病因

各种原因引起颈内动脉主干或分支破损,形成颈内动脉与海绵窦间高压、高流量的瘘管。75％以上的为外伤引起,称为外伤性 CCF,其余无外伤史者,称为自发性海绵窦瘘,多为颈内动脉海绵窦段的动脉瘤破裂所致。

二、临床表现

最常见的症状是搏动性突眼和球结膜充血、水肿。此症状的产生原因是动静脉沟通后,海绵窦内压力增高,向眼静脉引流,眶区静脉回流不畅。长时间的眼球缺血,眼内压力增高,视神经萎缩,角膜溃疡和球结膜炎症,这些都可以导致视力下降,如果眶内压力增高太快,则可以在 1 周内迅速失明。血管内杂音也是很常见的表现,这种隆隆的搏动性杂音常常使患者难于忍受,产生的原因是岩上窦和岩下窦引流。神经受损和眶内容物增加可以造成眼球运动受限。当 CCF 向皮质静脉引流时,皮质静脉淤血,可以造成局灶神经症状。

三、检查

经股动脉插管全脑血管造影,可见颈内动脉与海绵窦产生短路,压迫健侧颈内动脉,可发现漏口。颈内动脉床突上段、大脑中动脉和大脑前动脉不易充盈,而海绵窦、蝶顶窦和眼静脉等则在动脉期显影并扩张。

四、诊断

根据临床表现及相关检查即可诊断。

五、鉴别诊断

应注意与眶内、鞍旁肿瘤及海绵窦动脉瘤相鉴别。

六、并发症

常合并颅底骨折;少数继发于硬脑膜动静脉畸形或破裂的海绵窦动脉瘤。当皮质静脉高压还可以造成脑出血或蛛网膜下隙出血。

七、治疗

目的在于保护视力,消除颅内杂音,防止脑梗死和鼻出血。早期,CCF 的外科治疗包括颈内动脉结扎术、颈外动脉切开"放风筝"术、开颅海绵窦切开修补术和海绵窦切开铜丝马尾导入术。但是,上述方法损伤大,效果不理想。目前,经血管内栓塞技术是 CCF 治疗最行之有效的方法。介入治疗常用的方法包括经动脉途径和经静脉途径。

(一)经动脉途径

1.可脱球囊栓塞

根据瘘口大小选择合适型号的球囊,球囊漂浮导管将可脱球囊经颈内动脉的瘘口导入海绵窦内,充盈球囊后闭塞瘘口而保持颈内动脉通畅。可消除头颅杂音,使眼球回纳,恢复眼球运动。高流量的 CCF 可以通过 2 枚或多枚球囊才能闭塞瘘口,对复发者可再次治疗。

2.微弹簧圈栓塞

单纯弹簧圈栓塞不作为 CCF 的首选治疗方法,只有在瘘口小或其他原因球囊不易进入海绵窦或海绵窦内有骨折片等情况下可选择此方法。单纯弹簧圈栓塞不容易完全闭塞瘘口,膨胀弹簧圈可增加治愈率。

3.液体胶栓塞

微导管经瘘口导入海绵窦内,不可脱球囊在颈内动脉内完全闭塞瘘口,经微导管注射 ONXY 胶直至海绵窦引流静脉完全栓塞,颈内动脉保持通畅。此方法治愈后极少复发。

4.覆膜支架血管成形

应用合适规格大小的覆膜支架成形于颈内动脉瘘口上下,消除瘘口达到治疗的目的。此方法不作为常规选择,血管迂曲支架很难到位,术后再狭窄或动脉闭塞的概率也较高。

5.颈内动脉闭塞

此方法目前临床已较少应用。只有当复杂难治病变且前后交通动脉代偿良好,经球囊闭塞实验及降压实验无神经功能障碍,方可应用球囊或弹簧圈闭塞颈内动脉。闭塞时一定要注意同时闭塞颈内动脉及瘘口,否则闭塞后仍会通过交通动脉到达瘘口内,术后极易复发。

(二)经静脉途径

对于复杂 CCF 不能经动脉入路治愈的,可以采用经静脉入路的方法治疗。具体方法是一侧股动脉穿刺行动脉造影,另一侧股静脉穿刺微导管导入海绵窦内栓塞海绵窦治愈病变。最常见的静脉途径有:①经岩下窦入路;②经面静脉-眼静脉入路。

第四节 颈动脉狭窄的支架治疗

目前脑血管病、心血管病、恶性肿瘤是引起患者死亡的三大主要原因,脑血管病也是致残率最高的疾病。据国内外报道,20%～30%的缺血性脑血管病的直接发病原因是颈动脉狭窄。因此,治疗颈动脉狭窄的主要目的之一是预防缺血性脑血管病的进一步发展,即脑梗死的发生;其二是解除颈动脉狭窄所引起的一系列脑缺血症状。

一、病因病理

颈动脉狭窄的主要病因有动脉粥样硬化(atherosclerosis)、大动脉炎(takayasu arteritis)及纤维肌肉结构不良(fibromuscular dysplasia)等;其他病因如外伤、动脉扭转、先天性动脉闭锁、肿瘤、动脉或动脉周围炎、放疗后纤维化等较少见。

在欧洲的一些国家和美国,约 90% 的颈动脉狭窄是由动脉粥样硬化所致;在我国中青年患者中,大动脉炎也是比较常见的病因。

颈动脉粥样硬化病变主要累及起始部及颈内外动脉分叉处。在粥样斑块的基础上,可以产生附壁血栓和微栓子脱落;斑块内出血、纤维化和钙化引起狭窄进行性加重;血管壁溃疡、夹层及动脉瘤形成产生局部血流动力学改变等病理变化,最终导致颈动脉狭窄、闭塞及脑组织的缺血和梗死。

二、临床表现

颈动脉狭窄临床上主要表现为脑和眼的缺血症状。病变累及大脑前循环供血动脉即颈总、颈内动脉者,可有头晕、头痛、昏厥、一过性黑蒙、失明等症状;但其典型临床症状为短暂性脑缺血发作(transient ischemic attack,TIA),即一过性肢体无力和麻木,以及短暂性偏瘫发作。病变累及大脑后循环即椎动脉者可出现椎基底动脉缺血表现,如眩晕、昏厥和恶心等。严重者可发生卒中即脑梗死。

脑梗死根据累及的部位不同可产生不同的临床表现,如偏瘫、语言和听力障碍等,严重者可发生昏迷甚至危及生命。也有部分患者仅表现脑白质缺血引发的功能性神经损害,如记忆力、计算能力或定向力减退以及嗜睡等。体检时,颈动脉狭窄患者的颈动脉搏动减弱或消失,可闻及颈动脉血管杂音,视网膜缺血等。

三、影像学检查方法

目前,颈动脉狭窄常用的影像学检查方法包括颈动脉超声、彩色多普勒、CTA、MRA、DSA 等。

(一)颈动脉超声和彩色多普勒

作为一种无创检查手段,适用于脑卒中患者的筛查。对于有经验的操作者,基本上能判断颈动脉狭窄情况。

(二)CTA

CTA 最大优势在于能区分微细的密度对比度差异,在诊断血管壁钙化方面具有独特优势;但在管腔狭窄程度的判断上,与血管造影诊断的符合率仅为 90% 左右。

(三)MRA

MRA 对颈动脉狭窄的诊断效果与 CTA 相似,对钙化的显像和判断方面较 CTA 差。对血管狭窄程度的判断上,MRA 倾向于夸大病变,常无法区分严重狭窄和闭塞。与血管造影诊断的符合率与 CTA 类似,在 90% 左右。

(四)DSA

目前仍是诊断血管病变的"金标准",能准确显示血管的狭窄程度和范围,是制订治疗方案的最终依据。

四、治疗原则和方法

(一)适应证

1.主要适应证

影像检查证实颈动脉狭窄率达到70%并伴有明确相关的症状和体征者;颈动脉狭窄率为50%以上且伴有明确的溃疡形成和(或)不稳定斑块者。

2.次要适应证

无症状性单侧颈动脉狭窄,管腔狭窄率＞80%者;无症状双侧颈动脉狭窄,狭窄率均＞70%者;无症状双侧颈动脉狭窄,狭窄率为50%～70%,但需要进行全麻的重大手术者,为预防发生术中脑缺血可在术前行单侧(优势侧)血管内支架(CAS)。

3.特殊适应证

影像检查证实颈动脉完全闭塞,但闭塞段长度＜10 mm,且远端流出道通畅并伴有明确相关的症状和体征者,在技术可行的情况下属特殊适应证。

(二)禁忌证

(1)严重的神经系统疾病,如病变侧脑功能完全丧失、瘫痪等。

(2)颈动脉完全闭塞病变长度＞10 mm,伴有影像证实的血管内血栓和多段狭窄者。

(3)有出血倾向的同侧颅内动静脉畸形或动脉瘤,又不能提前或同时给予治疗者。

(4)3个月内发生过颅内出血或4周内发生过大面积脑梗死者。

(5)严重心、肝、肾功能障碍、对比剂过敏等血管造影禁忌者。

五、治疗方法

(一)方法的选择

动脉粥样硬化性颈动脉狭窄直接选择支架置入术,不推荐做单纯球囊扩张治疗;纤维肌肉结构不良(fibromuscular dysplasia,FMD)和大动脉炎引起的颈动脉狭窄推荐首选球囊扩张成形术(PTA),扩张术中发生夹层等并发症时可置入支架治疗;动脉粥样硬化性颈动脉狭窄行支架置入术中推荐使用脑保护装置(EPD)。

(二)操作要点

1.血管造影

首先行常规主动脉弓、颈动脉造影和选择性全脑血管造影。

2.远端EPD技术

远端EPD是在狭窄病变的远端放置一过滤网,术中允许血流通过,但可将脱落的栓子捕获,支架置入后取出滤网。

3.近端EPD技术

原理上是采用两个闭塞球囊分别阻断颈总动脉和颈外动脉,使颈内动脉血流暂时停滞甚至逆流。支架置入后通过导引导管回抽颈动脉的一定量血液,将可能脱落的栓子吸出体外。近端保护装置和远端保护装置缺乏安全性和有效性的对比研究。因此,原则上应该选择操作者最为熟悉的EPD。

4.支架置入

通过远端保护装置自身导丝或近端保护装置放置的治疗导丝对狭窄颈动脉行球囊扩张和

支架置入术。对重度狭窄病变推荐进行球囊预扩张技术。支架置入前预扩张多主张采用 5～6 mm直径,长度 20～30 mm 球囊,扩张后置入自膨式颈动脉支架多不再需要后扩张。若置入支架后仍残余再狭窄＞30％,再行 5～6 mm 球囊做后扩张。

5. 支架置入后即刻检查

支架置入后即刻行颈动脉血管造影,观察颈动脉内是否有充盈缺损(栓子),确认没有后再回收 EPD,并在体外进行冲洗,以确认是否捕捉到红白栓子。若造影发现颈动脉有栓子存在,应即刻采取导管取栓和药物溶栓治疗。确认栓子取出或溶解消失后,再取出 EPD。

6. 完成手术后检查

再次进行治疗侧颈动脉和颅内血管造影评价,达到形态学疗效满意和查体没有脑缺血等并发症则手术操作完成。

六、并发症及其防治

(一)脑梗死

脑梗死是 CAS 术中最主要的并发症,发生率为 2％～5％。目前认为在术中使用 EPD 可以减少脑栓塞事件的发生概率。另外,术前和围术期有效的抗栓治疗是公认的预防手段。术中一旦发生严重栓塞事件应立即进行动脉溶栓和取栓治疗。

(二)脑过度灌注损伤

脑过度灌注是指严重的颈动脉狭窄解除后,同侧脑血流量显著增加,从而导致脑水肿甚至颅内出血发生。有报道脑出血发生率在 0.5％左右。围术期有效的血压控制是预防过度灌注损伤的最有效手段。癫痫发作及颅内出血被认为是严重过度灌注损伤的表现,一旦出现,应立即停止抗凝治疗。严重者可考虑脑室引流或外科治疗。

(三)颈动脉并发症

血管痉挛多可自行恢复,也可采用血管扩张药物,如硝酸甘油、尼莫地平动脉推注可取得即刻疗效。颈动脉和颈动脉支架内急性血栓形成应在积极抗凝和溶栓治疗的基础上,考虑动脉导管取栓治疗。

(四)心血管并发症

主要表现为心动过缓、心搏骤停及低血压。是由于颈动脉球内感受器对机械压迫导致的迷走神经反射引起。常出现在颈动脉分叉部位的球囊扩张时,也可在支架置入后发生。球囊扩张和支架置入前要准备阿托品,一旦发生迷走反射立即静脉推注 0.5～1.0 mg,能有效防治心动过缓的发生,必要时使用临时起搏器。发生持续低血压时,可使用稳定血压药物,如多巴胺等。

(五)一般并发症

穿刺点损伤,局部血肿形成,对比剂过敏、对比剂肾病等。

七、疗效评价

颈动脉狭窄内支架成形术成功的标准:① 残存狭窄＜30％,和(或)跨狭窄段压力差＜10 mmHg;②相关临床症状改善或消失;③无严重并发症发生。目前,据大宗病例统计,颈动脉支架成形术的技术成功率达 95％～100％,随访 3～5 年,支架通畅率为 85％～95％。

八、随访

建议分别于术后 1 个月、3 个月、6 个月和 12 个月定期对患者进行神经系统全面复查,并行颈动脉彩色超声检查。当怀疑颈动脉支架后再狭窄时,同时进行 CTA 或直接行血管造影检查。1 年后建议每 6 个月复查 1 次。

第五节 缺血性脑血管病的介入治疗

血管内介入是治疗缺血性脑血管病的重要手段之一。这种方法直接作用于病变部位,疗效肯定,越来越受到临床神经外科医生的关注。其意义在于可以恢复狭窄血管的管径,从而改善脑的血供,更重要的是有助于防止动脉粥样硬化斑块脱落造成脑栓塞。

一、血管内介入治疗的适应证

(一)颈动脉血管内介入治疗的适应证

(1)有症状的颈动脉狭窄患者(包括 TIA 或缺血性卒中),临床体征与供血区域相符合,年龄在 40 岁以上。

(2)颈动脉超声、MRA 或 DSA 任何一项检查提示症状相关的颈动脉狭窄超过 50% 以上。

(3)一侧颈动脉闭塞,另一侧颈动脉狭窄超过 50%,患者有定侧或不能定侧的 TIA 发作。

(4)无症状的颈动脉狭窄超过 70%,有症状狭窄虽未超过 50%,但伴有溃疡斑块。

(二)颅内动脉狭窄血管内介入治疗的适应证

(1)TCD/超声/MRA 发现血管管狭窄超过 70%。

(2)TCD 示远段低波动性。

(3)供血区域可有小腔隙性梗死灶。

(4)由 SPECT/PWMRI/PET 其中之一证实局部相关脑组织缺血。

(5)病变血管结构适合血管成形。

二、血管内介入治疗的种类

主要包括经皮血管成形术、超选择动脉溶栓术、经皮内膜斑块切除术、超声血管成形术以及纳米机器人等。

(一)经皮血管成形术(percutaneous transluminal angioplasty,PTA)

经皮血管成形术分为球囊扩张血管成形术和经皮支架血管成形术,前者是把特制的球囊扩张微导管插到颅内外血管狭窄或痉挛部位,通过导管向球囊内注入低浓度造影剂使血管重新扩张或解除痉挛。后者又称为支架置入术。

(二)经皮球囊扩张血管成形术

20 世纪 80 年代以来,经皮球囊扩张血管成形术用于治疗颈动脉狭窄已有数百例。事实证明,颈动脉球囊扩张血管成形术治疗是有效的。但是,机械的球囊扩张所产生的斑块破碎、脱落可使远端血管突然闭塞、栓塞,且有动脉痉挛、动脉破裂、穿孔、形成动脉瘤、血管再狭窄等并发症。有文献报道对 75 例球囊血管成形术后患者随访,最长时间为 58 个月,再狭窄的发生率为 16%。正是由于球囊扩张血管成形术导致的并发症较多且严重,现在取而代之的是支架置入术。

(三)经皮支架血管成形术

支架的放置,为球囊扩张血管成形术在斑块脱落期提供了一个有效的支撑物,并防止血管的弹性回缩,是单纯球囊血管扩张成形术的补充与改良。目前常用的支架多为自膨胀支架(如 Wallstent、Smart 等)。由 24 个介入治疗中心参加的,最大样本的多中心研究表明,在给予支架置入治疗的 2 408 例患者中,手术成功率为 98%,术后 6 个月血管造影再发狭窄率为 4.8%,术后 1 个月脑卒中的发生率为 4.4%,病死率为 1.4%。综合已有的一系列单纯球囊成形术或联合支架置入术治疗颈内动脉狭窄的病例,与支架置入相关的并发症(死亡或卒中)为 0~9.4%,技术上的成功率在 86%~100%。

1. 优点与适应证、禁忌证

目前,经皮支架血管成形术已成为治疗颅内外血管狭窄的可供选择的方法,日益受到人们的重视,它有以下优点:①减少了颈动脉内膜切除术中因内膜剥脱而阻断血流的风险;②以球囊高压快速放置支架,扩张血管,减少了血管成形时间,较早恢复血流灌注;减少了术中栓塞的发生;③残余狭窄少见,血管扩张充分,术后 6 个月再狭窄较少。

其适应证是:有症状的颈动脉高度狭窄至少合并以下任何一项:①有明显冠心病、充血性心力衰竭、慢性阻塞性肺部疾患等伴随病者;②高颈部颈动脉系统疾病者,因这个部位外科手术困难,易损伤颅神经;③颈动脉内膜切除术后继发再狭窄者;④对侧颈内动脉闭塞者;⑤继发于颈部放射治疗的颈动脉狭窄。除了严重的心脑功能衰竭外,经皮支架置入无绝对手术禁忌。

其相对禁忌证为:①动脉狭窄严重伴有严重的粥样硬化斑块或斑块脱落溃疡形成者;②动脉完全狭窄或严重迂曲,导管不能到位者;③血管狭窄长度超过 10 cm;④有出血倾向或凝血机制障碍者;⑤肿瘤患者放、化疗后有骨髓抑制者。

2. 并发症及处理

支架成形术后近期并发症包括 TIA、脑卒中及脑过度灌注综合征等,远期并发症主要为血管再狭窄。

(1)TIA 或卒中发作。患者原有疾病或血管内操作不当,致斑块碎屑脱落造成远端血管栓塞,有人统计 3 129 例颈动脉支架置入后的患者,术后小卒中的发生率约为 2.49%,大卒中的发生率约为 0.96%。已有大型临床研究证实,阿司匹林或噻氯匹定预防卒中有肯定疗效。近期又有报道用阿昔单抗(血小板糖蛋白 IIb/III_a 受体阻断剂)来防止经皮血管支架成形术后的血栓形成,疗效肯定。对于斑块脱落还可用闭塞球囊过滤装置来预防。

(2)脑过度灌注综合征。据一项调查报告显示,颈动脉支架血管成形术后脑出血比颈动脉内膜剥脱术后更常见。主要症状为同侧头痛、颅内出血和癫痫发作。因此综合征与血压有关,处理上术后应严密控制血压在 160/100 mmHg 以下。

(3)术后血管再狭窄。放置支架可减少血管的弹性回缩,而支架同时作为一种异源性物质,也可刺激血管内膜引起反应性增生,使血管再狭窄。文献统计发生率为 2.3%~22%,其中一部分为影像学狭窄而无临床症状,对此可观察而不予进一步治疗。对于狭窄严重且有明显症状者,可能需要考虑行颈动脉内膜切除术。

三、超选择性血管内溶栓术

在急性脑梗死的早期,最合理的治疗措施是使闭塞的动脉再通。动脉内接触性溶栓是在常规脑血管造影后,将带有多个侧孔的微导管系统插入新鲜栓子,直接灌注溶栓药物,提高局部溶栓药的浓度,溶解血栓。治疗成败的关键在于选择适应证和掌握溶栓治疗的时机,力争在脑梗死 6 h 之内开始溶栓。比较静脉溶栓途径,动脉局部溶栓可提高闭塞血管的再通率及诊断的准确性,但存在以下问题:①操作的复杂性、时间性不利于早期使用;②由于脑血管的解剖特点,有时不能达病变部位;③可行动脉内溶栓的患者入选率低;④穿刺可带来一定的损伤;⑤条件差的地方不宜开展。主要用药为尿激酶(UK)30 万~60 万单位/1~2 小时,也可联合使用肝素和血液稀释治疗。

然而,部分患者溶栓成功后,管腔仍残留严重狭窄,单纯接触性溶栓难以使血管完全再通,且急性脑血栓形成的患者溶栓成功后,再次血栓形成导致的血管再阻塞也常有发生。在这种情况下,可选择接触性溶栓辅以 PTA。动脉内接触性溶栓后,动脉造影显示血管腔仍有残留狭窄大于 70%,则再行 PTA 以辅助扩张血管。

四、经皮内膜斑块切除术、超声血管内成形术、纳米机器人

(一)经皮内膜斑块切除术

经皮内膜斑块切除术是把旋转刀片置于导管顶端,引入病变血管,切除粥样硬化斑块。有文献报道用经皮内膜斑块切除术治疗由支架置入术后引起的血管再狭窄,比较动脉粥样硬化内膜切除术和再次支架植入术,三者再狭窄的发生率分别为 20%、35.9% 和 41%,认为经皮内膜斑块切除术的疗效好于后两者。

(二)超声血管内成形术

超声血管内成形术是将超声引入病变血管,击碎血栓和粥样硬化斑块,吸引出血管外,使狭窄或闭塞的血管再通,这种方法现处于实验阶段。

(三)纳米机器人

随着纳米技术的发展,已研制出可进入血管内清除栓塞物、粥样斑块的比人类红细胞体积还小的纳米机器人,是纳米机械装置与生物系统的有机结合。它可注入人体血管内,并从溶解在血液中的葡萄糖和氧气中获得能量,并按指令程序探测它们碰到的任何物体。纳米机器人能够从动脉壁上清除粥样沉积物,不仅提高动脉壁的弹性,还会使动脉的血液流动得到改善。

第十二章　脑血管外科手术

第一节　小脑血肿清除术

小脑出血多发生于 50～70 岁患高血压动脉硬化的患者,特别在高血压患者进行抗凝治疗期间易发生小脑出血。以往小脑出血大都是尸检时发现,临床治愈的病例不多。CT 和 MRI 问世后,诊断小脑出血迅速而准确,本病早期即可确诊,提高了治愈率,减少了死亡和致残率。10 mL 以下的小血肿可行非手术治疗;10 mL 以上的血肿必须采用手术治疗,因颅后窝空间小,又为生命中枢所在,一旦出血形成血肿就会迅速产生严重的症状与体征,因此应像对待急性硬脑膜外血肿一样采取积极态度,分秒必争地清除血肿。

一、适应证

(1)血肿量在 10 mL 以上,颅内高压和小脑症状明显,或病情呈进行性加重者。

(2)血肿临近第四脑室,虽小但易破入第四脑室或压迫四脑室使之变形、移位,引起脑脊液循环障碍,造成急性颅内压力增高者。

二、禁忌证

(1)血肿量在 10 mL 以下,临床症状轻微者。

(2)出血破入第四脑室,引起急性脑脊液梗阻,患者深昏迷,呼吸、循环衰竭,脑干受压晚期者。

(3)年老体弱伴有心、肺功能严重损害或衰竭者。

三、麻醉与体位

气管内插管全身麻醉。患者取侧卧位(血肿侧在上)。

四、手术步骤

(1)切口:血肿较小和患者一般情况尚好无脑干受压表现时,可在血肿侧做一枕下旁正中垂直切口;血肿较大,临床症状严重时多采用枕下部正中直切口。

(2)开颅:枕鳞部钻孔,用咬骨钳扩大做一侧或两侧枕下部骨窗,枕大孔后缘及寰椎后弓咬除 1.5～2.0 cm 宽。

(3)硬脑膜切开:硬脑膜紧张时可先行侧脑室穿刺放出脑脊液,星状剪开硬脑膜,打开枕大池放出脑脊液。

(4)小脑切开清除血肿:在血肿邻近的小脑表面做长 1 cm 的横或竖切口。切开前,以双极电凝处理血管,可不用脑针试穿血肿,以免针端刺伤脑干。分开小脑切口 2～3 cm 深即可进入血肿腔,用吸引器在直视下或显微镜下清除凝血块。遇有小出血点以双极电凝止血,用等渗盐水反复冲洗,如清除血肿后,已无出血,就不必探查或寻找出血的血管,亦不需引流。

(5)关颅：小脑血肿清除后，小脑半球多呈现肿胀，需充分行颅后窝减压，硬脑膜不予缝合或取筋膜扩大修补。肌肉彻底止血后，分层严密缝合。

五、术中注意要点

(1)勿用脑针行血肿穿刺探查，以免造成脑干损伤。

(2)脑肿胀时对枕大孔与寰椎部硬膜要剪开，以缓解小脑扁桃体下疝的压迫。

(3)枕大池内积血要清除干净，手术操作要轻柔，要保护小脑下后动脉及其分支。

(4)肌肉止血彻底，缝合要严密，局部应用厚敷料加压包扎，严防脑脊液漏或形成皮下积液与假性囊肿。

六、术后处理

(1)术后每日行腰椎穿刺放出血性脑脊液。

(2)术后检查伤口，观察有无脑脊液漏及皮下积液或假性囊肿的发生

七、主要并发症

颅后窝假性囊肿，导致无菌性脑膜炎，如局部加压处理无效时，需再次手术。

第二节 脑血管再造术

1951 年 Fisher 首先提出设想，应用颈内外动脉吻合技术治疗颈内动脉闭塞。15 年以后 Yasargil 和他的同事开展了第一例颞浅动脉与大脑中动脉的吻合，治疗脑缺血患者。随后这种手术广泛应用于临床，简称"脑血管搭桥"手术。1985 年一项国际间合作研究，对 1 400 例脑缺血患者随访 5 年，其结果表明颈内外动脉吻合术的疗效并不优于阿司匹林的疗效。但至今仍有一些神经外科医生认为，只要严格选择手术适应证，脑血管搭桥手术仍有一定疗效。近年来文献中又使用了"脑血管再造术"（cerebral revascularization）一词——使脑血管搭桥手术有了新的内容，为其他脑外科手术的成功创造了条件。如颅底手术，以及海绵窦巨大动脉瘤的手术，由于这类手术可能伤及颈内动脉，为防止脑供血不足，可先行颈外动脉与颈内动脉的吻合，然后再处理原发颅内病变。脑血管再造术的这一用途，为其在神经外科手术中开创了一个新的应用领域。

一、手术适应证

(1)颈内动脉巨大动脉瘤：术中颈内动脉或大脑中动脉可能被闭塞。

(2)海绵窦段肿瘤或动脉瘤：术中准备结扎颈内动脉。

(3)一部分烟雾病（Moyamoya 病）。

(4)颈内动脉硬化：如颈内动脉闭塞，大脑中动脉狭窄。

二、手术禁忌证

(1)严重的心、肺、肾功能障碍，严重的糖尿病。

(2)CT 或 MRI 显示陈旧的大面积脑梗死灶。

(3)长期严重的神经系统功能缺损,估计手术无效者。

三、术前准备

(1)CT、MR 及 ECT 检查,了解脑缺血情况。

(2)心、肝、肺、肾功能检查。

(3)血脂检查。

(4)脑血管造影检查。对拟手术一侧,应行颈内动脉和颈外动脉分别造影。

(5)术前常规口服阿司匹林。

四、手术步骤

(1)麻醉:插管全麻。术中应用桡动脉插管,监视血压,防止血压过分波动。同时脑电图术中监视,尤其适用于使用静脉移植或行颞浅动脉后支与大脑中动脉主干吻合时。

(2)从分离血管至吻合完毕,整个过程应给予肝素化。术中证实吻合血管通畅后可给硫酸鱼精蛋白(Protamine Sulfate)解除过量肝素。

(3)体位:患者仰卧位,头稍抬高,增加头部静脉回流。头向对侧倾斜 20°。如采用大隐静脉移植,应将颈部暴露在术野中。

(4)切皮,准备供血动脉:头皮切口可有三种选择。①"T"形切口。根据造影,手指触得颞浅动脉并标出,并使切口呈"T"形以便开颅。②切口将颞浅动脉包括在皮瓣内。③切口选用颞浅动脉前支。因其他颅内疾患开颅者,切口的选择要兼顾到颞浅动脉。

穿刺时注意针头切勿伤及供血动脉。小心切开头皮。滑动脉切开头皮时,更须小心勿伤及动脉。有少量出血可用双极电灼止血。但止血点应离供血动脉 2 mm,以免损伤供血动脉。将皮片翻开后,分离颞浅筋膜层时,注意皮瓣内走行的颞浅动脉。

(5)开颅、暴露受血动脉:通常选择的受血动脉为大脑中动脉,因此可采用以侧裂为中心的开颅。先切开颞肌,并钻孔后取下直径 5～6 cm 的游离骨瓣。

用蛛网膜刀切开侧裂蛛网膜,找到大脑中动脉并暴露其第 2 段 2.5 cm,找到一个较大的分支作为受血动脉。

(6)颞浅动脉远端的处理:分离颞浅动脉的长度应充分保证其远端能抵达大脑中动脉受血动脉。此时应注意,因打开侧裂池后,脑脊液会流失,尤其是对高龄伴脑萎缩的患者,脑脊液流失会造成脑回缩,受血动脉也会因之而下陷,所以应注意保证供血动脉的远端足够长度,保证其吻合时不会发生困难。

暂时阻断颞浅动脉根部,在供应动脉的顶端,剥去其外层的组织,横向剪齐其顶端,用肝素溶液冲洗血管内腔,观察其通畅程度。如通畅不良,应改用移植静脉。沿供血动脉纵轴,纵向剪开管壁,长度为供血动脉的直径。

(7)吻合:受血动脉两侧上两个临时阻断夹。在其下方置一橡皮片以支持受血动脉利于吻合。纵向切开受血动脉长度为供血动脉直径的 2～3 倍。以带 10-0 尼龙线,先缝合吻合口的相对两侧,其间可缝合 6～8 针。每个需打 4 个结,以防脱落。

在缝合最后两针时,去除受血动脉下方的橡皮片,用肝素溶液冲洗吻合口内腔,并使肝素溶液充满血管腔,然后打结。

先依次去除受血动脉远端和近端的暂时阻断夹,然后再去除颞浅动脉的夹子,使吻合口有血流通过。如吻合口有小的出血可以用明胶海绵压迫，出血即可止住。

（8）关颅：尽量缝合硬脑膜，颞浅动脉入颅处留一空隙，并敷以明胶海绵，防止脑脊液流至皮下。将骨瓣底部咬除一部分，保证颞浅动脉顺利通过。然后缝合皮下及头皮。

五、术后处理

（1）应用药物保持收缩压 120～140 mmHg(16.0～18.7 kPa)。

（2）适当应用抗生素防止切口感染。切口应推迟至 10 d 拆线。

（3）口服阿司匹林。

（4）加强肺部护理，及时翻身，取半坐位。

（5）使用头部绷带、眼镜及氧气面罩时，不要压迫伤口，避免压迫供血动脉。

（6）应鼓励患者术后下床活动。

六、术后并发症及其处理

（1）脑缺血：术后神经系统症状加重，应立即行脑 CT 检查，如果除外颅内出血，应再行脑血管造影，了解吻合情况。

大部分术后神经功能缺损可能是由于患者癫痫、脑水肿等原因引起。对此可应用激素治疗。脑电图检查可以确定是否存在癫痫波。

（2）出血：可因吻合口出血而形成硬脑膜下出血。因为术中使用肝素，如止血不彻底易发生硬脑膜外和硬脑膜下出血。另外脑受血的血管床吻合后不耐受高血流量，而导致灌注压突破(perfusionpressure breakthrough bleeding)，也应引起重视。

及时 CT 检查可以发现出血。术中保证血压平稳，彻底止血，可降低术后出血的发生。

（3）皮下积液：可发生在术后，积液多在硬脑膜外。为预防发生，可在皮下置引流条 1～2 d。出现皮下积液后可穿刺抽吸，但要注意勿伤及供血动脉。

（4）切口愈合不良：术后切口可能出现皮缘坏死、切口感染和脑膜炎。缝合头皮和皮下组织时，应注意对齐皮缘，不要造成错落不平。如果出现切口感染，必要时应去除骨瓣。

第十三章　肝癌切除手术

第一节　手术探查指征、要求与禁忌证

正确掌握手术指征是外科切除成功的首要条件。肝癌外科以提高患者生存质量，延长患者生存期或达到根治为目的。

一、手术探查指征

（一）主要指标

1.甲胎蛋白

甲胎蛋白对流免疫法阳性，火箭电泳法≥500 μg/L，持续 3 周以上；或甲胎蛋白对流免疫法阴性，但火箭电泳法≥200 mg/L，持续 8 周以上，排除活动性肝病（谷丙转氨酶正常）、妊娠、生殖腺胚胎源性肿瘤和胃肠道癌时，选用 1～2 种定位检查方法（如 B 超、CT）明确肿瘤位置而有可能切除者。

2.全身状况

全身情况良好，无肝衰竭引起的黄疸、腹腔积液、下肢水肿或远处转移者。

对第一肝门较小的肝癌压迫胆道引起的梗阻性黄疸，在个别情况下，仍可考虑手术探查，如肿瘤能被切除更好，如一时无法切除，可做肝动脉插管加结扎，术后局部灌注化疗药。另外，肿瘤还可以银夹定位，术后局部放射治疗，待肿瘤缩小，压迫解除，黄疸消退，再考虑二期切除术。

3.肝功能正常或处于代偿期

血浆总蛋白在 60 g/L 左右，清蛋白与球蛋白之比为（3～2）：1，血清总胆红素在 17.1 μmoL/L 以内（个别梗阻性黄疸例外），谷丙转氨酶正常（有时可稍高，但不超过正常值 1 倍以上），凝血酶原时间在 70% 以上。

4.其他

（1）不伴有严重心、肺、肾功能障碍。

（2）各种影像学检查，肿瘤局限于肝的一叶或半肝，有切除可能者。

（3）根治性切除手术后复发性肝癌，癌肿较小或局限，其他各项亦符合上述条件者。

（4）经肝动脉结扎、栓塞或插管化疗等治疗后，肿瘤明显缩小，估计有切除可能者。

（二）经验补充手术指征

（1）对合并明显肝硬化者，宜做局部根治性切除，2 cm 切缘可保证切除的根治性。

（2）对伴有明显肝硬化，肿瘤巨大不宜做一期切除者，可做肝动脉结扎、化疗栓塞等综合治疗，待肿瘤缩小后再做二期切除。

近年来，对一些特殊病例也采取较积极的外科治疗，如肝门区肝癌压迫或癌栓侵犯胆道，做肝癌切除合并胆道癌栓取出；对于肝癌伴有肝门静脉主干癌栓或肝癌合并脾亢，食管-胃底

静脉曲张乃至出血者,可行肝癌切除,同时肝门静脉取癌栓并注入抗癌药物或肝癌切除合并脾切除和断流或分流术;对第Ⅷ段肝癌、尾状叶肝癌、肝腔结合部肝癌,若不伴肝硬化,也可积极行根治性切除。

二、探查要求

1.判断肿瘤有无切除可能性

依据肿瘤部位、大小与周围脏器的关系,以及是否侵犯第1、2肝门等做出肝切除术及选择相应术式的方案。

2.小肝癌的定位

对于手术前难以定位或位于肝实质深部的小肝癌,可采用双合诊法检查肝脏各个部位,即一手在膈面,一手在脏面,从左到右依次扣诊,不满足于单个肝癌的发现,特别应注意寻找靠近膈顶部,肝裸区和尾状叶的病灶。肝硬化较重时,术者一般难以发现微小肝占位,术中B超的应用有助于提高微小肝癌的发现,术中B超可发现1 cm左右的肝癌,并能确定与邻近大血管的关系。对于同时伴有肝外孤立的转移性结节的肝癌患者,可选择性行肝内原发灶和肝外转移灶(如孤立的肺转移)的一期切除,或分期切除。伴有肝门静脉分支和(或)主支癌栓的患者,如果患者情况允许,可考虑行肝癌切除,同时清除肝门静脉癌栓。

三、禁忌证

凡已有黄疸、腹腔积液、远处多发转移,或其他器官功能严重障碍,皆列为手术禁忌。

第二节 术前准备

全面检查心、肺、肝、肾功能情况,化验血生化、血常规、输血前3项、肿瘤5项、凝血功能等,常规做心电图,胸正侧位片,肝胸CT,以免遗漏肺部小的转移灶。必要时做心脏动态检查,以排除心脏器质性病变。

一、肝储备功能的检查

肝癌伴肝硬化率高达 $72.1\%\sim82.3\%$,严重削弱了肝储备功能。目前,大多数医院在临床上主要依靠常规肝功能化验。要求行肝癌切除术者,血浆总蛋白量在 60 g/L 左右,血浆清蛋白>30 g/L,血红蛋白达 110 g/L,红细胞数>3.5×10^{12}/L,血液胆红素基本正常,凝血酶原时间不超过正常 4 s。有条件的医院可行更精确评价肝功能的试验,如胰高血糖素负荷试验、氨基酸清除率的测定、肝体积测量、血浆快速转化蛋白(rapid turnoverprotein,RTP)或靛氰绿排泄试验等。这些方法在一定程度上能反映出肝储备功能,比 Child 分级更精确,具有临床实用性,使肝癌围术期更具预见性。在此简单介绍几种常用的方法。

1.氨基酸清除率的测定

肝利用氨基酸代谢和合成蛋白质的能力是肝储备功能的重要组成部分,因而肝对血浆中氨基酸的摄取和代谢的改变,能较准确地反映肝细胞的状况。如果以中心氨基酸清除率

(CPCR-AA)来表示肝清除血浆中氨基酸的能力,那么,CPCR-AA＞200 mL/(m² · min)者,可耐受任何手术;CPCR-AA 为 100～200 mL/(m² · min)者,宜行 Warren 远端脾肾分流手术;CPCR-AA＜ 100 mL/(m² · min)者,只宜行肝移植术。肝硬化组 CPCR-AA 明显低于非硬化组,术后 CPCR-AA 值随肝切除量增加而降低,便于预测肝衰竭的发生。

2.胰高血糖素负荷试验

胰高血糖素主要在肝代谢,通过与肝细胞膜上的受体结合激活腺苷酸环化酶,使腺苷三磷酸(ATP)转化为环腺苷酸(cAMP),大部分 cAMP 在肝细胞内调节糖代谢,小部分进入血中。外源性胰高血糖素负荷后,血浆中增加的 cAMP 主要来自肝,其增加的幅度主要取决于肝组织容量和肝细胞功能。以 cAMP 变化率(＝胰高血糖素负荷前后 cAMP 差/胰高血糖素负荷前后血糖差)为指标,发现 cAMP 变化率＞15 者可耐受肝段切除术;25～50 者可耐受第Ⅱ～Ⅲ肝段切除术;＜15 或＞50 者不适合行肝切除术。

3.肝脏体积的测量

在正常情况下,肝体积与身体保持一定比例,占成年人体质量的 1/50～1/40。肝切除术后,余肝会迅速增生,直到接近正常的肝细胞量才停止。手术前测定肝切除量和其所占肝体积的比例,有助于对手术预后的估计。肝各叶的体积粗略估算为:右后叶(Ⅵ～Ⅶ段)占 35%,右前叶(Ⅴ、Ⅷ段)占 30%,左内叶(Ⅳ段)占 20%,左外叶(Ⅱ、Ⅲ段)占 15%。各叶、段的体积比例有很大的差别,在病理情况下变化更大。CT 的应用为准确测量肝体积带来方便。肝体积的 CT 测量方法:将每一 CT 体层视作一定厚度的组织块,根据全肝的全部层面积乘以厚度的总和可以得到肝的体积,结果乘以肝脏密度(g/L)得到肝实质质量,其偏差范围约为 15%。临床使用上可以从 CT 体层照片上计算出肝的容量、肝癌的容量和剩余肝组织的容量,误差范围小于 10%。

肝实质切除率(PHRR)＝(将切除的肝容量－肝癌容量)/(全肝容量－肝癌容量)×100%
以上几种特殊检查并非作为常规,仅在个别情况下检测。

二、营养支持

营养支持为手术成功创造更有利条件,要充分休息和适当营养。营养包括高蛋白、高糖类、高维生素饮食,每天热量应有 10 450～12 540KJ(2 500～3 000 kcaL)。口服 B 族维生素、维生素 C、维生素 K 等;进食量少者,静脉输注葡萄糖液、维生素 B_6、维生素 C、维生素 K、胰岛素、氯化钾及极化液。血浆清蛋白低者,输新鲜全血、清蛋白、血浆等。蛋白质丰富膳食既能加速受损肝细胞修复,又能减轻麻醉药物对肝的损害。高糖除能供给热量,节约蛋白质外,还可以增加糖原储备。B 族维生素及维生素 C、维生素 K 参与凝血因子的合成,保护酶,增强肝细胞的抵抗力。输葡萄糖液、胰岛素极化液、氯化钾等有助于肝糖原储备,防止营养不良损害宿主的体液和细胞免疫功能而增加患者术后并发症、病死率。

三、胃肠道准备

术前 2 d 服用广谱抗生素,术前晚灌肠,以减少肠道细菌。胃、十二指肠溃疡患者,术前服用奥美拉唑 2 周以上,控制溃疡活动,降低溃疡导致消化道出血或应激性溃疡的发生。肝细胞癌患者多伴有肝硬化,术前上消化道造影,单纯食管吞钡透视检查胃底静脉曲张程度。

四、备血

以往一般左肝切除备血 600 mL,右肝切除备血 2 000 mL,最好是新鲜全血,近年肝切除技术的提高术中出血明显减少,提倡术中不输血。

五、备皮

在术前 1 d 完成。右肝切除需备胸腹部皮肤,准备开胸者,并剃去右侧腋毛。

第三节　麻醉与输血

一、麻醉

肿瘤较小,切除范围不大,一般可采取连续硬脊膜外麻醉。如肿瘤较大或位于右肝膈顶处,有可能采用胸腹联合切口时,则选择全身麻醉。以肌肉松弛药、地西泮(安定)、氟哌利多、γ-羟基丁酸钠或芬太尼等静脉复合维持麻醉。近年大多采取硬脊膜外麻醉加气管内插管复合麻醉,肌肉松弛更好,氧气又得以充分供应。

二、输血

肝是富于血供的脏器,切肝过程常有较多出血,因此必须做好输血准备。随着肝外科手术的改进,切肝技术熟练程度提高,目前在进行肝切除时,大出血的情况已有所减少。但多数情况下,术中输血仍属必需。应根据肝切除范围,术前准备好适量全血,最好备新鲜全血。肝具有合成抗纤维溶解蛋白和凝血因子的特殊功能。一旦其受到损伤,必然影响到全身凝血功能。输入富含清蛋白、凝血因子、红细胞和血小板的新鲜血,一方面可立即起到止血效果,减少术中、术后出血;另一方面避免陈旧血液代谢产物加重肝细胞负担。

新鲜血中红细胞丰富,携氧能力增加,有利于肝功能尽快恢复。但是,大量输血又给肝外科手术后带来一定危险。输血可引起同种免疫和输血反应,增加术后感染性并发症的危险。Yamamoto 研究结果提示肝癌围术期输血促进肝切除术后肝癌复发,这与抗肿瘤免疫机制受抑制有关。

因此,为了改善预后,尽量减少手术中出血,以减少大量输血带来的不良影响,但如在大量出血的情况下,补足失血量仍应是首先考虑的问题,以使患者安全度过手术期。如果肝切除术中失血量较少,尽量不输血。

第四节　体位与切口

一、体位

手术医生术前最好亲自观察超声显像,以了解肿瘤大小、数目、位置与大血管的关系、距肝表面深度等,从而定出最佳入路和体位。一般左外叶或左半肝切除时,患者采取平卧位;右前叶肝癌可采用右侧垫高 30°～45°,右后叶肝癌右侧垫高 60°,裸区或近下腔静脉右侧壁右叶肝脏面的肝癌选用 90°侧位,右上肢固定于麻醉架上,有利于显露手术野。

二、切口

既往习惯用的右上腹经腹直肌切口或正中纵行切口进腹,易于显露第一肝门的管道,可做左右侧肝切除(右肝切除有时可向右胸延伸),后来国内外学者发现肋缘下斜切口显露更佳。做左半肝切除时,自剑突至左右肋缘下斜切口或"A"形切口,第一肝门显露更好。且切口与三角韧带和冠状韧带距离较近,离断该韧带时更方便;右侧肝切除则做右肋缘下斜切口或"Λ"形双侧肋缘下切口。在一些肋弓较窄患者可将肋弓切断,切除第 6～8 肋软骨,推开胸膜,避免进入胸腔。极少数位于肝裸区的肝癌,上述切口仍显露不佳时才考虑做胸腹联合切口。仅准备做肝动脉结扎插管时,可选用右上腹经腹直肌切口或正中旁切口。

近 10 年来,常用右肋缘下切口,左叶肝癌可选用剑突下"人"字形切口,切口右侧足够长,选用悬吊式自动拉钩有助于显露。悬吊拉钩可将胸廓拉起,显露手术野,避免开胸而完成各类肝癌手术。

第五节　切除术式及选择

肝癌的手术切除已有百余年的历史。20 世纪 60 年代规则性肝叶切除被认为是肝癌外科必须遵循的原则,20 世纪 70 年代由于小肝癌的问世,以及我国原发性肝癌患者近 90％合并肝硬化,使肝癌外科这一原则得以修正。对伴有肝硬化的小肝癌采用局部切除或肝段及联合肝段切除代替传统的规则性肝切除,大大提高了手术切除率,降低了手术病死率,并取得了与规则性肝切除相仿的远期疗效。但对某些肝癌无肝硬化或合并轻度肝硬化的患者亦可采用规则性的肝叶切除术。近年对肝切除有了新的认识和提高。

一、肝局部切除术

肝癌较小(一般＜5 cm),包膜完整合并有较严重的肝硬化,且主要位于肝右叶或肝中叶,可进行局部切除,包括楔形切除、部分切除、癌结节剜出术等。

1. 楔形切除术

肿瘤位于肝脏边缘,距肿瘤旁 1～2 cm 电刀楔形切开肝包膜及表浅肝实质,钝性分离肝实质,遇有管道逐一钳夹、切断、结扎,直至完整切除肿瘤,缝扎肝断面出血,对拢缝合肝断面。

2. 部分或梭形切除术

肿瘤位置距肝缘较远,或在肝实质内,距肿瘤旁＞2 cm,电刀梭形切开肝包膜及表浅肝实质,若肿瘤位置深在,可先用 7 号丝线呈梭形缝合,乳胶管束扎肝十二指肠韧带以阻断入肝血流,钝性分离肝实质,遇有管道逐一钳夹、切断,直至完整切除肿瘤,松除乳胶管恢复入肝血流,逐一结扎管道断端,缝扎肝断面出血点,对拢缝合肝断面。若残腔较大,可填塞大网膜、明胶海绵或可吸收止血纱布等。

3.瘤剜出术

肿瘤较小（<3 cm），包膜完整，深在且紧贴或压迫肝门静脉、肝静脉主干或下腔静脉，可沿肿瘤包膜逐一分离入肿瘤血管，直至剜出肿瘤，缝合创腔。

二、肝段切除术

自 Couinaud 将肝分为 8 段以来，做单个肝段、两个肝段或两个以上联合肝段切除日趋增多，肝Ⅱ、Ⅲ、Ⅵ和Ⅶ段切除比较容易，只要按解剖线切断即可，Ⅱ、Ⅲ段没必要分开单独切除某一段，可一并切除，即传统的肝左外叶切除术。Ⅰ、Ⅳ、Ⅴ、Ⅷ段居中，与第一肝门、第二肝门及下腔静脉的管道系统关系密切，切除时难度较大。过去将位于Ⅰ、Ⅳ、Ⅴ、Ⅷ段的肝癌称之为中央型肝癌，而将位于Ⅱ、Ⅲ、Ⅵ和Ⅶ段的肝癌称之为外周型肝癌。过去许多地区医院肝癌手术主要是外周型肝癌的局部切除术，大肝癌的手术切除治疗效果不佳。随着外科手术切除技术水平不断提高，新技术的应用以及治疗观念上的更新，大大改善了大肝癌的手术切除治疗效果。

肝段切除术要注意肝管、肝动脉的分支、肝门静脉分支基本解剖和变异。

通常右肝管肝外部分很短，仅有 1 cm 左右。外科学上右肝有两个较为重要的胆管变异。一个是右肝管横跨与左肝管汇合，这是一个比较常见的变异，约有 20% 个体右后叶胆管以这种方式进入左肝管；而右前叶约有 6% 发生这种变异。因此，左肝切除过程中，左肝管应紧贴肝圆韧带裂切除，从而避免损伤右肝管。如果在正常的左右肝管分叉位置切除左肝管，则可能损伤右肝管。第二个重要变异是右肝管汇入胆管树时明显低于正常左右肝管汇合点，低汇入点可能发生在右肝管，一支右肝管（通常是前叶），一支段胆管或一支亚段胆管，约有 2% 个体右肝管首先汇合进入胆囊管，后汇入肝总管。

在右肝中，肝门静脉与胆管、肝动脉并行，并滋养相同的肝区域。右肝门静脉滋养整个右半肝。与动脉、胆管相同，右门静脉分为两区四段静脉。左肝门静脉由位于肝Ⅳ段下的水平部（横部），和位于肝圆韧带裂的矢状部（脐部）组成。

1.肝第Ⅱ、Ⅲ段联合切除术

肝的第Ⅱ、Ⅲ段位于肝镰状韧带的左侧，脏面以左纵沟为界，第Ⅱ、Ⅲ段联合切除，即传统的左外叶切除术。当探查发现肿瘤仅限于第Ⅱ或第Ⅲ段时，实行第Ⅱ、Ⅲ段切除术。先钳夹、切断肝圆韧带，断端各结扎、缝扎一道，再分别切断镰状韧带、左三角韧带、左冠状韧带，结扎左三角韧带断端。

此时，第Ⅱ、Ⅲ段完全游离，于镰状韧带左侧 0.5～1 cm 用电刀切开肝包膜及表浅肝实质，向下钝性分离肝实质，遇有血管或胆管逐一钳夹、切断。当沿左纵沟深处分离至近左肝门静脉矢状部时，用刀柄轻轻推开肝实质，钳夹、切断自矢状部发出的对应第Ⅱ、Ⅲ段的肝门静脉支，断端分别结扎、缝扎一道。同时亦应钳夹、切断、结扎与肝门静脉相伴行的动脉及胆管支，继续向上分离肝实质，近肝左静脉处，用大弯血管钳钳夹肝左静脉，然后切断。此时，完全离断第Ⅱ、Ⅲ段，分别结扎、缝扎肝左静脉断端。

"8"字缝合结扎肝断面的出血或胆汁漏，用生理盐水冲洗肝断面，可将镰状韧带向下翻转，覆盖肝断面，并用丝线缝合固定，亦可将肝断面上下缘内翻对拢缝合，若上下不能完全对拢缝合，可能部分肝胃韧带连同下缘的肝实质与上缘肝实质对拢缝合，多能完全消除肝断面，最后于左膈下肝断面处或右膈下冠状韧带上方置一引流管或双套管，关腹。

2.肝第Ⅳ段切除术

肝第Ⅳ段通常称为左内叶,其左界为脐切迹,右界为下中裂。肝第Ⅳ段的前下部分,亦称之为Ⅳb段或肝方叶,临床上一般只切除第Ⅳb段,第Ⅳ段切除适用于较大的肿瘤。

第Ⅳb段切除术或肝方叶切除术:此术式常用于切除第Ⅳb段较小的肿瘤,或者胆道手术时为了更好显露肝门区肝管而将第Ⅳb段切除。通常先切除胆囊,然后钳夹、切断肝圆韧带,结扎、缝扎肝圆韧带断端,切断肝镰状韧带,将近肝端的肝圆韧带向下牵拉,在紧邻镰状韧带右缘用电刀切开肝实质,所遇到的小管道予以切断、结扎,再将肝圆韧带向上牵拉,离断肝圆韧带下方第Ⅲ、Ⅳ段间的桥状肝组织,再沿圆韧带右缘向纵深分离,此时可遇到来自肝左动脉的2~3根小分支和来自肝门静脉左支角部或矢状部的3~4根小分支,均应逐一离断、结扎,在圆韧带末端深部为纤维组织,此处有2根细小胆管,应予以切断结扎。少数情况下,可发现一根起源于肝固有动脉或肝左、肝右动脉的肝中动脉穿入第Ⅳb段,因此,肝中动脉也需要离断结扎。

此时刀锋转入正中裂,自胆囊窝向下腔静脉方向做一连线,沿此连线切开。在正中裂中无肝门静脉分支,唯一重要的血管为肝中静脉左侧的几个分支,需逐一切断、结扎,如切线略向左侧,则可避开肝中静脉主干。切开第一肝门处腹膜,手指钝性分离肝方叶与肝管和肝门静脉左右分支,在第Ⅳb段表面做一横切口,将左右两侧切线汇合,由浅至深向后切开,可遇3~5根肝中静脉的小分支,切断、结扎,肝方叶即可移除。仔细检查肝断面有无出血及胆汁漏,完全止血后,肝断面上下缘对拢缝合或用大网膜覆盖肝断面,并用丝线缝合固定,肝断面处放置一乳胶管,关腹。

完全性肝第Ⅳ段切除术:此术式适用于肝第Ⅳ段较大的肿瘤,手术操作步骤与肝方叶大致相同,但切除范围扩大。两个肝切缘向上扩展在下腔静脉前方汇合成"∧"形,肝中静脉主干大部裸露,但肝中静脉可仅结扎其左侧分支,如肝中静脉与肿瘤紧贴或横向穿过第Ⅳ段后方肝实质,则可将肝中静脉在其根部结扎切断。

由于第Ⅳ肝段后方紧靠尾叶(肝第Ⅰ段),此两肝段间有时无明显界限,分离时应小心,如遇小的管道沟通,仍应分离结扎。第Ⅳ肝段完全切除后,肝几乎被分割成两部分,为防止胃或肠管嵌入此大裂隙中,左右肝缘可对拢缝合,肝下放置引流管,为便于操作,此术式亦常先将胆囊切除。

3.肝第Ⅴ段切除术

肝第Ⅴ段实为右前叶的下半部,其左界为正中裂,右界为右叶间裂。位于肝第Ⅴ段的小肝癌适合进行肝第Ⅴ段切除术。先将胆囊切除。切断结扎肝圆韧带,离断镰状韧带、右三角韧带、部分右冠状韧带、右肝肾韧带及肝结肠韧带,以便充分显露肝第Ⅴ段。沿正中裂及右叶间裂自下向上电刀切开肝包膜至二裂中点,再做横弧形线连接二裂中点,切开第一肝门右侧横沟上方之腹膜,沿此横沟上方示指向深处钝性分离,使右侧 Glisson 鞘与肝实质或肝肿瘤分开。用乳胶管束扎肝十二指肠韧带,先钝性分离右叶间裂肝实质,遇有肝右静脉的左侧属支及所遇管道,逐一钳夹、离断、结扎,再向内侧分离肝实质,沿正中裂断离肝实质,逐一钳夹、离断、结扎肝中静脉的右侧属支及所遇管道,分离至肝第Ⅴ段深后方所遇肝第Ⅴ段的主要血管及胆管均予以钳夹、切断、结扎或缝扎,完全移除肝第Ⅴ段,去除第一肝门阻断用的乳胶管,缝扎肝断面的出血点及胆汁漏,检查肝断面无出血及胆汁漏,对拢缝合肝断面。若对拢缝合有困难可用部分大网膜或明胶海绵填塞,再轻轻对拢缝合或用丝线缝合固定大网膜。于肝创面下放置一引流管,关腹。

4.肝第Ⅵ段切除术

肝的第Ⅵ段即右后叶下段,其左界为右叶间裂,上界为右段间裂。位于此段的肝癌又称之为外周型肝癌。先切断右三角韧带、肝结肠韧带及右冠状韧带,充分游离肝第Ⅵ段。先自肝右缘中点至右叶间裂切开包膜及表浅肝实质,继沿右叶间裂向下切开肝包膜及表浅肝实质,向深面钝性分离肝实质,遇有管道逐一钳夹、切断、结扎,直至移除肝第Ⅵ段。缝合结扎肝断面出血点,检查无出血及胆汁漏,将肝断面对拢缝合,若留有创面,可用大网膜覆盖,丝线缝合固定。右膈下置一引流管,关腹。

5.肝第Ⅶ段切除术

肝第Ⅶ段即右后叶上段,其左界为右叶间裂,下界为右段间裂。位此段的肿瘤可行肝第Ⅶ段切除术。由于肝第Ⅶ段位置偏深偏上,为便于显露,患者体位应置左侧斜卧位 60°～90°,上肝拉钩将右侧胸廓向上悬吊。切断右三角韧带、右冠状韧带、右肝肾韧带及肝结肠韧带,并分离显露肝脏裸区,以充分游离右半肝,自肝上下腔静脉右缘沿右叶间裂切开肝包膜及表浅肝实质,为便于肝断面的对拢缝合,可自肝右缘中点沿右段间裂偏向左下内切开肝包膜及表浅肝实质与左侧切线汇合,阻断第一肝门入肝血流,沿切线钝性分离肝实质,遇有管道,逐一钳夹、切断、结扎,至深面显露肝右静脉干,此时可见一支较粗的肝第Ⅶ段的肝右静脉属支,应予以钳夹、切断、结扎,分离右段间裂肝实质深部遇到的较为粗大的血管、胆管应逐一钳夹、切断、结扎,移除完整肝第Ⅶ段,缝扎断面出血点及胆汁漏,对拢缝合肝断面。但注意在缝合肝断面时不应缝扎过紧,以避免压住肝右静脉根部而妨碍肝第Ⅶ段的静脉血回流。右膈下置一引流管。

6.肝第Ⅷ段切除术

肝第Ⅷ段位于右肝膈顶部的前上方,肝右静脉与肝中静脉之间,其深部左下方为下腔静脉。此外,肝门静脉、肝动脉、肝管的 2～3 级右前上分支在此攀连,构成一个丰富的血管网络区,由于肝第Ⅷ段解剖上的特殊性,位于该段的肿瘤常嵌在大小血管之间,有时甚至还将肝静脉推移、压弯,或使下腔静脉受压变形,使肝第Ⅷ段肿瘤的切除成为非常困难的手术。为便于显露,患者应左侧卧位 60°,用肝拉钩将右侧胸廓向上悬吊。

切断肝圆韧带、镰状韧带、右冠状韧带、部分左冠状韧带,游离显露肝上下腔静脉段及肝后下腔静脉右侧,以充分游离右半肝,一方面有利于充分显露肝第Ⅷ段,另一方面亦有利于遇有大出血时便于控制出血。沿正中裂及右叶间裂向下切开肝包膜及表浅肝实质,到相当于右肝缘中点,在二纵切线下端之间呈横弧形切开肝包膜及表浅肝实质,乳胶管阻断肝十二指肠韧带以阻断入肝血流。

向下钝性分离肝实质,遇有管道逐一钳夹、切断、结扎,显露肝中静脉,于肝中静脉右侧壁钳夹、切断、结扎肝第Ⅷ段属支,显露肝右静脉,于肝右静脉左侧钳夹、切断、结扎肝第Ⅷ段另一属支。继向纵深分离肝实质,遇有血管和胆管逐一钳夹、切断、结扎,至下腔静脉前、右侧壁时仔细分离肝实质及血管,直至完全切除肝第Ⅷ段。

当遇肝第Ⅷ段基底较深在的肿瘤时,切肝前可分别游离出第一肝门区、肝上方和肝下方的下腔静脉,并于此三处分别绕以细乳胶管或纱带,但不束紧。切肝前先阻断第一肝门区,然后着手切肝,如肿瘤紧贴或不慎损伤下腔静脉,此时再束紧肝下方和肝上方下腔静脉预置的乳胶管或纱带,此时全肝血流即阻断,快速切除肝段后修补下腔静脉,然后放松所有束带,恢复全肝血流。松除束带的次序为先松除肝上下腔静脉束带,再松除肝下下腔静脉束带,最后松除第一肝门区束带。

肝第Ⅷ段切除后常遗留一大间隙,肝断面严密对拢缝合常有困难,为防渗血积聚其间,可用大块明胶海绵填塞,以封闭渗血点,然后松松地拉拢缝合几针,或用带蒂大网膜填塞。切口上也可用一块游离的镰状韧带覆盖,四周用缝线固定以加固切口以免崩裂。于膈下放置一引流管,关腹。

7. 肝第Ⅰ段切除术

肝第Ⅰ段切除即尾状叶切除。肝第Ⅰ段深藏于肝门静脉与下腔静脉之间,显露困难,其手术切除一直被认为难度高、风险大,手术方法迄今尚未定型。肝第Ⅰ段左侧位置深,直接与下腔静脉的左侧壁接连,有时部分肝第Ⅰ段可绕至下腔静脉的背面,并有1～4支肝短静脉直接注入肝后下腔静脉。

肝第Ⅰ段的"门脉三联"(肝门静脉、肝动脉和胆管)发自第一肝门,共有1～4根。肝第Ⅰ段手术切除入路有3种,根据肿瘤大小、位置不同可采用左、中、右3种途径进入肝第Ⅰ段。左侧入路法:为较常用的方法,分为先切除第Ⅱ、Ⅲ段或切除第Ⅱ、Ⅲ、Ⅳ,再切除肝第Ⅰ段,或游离肝第Ⅱ、Ⅲ段后向右侧翻起,再切除肝第Ⅰ段。先钳夹、切断肝圆韧带,断端结扎、缝扎,切断镰状韧带、左三角韧带、左冠状韧带、肝胃韧带,充分游离左半肝。

将左半肝向右上方牵拉,显露肝第Ⅰ段,剪开第一肝门横沟下方的肝包膜,沿左半肝血管、肝管蒂下方分离、钳夹、切断、结扎肝第Ⅰ段肝门静脉、动脉及胆管分支。仔细分离钳夹、切断肝第Ⅰ段与下腔静脉间的肝短静脉,断端予以缝扎,以防滑脱导致大出血。分离、钳夹、切断肝第Ⅰ段与左右肝的肝组织,移除肝第Ⅰ段。

当左半肝明显增大,显露肝第Ⅰ段十分困难的情况下,可先切除肝第Ⅱ、Ⅲ段或左半肝,也可先切除肝第Ⅳ段从中央入路,再行肝第Ⅰ段切除。若肿瘤位置偏向肝第Ⅰ段尾状突,在肝门静脉与肝静脉之间,可从右侧入路。即患者左侧卧位60°,先切断右三角韧带、肝肾韧带、肝结肠韧带及右冠韧带,充分游离右半肝,切断肝圆韧带,肝镰状韧带,将右半肝向上翻起,显露肝第Ⅰ段尾状突,按上述方法切除肝第Ⅰ段。

术前及术中探查估计肿瘤较大且紧贴或侵及肝后下腔静脉,可预先游离肝上下腔静脉及肝下肾上方的下腔静脉,分别预置一细乳胶管或纱带,当分离肝第Ⅰ段与下腔静脉之间肝组织及肝短静脉支,撕破下腔静脉或肝短静脉滑脱引起大出血时,可先后束紧肝下下腔静脉及肝上下静脉,用无损伤线修复裂口止血。若肿瘤侵犯部分下腔静脉壁也可用上述方法切除部分下腔静脉壁,再用无损伤线修补伤口。我们曾用该方法顺利切除2例侵犯肝后下腔静脉前壁的肝第Ⅰ段肝癌。肝第Ⅰ段切除后,缝合肝断面,于肝十二指肠韧带后方放置一引流管,关腹。笔者认为,在无明显肝硬化或下腔静脉受侵者,宜选择肝第Ⅰ段全切或部分切除联合左、右或中央部肝切除,即先切除左半肝或右半肝或肝第Ⅳ段,再行肝第Ⅰ段切除。若强求做单纯肝第Ⅰ段全切则危险性较大。

8. 肝第Ⅴ、Ⅵ段联合切除术

肿瘤往往较大,位于第Ⅴ、Ⅵ段,可行第Ⅴ、Ⅵ段联合切除术。先切除胆囊。然后切断右三角韧带、右肝肾韧带、肝结肠韧带及部分右冠状韧带,于正中裂右侧0.5～1.0 cm,相当于肝右缘中点处向前下切开肝包膜至胆囊切迹,再在脏面向第一肝门方向斜切,于肝右缘中点向左横切与纵切线相汇合,沿切线向深处钝性分离肝实质,遇有进入到肝段第Ⅵ及肝第Ⅴ段的血管支及胆管支分别予以钳夹、切断、结扎,直至切除第肝Ⅴ、Ⅵ段,缝扎肝断面出血及胆汁漏。肝断面彻底止血后,将肝断面对拢缝合(肝第Ⅶ段面与肝第Ⅳ段面),亦可用大网膜覆盖肝断面,用丝线缝合固定数针。于右膈下放置一引流管,关腹。

9.肝第Ⅶ、Ⅷ段联合切除术

当肝癌位于第Ⅵ段且累及第Ⅱ段时,可行第Ⅶ、Ⅷ段联合切除术,患者左侧卧位60°~90°,框架悬吊拉钩悬吊起右侧胸廓,可充分显露肝第Ⅶ、Ⅷ段。先切断肝圆韧带、肝镰状韧带、右三角韧带、肝肾韧带、肝结肠韧带及右冠状韧带及肝上下腔静脉前方及左侧3~4 cm冠状韧带,充分游离右半肝,显露肝第Ⅶ、Ⅷ段,于肝上下腔静脉右侧切开部分肝包膜及肝实质,向下分离肝实质,显露肝右静脉主干,予以结扎、切断。在第二肝门前方沿正中裂右侧0.5~1.0 cm向下切开肝包膜及表浅肝实质,继于肝右缘中点处向左横行切开肝包膜及表浅肝实质与纵切线汇合,向深处分离肝实质显露肝中静脉主干,钳夹、切断、结扎肝第Ⅱ段的肝中静脉属支及第Ⅷ肝段的血管、胆管,直至整块切除肝第Ⅶ、Ⅷ段。肝断面彻底止血及检查无胆汁漏,尽量对拢缝合肝断面(肝第Ⅵ段面与肝第Ⅳ段面)。若对拢缝合张力较大,妨碍第Ⅵ、Ⅴ及第Ⅳ段静脉回流,可用大网膜覆盖肝断面,用丝线缝合肝断面数针,放置一引流管于肝断面处,关腹。

10.肝Glisson系统区段切除术

肝Glisson系统区段切除术由日本东京女子医科大学消化器外科高崎健教授20世纪80年代提出,主要是对于肝某一区段内的早期较小肝癌实施Glisson系统区段切除,既可以切除癌灶,又可以保留更多的正常肝组织,术中出血较少,术后恢复较快。

(1)从肝切除角度考量肝Glisson系统区段:肝切除手术时,第一肝门的处理过程中,可以根据解剖关系将肝门部的肝动脉、肝门静脉和胆管分别骨骼化处理。在实际的肝切除手术时往往进一步要求外科医师处理好肝内的肝动脉、肝门静脉和胆管,在肝内部上述3种管道被包裹在同一的结缔组织鞘内,即Glisson鞘内,因此在肝内分别骨骼化处理肝动脉、肝门静脉和胆管3种不同管道是很困难的。

在实际的肝切除手术中我们可以根据肝内Glisson鞘的标记,将3种管道共同处理,故在肝内的临床解剖和肝内Glisson系统区段划分时可以依据肝内Glisson系统区段的解剖来划分肝内Glisson系统区段。被疏松结缔组织包绕的肝十二指肠韧带可以视为Glisson鞘的主干,在第一肝门分为左右各1支Glisson系统的一级分支,右支再进一步分出2支Glisson系统二级分支,左支进一步延续为肝内的二级分支,因此共有3支进入肝脏实质内部的Glisson区域的分支,依据肝内Glisson鞘分支的解剖形态来考量的话,可以将肝分为3个Glisson系统区域,即右区域、中区域和左区域。

上述肝的Glisson系统右区域、中区域和左区域各有一支Glisson区域分支(二级分支),在肝内进一步分出各种各样的三级分支,寻找Glisson系统的三级分支规律性是非常困难的,一般认为在Glisson系统二级分支的基础上,每支区域分支大约再分出8支左右的三级分支(最小支配支)将一个肝Glisson系统区域分为8个左右,大小基本相同的Glisson系统最小支配区段。因此可以认为肝内一支Glisson区域分支(二级分支)再分出大约8支三级分支(最小支配支),即肝脏的每一个Glisson系统区域由大约8个Glisson系统最小区段所组成。

一个肝的Glisson区段(cone unit)是在肝表面能够见到底部的锥体形态,椎体尖顶指向肝内,底部位于肝表面的Glisson区段是Glisson系统区段切除的最小单位。

在实际的病例当中一部分是由一支区域分支同时分出8支区段分支,但在更多的情况下是数支三级分支汇合成一支三级分支,在一个区域中三级分支可能是3支、4支不等,因此在每一个具体的病例中应尽可能地依据影像学诊断结果判断一个三级分支是由几个最小区段分支组成的,指导手术。

本术式的目标是沿肝门的 Glisson 鞘向肝内进行,最终切除 Glisson 鞘的终末区段分支和其所属的肝脏 Glisson 区段(cone unit)。

(2)肝切除的手术步骤

1)分离肝外 Glisson 鞘一级分支(肝叶支):通过小网膜孔把持肝十二指肠韧带,如果行肝右叶切除的话应首先切除胆囊。在肝门部 Glisson 鞘左右分支进入肝实质的边缘处,在分支的进入方向 1 cm 钝性切开肝被膜,沿着肝十二指肠韧带的结缔组织在肝实质内分离。在沿肝十二指肠韧带表面持续向肝内的分离过程中将左区域和右区域的 Glisson 鞘整体一束分离出来。

2)分离肝外 Glisson 鞘二级分支(区域支)。

右区域、中区域支起始部的剥离:将右叶的 Glisson 鞘肝叶支标记并牵引,沿 Glisson 鞘的周围仔细剥离肝组织直至肝内,在较粗的结缔组织条索状的 Glisson 鞘进入肝内后可以见到二级分支。见到二级分支的起始部后,进一步剥离 Glisson 鞘周围的肝脏组织确认右区域和中区域的区域支后,在其根部系上标记带予以标记。

剥离显露左区域支:左叶支进入第一肝门后首先分出数支肝尾叶分支,尔后形成左 Glisson 鞘的横部后延续为左区域支。用标记带标记左叶后轻轻沿分支方向向前外侧牵拉即可显露出通向尾状叶的分支。继续分离过横部的 Glisson 鞘表面肝组织以及连接肝胃韧带和肝十二指肠韧带移形部的肝组织后可以显露左区域支的起始部,在其根部系上标记带予以标记。

3)处理肝内 Glisson 鞘三级分支。

右区域:小心暂时收紧右区域支的标记带,根据肝表面颜色的变化可以肉眼判定右区域与中区域及尾状叶的分界线,沿 Glisson 鞘的区域支分支方向进一步切开约 2 cm 的肝组织,完全显露 Glisson 鞘右区域支和中区域支根部界限和分支根部,并以标记带标记右区域支,再进一步沿区域支向肝内追踪便能够找到 Glisson 鞘的三级分支。

中区域:标记带标记中区域的区域支后略加收紧即可确认其与右区域和左区域的分界线,在分界线起始部表面的肝组织切开约 3 cm 便可显露出中区域支,进一步沿中区域支走向向肝内追踪可以见到三级分支的分出部位,将确认的三级分支分别以标记线标记。

左区域:左区域支的起始部即 Glisson 鞘横部在大部分病例呈现横部全长约有半周膨出在肝表面。部分病例在其表面虽然有肝实质组织覆盖,但多与 Glisson 鞘粘连在一起,可以简单地用电刀切开,一般不会出血。上提肝圆韧带,在肝脏面可见到 Glisson 鞘横部的较隆出形态,切开、分离周围的肝组织后可以见到靠近横部成直角向两侧和向头侧分出的数支 Glisson 鞘的三级分支,分别予以标记。

Glisson 鞘分支处理的注意点:在沿 Glisson 鞘三级分支追踪时可以见到由 2 支、3 支区段分支汇合成 1 支三级分支的情况,需要进一步分离显露出最终的区段支。

通常应将 Glisson 鞘作为一条索状物来整体考量并进行处理,一旦在术中切破了 Glitson 鞘的话,其内的不同分支很难区分和处理,从而增加手术的难度和风险,对于较粗大的肝内 Glisson 鞘分支的处理和左区域分出的三级分支的处理应该更加谨慎。

4)染色确认癌灶区段:小肝癌切除前一定要精确确认肝癌灶所在的区段。找到 Glisson 鞘区段支并标记后,在其肝门静脉分支中注射数毫升的超声增强剂后,应用术中实施超声定位技术来确认肿瘤部位,肿瘤部位确认无误后,在支配肿瘤的 Glisson 鞘区段肝门静脉支穿刺注射 ICG 溶液染色,根据染色剂的分布范围明确 Glisson 系统区段的切除范围,最后结扎切断所标记 Glisson 鞘区段分支。

5)切除癌灶区段肝:依据染色剂在肝表面的分布范围明确肝表面切缘,再根据肝门侧 Glisson 鞘区段分支切断部位与肝表面切缘的连线来确定 Glisson 系统区段的切除范围,切除肝实质及肿瘤。

(3)手术相关注意要点:本术式旨在系统地完整切除肝癌灶和侵及的 Glisson 鞘区段,从而最大限度地保存正常肝脏,但在手术中当癌灶很小且并没有完整的区段切除时,有可能残留部分的 Glisson 鞘区段,有可能由此产生术后的并发症。Glisson 鞘区段分支切断后,由于切断了区段的血管可能造成残留部分的 Glisson 鞘区段萎缩,在临床上没有太大的问题,部分患者则由于肝动脉在肝内的代偿而不出现残留部分的 Glisson 鞘区段萎缩。Glisson 鞘区段胆管切断后亦有可能造成残留部分的 Glisson 鞘区段萎缩,有部分病例有可能出现残留区段的坏死而发生胆漏。因此要求外科医师在区段切除时一定要按照实时超声、染色等确定的区段切除线来完成手术。

肝的 Glisson 系统区段切除术不仅仅限于肝的 Glisson 系统区段切除,而是一种可以广泛应用的手术术式,可以应用于肝区域切除、肝叶切除、数个区段联合切除等肝切除手术,在肝内、肝外 Glisson 鞘区域、区段的处理手术技巧方法是基本相同的。

三、肝叶切除术

1.左半肝切除术

左半肝位于正中裂左侧,其中包括左外叶(第Ⅱ、Ⅲ段)和左内叶(第Ⅳ段)。位于肝左叶的肿瘤常行左半肝切除术。若肿瘤侵犯Ⅳb段且近胆囊窝,应先切除胆囊,否则,一般无须切除胆囊。钳夹、切断、结扎肝圆韧带,切断肝镰状韧带、左三角韧带、左冠状韧带及肝胃韧带,分离肝上下腔静脉前方及近下腔静脉右侧的部分冠状韧带,充分游离左半肝。将左半肝向右上方翻起,阻断入肝血流方法有两种,即阻断全肝入肝血流方法,用一乳胶管束扎肝十二指肠韧带以阻断肝门静脉和肝动脉入肝血流;左半肝入肝血流阻断法,即剪开肝脏第Ⅳb段下缘之肝纤维包膜,分离出左肝动脉,钳夹、切断、结扎,再分离出肝门静脉左干及左肝管,尽量远离左右肝管分叉处切断、结扎左肝管,以保护来自尾叶的肝管。靠近肝门静脉左支角部切断、结扎、缝扎肝门静脉横部,注意保护其后壁发出的尾叶肝门静脉支,沿正中裂即于肝上下腔静脉左侧至胆囊切迹左侧 0.5~1 cm,切开肝包膜及表浅肝实质,沿切线向深处钝性分离肝实质,遇有管道逐一钳夹、切断、结扎,显露肝中静脉,结扎、切断来自肝中静脉的属支,当肝脏切至近下腔静脉近第二门处,钳夹、切断左肝静脉,移除左半肝,肝左静脉断端结扎、缝扎。缝扎肝断面出血点及胆汁漏,上下对拢缝合肝断面,若肝硬化严重上下对拢缝合困难,可用大网膜或片状镰状韧带覆盖肝断面,用丝线缝合固定数针,左侧肝断面处放置一引流管,关腹。

2.右半肝切除术

右半肝位于正中裂右侧,其包括第Ⅴ、Ⅵ、Ⅶ、Ⅷ4个肝段及部分肝第Ⅰ段。当肿瘤较大位于肝右叶,且无严重肝硬化者可行右半肝切除术。先切除胆囊。钳夹、切断、结扎肝圆韧带,切断镰状韧带、右三角韧带、肝肾韧带、肝结肠韧带及右冠状韧带、肝上下腔静脉前方及左侧部分冠状韧带,钝性分离肝裸区至下腔静脉,仔细分离肝和肾上腺间之间隙,注意勿损伤右肾上腺及血管,此时右半肝充分游离。将肝右叶向上翻转,显露其后方,从下向上沿下腔静脉前缘分离,逐一结扎切断各肝短静脉。阻断入肝血流方法有两种,即全肝入肝血流阻断法,用一乳胶管束扎肝十二指肠韧带以阻断入肝门静脉和肝动脉血流;右半肝入肝血流阻断法,即解剖分离出肝右动脉,予以结扎、切断,在右肝裂处剪开肝纤维包膜,游离右肝管、肝门静脉右干,分别予以钳夹、切断、结扎。右肝管、肝右动脉、肝门静脉右干的关系为肝管位置最前、最高,肝门静脉右干最深,肝右动脉在两者之间。

辨认右肝管及其与左肝管的交叉处很重要,注意避免损伤左肝管或肝总管,游离右肝管后,予以钳夹、切断、结扎。肝门静脉右支位置最深、最短,有时肝门静脉的右前叶支和右后叶支直接来自肝门静脉主干,因而肝门静脉右支阙如,解剖时应予以注意。分离出肝门静脉右干后,予以结扎、切断,近端再缝扎一道。自肝上下腔静脉壁右侧至胆囊切迹即正中裂右侧0.5～1 cm处切开肝包膜及表浅肝实质,钝性分离肝实质,所遇管道逐一钳夹、切断、结扎,显露肝中静脉,其右侧属支亦逐一钳夹、切断,结扎肝右静脉。分离肝实质至近第二肝门处,用长弯血管钳穿过肝右静脉后方,钳夹、切断、结扎肝右静脉,移除右半肝,断端再缝扎一道。若行全肝入肝血流阻断法切肝,则可松除阻断肝十二指肠韧带的乳胶管。仔细缝扎肝断面出血点及胆汁漏,上下对拢缝合肝断面,若对拢缝合有困难,则以大网膜覆盖肝断面,用丝线缝合固定数针。右膈下旋转一引流管,关腹。

3.肝中叶切除术

肝中叶即右前叶加左内叶,其右界为右叶间裂,左界为左叶间裂,它的脏面为第一肝门,膈顶部为第二肝门。位于肝中叶的肿瘤可行肝中叶切除术。钳夹、切断、结扎肝圆韧带,切断镰状韧带、肝上下腔静脉前及左侧部分冠状韧带,切断右肝结肠韧带、肝肾韧带、右三角韧带、右冠状韧带及分离右侧肝裸区,使右半肝充分游离。分离、切断、结扎胆囊管、胆囊动脉,但不剥离胆囊床,胆囊留在原位,可将胆囊与肝中叶一起切除。剪开肝脏面横沟处的纤维组织,用示指沿横沟左右分离肝组织与Glisson鞘之间的纤维结缔组织。在第二肝门前方偏左沿肝中静脉走向分离肝实质,向后分离2～3 cm可见肝中静脉主干予以结扎,不切断,如肿瘤大,不能先处理肝中静脉时,也可在切肝的最后阶段予以结扎、切断。注意不要损伤与其相会合的肝左静脉主干。在右叶间裂左侧0.5～1 cm,切开肝包膜,钝性分离肝实质,钳夹、切断、结扎肝右静脉右前叶的属支及右前叶的血管、胆管蒂,继沿肝镰状韧带右缘切开肝包膜及表浅肝实质,钝性分离肝实质,遇有通向左内叶的血管及胆管蒂逐一予以钳夹、切断、结扎。将肝中叶向上提起,钳夹、切断下腔静脉前方的肝组织及肝短静脉,最后切断肝中静脉,移除肝中叶,缝扎肝断面的出血点及胆汁漏,对拢缝合两侧肝断面,但在第一肝门处不宜过紧,以免压迫肝门静脉、肝动脉的入肝血流及肝胆管的胆汁引流。于小网膜孔处留置一引流管,关腹。

4.肝右后叶切除术

肝的右后叶即第Ⅵ、第Ⅶ段交界处之较大肿瘤适合行肝的右后叶切除。切断肝结肠韧带、右三角韧带、右肝肾韧带及右冠状韧带,分离肝裸区,使右半肝充分游离。为便于操作,可切断肝圆韧带、镰状韧带,易使肝能向左侧推移。沿右叶间裂右侧0.5～1 cm切开肝包膜及表浅肝实质。由于右叶间裂在肝表面无明确标志,且变异较多,亦可沿第一肝门右切迹外侧分开肝实质,显露出右后叶的肝门静脉支、胆管和动脉支,予以结扎。结扎后,右后叶肝组织迅速变色,显示出其界线,再沿此分界线切开肝包膜及表浅肝实质。向深处钝性分离肝实质,所遇管道逐一钳夹、切断、结扎。注意只切断、结扎肝右静脉在肝右后叶的属支,保留肝右静脉主干。分离切除肝实质到下腔静脉右侧壁,仔细分离肝短静脉,逐一钳夹、切断、缝扎肝短静脉残端,移除肝右叶。缝扎肝断面出血点及胆汁漏。因肝断面难以上下对拢缝合,可切取一片镰状韧带或用大网膜覆盖肝断面,用丝线缝合数针固定。右膈下肝断面处放置一引流管,关腹。

5. 肝右三叶切除术

肝三叶切除术是将肝右后叶、右前叶、左内叶一并切除,是肝的最大量切除,也称之肝的极量切除。由于原发性肝癌患者大多伴有不同程度的肝硬化,除非肝在左外叶代偿性增大,并估计能维持正常的肝功能,否则不宜行肝右三叶切除术。因此,原发性肝癌患者极少行肝右三叶切除术。

先切除胆囊。分离、钳夹、切断、结扎肝圆韧带,切断镰状韧带、肝结肠韧带、右肝肾韧带、右三角韧带及右冠状韧带至肝上下腔静脉左侧 2～3 cm,分离肝裸区至下腔静脉右侧壁,充分游离右半肝,将右半肝向左上轻轻翻起,沿肝后下腔静脉前壁自下向上分离、钳夹、切断多根肝短静脉,断端逐一缝扎。剪开肝圆韧带后侧及第一肝门横沟上方与肝脏脏面之间的纤维组织,并沿横沟向右侧解剖,分离进入右半肝的血管及胆管,予以钳夹、切断、结扎,继向左侧分离,解剖进入左内叶的肝门静脉、肝动脉及胆管,分别钳夹、切断、结扎。自肝上下腔静脉右侧斜向左侧,于镰状韧带右侧 1 cm,切开肝包膜及表浅肝实质,自下向上分离肝实质,遇有肝内血管、胆管逐一钳夹、切断、结扎,近第二肝门处分离显露出肝中静脉,弄清其与肝左静脉之间的关系后,将其结扎、切断,向右分离,显露出肝右静脉主干,用长弯血管钳钳夹、切断,断端缝扎,移除肝右三叶。

肝右三叶切除术亦可采用常温下乳胶管束扎肝十二指肠韧带,以阻断全肝入肝血流方法。切除胆囊,充分游离右半肝后,在肝圆韧带右侧及第一肝门上缘剪开纤维组织。在肝膈面自肝上下腔静脉右侧斜向左侧至镰状韧带右侧 1 cm 切开肝包膜及表浅肝实质,控制入肝血流,自下向上分离肝实质,显露出肝门静脉左支的矢状部及囊部,找出进入左内叶的血管、胆管,予以切断、结扎。

注意勿损伤肝门静脉左干及左肝管。沿肝门横沟上缘向右分开肝实质,至第一肝门右切迹处用刀柄将肝组织向右侧推开,充分显露肝门静脉右干、右肝管和肝右动脉,分别予以结扎、切断,将肝向上翻起,自下向上沿肝后下腔静脉右前壁分离、钳夹、切断多根肝短静脉,断端逐一缝扎,至第二肝门处分离肝实质,显露出肝中静脉及肝右静脉,分别予以钳夹、切断、断端缝扎,移除右三叶。松除乳胶管,恢复入肝血流,缝扎肝断面出血点及胆汁漏,将镰状韧带向右翻下覆盖肝断面或用大网膜覆盖肝断面,且丝线缝合固定数针,右膈下放置一引流管,关腹。

6. 肝左三叶切除术

肝左三叶切除术是将左外叶、左内叶及右前叶全部切除,一般不包括尾状叶,亦称左侧肝极量切除术。决定行左三叶切除时,必须是右后叶足够大,估计术后能维持正常肝功能者。因此,合并有严重肝硬化者,不宜做左三叶切除。原发性肝癌位于左半肝且累及到右前叶时,且无严重肝硬化,可行左三叶切除术。当决定行左三叶切除时,先切除胆囊,切断肝圆韧带、镰状韧带、左三角韧带、左冠状韧带、肝胃韧带、右三角韧带、肝结肠韧带、肝肾韧带及右冠状韧带,充分游离肝。沿肝门横沟上缘到左纵沟剪开肝包膜,推开肝实质,再向右至肝门右切迹处剪开肝包膜,向右推开肝实质。沿右叶间裂左侧 1 cm 切开肝包膜及表浅肝实质,在膈顶部绕过第二肝门至下腔静脉左侧壁。

乳胶管束扎肝十二指肠韧带以阻断入肝血流。沿预切线自下向上钝性分离肝实质,遇有肝内血管及胆管逐一钳夹、切断、结扎，肝切面应斜向左后方达下腔静脉左壁，将肝向上翻起，显露肝脏脏面，向第一肝门右切迹处断离肝实质，在右肝门静脉干、右肝管和肝右动脉上方的肝实质内将右前叶的肝门静脉支、胆管和动脉支钳夹、切断、结扎，继向左在横沟与左纵沟交界处钳夹、切断、结扎左肝门静脉干、左肝管和肝左动脉，沿下腔静脉前壁向上分离肝实质，遇有管道逐一钳夹、切断、结扎，至第二肝门处，用血管钳将肝中静脉和肝左静脉钳夹、切断、结扎，移除左三叶，松除乳胶管、恢复入肝血流。仔细缝扎肝断面出血点及胆汁漏，若无明显肝硬化，估计可将肝断面上下缘对拢缝合而无很大张力时，则行对拢缝合，否则可用大网膜或游离镰状韧带覆盖肝断面，用丝线缝合固定数针。

　　左三叶切除术亦可不采用常温下暂时阻断全肝入肝血流方法控制出血。切除肝周围所有韧带后，在第一肝门横沟上缘向左至左纵沟剪开肝包膜，预先分离、钳夹、切断、结扎左肝门静脉干、左肝管和肝左动脉，继向右至右切迹处剪开肝包膜，分离推开肝实质，显露出肝门静脉右支、右肝管和肝右动脉。沿右叶间裂左侧 1 cm 切开肝包膜及表浅肝实质，在膈顶部绕过第二肝门至下腔静脉左侧壁，并向深处分离肝实质，显露出肝中、肝左静脉，分别予以结扎、切断。沿预切线向深处分离肝实质，钳夹、切断、结扎右前叶的肝右静脉属支及肝门静脉、肝动脉、胆管支，将左三叶轻轻提起，沿下腔静脉前壁向上分离肝实质，遇有管道逐一钳夹、切断、结扎，移除左三叶。缝扎肝断面出血及胆汁漏，对拢缝合肝断面上下缘，或用一片镰状韧带或大网膜覆盖肝断面，用丝线缝合固定数针。肝断面处放置一引流管，关腹。

　　有研究者的手术经验如下。①采用肋缘下斜切口，避免开胸。②采用常温下间歇性肝门阻断方法施行肝切除术。③对位于肝脏周边的小肝癌可不做肝血流阻断，术中用手指挤压止血即可。④肝实质的离断方面采用指捏加钳夹法。⑤对大血管损伤的处理，可在直视下予以缝合或钳夹后修补，不需生物泵的支持。⑥术中B超应用。⑦肝创面用大网膜覆盖缝合固定或做创面对拢缝合。⑧术中、术后充分供氧，持续双套管负压引流。我们采用上述技术应用于 5 524 例肝癌肝切除术，取得良好效果，术后 1 个月内病死率明显下降，仅 0.62％。

　　肝门淋巴结清扫术：在肝切除前常规进行肝门区域淋巴结清扫，术中肝门静脉、胆总管及肝动脉周围的淋巴结均被清扫。淋巴结状态是肿瘤患者一个重要的预后因素，淋巴结转移的发生率、部位、术前术后诊断符合率以及对预后的影响，显著影响患者生存率。肝门淋巴结清扫是安全的，对没有慢性肝病的胆管细胞性肝癌患者应常规应用。在总结肝门淋巴结清扫术在原发性肝癌治疗中的价值时，有学者对 113 例原发性肝癌患者进行分析，清扫的淋巴结平均数为（3.8±1.6）个，有肝门淋巴结转移者中位生存时间为 13 个月，而无肝门淋巴结转移者中位生存时间为 25 个月，两者 2 年生存率分别约为 17.12％和 49.83％。

　　肝三叶切除术治疗肝巨大肿瘤一直被外科学者视为禁区。Holbrook 等报道肝癌切除 13 年经验，仅做 10 例肝三叶切除，手术死亡率 7％；国内有学者报道 31 年肝切除经验，仅有 2 例做肝三叶切除。有临床研究者自 1993 年 7 月至 1999 年 10 月，行肝三叶切除治疗原发性肝巨大肿瘤 29 例，手术病死率仅 3.4％，术后 1、3、5 年生存率分别达 63.6％，36.4％和 27.3％。应注意：①准确把握手术适应证：测定血中 BCAA/AAA 比值，＞2 者，适宜做肝三叶切除，1.5～2.0 者，做肝切除需慎重；②采用常温下一次肝门阻断法，阻断时间为 15～40 min，做到术中不出血或出血甚少；③熟练的手术技巧；④高新技术的结合应用。

　　手术经腹肝动脉肝门静脉双置泵栓塞灌注化疗：曲永利对 21 例中晚期肝癌患者，术中行肝动脉肝门静脉双置入皮下埋藏式药盒，经泵进行化疗栓塞，药物为表柔比星 10～30 mg，丝裂霉素 10～20 mg,氟尿嘧啶 250 mg,超乳化碘油 10～30 mL。结果全部病例均取得良好的治疗效果,肿瘤都有不同程度的缩小,生活质量改善。生存期:0.5～1.0 年 6 例,1.0～2.0 年 9 例,2.0 年以上 6 例。经肝动脉肝门静脉双置泵栓塞灌注化疗治疗中晚期肝癌,疗效良好。

总之,肝切除术式的选择应根据患者全身情况、肝硬化程度,肿瘤大小和部位而定。由于肝硬化患者常不能耐受巨量肝切除术,因此,传统的规则性肝切除受到限制。目前,对肝癌的手术切除原则是:①对临床肝癌或大肝癌,如患者全身情况和肝功能代偿良好,又无肝硬化者,规则性肝切除仍为主要术式。②对合并肝硬化的亚临床肝癌或小肝癌,局部切除(包括楔形切除,部分肝切除、癌结节剜出术等)成为主要切除术式。③对肿瘤包膜完整者,倾向于局部切除;对肿瘤包膜不完整者,多考虑较为广泛的切除。④从部位来说,对左侧肝癌,以力求根治为原则,尽可能选用规则性半肝切除或左三叶切除。右侧肝癌,一般做部分肝切除,不强求右半肝切除,既要照顾根治原则,也要考虑安全性。位于中肝叶或肝门区肿瘤,由于中肝叶切除技术较复杂,在有肝硬化情况下,可考虑改良的中肝叶切除术。

第六节　减少术中出血的途径

肝脏具有复杂的管道系统,血流丰富,尽可能地减少肝切除术中出血,同时使肝缺血时间尽量缩短,减少肝功能损伤,是肝切除手术成功的关键。原发性肝癌患者近 90% 伴有不同程度的肝硬化,对出血及缺血的耐受程度均大大降低,这就要求外科医师在手术中根据肿瘤部位、大小及肝硬化程度合理选择控制出血的方法,熟练掌握肝的解剖和切肝技术。

一、局部肝血流阻断法

适用于局部肝切除:肝楔形切除或周围型肝癌的切除。

1.手指按压法控制出血

左外叶(第Ⅱ、Ⅲ段)及肝第Ⅵ段的切除适用此方法。切断右肝或右肝周围韧带后,用电刀按预切范围切开包膜,确定预切线,术者用左手在预切线的外侧捏住肝,分离肝实质,边钳夹、切断、结扎所遇管道,直至切除左外叶或肝第Ⅵ段,此时仍捏住肝,观察有无出血,若有出血,则行"8"字缝合,查无活动性出血后,封闭肝断面。

2.选择性肝内肝门静脉分支阻断法

该方法适用于行肝段切除或肝的局部切除。由 Shimamura 和 Castaing 首先应用。具体方法是分离、结扎病侧肝动脉分支,在 B 超引导下用 18F 或 22F 带针芯的穿刺针经肝实质穿刺进入肝门静脉。

退出针芯后抽到静脉血,则可确认穿刺成功。再经针鞘置入一根金属导丝,然后拔出针鞘,在金属导丝导引下置入一末端开口能自行闭合的扩张导管并固定于肝。然后经此导管置5F 或 7F 的气囊导管,B超引导下向气囊内注入空气或等渗生理盐水 1 mL,以阻断肿瘤的肝门静脉血供,经导管侧孔(位于气囊的肿瘤侧)注入推移后再次扩张气囊。此法优点在于不需要解剖肝门,既减少术中出血又可避免损伤肝门静脉及其分支。

3.肝褥式缝合法

肝褥式缝合法适用于肝边缘的较小肿瘤或肝组织较薄部位的肝切除术,较常用。其方法是用大弯圆针或 60 mm 大弯肝针,7 号丝线,离肝预定切缘 1～1.5 cm 处做贯穿全层间断交锁褥式缝合。切除肝组织中遇有大管道予以钳夹、切断、结扎。切除肝组织后,对拢缝合肝断面,不能对拢缝合者,用大网膜覆盖肝断面。

二、选择性半肝血流阻断法

选择性半肝血流阻断方法是解剖、结扎、切断出入病侧半肝的肝动脉、肝门静脉、肝管及肝静脉,然后切肝。适用于规则性的左右半肝切除或左、右三叶切除术。从肝门处开始,先切开肝十二指肠韧带,结扎、切断患侧胆管、肝动脉,最后分离出肝门静脉,结扎、切断相应的肝门静脉支。也可先将肝门上下缘的浆膜切开,在 Glisson 鞘外推开肝实质,一并套扎病侧肝动脉、肝管及肝门静脉。

病侧肝静脉可在肝外或肝内处理,行右半肝或右三叶切除时,先在肝上下腔静脉右侧壁向肝内分离,推开肝实质,显露出肝右静脉进入下腔静脉处,沿肝右静脉干切开肝实质,显露部分肝右静脉干,用大弯针缝扎、切断。行左半肝切除时,只结扎切断肝左静脉,处理同肝右静脉,而肝中静脉属支只在肝内处理。行左三叶切除应特别注意肝中静脉的处理,肝中静脉入下腔静脉处位于近第二肝门处肝镰状韧带两叶之间,应由此切开肝实质,分离显露肝中静脉主干,予以缝扎、切断。

肝短静脉的处理也很重要,因其位于肝的右面,直接进入下腔静脉,肝外部分极短,且大多都很纤细,稍有不慎极易撕破,引起大出血。因此,行右半肝或右三叶切除时,也应预先处理好肝短静脉,仔细分离出肝短静脉,予以钳夹、切断、缝扎。选择性半肝血流阻断的优点:①无血供的病侧肝与正常侧肝有明显的分界,可使切除的范围比较明确,不致遗留过多缺血肝组织或切入正常肝组织内;②病侧血管阻断彻底,术中出血少;③不阻断正常侧肝的血供,不影响肝门静脉血液回流。

三、常温下全肝入肝血流阻断法

常温下全肝入肝血流阻断法系用乳胶管束扎十二指肠韧带,使肝处于缺血状态,沿预定的肝切线钝性分离肝实质,遇有管道逐一钳夹、切断、结扎。阻断 15～20 min,一般均能完成肝切除术。对复杂的肝切除,一次阻断不能完成肝切除者,可放松乳胶管,间隔 3～5 min 或以后,再次阻断肝门。对严重肝硬化者,一次阻断不应超过 10 min,以免术后肝功能紊乱。切除病肝后,如肝断面仍有出血,可用丝线做"8"字缝扎。此法简单且能有效地控制肝内血流,适用于各种类型的肝切除术,是目前临床上最常用的肝切除中控制肝出血的方法。

四、无血切肝术

无血切肝术系指将进出肝的血流完全阻断,使肝处于无血状态下进行肝切除,又称之为全肝血流阻断切肝术。无血切肝术适用于生长在第一、第二肝门区或紧贴下腔静脉的肝癌。当切除这些部位的肝癌时,常易损伤或需切除部分大血管壁,导致难以控制的大出血或空气栓塞,采用全肝血流阻断法,可安全切除肝癌,并修补损伤的下腔静脉壁。

1.Heaney 常温下全肝血流阻断法

Heaney 常温下全肝血流阻断即在常温下阻断腹主动脉、肝上方、下方的下腔静脉及肝门静脉、肝动脉血流。先游离切断肝周围韧带,切断结扎右肾上腺静脉,然后游离横膈以下、腹腔动脉以上的一段腹主动脉、肝下方、右肾静脉上方的下腔静脉和肝上方的下腔静脉,以无损伤血管钳或细乳胶管或纱带按先后次序逐一阻断腹主动脉—第一肝门—肝下方下腔静脉—肝上方下腔静脉。待肿瘤切除和创面处理完善后,按阻断时的相反次序,逐一去除阻断钳或乳胶管或纱带。

本法的最大优点是无须特殊设备而能在无血下切除贴近下腔静脉的肿瘤。阻断时间可长达 25～30 min,此外,血生化及血压扰乱较小。其主要不足是当腹主动脉阻断后,上半身血容量增加,血压上升,左心室负荷加重,冠状动脉血压受到影响,对有动脉硬化的患者或老年患者,易引起心脏及脑血管意外。当开放循环时,回心血又骤增,易引起急性心力衰竭或急性肺水肿。因此,当解除阻断时,应缓缓进行,不可过快过急。

2.Fortner 全肝血流阻断加低温液灌注切肝术

肝的游离大致与 Heaney 法相同。阻断全肝血流之前,先自胃十二指肠动脉插入一内径 1.7 mm 的塑料管至肝固有动脉,自肝门静脉做一切口插入一内径 4 mm 的塑料管,肝动脉与肝门静脉两根塑料管以 Y 形管相连接,再接连灌注器,开始以 4 ℃ 乳酸林格溶液灌注(每分钟流量为 100～120 mL)在插管的远心端以乳胶管或纱带分别阻断肝门静脉主干和肝动脉,肝下方的下腔静脉于右肾静脉上方阻断;肝上方近膈肌处的下腔静脉最后阻断,于肝下方的下腔静脉切一小口,使灌注液经肝实质后自此小切口流出。冷冻灌注约 10 min,肝色泽变苍白色,此时开始做肿瘤切除。肿瘤切除和肝断面处理完毕后,缝合肝下方下腔静脉的小切口,停止冷冻液灌注,松除肝上方、肝下方的下腔静脉和第一肝门阻断钳或束带,拔去肝动脉插管和肝门静脉插管,缝合肝门静脉切口。

本法的优点是全肝无血,又由于冷冻液灌注,肝处于低代谢状态,可保护肝细胞免于缺氧坏死。因此,阻断时间平均可长达 1 h(87.6±33.5 min),手术从容不迫。其不足之处是术前需要准备灌注器及大量低温灌注液,不适用于急症,仅适用于择期手术患者。此外,术中可出现低钾、酸碱失衡和凝血机制紊乱。

3.简化的全肝血流阻断法

上述两种方法各具优点,但手术操作过程比较复杂,我们作了改进。即遇肝门区或下腔静脉附近肿瘤时,先分离出第一肝门,肝上方下腔静脉和肝下方下腔静脉,并分别绕以乳胶管或纱带而不束紧。先仅阻断第一肝门,然后着手切除肿瘤,如发现肿瘤确与下腔静脉或肝静脉根部粘连,有可能伤及上述大血管时,再阻断肝下方和肝上方的下腔静脉,大血管如被切破或切去一部分,当即修补。这样,即使全肝血流阻断,需时也较短。开放循环时次序适与阻断时相反。此法的主要优点是既不需要阻断腹主动脉,也不需插管低温灌注,大大简化了手术操作的程序。全肝血流阻断的极限时间为 15 min。

无血切肝术,有学者的做法是,在显露右肝静脉和中肝静脉之间的间隙后,用长弯剪剪开肝下腔静脉前壁的腹膜,使用长弯钳分离肝下腔静脉与肝组织,直至血管钳尖端从右肝静脉与中肝静脉根部之间穿出。然后将两根长约 30 cm 浸过石蜡的弹力提拉带经肝后隧道向下拉出,一根提拉带尾端由肝膈面向前下绕置于肝预切处,收紧头尾端后打结,以阻断对侧残肝的交通支血管出血;另一根尾端由患侧肝静脉侧后方向下绕过,与头端对应,用蚊式钳夹紧,以阻断患侧肝静脉和肝短静脉。阻断顺序为先阻断单侧入肝血流,再阻断左右肝之间的交通支血管,最后阻断肝静脉和肝短静脉。

　　吴孟超等认为,这项新技术能显著减少肝切除术中的出血量,可减轻肝功能损害。无血切肝术可提高切除率,增加手术安全性。但不宜滥用,能用普通术式切除者,绝不应采用无血切肝术。应选择肝硬化较轻或无肝硬化,心、肺、肝、肾功能良好,而肿瘤又位于常规方法难以切除的位置的患者。

五、肝切除术中大出血的预防和处理

　　由于肝血管丰富复杂,原发性肝癌患者多合并肝硬化,因此,行肝切除术时极易引起肝大血管的损伤破裂出血及肝断面出血。

　　1.血管损伤引起的出血

　　(1)肝右静脉损伤出血,肝右静脉短而粗,壁薄,紧贴下腔静脉,又位于右肝膈顶后方,并深埋于肝实质中,显露困难。当行右侧肝切除时,游离肝右静脉与下腔静脉相交处,因静脉壁薄,稍一不慎,静脉壁即可撕破,引起血流喷涌,使术野形成一片血泊,血压迅速下降,或导致休克。此时术者应以示指插至下腔静脉后方并向前方顶起,拇指压住肝右静脉根部,立刻吸尽积血,显露静脉破口,先钳夹后予以修补。为预防肝右静脉损伤引起出血,做右侧肝切除,尤其肝第Ⅶ、第Ⅷ段切除时,为充分显露手术野,让患者做左侧卧位45°～60°,悬吊拉钩将右侧胸廓尽量向上吊起,完全游离右半肝,将右肝向左下牵拉,使操作方便自如。

　　切肝前可不必完全分离出肝右静脉,在该静脉主干行径上,先用大弯针粗线穿绕该静脉,连同部分肝组织一道缝扎,于右肝离断时再钳夹、离断、缝扎一次。另一方法则不必先缝扎肝右静脉,只是在最后离断右肝时,在肝实质内钳夹粗大的肝右静脉,予以切断,取出右侧肝,然后缝扎肝右静脉断端。近年来后一种方法应用较多。

　　(2)肝左静脉损伤出血:做第Ⅱ、Ⅲ段或左半肝切除术时,因过度牵拉肝组织,或分离近下腔静脉左缘的疏松纤维组织时过多应用剪刀,易损伤肝左静脉。如损伤了肝左静脉,应以手指捏住出血处或于破溃口上、下端钳夹并缝合破口。为预防肝左静脉损伤,亦不必先游离出该静脉,仅需在其主干行径上经肝实质深深缝扎一针,于离断左肝时再钳夹、切断、缝扎一次。如术者操作熟练,亦可省略这一步骤,只是在离断左肝最后阶段,于肝实质内分离出肝左静脉,然后钳夹、离断,取出左肝或第Ⅱ、Ⅲ段后,最后缝扎肝左静脉断端。

　　(3)肝短静脉或下腔静脉出血:做右侧肝或右三叶或肝第Ⅰ段切除术时,由于过度牵拉肝组织或结扎线滑脱,或直接损伤下腔静脉,这时下腔静脉壁上形成一破溃口,出血汹涌。遇此情况,术者应立即用手指压住下腔静脉破口,吸净血液,用无损伤针缝合破口,出血即止。若缝合有困难,可用卵圆钳钳夹小纱布,分别垂直压迫下腔静脉破口上、下方,此时下腔静脉一段不再出血,破口显露,再予修补。

　　预防肝短静脉出血要点是当分离该静脉时,肝向上牵拉不宜用力过猛,分离宜从下方逐渐向上,所遇每一根肝短静脉,以蚊式钳钳夹后切断,细丝线缝扎,切勿做单纯结扎。当肿瘤贴近下腔静脉,估计分离困难较大,且易损伤肝短静脉或下腔静脉时,可采用改良的全肝血流阻断术切肝。此方法简单,可预防下腔静脉汹涌出血,但一次阻断时间限定在15 min以内,对肝硬化比较重的患者,阻断时间应更短,阻断前应自颈静脉或上肢补足量的液体和血液。

　　(4)肝门静脉分支损伤出血:位于第一肝门区肿瘤,在分离切除时,易损伤肝门静脉左右支,因肝门静脉左右支有时位置高而深在,如分离时不慎损伤血管壁,可暂时阻断肝十二指肠韧带,出血即停止,然后修补破口。

2.肝断面引起的出血

肝右叶或肝第Ⅷ段深在肿瘤做梭形切除后,由于断面深,切口小,出血较多,难以逐一缝扎止血,且在不断出血情况下,不易看清出血点,遇此情况,可于切口内填塞大块明胶海绵或大网膜,用大弯针"U"形对拢缝合肝断面两侧肝组织。此一方面可对拢压迫止血,另外也消灭了因切除肿瘤后留下的深在空腔,避免胆汁漏或渗血。做右半肝或左三叶切除后,常遗留较大的肝断面,出血点很多,可用氩气刀喷凝或将出血点逐一缝扎。肝断面最好对拢缝合,如不能对缝,则取一片游离镰状韧带或游离大网膜覆盖断面,四周与肝缘缝合固定,中央固定两针,止血则完善。

3.手术野广泛渗血

手术野广泛渗血系指手术切口、分离之创面、肝断面的广泛渗血,多因术前肝脏功能欠佳,术中出血多,又输入过多的库存血引起。手术野广泛渗血,是一个危险的征兆。有效的办法是一方面立刻输入适量鲜血,并输注适量纤维蛋白原、凝血酶原复合物或其他凝血物质,另一方面用氩气刀喷凝或缝扎止血。如渗血不止,可用大块明胶海绵铺垫渗血区,其上用大纱条紧紧填塞压迫,缝合切口,尽快结束手术,待5~6 d或以后,情况好转时再逐渐拔出纱条。

六、大肝癌切除不输血

肝是人体内最大器官,内有3种血管(肝门静脉、肝动脉和肝静脉)以及丰富的肝血窦。肝切除易导致大出血。近年切除大肝癌采取一定手法,术中出血少——常温下一次性肝门阻断术,大肝癌切除不输血。有学者对29例大肝癌做切除不输血,其结果与同期接受输血的48例相比,手术病死率和并发症发生率降低,生存率明显提高。输血的缺点在于输血可增加感染的机会;大量输血可引起凝血机制障碍;输血可降低机体免疫功能。已证明输血可降低NK细胞活性,增加抑制性T细胞活性,抑制淋巴细胞转化,因而可降低机体的特异性和非特异性免疫应答,从而促进肿瘤复发。另外,输血会增加经济负担,影响其他治疗的实施。不输血可克服上述缺点。

不输血的前提:①熟练手术技巧,快捷操作,尽量缩短肝门阻断时间;②术中不输库血;③将物理根治疗法如深度冷冻、射频等方法与手术结合使用。

第七节 术后并发症、手术病死率及其原因

肝切除术可能引起各种并发症,术后可能出现肝手术区出血、上消化道出血、肝衰竭、胆汁漏、膈下感染、胸腔积液、肺动脉栓塞等并发症。而这些并发症不但会增加患者痛苦,而且常导致患者死亡。对上述肝切除术后并发症,手术病死率及其原因阐述如下。

一、肝切除术后出血

肝切除术后出血包括肝断面的出血和其他部位的出血。常因术中止血不彻底,血管结扎线脱落,肝断面肝组织坏死及引流不畅,膈下或胸腔积液感染引起出血。如出血量少,可输鲜血,纤维蛋白原、凝血酶原复合物、巴曲酶(立止血,Batroxobin)或其他凝血物质,严密观察

4～8 h,如引流管引出鲜血逐渐减少,可不必再手术,如出血量仍较大,不易自行止住时,应再手术止血。肝周围韧带上往往有许多小血管,如合并肝门静脉高压时,侧支血管尤为丰富,在分离韧带或膈肌粘连时应仔细止血,尽量缝合肝裸区的后腹壁粗糙面。处理肝断面时,血管结扎要牢靠,较大血管及肝断面深的出血点应缝扎,确认无明显出血点后,用生理盐水冲洗肝断面,以去除暂时掩盖出血点的大小凝血块,仔细观察有无出血点,做到止血彻底。肝断面应尽量对拢缝合,不留空腔。若空腔太大,可填塞明胶海绵或大网膜,再对拢缝合肝断面。

二、上消化道出血

原发性肝癌患者近 90％合并有肝硬化,食管－胃底静脉可有不同程度曲张,由于曲张的静脉向消化道腔内突出,胃肠道存在不同程度的淤血、缺氧及胃黏膜糜烂,肝切除手术创伤大,出血多,可出现应激性胃肠道溃疡或食管－胃底静脉破裂致上消化道出血。小量上消化道出血,可口服或从胃管内灌注止血药,如去甲肾上腺素液、凝血酶,周围静脉输入降低肝门静脉压的药物,如垂体后叶素、奥曲肽及抑制胃酸分泌的药物如西咪替丁(甲氰咪胍)、奥美拉唑(洛赛克)等,减少对食管－胃底黏膜的侵蚀。

食管静脉曲张破裂出血量大者,宜插入三腔管以气囊或水囊压迫胃底和(或)食管下端,待血止后 24 h 即可抽出囊中的水或气,如不再出血,即可拔除三腔管。亦可在内镜下对食管－胃底静脉注入硬化剂,止血效果满意。

如患者非属晚期,情况良好,以上各种方法无效时,亦可考虑紧急脾切除和胃底交锁环扎术或食管贲门周围血管剥脱术。胃管内灌注药止血参考技巧:胃管内灌注去甲肾上腺素 2 mg,左右翻身活动一周,抽出血性胃液;再胃管内灌注去甲肾上腺素 2 mg、云南白药粉 1/2 瓶加生理盐水 20 mL,左右翻身活动 2 周;每 2 h 重复 1 次,到抽出胃液无鲜血,延长到每 4 h 重复 1 次;再抽出胃液无鲜血,延长到每 8 h 重复 1 次,云南白药粉 1/4 瓶加生理盐水 20 mL;到治疗 3 d 后抽出胃液无鲜血,延长到每 12 h 重复 1 次。出血短期内可口服抗生素,如链霉素、甲硝唑等,以抑制肠道菌群,减少肝性脑病的发生。为预防肝切除术后发生上消化道出血,对有严重肝硬化的患者,于手术后即可用抑制胃酸分泌的药物西咪替丁或奥美拉唑及降低肝门静脉压力的药物奥曲肽等,持续 1 周。

三、肝衰竭

这是肝切除术后常见而严重的并发症,也是导致术后死亡的重要原因。一般在肝切除术后第 1 d 开始都有轻度的黄疸,血浆蛋白降低,血清转氨酶升高等变化,但在余肝可代偿情况下,这些变化一般在术后 1 周便逐渐恢复正常。而对某些患者,特别是伴有严重肝硬化,切肝量较大或术中出血较多,阻断肝门时间太长情况下常出现急性或慢性肝衰竭。急性肝衰竭临床表现为术后第 1～2 d 出现非血容量不足的脉搏快,呼吸急促,白球蛋白比例迅速倒置,凝血酶原时间降至 20％以下,总胆红素急速上升至 85 mmol/L 以上,至第 7 d 仍持续升高,伴有烦躁不安、谵妄、昏睡乃至昏迷,常在数日内死亡。慢性肝衰竭发生在术后数日至数周内,患者可出现烦躁不安、谵妄、昏睡、黄疸逐渐加深、腹腔积液、上消化道出血,下肢水肿,水电解质紊乱,少尿以至无尿,最终因肝、肾衰竭而死亡。

对肝硬化患者,首先应严格掌握手术指征,术前做好充分准备,化验呈现不正常结果时,应先行短期保肝治疗,使其改善后,才能手术。手术中应尽量缩短肝门阻断时间(肝硬化患者阻断肝门时间应在 10 min 以内),尽量控制减少术中出血量,尽可能输入鲜血或库存时间较短的血液,保证供氧。术后宜继续吸氧 2～3 d,补充清蛋白或血浆、维生素 K_1、袪氨剂等。

肝衰竭的治疗,每日应输 250 g 以上葡萄糖,同时给适量的胰岛素、维生素 K_1、维生素 C,并可用适量的糖皮质激素,应用对肝无损害的抗生素,根据情况,补充谷氨酸钠、谷氨酸钾、门冬氨酸钾镁、精氨酸等,维持水、电解质平衡,但出现严重肝衰竭者,即使积极的中西医药物治疗,收效甚微,病死率极高。因此,预防比治疗更为重要。

四、胆汁漏

肝切除术后肝断面常有少量胆汁渗出,当引流保持通畅,一般经 3～5 d,肝断面因被纤维组织封闭,则胆汁漏自愈。但是,如果胆汁引流量在 1 周内仍持续不减少,且逐日增多,就说明有较大的胆管漏扎或结扎线脱落,或局部肝组织坏死而发生胆汁外漏。胆汁漏的发生多以非规则性肝切除或肝门区肿瘤的切除为多见。由于近 10 年肝癌行肝动脉结扎术(HAL)＋肝动脉灌注化疗术(HAI)＋肝动脉栓塞术(HAE)或TA-CE治疗的患者增多,经上述治疗后一些肝内小胆管、细小胆管发生无菌性炎症、纤维化,胆管壁增厚,肝断面小胆管不易封闭,此类肝切除术后胆汁漏的发生率较高。发生胆汁漏时,保持引流管通畅,必要时可持续负压吸引,胆汁会逐日减少,最终胆漏愈合。

预防胆汁漏的发生主要是肝切除术中尽量减少手术引起局部肝组织缺血坏死的机会,保证断端胆管的结扎牢靠,反复检查肝断面是否有胆汁漏,肝断面尽量对拢缝合贴紧,不留残腔。术中疑有胆管损伤时,应仔细修补。

五、膈下脓肿

膈下脓肿是肝切除术后一种严重的并发症。肝切除术后积血积液,加之引流不畅或过早拔除引流管时,极易形成膈下脓肿而导致脓毒血症。患者出现高热不退,右上腹或右季肋部疼痛,血白细胞增高,中性粒细胞常在 90％以上,后果严重。一旦发生,应尽早在 B 超引导下反复抽去脓液并注入抗生素或插入细引流管持续冲洗引流。如经上述方法处理持续 1 周仍未见效,应从原手术切口进腹,吸净脓液,清洗脓腔,充分引流,同时加强抗菌支持治疗。

为预防膈下脓肿的发生,术中应处理好手术创面,尽量减少术后渗血及避免术后胆汁漏。肝断面止血须彻底,分离肝周围韧带产生的创面应力争缝闭,不留后腹壁粗糙面,保持引流通畅,不过早拔除引流管,术后应用抗生素等。

六、胸腔积液

肝切除术后胸腔积液的发生率较高,尤其是右侧肝切除患者,如离断右肝三角韧带及右冠状韧带,胸腔积液的发生率可达 80％以上,而左侧肝切除患者胸腔积液的发生率则较低。右侧胸腔积液量多者可达 1 500 mL 以上,患者出现胸闷、气急、心慌、发热,首次胸穿抽出的胸腔积液呈淡红色,积液常规检查介于漏出液与渗出液之间,蛋白含量较高,自第 2 次起胸穿抽出的积液呈淡黄色,血浆样。肝切除术后产生大量胸腔积液的原因不十分清楚,可能有以下 3 个方面。

(1)因肝切除术后,肝功能不良,出现低蛋白血症,使血液胶体渗透压降低致血浆自血管漏出。

(2)肝切除术中因充分离断肝周围韧带,特别是显露右肝膈面裸区,使右侧膈肌缺少一层浆膜,在胸腔负压条件下,液体被吸进入胸腔,形成胸腔积液。

（3）近 10 年来,肝切除术中为充分显露肝脏,避免进胸操作,采用悬吊式肝拉钩,由于过度悬吊右侧胸廓,致右侧肋间筋膜、肌纤维及膈肌轻度损伤,渗出增加,形成胸腔积液。

如果患者无胸闷、气急、发热等症状,B 超检查胸腔积液宽度在 3 cm 以下,则不必做胸穿抽液,经输入适量血浆、清蛋白,肝功能恢复后多能自行吸收。如果患者胸闷气急明显,B 超检查胸腔积液宽度在 3 cm 以上,则可经 B 超定位后,于右侧肩胛线与第 8、9 肋间交界进针抽液,每次抽液量不宜超过 1 000 mL。抽液结束前可注入庆大霉素 24 万 U 或短小棒状杆菌、揽香烯等,有助于减少胸腔积液的产生。每次抽液前后几日可适量输入血浆或清蛋白,一般经 2～3 次抽液即可自愈。

为预防胸腔积液的产生,应避免低蛋白血症或尽量缩短低蛋白血症的时间;肝切除后,应修补缝合离断的肝周围韧带及右膈腹膜;上悬吊肝拉钩时,勿过度悬吊右侧胸廓;保证术后右膈下引流管通畅,避免右膈下积血、积脓及胆汁漏。

七、肺动脉栓塞

肝切除术后肺动脉栓塞的发生率不高,我院仅遇 3 例,但其一旦发生,患者便很快死亡。3 例中 1 例系肝血管瘤术后,2 例系原发性肝癌行肝切除术后。肺动脉栓塞多在术后 1 周左右因突然增加腹压如咳嗽、打喷嚏或大便时突发,患者先是大叫,随即神志丧失、发绀、呼吸急浅,很快便呼吸心搏停止。该并发症的发生系由于肝切除术后肝静脉血栓形成或肝静脉癌栓,手术后数日在突然增加胸腹压诱因下,肝静脉中血栓或癌栓脱落至下腔静脉而导致肺动脉栓塞。因此,在做肝切除术前应经 B 超仔细检查有无肝静脉癌栓存在,如肝静脉内存有癌栓,手术中应操作轻柔,并尽可能去除癌栓。

八、手术病死率及其原因

原发性肝癌的手术切除后病死率因不同时期而不同。

引起术后死亡的主要原因是肝衰竭,其次为出血性休克(24.4%)。为此手术前及手术中对肝能耐受手术切除范围的大小应有充分的估计,新技术应用、手术方案的合理制订可减少肝功能损害及出血,可降低病死率。肝癌较大,而肝硬化不严重、肝功能代偿良好的,可考虑半肝或半肝以上切除;小肝癌,特别是合并中度以上肝硬化者,局部切除或左外叶切除为主要术式;对合并严重肝硬化者,左或右半肝切除均属禁忌,宜做局部或肝段切除。另外,要求术者具有熟练的切肝技术。尽量缩短肝门阻断时间,减少肝叶缺血时间和减少术中大出血。阻断肝门不应超过 15 min,若 15 min 以内不能完成肝切除,可放松阻断 3～5 min。阻断肝分支肝切除技术保证大部分正常肝供血可大大延长阻断时间,并减少肝衰竭。

手术技术的提高,术前的手术切除可行性的准确评估,减少了不必要的开腹探查等,使手术切除大肝癌的生存率显著提高,手术病死率大大下降。

1.降低术后病死率

要注意手术切除的可行性评估。大肝癌肝切除的指征主要由患者的全身状况、肝癌病灶范围和生长部位以及肝功能 3 个因素决定。拟接受肝切除的患者一般情况应良好,心、肺、肾功能正常。影像学检查显示病灶单发,或虽是多发但局限于半肝或相邻 3 个肝叶范围内,健侧肝叶有明显的代偿性增大,或主要病灶可切除伴有其他肝叶内卫星灶少于 3 枚、病灶最大直径≤3 cm 者,同时无多发的不可切除的肝外转移灶。

值得注意的是由于专业知识的限制及各级医院设备、技术条件的不同,不同的医生对大肝癌的可切除性有不同的理解。临床上经常遇到,初次就诊一些原本可切除的大肝癌被归为"不可切除"而选择其他治疗,从而延误了手术时机。

大肝癌手术切除的可行性主要注意以下几点:①肿瘤大小不是能否切除的判断标准,所有孤立的巨大及特大肝癌如无肝外转移的证据,如果残肝无合并肝硬化或有明显的代偿性增大,绝大部分有切除可能。②肿瘤毗邻肝门或明显挤压和(或)累及肝静脉主干、腔静脉者,也不能完全排除手术切除的可能。肝细胞癌对周围血管常是推挤压迫,真正侵犯血管、难以分离者并不多见。③合并胆管、肝门静脉癌栓,并非手术禁忌,相反应该积极手术切除主瘤、取净癌栓,以改善肝门静脉血供和降低胆道压力,可改善患者一般状况,提高生活质量。④侵及邻近脏器,可连同累及脏器一并整块切除。

除可行性外,肝功能是评估手术切除可行性的第二个至关重要的条件,也是决定选择何种肝切除术式的基础。

Child 分级仍是简单、常用的肝功能的评估方法。通常认为肝功能 Child A 级的患者能耐受高达 50% 的肝实质切除量,而 Child B 级的患者能耐受 25% 的肝切除量,Child C 级是肝切除的绝对禁忌证。

近年来,国外许多肝脏外科中心多根据靛氰绿 15 min 储留率(ICG-R15)的结果决定安全切除的肝组织量。当 ICG-R15 < 10% 时,可施行肝三叶切除或半肝切除;当 ICG-R15 10%~19%,可行左半肝切除或右肝一叶切除;当 ICG-R15 20%~29%,可行肝段切除;当 ICG-R15 30%~39%;可行限制性肝切除,当 ICG-R15 ≥ 40%,仅可行剜除术。另外,ImamuraH 等报道依据日本东京国家肿瘤中心医院的临床经验认为,无腹腔积液和胆红素正常(< 17.10 μmol/L(1.0 mg/dL))的患者被认为是各种肝切除术式较好的适应证,胆红素为 18.81~25.65 μmol/L(1.1~1.5 mg/dL)可行限制性肝切除,1.6~1.9 mg/dL 可行剜除术;如胆红素 ≥ 34.20 μmol/L(2.0 mg/dL)则无肝切除指征。目前,残肝功能评估方法较多,笔者更推荐以血清胆红素、前清蛋白和凝血酶原时间是否正常以决定大肝癌切除的适应证。

2.提高手术切除技术

虽然肝癌的肝切除已不受其解剖位置的限制,但由于大肝癌尤其是巨大及特大肝癌往往压迫或侵犯重要的管道结构,多数患者伴有不同程度的肝硬化,手术切除仍有较大风险,为降低手术病死率和术后并发症发生率,手术操作技术是最重要的环节。

(1)合理的血流阻断技术是预防及控制术中大出血的关键。理想的控制肝创面出血的血流阻断方法能有效地控制肝创面出血及空气栓塞,同时又能减少残肝缺血再灌注损伤、影响其他脏器血液循环及保持全身血流动力学稳定。目前常用的肝血流阻断方法主要有全肝入肝血流阻断(第一肝门阻断)、全肝血流阻断、半肝入肝血流阻断、半肝入肝血流阻断＋同侧肝静脉阻断等。

但上述方法均存在各自的不足。半肝血流完全阻断下无血肝切除是指半肝入肝血流阻断＋同侧肝静脉、肝短静脉阻断＋肝左右叶交通支血管阻断。用该法切除肝实质,创面基本无出血,又可避免肝静脉和肝短静脉出血及空气栓塞;健侧残肝无缺血再灌注损伤,肝功能损害轻,阻断血流时间无严格限制;不需解剖第一、二、三肝门,操作简便;可避免胃肠道及肾的淤血,循环稳定;并有可能减少医源性肿瘤扩散。现已在部分患者的切肝中常规应用,取得良好效果。

(2)尽量减少肝组织的丧失,防止术后肝衰竭。在努力彻底切除病灶的基础上,尽可能保留残肝组织量。

巨大肝癌的手术切除不应过分强调根治原则,仅以尽可能彻底切除病灶为目的,这不但可减少术后肝衰竭的发生率,而且允许在术后复发时采用综合治疗,从而提高患者的长期生存率。

第八节　术后治疗

肝癌切除术是上腹部大手术,可产生许多并发症,必须密切观察病情,根据患者肝硬化程度,肝功能代偿情况、肝切除量和其他器官原有功能而具体处理。

(1)首先注意和防止出血、低血压、缺氧、少尿、水和电解质紊乱、腹胀和肝性脑病等。肝切除术后除进行腹部手术常规监护外,每半小时测血压、脉搏、呼吸 1 次至平稳后改为每 4 h 1 次直至术后 48 h。

(2)术后 24～48 h 吸氧,以增加肝细胞供氧量。

(3)记录每 24 h 出入液量 3 d。

(4)防止低蛋白血症、腹腔积液和稀释性低钾低钠血症。尤其肝硬化患者上述现象更突出。低蛋白血症是由于余肝功能未完全恢复,蛋白合成障碍;另一方面水潴留稀释血浆蛋白,低蛋白血症在术后 1 周内最易发生。因此,术后 3 d 每天静脉滴注清蛋白 5～10 g,甚至 15 g,以后视病情隔日或隔两日补充。输注蛋白、血浆等胶体可起到预防腹腔积液,利尿的功效。有时为增强利尿效果可于静脉输注胶体后立即静脉推注呋塞米(速尿)20 mg。尿量增加后更应注意电解质的补充。术后第 1 天始每天补钾不少于 3 g,进食后酌减或停止。

(5)代谢支持是术后处理的重要内容。术后 3 d 患者处于禁食或极少量进食期,机体营养靠静脉输注支持,肝切除量达 70％以上者可能会发生低血糖,因此,每天静脉输注 5％～10％葡萄糖 2 000 mL,25％高渗葡萄糖 500 mL,给高渗葡萄糖时宜以 4 g 糖:1U 胰岛素的比例给予胰岛素,并补钾,保证葡萄糖利用。葡萄糖能供给能量,增加肝糖原储备,起到保肝、促进肝功能恢复的作用。维生素 C 的补充,保证胶原合成,促进伤口愈合,每天 2 g。

(6)止血药的应用。术后 3 d 给止血药,氨甲苯酸(Pamba)或巴曲酶(Batroxobin,立止血)。肌内注射维生素 K_3 或静脉滴注维生素 K_1,增加凝血因子合成。

(7)应用广谱抗生素防止感染。

(8)预防消化道出血。食管-胃底静脉曲张患者严重者,可预防性应用奥曲肽(善得定)。术后 3 d 至 1 周常规应用 H_2 受体阻断药或质子泵抑制药,可预防应激性溃疡引发的出血,如西咪替丁、奥美拉唑(洛赛克)等。

(9)“三管”(导尿管、胃管、引流管)的处理。导尿管:一般于患者手术后第 2 天拔除,仍记录尿量。胃管:留置期间要保持通畅,注意引流量和引流液的颜色,一般排气后可拔除,左肝切除者拔管后进食要少,免致胃扩张、胃潴留。肝下或膈下引流管:一般均有淡血性液体引流出,液量逐日减少,3～5 d 或以后可拔除。如术后短期内引流出较多血液,提示有内出血可能,即应增加止血药或输血,如每小时引流血液在 500～1 000 mL,输血后仍有血压波动者,应考虑是否再次探腹止血。有时可有胆汁样液引流出,多为肝切缘胆汁渗漏所致,只要保持引流管道通畅,胆液会逐日减少,最终无胆液排出即可拔管。引流管引流既可提示腹内有无活动性出血情况,又可防止膈下积血积液,避免发生膈下感染。

(10)术后化验。术后 24 h 内化验肝、肾功能,凝血酶原时间,血糖,电解质等。以后一般患者每 2～3 d 重复上述化验,以便随时调整治疗方案。

(11)术前甲胎蛋白升高的患者,术后 1 周复查 1 次,以后每 2 周查 1 次。一般逐渐下降,直到正常。降而复升,可能肝内微小癌灶残留复发,虽影像学尚未能发现肝占位,待肝功能恢复,尚可考虑行介入治疗。

(12)激素类药物应用宜慎重,黄疸较重者可适量短时应用。

(13)大肝癌尤其是巨大肝癌,由于受肝内管道结构和切肝量的限制,往往难以获得足够的切缘;而当肿瘤巨大时又容易发生肝内转移形成子灶,尽管全肝切除肝移植后,也存在高复发率的问题。故术后抗复发治疗十分重要。术后行预防性肝动脉化疗栓塞(TACE),对降低高复发危险因素如合并有卫星灶、切除脉管内癌栓等短期内肝癌复发率具有一定疗效。

(14)对合并肝门静脉主要分支及主干癌栓者,可经肝门静脉系统置泵,术后抗凝治疗。3～4 周或以后经 DDS 泵行肝门静脉化疗,选用氟尿嘧啶 750 mg 持续 12 h 滴入加四氢叶酸钙 300 mg 静脉注射,连用 5～7 d。结束后 1 个月再行辅助性 TACE 预防复发,初步效果良好。

(15)免疫治疗由于不良反应较小而易于被临床接受。术后干扰素、胸腺素、多糖类免疫刺激药等免疫治疗。

术后抗肝炎病毒治疗日益受到重视,核苷类药物抗病毒治疗对预防肝癌术后复发有较高价值。另外,应用肿瘤靶向治疗药物索拉非尼、中医中药、康莱特等,定期监测跟踪设计治疗对肝癌根治性切除术后预防复发都有一定作用。

第九节　腹腔镜手术治疗肝癌

自 20 世纪 90 年代初起,腹腔镜技术在肝癌(包括原发性肝癌、继发性肝癌)治疗中,已顺利完成由初期的动物实验和临床观察阶段,成功地过渡到临床应用阶段。

一、腹腔镜肝切除术

腹腔镜肝切除术最早用于治疗肝脏的良性肿瘤。1993 年,国外 Wayaund 等人报道腹腔镜肝切除术用于治疗 1 例乙状结肠癌肝转移。患者于肠切除后 6 周,在腹腔镜下行肝第 Ⅵ 段切除术,手术历时 95 min,术后第 6 天痊愈出院。国内有学者报道腹腔镜下肝右叶下段切除治疗原发性肝癌,取得了满意的疗效。随后,腹腔镜肝切除术的报道陆续增多。Rau、Mizoe、Yamanaka、Samama、Marks 等人先后报道腹腔镜肝切除术的成功经验。Huscher 等人报道了各类腹腔镜肝切除术 38 例(1993～1997 年),包括肝楔形切除 5 例,肝段切除 11 例,左肝叶切除 10 例,扩大左肝切除 1 例,肝第 Ⅱ 段切除 5 例,扩大右肝切除 1 例。除扩大右肝切除术在腹腔镜辅助下完成外,其余手术均完全在腹腔镜下完成。其中,中转 2 例,分别是肝第 Ⅰ 段及肝第Ⅱ段切除术。无术中死亡,1例术后1 d死于肝衰竭和严重的凝血功能障碍。Huskier认为这一结果与开腹肝切除术具有可比性。

手术的方式:目前腹腔镜肝切除术从切肝的方式上分为全腹腔镜下肝切除术和腹腔镜辅助的肝切除术。大部分开腹治疗肝癌的手术式式已能够完全或在腹腔镜辅助下完成。腹腔镜肝切除术可采用气腹,亦可用免气腹技术。一般认为较小的肝癌可在全腹腔镜下完成肝叶切除术,而较大的或位置较特殊的肝癌则需在腹腔镜下完成肝脏的游离、切割后,再扩大戳孔,用常规开腹器械离断肝组织,将肝癌切除。腹腔镜肝切除术根据肿瘤的性质、所处的位置不同,可分为腹腔镜肝局部切除或楔形切除术、次肝段切除术或肝段切除术、肝叶切除术、半肝切除术和扩大的半肝切除术。

注意事项:①病例选择要慎重。肿瘤的部位、大小是重要因素,使病灶局限于术者视野所能及的范围是必要的条件。②手术原则同开腹手术。做规则性肝切除时,应先分离处理肝蒂处的肝动脉、肝静脉、胆管和第二肝门处的肝静脉,再按该肝叶的范围,切除肝组织,以防止术中肿瘤播散。③使用微波凝固止血器时,先根据肝切除的范围插入肝组织内,加温凝固止血,再行断离,可减少术中出血。④使用超声分离器时,对于骨骼化的管道系统应妥善夹闭处理。

随着腹腔镜技术的不断发展,腹腔镜下手术的专门器械的不断开发应用,腹腔镜下肝癌固化治疗微波固化术、激光介导的高温治疗、导向双极射频肿瘤毁损术等也在逐渐应用。

二、腹腔镜肝癌固化术

固化治疗是肝癌治疗的一项重要进展,尤其对于散在的体积不大的癌灶或肝癌主要部分已切除、尚留有较小的癌结节的病例更有意义。腹腔镜下肝癌固化治疗的方式有3种:①微波固化术;②激光介导的高温治疗;③导向双极射频肿瘤毁损术。

1. 微波固化术

微波固化治疗肝癌是通过将微波治疗机的辐射器插入癌灶周围的肝组织内至一定深度中央部,再插入数根辐射器,微波加温至80 ℃～120 ℃,3～6 min。一方面通过热效应使整块癌灶发生凝固坏死,直接杀灭肿瘤细胞。另一方面,也可使癌灶周边的小血管凝固、栓塞,阻断肿瘤的血供,对限制肿瘤的生长起一定的作用。1993年,Saitsu等人首次报道了5例腹腔镜下肝癌微波固化术的经验,并与同期41例开腹肝癌微波治疗对比,认为腹腔镜肝癌微波固化治疗疗效可靠,与肝叶切除术效果相似。1994年,国内侯东升等人报道用该术式治疗6例无法一期切除的晚期肝癌患者,取得了满意的疗效。明显延长了患者的生存期,术后存活6～19个月,患者的死亡原因为晚期肝衰竭伴血管内癌栓和腹腔积液。1995年,Yamanaka等人报道该术式治疗5例合并严重肝硬化的肝癌,肿瘤均位于肝表面,直径<3 cm,在术中B超监视下,用微波电极凝固20～30 min,术后并发症轻,术后7 d,肝功能均恢复术前水平。术后CT复查发现癌灶完全坏死,包括其周边组织坏死。笔者认为该术式治疗肝癌能产生同肝叶楔形切除相似的疗效。1998年,余晓圆等人报道该术式治疗5例合并肝硬化的肝癌,手术顺利,术后恢复良好,术后2周肝功能均恢复术前水平,无手术并发症发生,术后存活6～16个月。

2. 激光介导的高温治疗

1997年,Siperstein等人报道腹腔镜激光介导高温治疗肝神经内分泌肿瘤转移癌。他们首先试验将电能导入离体组织,加温至60 ℃～70 ℃,发现可导致细胞死亡。在猪的模型上,研究合适的治疗参数,发现15 min内30～50 W能量可产生直径3.5～4.0 cm的坏死灶。在此基础上,他们接着治疗了 6 例患者共 13 个转移灶,无手术并发症,术后 1 d 即出院。术后 CT 复查证实转移灶坏死,患者临床症状明显改善。笔者认为该术式是一种新型、微创的手术,疗效确实,并发症少,值得推广。Germer 等人比较了开腹热疗、经皮穿刺热疗和经腹腔镜激光介导热疗治疗肝肿瘤,认为热疗治疗肿瘤是有效的。腹腔镜介导热疗技术已成熟,是真正的微创手术,对患者影响小,其效果已达到与肝切除相似的水平。腹腔镜激光介导高温治疗肝癌效果优于其他局部治疗方法,因其破坏肿瘤的激光能量是通过很细的石英纤维传入,腹腔镜激光介导高温治疗肝癌效果优于其他局部治疗方法。

3. 导向双极射频肿瘤毁损术

1997 年,Curley 等首次在猪肝上完成了腹腔镜下导向双极射频肿瘤毁损术(BRFA)的动物实验。应用腹腔镜术中超声导向在肝边缘和中央各制作一个病灶,然后分别用 12W 射频电流 12 min 连接于两个间距 3.0 cm 的 16 号活性针形电极。结果证实:BRFA 后可产生局部肝组织毁损而不伴有肝功能的明显改变和全身血流动力学变化,腹腔镜超声导向放置 BRFA 针是可行的。笔者认为此法与肝癌冷冻治疗相比,其优点是 BRFA 针细,组织炭化是沿针形电极而形成,因而术后出血的机会少。腹腔镜下 BRFA 治疗时间短,通常为 3~5 min,治疗间期病灶内温度保持 60 ℃~70 ℃,5 min 的单次治疗可杀死直径 40 mm 范围的肿瘤。由 BRFA 产生的热损伤并不是直接源于针形电极的直接热作用,而是围绕电极组织产生的离子流所致。该研究的结果有待临床进一步的证实。腹腔镜肝癌固化术疗效确切,手术适应证广,术后并发症少,对术者的技术要求相对较低,适合一般的医院开展。用于治疗无法进行一期手术切除的中晚期肝癌,或术后复发的肝癌,可使患者免除剖腹之苦,改善生存质量。

三、腹腔镜肝癌冷冻术

冷冻术用于肝癌的治疗已有 20 多年的历史。1997 年,Tandan 等人首次报道腹腔镜肝癌冷冻术。他们首先在猪模型上实验,发现肝局部冷冻后,腹腔内温度在 35 ℃以上,模型可以完全耐受,亦未见腹壁损伤。随后,即治疗了 1 例直肠癌肝转移的患者,肿瘤位于肝右叶深部,为一直径 2.0 cm 的结节,同时左右肝叶间亦发现小结节存在。腹腔镜下病灶活检,证实大结节为恶性肿瘤,小结节为阴性。用电刀切开肿瘤处的肝包膜,放入冷冻头,在腹腔镜超声引导下刺入肝癌结节,冷冻 8 min 后冰球结节 3.8 cm,同时监测腹腔内温度,当冷冻探头降温至 -20 ℃后,取出探头,手术取得了成功。术后 4 d 出院,准备接受直肠癌手术。1998 年,Lezoche 等人报道该术式治疗 18 例肝癌,其中 3 例原发性肝癌,15 例继发性肝癌。术中 B 超共确认癌灶 28 处,其中 25 处用腹腔镜下冷冻治疗,另 3 处行腹腔镜下肝楔形切除术。25 处冷冻治疗中,中转 2 例,病灶位于第 Ⅱ 段,显露困难,术后 9 例出现 1 个以上的并发症,包括 8 例胸腔积液,3 例膈下积液,1 例肝功能严重下降。均治愈出院,平均住院 6.4 d,术后随访 5~16 个月,均存活,其中 14 例无病生存。Tandan 等认为该术式可行、安全、有效。同年,Iannitti 等人回顾分析了用该术式治疗 9 例肝转移癌,其中 2 例术中 B 超发现肝弥散性转移而放弃治疗,另 7 例行腹腔镜下肝癌冷冻治疗,转移灶 2~5 个,平均手术时间 3.5 h,术中平均出血 235 mL。1 例因术中大出血而中转手术。术后 4 例发热,1 例膈下感染,经引流治愈。平均住院 45 d,术后随访 9 个月,7 例中 4 人无瘤生存,2 例荷瘤生存,1 例死于原发性胰腺癌。随后,Heniford 等人亦报道了类似的治疗结果。

国内目前也开展了腹腔镜下冷冻治疗。临床证实,小肝癌治疗并发症少,易于操作,疗效确切。

手术适应证:一般治疗 4 cm 以下肝癌,肝癌位于腹腔镜能够观察到的位置。适于各级医院开展。

参考方法:腹腔镜下确定病灶位置,用电刀切开肿瘤处的肝包膜,放入冷冻头,在腹腔镜超声引导下刺入肝癌结节,一般冷冻 8 min 左右,形成冰球结节,一次约 3.8 cm 冰球结节,同时监测腹腔内温度,当冷冻探头加温至－20 ℃后,使冷冻范围覆盖肿瘤,取出探头。

四、腹腔镜注射治疗肝癌

B 超引导下经皮注射乙醇是治疗无法切除的肝癌的很好选择。在腹腔镜及腹腔镜 B 超引导下对肝进行全面检查,对不能切除的肝癌可在低气腹下,针对病灶经皮穿入带有长针的含有无水乙醇的注射器针头,对病灶实施乙醇注射。一般按肿瘤体表直径每 1.0 cm 注射乙醇 1.0 mL,总计一般不超过 20 mL,3～4 周可重复注射。1998 年 Incarbone 等人首次报道腹腔镜下肝肿瘤内注射治疗 1 例贲门部腺癌肝转移,取得了满意的效果。同时对穿刺出血点可以直接电凝止血。

五、腹腔镜射频消融

射频消融(radiofrequency ablation,RFA)是电极针穿刺肿瘤以高频率射频波,激发组织细胞进行等离子震荡,局部产生热量致肿瘤坏死。射频消融对位置和大小要求比较高,2010 年 2 月文献提出肝癌射频消融指征,适应证为:①不能或不宜手术的小肝癌。②单发肿瘤,最大直径<5 cm;或者肿瘤数目<3 个,最大直径<3 cm。③没有脉管癌栓及邻近器官侵犯。④肝功能分级 Child-pugh-A 或 B。多电极适形射频和肝动脉栓塞化疗联合应用提高治疗疗效,扩大了适应证,最大直径可达 13 cm。

六、腹腔镜肝血管阻断术

原发性肝癌及肝转移癌的迅速发展有赖于其丰富的血液供应,而血供主要来自肝动脉,周边也来自肝门静脉。阻断肝癌的血供,肿瘤的中央及周边便发生缺血、坏死、液化。随着影像技术的发展,肝动脉结扎术、肝动脉插管、栓塞术及选择性肝门静脉栓塞术已广泛用于临床治疗无法手术切除的肝癌。腹腔镜肝血管阻断术的方式有 3 种。

(1)肝动脉结扎术。

(2)肝动脉插管术。

(3)肝门静脉插管术。手术时可用钛夹夹闭肝固有动脉,若肿瘤位于半肝,可分出肝左、右动脉,夹闭患侧的肝动脉。肝动脉插管术先将胃网膜右动脉在腹外插管,注入造影剂,在 X 线监视下,调整导管的位置,埋置药泵。肝门静脉插管须先将肝圆韧带拖出腹外,在其内找到闭塞的脐静脉并探通,再将全置入式肝门静脉药物灌注装置的导管经脐静脉插入肝门静脉内,固定药泵。

1997 年,国内有学者报道用肝动脉结扎＋肝门静脉插管 34 例,肝门静脉插管 5 例,肝门静脉插管＋肝动脉插管 4 例治疗肝癌,取得了满意的效果。一般认为,对于晚期不能切除的原发性肝癌患者,可以选择行腹腔镜下肝动脉结扎术或肝动脉插管化疗术,和(或)肝门静脉插管化疗术,以达到姑息治疗的目的。对于晚期不能切除的原发性肝癌伴肝门静脉癌栓者,可行腹腔镜下肝门静脉插管术,但不能行肝动脉结扎术。

腹腔镜技术用于肝癌的治疗，为我们提供了一种全新的治疗方法和选择。该法具有微创外科的优点，创伤小，患者术后疼痛轻，恢复快，易于接受，而且对已低下的免疫功能抑制少，有利于术后抵御肿瘤复发、转移。已有实验证实气腹影响使肿瘤细胞血行播散等现象，是腹腔镜治疗肝癌时须考虑的问题。

有学者在"腹腔镜与开腹手术切除治疗肝癌比较的系统评价"，临床同期对照试验，合计309 例患者，结果显示：腹腔镜组术中出血量低于开腹组，腹腔镜组术后住院时间短于开腹组，腹腔镜组术后并发症率低于开腹组，腹腔镜组丙氨酸转氨酶（ALT）低于开腹手术组，其差异均有统计学意义（P<0.001）。对于无法手术切除，行腹腔镜下姑息治疗的患者，则免除了开腹之苦，提高生存质量，还可为下一步二期手术切除做好准备。若配合术中超声，可进一步明确诊断，了解病变范围。

随着腹腔镜技术的不断发展，腹腔镜下手术的专门器械的不断开发应用，如"单孔非气腹腹腔镜手术器械"、微创小切口手术器械包、各种高清晰腔镜等技术的出现，为腹腔镜下肝癌微波固化术，多极适形射频消融术等技术应用提供了便利条件。新技术研究将进一步推动腹腔镜技术在肝癌治疗中的应用，提高腹腔镜肝癌治疗的水平。

第十四章 腹腔镜胆囊切除手术

腹腔镜胆囊切除术(LC)是在现代高科技基础发展起来的一门外科技术,也是在传统外科技术基础上延伸出来的外科技术。LC遵循传统开腹胆囊切除术的基本原则和操作过程。LC的具体操作方法有其独特的技术和特征。它的特点是气腹显露、杠杆式操作、平面视觉、电外科分离和缺乏"手"的灵活性等。本章从LC的基本过程叙述腹腔镜外科的显露、止血、结扎和缝合等基本操作技术。

第一节 腹腔镜胆囊切除术的基本过程

LC和常规开腹胆囊切除术在手术治疗原则上并无差别,腹腔镜手术医生应有熟练的开腹手术技术和腹腔镜手术培训资历。在此基础上,掌握LC的基本程序和过程,下面重点介绍LC的基本过程。

一、术前检查和准备

患者入院后,询问病史,常规测血压、脉搏、呼吸、体温、体重,同时进行全面身体检查。进行开腹胆囊切除术的基本化验和影像学检查。①血、尿、便三大常规检查,还要进行潜血试验、尿淀粉酶、血型和凝血酶测定。②肝功、肾功、电解质和血糖检测。③心电检查,胸透和B超检查(肝胆胰脾及双肾)。怀疑胆管疾病或肿瘤时,有针对性作CT、ERCP或MRCP检查。明确术前胆囊良性疾病诊断,确定有无手术适应证。常规术前准备和术前谈话。清除脐部脏物。

决定腹腔镜手术应取决于下列条件。
(1)病史、术前检查和诊断。
(2)腹腔镜医师自身水平和技术能力。
(3)有无LC适应证。
(4)患者可接受中转开腹手术。
(5)设备、器械能满足手术。

二、患者全麻、体位、消毒及医生位置

患者常采取仰卧位。垫放好电极板。按开腹胆囊手术常规消毒腹壁,应先消毒脐窝。LC无须剃除阴毛。静脉复合麻醉(手压上腹部以免胃肠胀气影响手术野)。再取头高15°~20°,向左倾斜15°,以便充分显露胆囊三角区。术者位于患者左侧,一助在右侧,持镜者(二助)位于术者右侧。

三、气腹针建立 CO_2 气腹

在脐轮上缘或下缘(统称A点、脐轮上缘)作长为1.2~1.3 cm弧形切口,切开皮肤、皮下,术者和助手用巾钳提起肚脐两侧皮肤,用弹簧气腹针垂直穿入腹壁,当通过筋膜和腹膜时,有一个明显突破感,气腹机可提示腹腔压力低或进腹气流量大,说明穿刺针已进入腹腔。开始

充气时应低流量注气,即 1~2 L/min,一旦证实气腹针在腹腔,患者能耐受气腹,即可调至高流量注气,5~20 L/min。气腹成功的标志是腹部膨隆并叩鼓音,最好气腹压达到 10 mmHg以上,生命体征稳定,麻醉深度适中,肌松满意,无皮下气肿。

四、脐部穿刺(A 点)和腹腔初步探查

建立气腹成功后,行 A 点穿刺。提起肚脐两侧皮肤,助手右手持直径 10 mm 锥鞘垂直或锥尖稍向上方从脐部切口旋转刺入,此点为盲目穿刺,应十分慎重,避免暴力入锥损伤腹内脏器,有条件也可用弹簧锥鞘,能防止误伤。当穿刺有突破腹膜感时应立即将锥退出于鞘,接上充气导管,保持气腹压。将腹腔镜放入鞘内边进边观察是否进入腹腔,以脐部为中点,可行360°旋转腹腔镜,观察盲穿和气腹针穿刺有无腹损伤,探查整个腹腔情况,明确有无 LC 可行性。

五、其他部位操作点穿刺

经上述腹腔镜初步探查后,决定行 LC,再行各操作点穿刺。

B 点(剑突下右缘位点):剑突下右侧 2~4 cm 处切开皮肤、皮下约 1.2 cm,用直径 10 mm穿刺锥鞘向右、外、下方刺入,锥尖从镰状韧带右侧入腹腔。退出穿刺锥,此鞘为主要操作通道。

C 点(右肋缘下锁骨中线位点):右肋缘下锁骨中线 2~4 cm 切开皮肤约 0.6 cm,用直径 5mm 穿刺锥鞘刺入腹腔,此鞘主要为胆囊提钳通道。

D 点(右腋前线位点):右肋缘下 2~4 cm 腋前线处切开皮肤约 0.6 cm,用直径 5 mm 穿刺锥鞘刺入腹腔,此鞘主要为胆囊辅助显露工具(冲洗器、提钳等)通道。

六、解剖胆囊管、胆囊动脉

术者左手提起胆囊颈或壶腹部。助手用冲洗器往右推或挑压肝门区胃肠,充分显露肝门区。如胆囊周围有粘连,应先紧靠胆囊壁采用电凝和钝性交替分离方法,分离粘连,一般情况下很少有出血。术者应辨清胆囊管、胆总管、肝总管、动脉间的解剖关系,如 Calot 三角区肥厚、粘连和炎症掩盖三角区时,不宜盲目去解剖胆总管,可根据胆囊壶腹与胆囊管的"漏斗"关系确定胆囊管,胆囊动脉不必刻意解剖以免损伤出血。

七、钳闭胆囊管及胆囊动脉

明确和游离出胆囊管后,先于胆囊管近端施夹两枚钛夹,远端施夹一枚钛夹即可,切断胆囊管,用同样方法处理胆囊动脉。如胆总管不十分清楚时,应"漏斗"关系确定游离胆囊管,紧靠"漏斗"处理胆囊管。有时胆囊动脉不明显,可靠近胆囊壁用钛夹夹闭"条索状"组织后再切断,切忌电切离断"条索状"组织(可能含有血管),防止出血。

八、分离胆囊

处理完胆囊动脉、胆囊管后,向上提起胆囊颈部,使胆囊与胆囊床有一定张力,电剥离钩沿胆囊床两侧凝切开胆囊浆膜(距肝缘 0.5~1 cm),沿胆囊床用电凝沟或电凝棒分离胆囊,尽可能保留胆囊床的纤维组织,以免伤及胆囊床下肝内的血管、静脉窦和小胆管,怀疑胆囊床上有管道时,应用钛夹切断,以免出血或引起胆漏。顺行分离胆囊困难时,可做逆行分离。将切除胆囊放置右膈下,无损伤提钳提夹胆囊床上缘,显露胆囊床并电凝止血,检查胆囊三角区,确定

胆总管充盈良好无胆漏、损伤,确认胆囊管夹闭可靠、术野无出血。

九、腹腔冲洗,放置引流

若胆囊壁破,胆囊内结石和胆汁外漏时,均应进行冲洗,取出全部遗留在腹腔内的结石。引流管一般选用 0.6～0.8 cm 直径的乳胶管为宜,前端有三个不同方向的侧孔,侧孔应小于 0.09 cm^2。用长止血钳经 D 点戳入腹腔,再将经 B 孔放入的引流管从 D 孔拉出,引流管前端放入小网膜孔,也可根据手术情况,经 D 点放置 2～3 根引流管。

十、取出胆囊

胆囊切除后可从 A 点或 B 点戳孔取出,从 B 点戳孔取出胆囊较方便一些,也可选 A 点,美容效果好一些。从 B 或 A 点鞘放入大抓齿钳,夹住胆囊颈部,拉出胆囊。一般含小结石的薄壁胆囊可直接取出,壁厚或含大结石的胆囊,将大血管钳伸入戳孔,扩开腹膜或筋膜,再拉出胆囊,必要时在胆囊内夹碎结石后再取出。如果怀疑胆囊肿瘤时,可将胆囊装入标本袋或手套内再取出,以防切口肿瘤种植。

十一、放气、缝闭切口

腹腔内手术完毕后,退出腹腔镜和 C、D 点鞘,利用 B、A 点鞘活塞开关,放出气体,切记勿用力压腹部,防止戳鞘刺伤内脏。C、D 点口小,无须缝合,可用切口胶带固定切口,也可采用"创可贴"直接粘合,取胆囊的穿刺孔以全层缝合为宜,以免形成切口疝,另一 10 mm 穿孔仅缝合皮肤和皮下即可,可用切口胶带固定切口。

第二节　建立气腹及并发症预防

腹腔镜及器械进入腹腔是腹腔镜手术的必要步骤,包括建立气腹和经腹壁放置套管两步骤。常用的穿刺部位是肚脐,也有选择左侧第九肋间或阴道后穹隆处,临床上很少用,多选择脐孔的正中、下缘或上缘。该处是腹壁各组肌肉筋膜汇合处,最薄。应注意肚脐的对应解剖位置器官是空肠、后腹膜的腹主动静脉分叉处,或左、右髂总动脉汇合处的上端。如果操作失误和疏忽监护,可导致出血、肠瘘和心律失常等严重并发症。下面介绍操作方法和并发症预防措施。

一、建立气腹的方法

1.闭合细针穿刺法

此种方法常用 Veress 针经脐周穿刺建立气腹。Veress 具有双层针鞘,外鞘前端有锐利的切割缘,内鞘前端圆钝,后端带有弹簧。在脐上或下缘切口 10 mm。术者与助手用布巾钳提起切口左右两侧腹壁,使腹前壁与腹内脏器分离,穿刺者右手拇、示指捏住 Veress 针尾,右掌尺侧贴近腹壁,使 Veress 针与腹壁垂直,以持续的压力将针刺入腹腔,多数有"突破"感。有的术者还采用滴水试验以验证气腹针是否在腹腔内,如证实气腹针在腹腔内,即接通 CO_2 输气导管,开始注气。此法优点是简单、省时。缺点是失败率相对较高,一旦误伤很难及时判断和处理。

此种方法主要适应于腹部无手术史、腹膜炎史、正常体重的患者。术前必须触清脐周有无包块、腹壁的薄厚、脐与腹主动脉的位置关系。在 LC 手术中多选择脐上缘为佳,可为日后的再腹腔镜手术留有余地。LC 应注意以下几个问题。①Veress 针的安全机制有赖于内鞘后端精巧的弹簧。若弹簧已变形,针尖入腹后内鞘将无法弹出,容易损及腹内脏器,每次穿刺前常规检查 Veress 针内鞘能否正常弹出。②特别注意麻醉不满意,腹肌不松弛等情况下,穿刺建气腹易伤及肠管。③根据气腹机的腹腔测压表可观察是否气腹针进入腹腔,多数全自动气腹机都有标示。若气腹机提示最初腹腔压为 2～4 mmHg,气流量大约 2～5 L/min,可显示气腹针进入腹腔。④建立气腹困难者,或者多次穿刺失败者,多因腹膜外脂肪厚或腹膜外积气增加了腹壁厚度,再穿刺可能也无效,建议改开放式建气腹,以免引起其他部位的气肿。⑤气腹压 1.5 kPa(11.5 mmHg)、腹壁松弛时,行第一戳孔穿刺,置入腹腔镜详细检查腹腔内有无脏器损伤,腹膜后有无血肿。最常见的表现是脐下肠管表面积血或血肿,此时应高度重视误伤的可能性。

2.开放法(开腹法)

1971 年 Hassun 创用此法,其方法是在预建立气腹的部位,先切开皮肤、皮下组织、前鞘等腹壁层,进入腹腔。然后置入并固定 Hassun 锥鞘,给予充气。主要用于肥胖、多次穿刺失败、有腹部手术史、有明确腹膜炎史的患者等。在国外肥胖较多,闭合法穿刺失败率高和穿刺损伤率高,有的学者对所有的腹腔镜手术均采用该法建立气腹和随后的第一孔穿刺。此法的缺点是费时,术中漏气。最大的优点是可在腹部任何部位建立气腹,很少发生腹膜后大血管损伤和气体栓塞。对既往有上腹部手术史的患者,切口应选择距原切口约 5 cm 的可能粘连较少的中腹部。

3.直接锥鞘穿刺法

先在脐部作一个 1～2 cm 皮肤切口,用组织钳分离皮下组织至筋膜,术者和第一助手分别提起两侧腹壁,右手腕部旋转用力将穿刺锥鞘直接穿入腹腔,然后充气、置入腹腔镜检查是否进入腹腔,此法被称为一次性入腹法。此法在国内外应用较少,少数人惯用此法。此法进入腹腔的"突破"感比 Veress 针强,建气腹时间短,迅速置入腹腔镜检查是否进入腹腔。有学者报道应用此法约 1 000 多例,未发生 1 例误伤并发症。此法的缺点是易伤及粘连于脐周的组织。应严格掌握适应证,操作者经验丰富、手感灵敏,选择无腹部手术史、无腹膜炎史,体型中等的患者。对过瘦的患者严禁采用此法,以防伤及腹腔大血管。

二、与气腹相关的并发症监控

LC 选用 CO_2 气腹,适宜的腹内压力为 1.6～1.9 kPa(12～14 mmHg)。在建立气腹的过程中,随着腹内注入 CO_2 气体的压力增大,横膈上抬,膈肌运动受到限制,导致肺的顺应性降低,肺活量减少;下腔静脉回流受阻,回心血量及每搏心输出量减少。与气腹相关的术中急性并发症主要有皮下气肿、气胸、心包积气、气栓、高碳酸血症等。麻醉监护表现重点注意以下变化:①气道压增加或肺顺应性降低,通气困难;②无明确原因的血氧饱和度下降;③无法解释的血动学改变等;④无法解释的深反射消失等神经反射消失;⑤难以控制生命体征的致死性衰竭;⑥能够准确排除麻醉机故障和麻醉用药失误。胸部查体重视发现皮下气肿、气胸和心包积气的体征。气腹并发症防治措施：①终止气腹和手术；②加强重症监护；③摄胸片、血气分析，必要时中央静脉插管；④病因治疗；⑤保护重要脏器功能，维持生命体征平稳。

三、与 CO_2 气体相关的并发症观察

1.体温下降

CO_2 气体进入腹腔时的温度约为 21 ℃，如气体未做预处理，冷气体可引起体温下降。气体流动的对流效应也可导致体温下降。气体的加压释放所导致的气体湍流可增加肠道表面的蒸发。另外，全身麻醉和手术也可使患者体温下降。输入 60 L 气体可导致体温下降 0.3 ℃。体温下降可引起心率减慢、心律失常、胃肠道的运动减弱，可能导致肠麻痹。如果腹腔镜手术时间长或医院条件好，最好选用加温气腹机。

用于人工气腹的气体含水量低。CO_2 的含水量<0.02％。充注干燥气体可使腹膜干燥，并导致腹膜表面间质细胞丢失或脱水。一般情况下，LC 手术时间不超过 30 min，这种影响甚微。

2.腹腔镜物镜头模糊

当腹腔镜首次放入腹腔时，其镜头常发生雾化导致模糊不清，相对冷而干燥的镜头被置于温暖而潮湿腹腔环境中，导致露水形成并凝结于镜头的表面。在开展腹腔镜手术的早期，常通过加温腹腔镜来预防腹腔镜镜头模糊，现在可将防雾剂(已有市售)涂抹镜头达到良好的效果，微量碘伏也可防雾，如果上述方法不能奏效，应检查腹腔镜目镜头起雾，这可能与腹腔镜进水密封损坏有关。

四、套管的插入

腹腔镜手术需要在腹壁放置几个套管，其目的是建立一个腹腔镜或操作器械进出腹腔的通道，并防止漏气及皮下气肿的发生。置入的套管按其作用可分为主套管又叫内镜套管和工作套管又称辅助套管。

其中内镜套管是盲目放置，其他套管是在腹腔镜的监视下放置。常用的戳鞘有前端锥形套管、带有保护鞘套管及钝头套管三种基本类型。

(一)内镜套管的盲插入法

该套管通常作为腹腔镜进出腹腔的通道，其位置多选在气腹针穿刺的部位(脐中、上或下)。因为盲插要特别小心。具体要点如下。

(1)提起固定腹壁要牢靠，术者与助手用布巾钳提起切口左右两侧腹壁，使腹前壁与腹内脏器尽可能远离，以防腹壁突然的滑脱易使锥尖刺入过深而损伤腹内脏器，如肠管、肠系膜血管、大网膜血管以及腹膜后大血管。

(2)握持戳鞘方法要可靠，术者用右手握住套管并将锥柄抵住掌心，以防其后缩，拇指与中指、环指、小指紧握套管体部，示指紧靠于套管管体并前伸，防止突然刺入腹腔时套管锥进入过深，损伤内脏和血管。

(3)旋转穿刺力量可控，将锥尖放入脐部切口内，用腕部的力量和反复旋转使套管穿入腹腔。

(4)能准确判断进入腹腔，套管穿透腹壁时有突破感，并有气体自空心管锥或套管侧孔溢出，发出嗤嗤响声；此时应将管锥退出，套管较易推入；接上气腹机可显示腹腔压力；将腹腔镜

经该套管放入腹腔,证实套管是否进入腹腔并检查在穿刺过程中有无意外损伤。

(二)其他辅助套管可视插入法

插入腹腔镜监视下放入其他套管,危险性极小。LC 方法通常有四个腹壁戳孔作为手术操作通道。①A 孔:位于脐中、上或下 1 cm 处,安置直径 10 mm 套管,置入腹腔镜和导入 CO_2 气体。②B 孔:位于剑突下 2~3 cm,安置直径 10 mm 套管,在放置剑突下套管时,要从镰状韧带基部右侧穿入,以防损伤镰状韧带中的血管。此套管用于导入电凝钩、剪刀、针持、分离钳等,此通道也是手术的主操作通道。③C 孔:位于锁骨中线与右肋缘稍下方的交点下 2~4 cm 处,安置套管,供术者抓持胆囊。④D 孔:位于右腋前线与右肋缘下稍下方的交点,放入 5 mm 套管,供助手显露术野用的无创钳出入。

(三)套管穿刺的并发症及预防

套管穿刺最严重的并发症是刺伤腹腔内大血管,如下腔静脉、腹主动脉或脊髓血管,患者常因急性大出血、失血性休克而死亡。由于脐部第一套管针穿刺是盲穿,因而多发生在该套管穿刺时。套管针穿刺造成的其他并发症包括肠穿孔、大网膜血肿等,均是因为操作不当所致,多见腹腔镜初学者的操作。预防措施包括:①充分的气腹,使气腹压大于 10 mmHg,使腹壁远离脏器,是安全穿刺的必要保证。②穿刺方向须与穿刺部位的腹壁垂直,而不是与地面垂直。③当怀疑肠管与脐周腹壁粘连时,应直视下行小切口开腹放置钝尖套管法最为安全。④初学者应在经验丰富的腹腔镜医师指导和控制下操作。

第三节　显　露

LC 手术野显露清楚是腔镜外科的第一必要条件。腔镜外科胆囊切除术显露的方法包括:①改变体位;②器械推位;③腹腔空腔脏器的排空。这些方法具体体现在胆囊的显露。

一、患者手术体位与并发症

LC 采用头高脚低的仰卧位,左侧倾斜 10~15 度。头高脚低位的目的是使胃肠脏器下垂而扩大胆囊区域以便手术操作。左侧倾斜使胆囊集中术野中而便于操作。全麻肌松采用这些体位时,由于腹腔内容物的重力关系和血液静压的变化,可引起呼吸和循环等系统的生理功能的相应改变。容易诱发 CO_2 蓄积、血压下降、心率过快和气管插管移位。因此,手术医师及麻醉医师对此应给予积极预防。

二、器械推压牵拉

改变体位并不能全部解决显露问题,还需术者、助手用器械牵拉、推压一些非游离的脏器或丰满的脂肪组织,使手术野显露良好。腹腔镜胆囊切除术需上推胆囊底部,使胆囊和肝脏上移,暴露出胆囊蒂部和 Calot 三角区。若大网膜、十二指肠或横结肠与右肝粘连,则应仔细分离粘连,使粘连的脏器离开胆囊以便显露胆囊颈部和胆囊蒂。一些脂肪肥厚或胆囊肿大致使胆囊部和胆囊蒂显露不清楚时还需下压脂肪或胃、十二指肠,使术野显露良好。

手术器械多为尖细、小巧,且为远距离操作,用力不易掌握,牵连、推压的部位又常在视野之外,稍有不慎易发生胃肠穿孔、系膜血管撕裂出血等脏器损伤。常用的方法有"推压"法和"钳拉"法。

(1)"钳拉"法常用钝头无损伤抓钳或分离钳,多用提拉胆囊显露胆囊腹侧解剖关系,对于壁厚的萎缩胆囊也可采用带牙的小抓钳较易固定牵拉胆囊。有时也用于牵拉粘连的大网膜和结肠,只要用力适当,一般不会造成脏器穿孔,钳拉急性粘连组织易导致出血或渗血应慎用。

(2)"推压"法常用冲洗器、剥离棒或扇形拉钩,理想的推压器械是头端圆钝不易刺伤、头端面积尽可能大而不易戳伤、器械光滑手感良好而能感受到推压的力度,不能使用尖锐的器械。它适应于实质性器官、结肠、大网膜等,而且适应于急性炎性粘连组织,操作时应当轻柔、小心。有的医院主要运用冲洗器,它不仅有"推、压"辅助显露的作用,而且可冲洗清除积血和雾气,清晰视野。

三、腹腔空腔脏器的排空

排净空腔脏器内的气体也是腔镜外科手术中显露术野的一种方法,影响 LC 手术的空腔脏器主要是胃、十二指肠、横结肠等。采用术前清洁灌肠以减少横结肠胀气、术前或术中下胃管以减少胃、十二指肠积气。实际上多数医院术前并不采用灌肠或下胃管,可采用术前一日流质饮食、术前不下胃管、手术尽可能安排在上午等措施,麻醉诱导时挤压上腹部预防气体进入胃肠。多数患者可避免上腹部空腔脏器的积气。也应该注意下面一些特殊情况。

(1)急诊 LC 手术的患者应下胃管。

(2)术中发现明显胃扩张积气者,严禁勉强手术,应及时在术中下胃管,主要原因是视野太小、不清,操作空间太小,器械最易伤及胃血管。

(3)胃下垂患者,一旦胃积气,建气腹盲穿时易伤及胃,应下胃管。

(4)禁食患者下午结肠积气比较明显,手术尽可能安排在上午。

(5)若术中发现胆囊与明显积气的十二指肠、结肠粘连,分离困难时应及时中转开腹。

四、胆囊显露

在 LC 手术中,胆囊和肝脏呈下垂位置,无损伤提钳将胆囊底部向头侧牵引显露胆囊全貌。左肝叶肥大遮盖视野可用拉钩辅助显露。肝缘韧带肥大遮盖胆囊时,经穿刺孔将肝缘韧带缝吊在腹壁上。Calot 三角区的显露,术者左手的无创伤抓持钳夹持住胆囊壶腹,将胆囊向外上方拉开,助手用小吸引器反牵引,使整个肝十二指肠韧带、胆囊壶腹及 Calot 三角区前面得到充分的显露。根据三角区分离中的具体需要,术者宜在显露时对胆囊壶腹的夹持位点、力度和提拉方向进行细微的调整。以充分显露胆囊 Calot 三角内胆囊管、肝总管、胆总管的解剖关系。

第四节　腹腔镜外科止血技术

任何手术都难免会出现出血,开腹情况下可采用压迫、缝扎等方法处理出血。腹腔镜手术没有手的辅助,止血和预防出血成为腹腔镜外科的重要技术,本节介绍腹腔镜手术常见止血、预防出血方法。

一、电凝止血

它是腹腔镜外科手术最常用的止血方法。它加热组织致其血管变性、凝固和血栓形成达到止血目的。电凝由单极和双极两种方法。

1.单极电凝止血

常应用的止血工具是电钩、电凝棒、电铲和分离钳,根据它们的特点分述其止血用途。

(1)电钩主要用于分离组织时边电凝边切割。这种情况适用于血管细、出血少的浆膜和疏松组织分离和止血。

(2)电凝棒、电铲主要用于肝脏创面和分离组织创面的片状渗血,其接触面积大,电凝损伤深度浅,片状止血效果较好,也可利用它们的电弧(电火花)效应而不接触组织达到止血目的,而且创面不结痂,其效果和现象与氩气刀相似,应预防高电压火花伤及邻近组织和器官。

(3)分离钳主要用于软组织创面点状出血和深部小出血,采用分离钳夹持、轻轻提起出血点,再电凝止血,预防分离钳尖电凝伤及深部的组织如胆管、血管和肠管等。总体上单极电凝止血主要应用于毛细血管的渗血和小血管的出血,它的缺点是不易掌握电凝的深度,产烟雾较多致视野不清。

2.双极电凝止血

它的电热效应聚焦在两个电极之间,热电损伤范围小,而且无切割作用,在腹腔镜外科用途同分离钳,LC手术很少用。

二、超声刀止血

超声刀是利用高能低频的超声波而对人体组织实施切割、凝固和空化效应的超声外科器械。其器械有钩形刀、球形刀和超声剪。钩形刀凝固直径 2 mm 以内的血管,超声剪能够凝固直径高达 5 mm 的血管,超声刀凝固作用的特点是刀头没有凝固组织的黏附、不产烟雾、热能低和切割组织。超声剪所产生的侧面热(<80 ℃)损伤要小于单极和双极电凝。在许多腹腔镜手术中能够替代机械的外科钳、夹和剪等,在 LC 中应用越来越多。

三、钛夹、可吸收夹夹闭止血

常用夹闭较粗的血管来止血。夹闭血管的夹子有两种,一种是钛夹,比较常用,夹子外形常与施夹器的构造相配合,有"V"和"U"形两种,二者的效果相同。这种金属夹可长期留在体内,它的存在有时能干扰 CT 或核磁影像的显像。若施夹时用力不当或所夹组织太厚有可能夹得不牢固,以致发生胆漏或出血。另一种是"带扣"和"U"形的可吸收夹,这种夹子有专用施夹器,适于夹闭较大血管和胆囊管,夹闭效果比钛夹可靠。"带扣"可吸收夹的缺点是要求血管裸露,预防血管出血的效果可靠,在血管出血的止血中,很难应用。也应注意电凝热伤及可吸收夹的扣,此扣容易变形脱扣致被夹血管出血。"U"形可吸收夹没有"带扣"夹这些缺点。

上夹止血的注意事项:适当分离但不需骨骼化,可根据血管的粗细选用不同型号的夹子,一般医院只备有"中号"的单发施夹器,因而,在施夹切断血管时,最少保留血管残端大于 3 mm,以免夹子脱落出血。血管撕脱或夹闭不牢引起血管出血时,助手采用冲洗器压住出血点,术者更换电凝棒或分离钳来压迫或钳夹出血点,然后助手快速清理积血、冲洗术野,观察清楚出血部位和确定止血方法后,最好提起出血组织施夹止血或电凝,切记不要盲目施夹或电凝以免损伤胆管或彻底撕断血管导致更大的出血。

四、开腹止血

一般出血用腹腔镜方法多能止血。若血管大、出血猛或出血的血管缩入组织中无法止血时,应立即拔出戳鞘,环钳持夹纱布块经剑下戳孔直接捅入腹腔压迫出血部位,毫不迟疑地开腹止血,最忌讳电凝止血延误时间,增大失血量而发生心跳骤停。

五、其他止血方法

电凝止血效果不好的渗血可采用止血纱布覆盖或医用生物胶喷洒,对于较粗血管止血后的渗血,最好选用缝扎彻底止血,不能依靠止血纱布、生物胶喷洒和止血药达到最终止血,因为,气腹压也有一定程度的压迫止血作用,同时,机体也有自止血的功能,特别是解除气腹可发现 LC 后的大出血,应特别小心。

第五节　腹腔镜外科结扎、缝合技术

LC 手术主要依靠钛夹处理胆囊管和血管,但是,遇到复杂胆囊情况的特殊血管、变异并行的胆囊管或意外并发症时,最有效的处理方法是腹腔镜缝合、结扎,它是腹腔镜外科的"高级"技能。尽管 LC 的缝合、打结比较少用,但是,这种技能是完成高难度 LC 和腹腔镜手术的必要方法。只要经过一段时间的体外训练和手术实践,这种技术也是可以掌握。

一、腹腔镜的打结技术

腹腔镜下打结没有手的灵活绕圈辅助,打结的两个操作杆不能尖尖相对形成 180°,而不易完成互相缠绕成结。因此,腹腔镜下的打结困难重重,正因为如此,腹腔镜打结可分体外和体内打结两种。

(一)体外打结法

1.路德结(Roeder knot)

最为常用的是圈套器,临床常用的是商售的圈套器产品,它由三部分组成。

(1)套圈:在一条长线的近末端预先打滑结(Roeder 结),作成一套圈。

(2)缝合线的固定端:缝合线的固定端的线长头穿过一根空心的塑料推杆,并在杆的末端与杆的可分离段相连。

(3)推杆:推杆沿缝线向前向下推动滑结使套圈闭合并紧紧套扎住要结扎的组织。内套圈是一种用可吸收或不可吸收人工合成线并带有推杆的非外科结套圈。能用于游离的组织或胆囊残端的结扎,将套圈部分放入转换套管内,通过套管鞘将转换套管放入腹腔,向结扎部位推入套圈,用持钳在套圈内提起组织,另一把持钳将线圈套在组织根部,推杆将滑结推紧。初期生产的套圈有的是用塑料线制成的,因为是滑结,结扎后并不一定牢靠。加之成品套圈只能结扎直径小于 5 cm 的组织。在实际手术中,可以自制套圈,套圈的制作方法如下:选用已经使用过的报废的推杆，可吸收线或 1 号羊肠线，在体外做好 Roeder 结或渔人结，从推结杆穿过便可应用。

原则上，制好的线结应该能推动而线结又不可太松。自制的套圈应在使用时临时制作，制作好后立即进行结扎，由于可吸收线在腹腔潮湿的情况下，线结膨胀后不会松动而滑脱。线头残端大于 1 cm。

2.渔人结(fisherman knot)

渔人结与路德结相似，但少打半个结。

3.韦氏结(Wisten knot)

双手打的较为复杂的滑结，较为牢靠。

4.修正结(revising knot)

即将打成的线结变成滑结推进、拉紧后，再修正成正结，可打成方结及外科结。

(二)体内打结法

腹腔内打结同开腹手术的器械打结一样，需要专用的器械，常用两把针持(最好有一把弯头针持)、止血钳等。因腹腔镜打结的操作杆穿刺点距离近、空间小，因而，腹腔打结操作比较困难，要求较高。但是，腹腔内打结是完成腹部大手术或复杂胆囊手术的关键手段，特别是胃肠和胆管手术，腹腔打结的线短，多为无张结，对组织切割损伤小，这一点明显优于体外打结。腹腔内打结不同于其他打结方法，要求打结线的长度短便于操作，一般情况下打结线在10～15 cm。

一般情况下，腹腔内打结采用外科结比较多，外科结不易松脱。

1.传统方式的打结

腹腔内打结多数由术者双手进行，右手握针持，左手用止血钳或弯头针持。缝合后先剪除缝针取出。右手握针持，左手的弯钳先夹住左侧线端，在针持上绕2～3圈，用针持将右侧线端拉紧，即打成了第一个外科结，可防止打第二个结时第一个结松动。第二个结的打法是左手钳夹住原来在右侧因打第一结而拉到左侧的线端，用与第一结相反的方向在针持上绕1～2圈，然后用针持夹住已在右侧的线端，拉紧后便成一个外科结。完成外科结后便可剪除多余的缝线。

2.时钟结

术者先用直针持夹住缝合线的左端，尖端抵住组织，针持体部向顺时针方向转动720度，然后用左手抓钳夹住针持中的线端，术者张开针持所夹的线并用针持夹住线的右端，二钳拉紧缝线便完成第一个结。第二个结是术者用针持夹住原在右侧，因打结而拉到左侧的线端，并沿反时针方向转动针持体部480°，然后按第一个结的同样方法完成第二个结。其与第一种方法不同之点是第一种方法用左手抓钳在针持上绕线，而第二种方法是针持夹住左侧线端自身绕线。

3.中国结

中国结又称方便结，用两个针持将缝线的一端扭转做成一个环，然后拉住线尾的器械保持不变，扭结的器械穿过形成的环去抓住缝线的另一端。为使收紧线结时方向正确，扭成的线环应使近端压住远端。中国结为一单结节，多用于滑结的补充结。

二、腹腔镜的缝合技术

腹腔镜缝合面临许多难点，如针线进入腹腔、持针方法、缝合技巧和带针打结等诸多问题，只要培训和实践过,腹腔镜缝合能够掌握。

1.缝合器械

腹腔镜缝合通常采用无损伤的一体针线。针有两种,一种是直针,另一种是雪橇针,很少用弯针或开腹用的弧针,这种针很难通过套管进入或退出腹腔。持针器外径 5 mm,有直头和弯头两种,不带绝缘层,在夹持面带有小螺纹,便于术中夹持缝针,弯针复位针持主要用于抓持弯针时,使弯针自然转成直角,钩状针持也是用来抓持复位弯针,腹腔境外科很少用。

2.针线进入腹腔方法

①通过套管穿刺鞘直接进针,用持针器距离针尾 2 cm 处夹住缝线,直接通过 5 mm 套管进入腹腔,此方法适用于直针和"雪橇"形针。也可通过 10～12 mm 的套管鞘将常规手术用3/8 弧度弯针送进腹腔。②腹壁穿刺口进针法:先将 5 mm 的套管鞘从腹壁取出,将持针器套入套管穿刺鞘内,夹住缝线,先进针,再将套管放入原穿刺口。

3.镜下缝合的技巧与要求

(1)缝合的组织不可太厚。

(2)缝合时不以针持为主动,而把针持与针相对固定,用分离钳或抓钳夹起组织去靠针。

(3)针线暂时不用时可别在腹壁的腹膜上,以防丢失。

(4)缝线不可太长,以 10 cm 左右为宜。

第六节　腹腔镜胆囊切除术并发症的分类

LC 已经开展十多年,因其痛苦小和恢复快而被广大患者和医护人员普遍接受,正在取代开腹胆囊切除术,已经成为胆囊良性疾病的治疗的金标准。LC 经过十多年的不懈努力,其并发症日趋减少,毕竟,LC 不同于开腹胆囊切除术,它除开腹胆囊切除术的固有并发症之外,也有自己特有的并发症,简述如下。

一、开腹胆囊切除术与 LC 共有的并发症

LC 只是通过腹壁戳孔来完成传统开腹胆囊切除过程,在胆囊局部病变处理的方法上,与开腹手术没有太大的差异,它应具有开腹手术固有的并发症。Clavien 等提出开腹胆囊切除术后并发症的四级划分法。

Ⅰ级轻型,无生命危险和后遗症,不过分延长住院时间(小于该病中位数住院时间的两倍)。

Ⅱ级有潜在的生命威胁,但无永久的后遗症,据需手术处理与否,复可分成两级:Ⅱa 级不需侵入性处理;Ⅱb 级需要侵入性处理。

Ⅲ级有生命威胁并造成永久的后遗症或持续的危及生命的情况。

Ⅳ级因并发症死亡。

Clavien 所提出的并发症的分类,虽然可以适用于各种手术和彼此之间作出比较。但以其在并发症的定义上仍欠准确,所以临床应用起来仍然有困难。

美国公共卫生服务署根据 94 056 例开腹胆囊切除术的实践,将开腹胆囊切除术中的并发症分为五类。

1.胆管损伤

胆管损伤是最严重最常见的并发症。

2.胃肠道损伤

损伤的器官包括胃、十二指肠、横结肠等。

3.与手术相关的感染并发症

切口感染、腹腔内感染、膈下脓肿等。

4.普通外科并发症

肺部感染、术后肠麻痹、下肢深静脉血栓形成等。

5.其他并发症

脑卒中、心肌梗塞等。

二、LC 特有并发症

LC 没有腹壁大切口,创伤明显小于开腹手术,与开腹手术比较,与手术相关的感染并发症少。然而,LC 的气腹显露、戳鞘穿刺为其特有,因而为此带来的并发症成为其固有并发症。

(1)腹腔镜套管针损伤:主要损伤部位有大网膜、小肠、肝及十二指肠、腹膜后大血管。如空腔脏器穿孔、实质性脏器损伤、上腹部腹壁动脉出血、后腹膜大的血管损伤。

(2)高碳酸血症:酸中毒,这是 CO_2 气腹的主要并发症。

(3)其他少见的由 CO_2 引起的并发症:如气体栓塞、建立气腹过程中心律失常、气胸和皮下积气等。

(4)CO_2 气腹高压诱发心肺功能不全、老年人和其他并存病患者而出现的其他内科并发症或原疾病的恶化。

三、LC 技术并发症

LC 在胆囊病变的局部手术操作也明显不同于开腹手术,其技术特点是平面视角、电刀的电外科"切、凝"为主的基本操作和"学习曲线"等。LC 出现的并发症和概率明显不同于开腹手术。

有关 LC 并发症的分类,本章节根据 LC 并发症需要处理的急缓叙述如下。

Brune 将 LC 并发症解释为:术中出现任何问题致使患者住院期延长,任何问题使既定的处治方案改变,需要再住院治疗以及胆囊切除术的有关并发症,如胆管损伤、胆瘘、出血、感染等。Brune 对严重手术中并发症的定义将包括一部分由腹腔镜手术中转为开腹手术的患者,然而一般作者并不把腹腔镜中转作为严重并发症,除非确已发生严重的损伤如胆管损伤等,这种分类应用不普及,可将并发症分成三类。

(一)可控制的轻型的手术中问题

可控制的轻型的手术中问题包括如胆囊穿破、结石散失、胆囊动脉出血、肝脏轻度裂伤的出血等,但不影响手术的继续进行。

(二)严重术中并发症

由于出现并发症使手术不能按原来计划进行,例如 LC 中转开腹。

(三)手术后并发症

手术后需要特殊内科处理,再行腹腔镜术或甚至剖腹术。

第七节　手术中出血分类与处理

LC 同开腹手术一样是一种创伤性操作,手术过程本身就包括切开和止血过程,术中出血是难免的,小的出血很快就能通过电凝或施夹止住,有的较大血管出血可通过术者的娴熟技术有效止住,这种出血与止血过程是正常的手术过程。但是,也有一些小的出血止血不彻底或大血管出血没有有效控制而导致严重并发症,如休克、感染、二次开腹止血等,这种出血导致患者的身体损害称为并发症。

实际上,开腹手术的出血机会和出血量都大于 LC 手术,但它的止血手段和效果都比 LC 可靠,它的出血并发症明显小,而 LC 手术中即使很小的出血,容易污染视野进而导致止血过程中的再出血和意外损伤,因而,LC 出血并发症相对要高于开腹手术。由于对出血并发症的认识差异,文献中很难较全面地统计该并发症的详细资料。

有学者报道 LC 手术 1 560 例。术中出血 56 例(3.6%)。Deziel 报道 77 604 例 LC 手术,术中出血 193 例(占 0.25%);Gopmnyn 等报告 6 076 例,术中出血 80 例(1.33%)。有医院自 1992 年开展 LC 至今已有 15 年,累计开展 LC 8 万余例,因出血导致休克、心跳猝停和死亡严重并发症 4 例。

LC 存在着平面视角判断的准确性、术者的技艺灵巧性、整体配合的娴熟性和腹腔镜设备器械的先进性等高技术要求,因而,LC 中会出现很简单的或者很小的出血因处理不当引起并发症。根据 LC 操作过程面临的出血现象分手术野内出血和术野外出血两大类,重点讨论可能导致并发症的出血预防和处理。

一、手术视野内出血

(一)胆囊动脉损伤出血

胆囊动脉损伤是 LC 最常见的出血原因,有医院近 1 562 例 LC 的胆囊动脉损伤出血发生 9 例,胆囊动脉损伤出血率为 0.6%,中转开腹 1 例,中转开腹率 0.06%。

1.胆囊动脉出血的原因

(1)腹腔镜外科手术初期,解剖 Calot 三角方法不当,损伤胆囊动脉而致术中出血。

(2)胆囊动脉分支较早,从右肝动脉分出后,立即分为前后支分别进入胆囊的深浅面,这时易将前支误认为胆囊动脉主干处理而遗漏后支,这是最常见的损伤原因。

(3)双胆囊动脉,据统计双胆囊动脉的发生率为 15%~25%,第一支经 Calot 三角进入胆囊,第二支远离胆囊颈或胆囊颈体交界处进入胆囊,这些动脉常来自于右肝动脉、肝脏 V 段或 Ⅵ 段的动脉分支等,部分胆囊动脉源于肠系膜上动脉,其走行途径不同,无确定部位进入胆囊,与胆囊管毫无关系,术中处理时可能遗漏这些动脉而导致出血。

(4)下位胆囊动脉,当胆囊动脉源自于右肝动脉以外的其他动脉时,它常经过胆总管前方,斜向上(不在 Calot 三角内),走行于胆囊管下方或后方,故称之为下位胆囊动脉,在后侧入路解剖 Calot 三角时,胆囊动脉是首先遇到的结构,处理胆囊管时,胆囊动脉可同时被钳闭,若胆囊动脉钳闭不全而被剪断,胆囊动脉近端回缩到肝总管后方而发生大出血。

(5)Calot 三角粘连严重,充血、水肿,未能辨认清胆囊动脉而导致损伤出血。

(6)Calot 三角大量脂肪堆积,尤其是块状脂肪堆积伴炎症反应型,胆囊动脉小分支因周围炎症受累变脆,解剖 Calot 三角时易分断出血。

(7)胆囊动脉与肝外胆管粘连,强行分离将其损伤出血。

(8)胆囊动脉解剖过于骨骼化,易导致夹闭不牢固、钳夹脱落,或术中胆囊动脉夹闭时损伤出血(见于胆囊急性炎症波及胆囊动脉)。

2.胆囊动脉出血的处理

胆囊动脉出血常呈喷射状,使血迹污染腹腔镜镜头,造成视野不清楚。遇这种情况,立即用冲洗器或电凝棒阻压血管近侧,吸净视野血液,用盐水反复冲洗,看清出血点后再处理,切忌在视野不清的情况下盲目钳夹或电灼止血,否则不仅止血效果不佳,更重要的是可能发生副损伤,甚至造成严重后果。

胆囊动脉出血,必须在胆囊系膜中寻出胆囊动脉的残端,如情况允许,钳夹出血点用钛夹钳闭处理为最佳处理方案,若血管残端短,钳夹困难,或因残端回缩不易找到,尽早中转开腹处理。

(1)常用的止血步骤:①冲洗器或电凝棒先压迫,也可选用止血钳轻轻夹提并轻凝以减少出血;②清洗手术野;③钛夹夹闭。

(2)紧急措施是立即拔出剑下戳鞘,环钳持夹小纱布块经剑下戳孔捅入腹腔,压迫三角区直到中转开腹显露三角区为止。

3.胆囊动脉出血的防范措施

(1)采用"后侧入路"解剖 Calot 三角。胆囊动脉多位于 Calot 三角的腹侧,位置表浅,在 Calot 三角后外侧面,壶腹下方"推、梳"胆囊管内侧的疏松组织区,沿胆囊管内缘容易分离出胆囊管,可避开胆囊动脉和淋巴结。

(2)解剖 Calot 三角时注意勿过分牵拉胆囊体或壶腹,以免撕断胆囊动脉。

(3)解剖胆囊动脉时应考虑到多支胆囊动脉变异及胆囊动脉分支过早,且不可处理完一支后即用电剥离钩盲目分离,以免遗漏其他分支。

(4)对于 Calot 三角大量脂肪堆积者,因胆囊颈周围脂肪的包绕,使得胆囊动脉深支和副胆囊动脉的发现较困难,为慎重起见,主张采取钝、锐结合的方式解剖胆囊颈周围,对于镜下所见细小的管状结构可给予电凝,对于管径较粗的管状结构应仔细分离,紧靠胆囊夹闭切断。

(5)对于下位胆囊动脉,可先处理胆囊管,再处理胆囊动脉,胆囊管剪断后牵拉胆囊管残端,对三角区进一步解剖分离便可看清胆囊动脉,稍作分离后钳闭处理,若胆囊动脉与胆囊管并行并紧贴胆囊管,不必将其分离,可与胆囊管一并处理。

(6)解剖 Calot 三角区时,对小出血点要及时有效地电灼止血,始终保持术野清晰,对束带样组织尽可能钝性分离,切忌暴力撕扯,盲目电灼,以免损伤肝外胆管和胆囊动脉。

(7)胆囊动脉解剖不要骨骼化,以免导致夹闭不牢固、钛夹脱落,或胆囊动脉上钛夹时被夹断,引起残端出血。

(8)裸露的胆囊动脉或怀疑有血管的组织束,最好选用可吸收夹或带扣的夹。

(二)肝脏裂伤出血

可发生在穿刺锥或鞘直接戳伤肝脏,更多见于进出剑下戳孔通道时的尖锐器械损伤肝脏,也可发生在手术器械的尖头误刺入肝脏,有时也会出现过度牵拉胆囊而撕裂肝脏。此类出血速度慢,可以用电凝止血。

个别情况下损伤肝内血管,出血较为严重,电凝止血不成功时,如有条件,用氩气刀或超声刀止血,也可镜下缝扎,否则中转开腹处理。此类损伤出血的最大并发症是手术中漏诊,因出血缓慢而术中忽视,术后发现肝上或肝下积血,即使二次手术也很难发现出血部位,只能采用清除血肿、可疑损伤出血的缝扎和引流处理,医生的心理很不踏实。预防的措施是 LC 结束时一定要检查肝脏。肝包膜撕伤出血也是 LC 中的出血并发症,尽管发生率很低,原因很难找,常导致术后引流管少量不间断的引流出新鲜血,有时会出现肝下血肿。

(三)右肝动脉出血

右肝动脉比较粗,在腹腔镜手术中最容易出现的误诊是误认为胆管变异,特别是在器械触及后很难发现动脉搏动的现象,一般情况下误伤出血的可能性很小,单纯的右肝动脉损伤出血很少见。但是,右肝动脉误夹还是会发生的,通常情况下将右肝动脉误诊为胆囊动脉,施夹切断后,动脉远端继续出血,继续分离胆囊可见一些分支进入肝脏,多数医生坚信这是胆囊动脉的变异支而忽略,尽管如此,肝右动脉误扎并不影响 LC 的效果,临床上几乎没有见到因此而出现的肝衰。

另一种肝右动脉出血的止血过程中损伤胆管,主要原因是出血时盲目电凝或施夹不当损伤胆管。有关 LC 胆管损伤并发肝动脉损伤的发生率,国内无相关报道,国外文献中报告不一。Deziel 收集多中心 LC 77 604 例并发的 365 例大胆管损伤中 44 例(12%)右肝动脉损伤;Schmidt 报告的发生率为 20.4%;Bachellier 15 例胆管损伤中发现 3 例(20%)合并右肝动脉损伤;Mathisen 报告 32 例胆管损伤中 8 例(24%)合并右肝动脉损。

解剖原因:据报道约 6%~16% 的患者,肝固有动脉可能靠右,并较早分支出右肝动脉,其右肝动脉迂曲,行径紊乱,紧贴胆囊管,走行于胆囊管与胆囊颈的后面,腹腔镜下观察右肝动脉像毛虫状匍匐在胆囊管的后上方,在处理胆囊管时有可能损伤它。有的右肝动脉可能跨行于肝、胆总管的前面,则一开始解剖胆囊颈或胆囊管的前面时就会遇到,不慎剪断、撕断而发生大出血。

处理方法:如果损伤右肝动脉,其口径较小,修补吻合比较困难,常被迫结扎。肝右叶的血供常有来自肠系膜上动脉的副支,左、右肝动脉之间还有交通支,所以结扎右肝动脉之后,副支可以代偿一部分,远期可能发生肝叶或肝段萎缩,尚不影响患者生存。虽然有人认为结扎右肝动脉之后,若肝右叶的颜色有明显的供血不足表现,最好将右叶切除,但在意外损伤的情况下,再加上右叶切除,往往成功率比较低。另外,结扎肝动脉或右肝动脉后,必须给以大量抗生素治疗。

预防方法:对于此种类型的变异,首先要仔细辨认,在胆囊管前面或 Calot 三角中发现较粗的动脉,在未判明其走行方向确实分布至胆囊之前,切勿盲目钳夹或电凝,应细心分离解剖,使右肝动脉与胆囊管分开,并夹闭右肝动脉分布至胆囊壁的血管,包括胆囊动脉。对确实分离困难者,应果断中转开腹手术,以免引起大出血或胆道损伤。

(四)门静脉损伤出血

门静脉主干位于胆总管右后方,在胆囊切除术中很少发生门静脉损伤。门静脉损伤多为胆囊管分离困难或分离过程中用力太大误伤所致,亦有将胆总管误认胆囊管而进行分离时损伤后方门静脉引起出血的报道。使用较尖锐的器械(如电剥离钩)围绕胆囊管与胆总管交界处分离时亦可能损伤门静脉。门静脉一旦损伤,应立即开腹手术修补止血,及时阻断肝门处理。

(五)胆囊静脉损伤出血

胆囊的静脉回流大部分经胆囊床汇入肝静脉,而游离面的小静脉,在胆囊颈处汇合成1～2支胆囊静脉汇入右门静脉主干,有的可直接注入肝或收纳胆管上部和肝管的小静脉后入肝,偶尔也可形成一条较大静脉紧贴肝床与胆总管平行,汇入肠系膜上静脉。由于使用电剥离钩操作加之气腹的影响,细小静脉损伤很少出血,但如果静脉较粗、术中气腹压过低或患者有下腔静脉压力升高疾病,损伤后就可能出现出血。对于 Calot 三角后侧出现的条索状物,在想到异位胆囊动脉的同时亦应想到异常胆囊静脉的可能,在镜下欲看清其有无搏动常常是徒劳的,二者区别为胆囊动脉相对较细,呈亮白色,而胆囊静脉多呈红色或蓝色,管径相对较粗。根据生理解剖在 Calot 三角后外侧面,无重要的胆管、动脉和门静脉通过,对此处出现的条索状物应予以钳夹处理,不宜电凝切断,避免发生大出血,而被迫中转开腹。

(六)肝中静脉损伤出血

部分患者肝中静脉分支位于胆囊床表浅部位,约有 26.4% 的人群该静脉和胆囊床的距离不到 1 cm,切除胆囊时分离过深易伤及此静脉分支。当胆囊床发生大出血,一时无法看清时,应先填压创面,采用吸引器吸压,待看清后再做进一步处理,施夹效果不满意可用明胶海绵、止血胶填压或缝扎,并观察 5 min 以上,以确保止血可靠再置腹腔引流管以备术后观察。如腹腔镜下止血不满意,应及时中转开腹止血。

(七)胆囊床出血

分离胆囊的基本要求是保护胆囊床的纤维组织,避免伤及肝组织或胆囊床下一些变异的表浅的肝内血管和胆管。

腹腔镜手术的实践中,确实存在保护胆囊完整和保护胆囊床的纤维组织的矛盾,更多的医生选择了胆囊完整切除的审美效应,甚至不惜"凝、切"胆囊床下的肝组织为代价缩短手术时间。胆囊床下表浅的肝内血管比较多见也容易发生出血。

预防措施:在处理 Calot 三角时若看不到胆囊动脉主干和较大分支者要警惕胆囊床动脉出血,三角区炎症较重时,往往胆囊动脉发生闭塞,此时胆囊血液供应就依赖胆囊床血管,切除胆囊时可遇到异常粗大的动脉,此时解剖胆囊床时要特别仔细耐心。当胆囊床较大动脉出血或静脉出血且有一定浆肌层组织时,可在出血点下方直接施夹或术者一手夹提出血点,另一手施夹止血。

对胆囊床广泛渗血者,可用电凝棒常规以"蜻蜓点水"式电凝止血,靠蛋白凝固封堵血管亦可止血,切不可过深电凝,以防肝脏出血更难处理。电凝止血时一定要用电凝器先压住出血点,见出血停止或基本停止后再电凝,否则由于血流带走热量,不仅止血效果差,还容易损伤血管和周围组织,使后面的处理更困难。遇到由于长期炎症组织瘢痕化严重、层次不清时应遵循"宁伤胆,不伤肝"的原则,亦可适当残留部分胆囊后壁,电灼破坏黏膜。

当肝组织损伤出血用电凝效果不佳时,可采用明胶海绵、止血纱布或纱布填塞压迫5～10 min往往可奏效,过度电凝会深入肝脏组织造成更为严重的出血。对于胆囊结石及长期反复发作的胆管炎、黄疸,在病程晚期,发生胆汁性肝硬化,或胆囊结石合并肝炎后肝硬化,并发门静脉高压症者,术中应尽量采用低气腹压力,一般 10 mmHg 已足够保证操作空间。手术操作中动作应轻柔,遇见扩张的血管应分离后施夹切断。粘连组织应运用电剥离钩分束切断,不可大范围地撕拉以避免出血。

肝硬化患者一旦肝组织损伤后出血很难控制,因此在剥离胆囊床时层次要正确,保证胆囊床上有一定的浆肌层组织保留,以减少肝组织损伤。

二、手术视野外出血

(一)腹腔穿刺时意外出血

1.穿刺孔腹壁血管出血

腹壁血管损伤多发生在侧腹壁上的套管穿刺部位,常见血液从套管外周滴入腹腔或流出腹壁,或在穿刺部位形成血肿。腹壁血管损伤引起的出血多可自止,无须特殊处理,但也有造成难以控制的出血而行开腹止血的报告。

若不能自止,可应用电凝棒电灼止血或缝扎止血。穿入穿刺锥后如沿穿刺锥流血,可利用穿刺锥本身向腹壁出血的血管压迫从而达到止血的目的,手术结束时,穿刺锥应在腹腔镜直视监视下拔出,穿刺孔如有出血,可用大三角针自腹壁外做贯穿缝扎止血或电凝止血。剑突下穿刺锥穿刺应避开肝圆韧带,以免损伤肝圆韧带内血管,一旦发生出血,应立即通过另一穿刺锥用电凝器电凝止血或腹壁白线外在肝圆韧带两侧贯穿缝扎止血。

穿刺孔腹壁出血很少导致休克和二次手术止血的并发症,即使发生也很容易发现和处理,处理的难度不大,效果也好。这种小出血却也发生腹壁腹膜外血肿、血肿继发感染脓肿形成和活动性小出血的病例,本院在开展 LC 的早期曾出现此类并发症。

预防措施:①可视下拔除戳鞘或拔出前确认戳鞘周围无渗滴血液。②扩撑取胆囊的脐孔最好腹壁全层缝合,也可采用分层缝合,必须缝合到腹膜层。③右腋中线孔放置引流时,一定要预防过多撕裂腹膜和引流管侧孔在腹壁中,以免腹腔冲洗液流进或引流到腹壁伤口引起继发感染。

2.腹主动脉、下腔静脉、髂总血管损伤出血

由于技术操作不当,如在非直视下气腹针或穿刺锥穿入腹腔时,用力不当(如肩部用力)、用力过猛,刺伤腹膜后大血管,如腹主动脉、下腔静脉或髂内外动静脉、门静脉等。腹腔内大血管的损伤常从穿刺锥内溢出血液,判断较容易,但应注意易被忽视的腹膜后血管的损伤。对穿刺锥进入腹腔后出现的心律失常、低血压等情况应考虑到腹膜后大血管损伤的可能性,若发现逐渐增大的腹膜后血肿可明确诊断。一旦发生腹膜后大血管损伤,将导致十分严重出血,出现失血性休克,危及患者的生命安全,必须立即中转手术,剖腹探查,若抢救不力将导致死亡。这种误伤性的并发症结果很可怕,本院没有发生过。

3.腹腔穿刺时意外出血的预防

选择合适的气腹针和穿刺锥,在使用之前对各部件全面检查并掌握各器械的特点。用巾钳将腹壁尽量提起后再缓慢刺入第一穿刺锥,使用穿刺锥时应用手腕力量,用力应适度,边旋转边缓慢推进,留出手指支撑至腹壁,以防穿刺锥突然落空。避免暴力穿刺,应注意进锥角度和控制进锥深度,在穿刺锥进入一定深度后可拔出锥芯,置镜观察是否已进入腹腔。在第一穿刺锥穿刺成功后,腹腔镜应将全腹窥视一遍以防遗漏血管损伤。

其他穿刺锥的插入应在直视下进行,见到空间后进针,进锥方向避开血管和腹腔脏器。应注意瘦弱患者和儿童的主动脉距离皮肤可能仅 2～3 cm。正中线两侧 2～3 cm 内的腹壁易有

粗大的侧支血管，穿刺时应避开。

遇有腹壁静脉曲张时应避免在其附近穿刺。也可不做盲穿，先做一小切口直接插入穿刺锥，这一直接切开腹白线和腹膜的开放式腹腔镜操作可防止腹内脏器的损伤，特别是有腹部手术史患者。

（二）术中操作时意外出血

多因电剥离钩不在视野内而盲目操作，损伤血管所致，也可能在暴露手术视野时助手使用分离钳、冲吸器操作不当损伤肠系膜血管、网膜血管、十二指肠球部上缘胆总管周围血管丛，以致在手术视野外出血，或在拔出电剥离钩时方法不当伤及门静脉。

对网膜、肠系膜血管损伤，可用无损伤提钳钳夹出血点并提起用钛夹夹闭止血，或应视病情做电凝止血，注意避免烧伤其他内脏。肠系膜血肿应在术中严密观察，若血肿逐渐增大或肠管血运较差需即刻剖腹探查。在手术中和手术结束前要认真仔细检查手术视野内、外范围有无损伤血管及出血。

第八节　胆囊三角区的解剖方法——手术入路

LC 是"危险的解剖、危险的病理发现、危险的操作"的三危手术，胆囊三角区的解剖是胆囊切除术的关键，巧妙地避开其他管道去解剖胆囊管也称"手术入路"。在 LC 手术野显露方面，传统手术显露手术野采用拉钩和手推压，而在腹腔镜外科手术中均不能使用，腹腔镜外科手术野显露的方法应用改变体位、器械推托、空腔脏器排净气体。最重要的取决腹腔镜的摄像视角，腹腔镜经脐上或脐下戳孔进入腹腔，为了避免手术器械和病变器官周围组织的"直线遮盖"盲区，通常采用 22°～30°斜面腹腔镜，在腹腔镜胆囊切除术中，为了减少大网膜、十二指肠或横结肠对胆囊的掩盖，采用头高脚低位，抬高患侧。在手术操作野解剖清晰、管道少方面，腹腔镜外科医师多沿袭开腹胆囊切除方法从腹侧开始分离解剖胆囊三角区，也有报道从胆囊三角区后侧分离的方法。在腹腔镜胆囊切除术的实践中，由于对于胆囊三角区的胆囊管解剖的"手术入路"的理解和认识的偏差，导致手术适应证的选择差异较大，主要体现在胆囊三角区的解剖入路问题，目前采用的手术方法有两种，常见的方法是经胆囊三角区腹侧入路，另外是胆囊三角区后侧入路。

一、胆囊三角区腹侧入路

胆囊三角区腹侧入路指将胆囊壶腹部向右侧、下侧牵引，助手用抓钳或扇形钳将十二指肠和大网膜向下推压，展平胆囊三角区的腹侧面，在不复杂胆囊情况下多可见胆囊壶腹部、胆囊管、肝总管围成的一个"凹"。

（1）胆囊管的分离：沿可能的胆囊壶腹内下缘，钩提浆膜并切开，分离浆膜下组织，向内上方推挤胆囊壶腹，明确此处确实为膨大的胆囊壶腹部后，再沿胆囊管走向分离切开浆膜，显露出胆囊管，完全游离胆囊管 1.0～1.5 cm，如胆囊三角区脂肪堆积较多，粘连、肥厚，肝外胆管显示不清，不必过多地游离胆囊管。

（2）胆囊动脉的处理：如果发现明确的胆囊动脉，可直接施夹切断，多数情况下，胆囊颈部淋巴结常作为腹腔镜下胆囊动脉的标志之一，胆囊动脉多数走行于淋巴结后下方，主张先断胆囊管，再靠近胆囊壶腹部或胆囊壁分离胆囊动脉。在欧美和国内，有些学者善用尖状分离钳游离胆囊管、胆囊动脉，逐步分离出胆囊管及胆囊动脉，见小的出血点给予夹住提起电凝，明确胆囊管、胆囊动脉后分别给予钳闭切断。目前比较公认的是对胆囊三角的解剖和分离应以钝性分离为主，三角区应尽量敞开。

在大量的腹腔镜胆囊切除术实践中发现腹腔镜操作有如下困难：①因体位带来的肝脏下垂和肝左叶肥大，从腹侧观察胆囊三角，即使器械挑起肝脏，很难达到开腹手术拉钩暴露肝门和彻底显露胆囊三角的目的，而且影响剑突下戳孔的主器械操作；②部分患者胆囊三角区脂肪堆积、淋巴结炎性肿大，胆囊壶腹或胆囊管覆盖肝外胆管，使胆囊三角区外观上解剖不清，难于辨认和入手。

另外，胆囊动脉多位于三角区的腹侧，位置表浅，电钩打开浆膜时，易使胆囊动脉损伤出血而被迫中转手术。近年来，采用胆囊三角区"后侧入路"的报道越来越多。

二、胆囊三角区"后侧入路"

胆囊三角区"后侧入路"指将胆囊壶腹部向头侧、内侧牵引，展平胆囊三角区的后侧面，显露胆囊壶腹部、胆囊管、胆总管，有医院采用冲洗器将十二指肠推向内下侧显露小网膜孔。

1. 具体方法

（1）采用电凝钩从胆囊壶腹后下缘开始分离，沿胆囊壶腹钩提浆膜并切开，分离浆膜下组织，用电凝钩背向上推拨胆囊壶腹外下缘，显露出明显的漏斗状转变为细的胆囊管，确认胆囊颈与胆囊管的关系后，再沿胆囊管走向分离切开浆膜，沿胆囊管继续向近端分离，终止于明显的"变形"三管汇合部位（胆囊管、胆总管、肝总管汇合处）。

（2）分离的方法采用电钩"推、梳"胆囊管后内侧的疏松软组织区，最常见的解剖变异是较粗的胆囊静脉，它与胆囊管外下缘疏松并行，施夹切断，充分游离胆囊管内下缘。

（3）"后侧入路"的目的和结果：第一是确实能辨认漏斗状转变为细的胆囊管标志，其二是从胆囊三角区后侧扩大胆囊壶腹、胆囊管、肝总管之间的相互间隙，有时可直接打通胆囊三角区解剖出胆囊管，并非要求一定要打通胆囊三角区，也可结合胆囊管腹外侧分离达到解剖出胆囊管的目的。

2. "后侧入路"的临床意义

（1）将胆囊壶腹外后侧部向外上牵引，腹腔镜在胆囊外上侧摄像，胆囊三角区后侧视角大，而且完整，不受肝固有韧带的遮挡。

（2）胆囊三角区后外侧无重要的胆管、动脉和门静脉通过，分离时不易造成重要管道的损伤。

（3）胆囊三角区后侧有一明显指标——小网膜孔，克服了胆囊三角区腹侧常因淋巴结肿大，使三角区解剖界限不易辨认的缺点。

（4）胆囊三角区后外侧与十二指肠毗邻，二者间有两层浆膜相隔，在胆囊急性或亚急性炎症时，易形成二层增厚的浆膜水肿区，易辨认和分离胆囊三角区，此处炎症较轻，易观察和感触胆囊管、右肝管，较腹侧入路有明显优越性。

（5）在胆囊三角区后外侧面，胆囊壶腹下方"推、梳"胆囊管内侧的疏松软组织，沿胆囊管内缘容易分离出胆囊管,也可避开胆囊动脉和淋巴结;若"推、梳"胆囊管内侧呈致密组织块,强行分离易损伤胆管,主张经胆囊腔内显露胆囊颈部和胆囊管,或中转开腹手术。

总之,胆囊三角区的解剖方法有"后侧入路"和"腹侧入路"两种方法,各有其优缺点,适用于不同的情况,术者只是根据自己的技术和经验偏重一种解剖方法而已,没有绝对的"后侧入路"和"腹侧入路"的区分,腹腔镜手术医师应巧妙地将此两种方法结合起来,避免腹腔镜胆囊切除术的胆管、血管损伤。

第九节 "宁伤胆(胆囊)不伤管"手术原则

一、胆囊、胆囊三角区解剖变异的处理

这些变异的识别必须解剖到小网膜孔后方可发现,首先沿安全的部位解剖胆囊,具体操作从胆囊后外侧分离粘连为起点,边分离边显露胆囊的外形,止于小网膜孔,通过解剖出小网膜孔和肝十二指肠韧带外缘,显露肝外胆管、胆囊管的自然走行,必要时经胆囊行肝内外胆管造影,理解胆管的解剖变异。

1.胆囊的解剖变异

虽然少见,临床上也能遇到,在解剖至小网膜孔后,胆囊外形的显露可初步判断胆囊可能的解剖变异,如胆囊重复畸形、先天性胆囊阙如、胆囊位置异常。在胆囊重复畸形和先天性胆囊阙如常伴肝外胆管的外形变异,不主张电分离解剖,以免引起肝外胆管的电损伤,建议开腹手术;胆囊位置异常的解剖遵循"三管一壶腹"的原则处理,可避免胆管损伤;横位胆囊位于肝门横沟内,左、右肝管或肝总管分别开口胆囊内,术中比较容易发现,原则上打开胆囊壶腹辨别清楚后(遵循宁伤胆不伤管的手术原则),腹腔镜下缝合处理胆囊壶腹部残端,余胆囊大部切除;若把握不大(技术能力不够),建议中转开腹。

2.胆囊管解剖变异

最危险的变异是胆囊管和肝总管并行、胆囊颈直接开口在胆总管。在胆囊管和胆总管并行时,沿胆囊管的外侧分离,在胆囊管处理上,可适当留长一些胆囊管残端,不主张电分离解剖肝总管,以免引起肝外胆管的电损伤;若胆囊管内有"串珠"样结石,用剪刀沿胆囊管的外侧纵向剪开(宁伤胆不伤管原则),剥出结石,胆囊管残壁细线缝合处理;胆囊颈直接开口在胆总管时,镜下最安全的处理是在胆囊壶腹部切开,若有结石可剥出,壶腹残端缝合处理,另外也可紧贴嵌顿结石的胆囊壶腹部边夹边剪锁边处理壶腹残端。

3.肝管的变异

副肝管主要经过胆囊三角区内,它可位于胆囊或胆囊管的深面,常有通往肝脏或胆囊的动脉存在,在 LC 中,解剖切断胆囊管后,钝性推挤胆囊管和壶腹部与肝板之间的疏松粘连,紧贴胆囊壁施夹切断分离,多能避过副肝管,即使伤及副肝管,有钛夹夹闭不会出现胆漏,另外,应注意过细地解剖胆囊三角区的动脉,常忽略这些细小的副肝管处理而引起胆汁漏。胆囊下肝管和迷走肝管的处理主要保护胆囊板(胆囊床)或夹闭处理,以免因误电凝导致术后迟

发型胆汁漏。

二、炎性胆囊情况的分离

LC 中危险的病理发现是胆囊与周围组织的炎性粘连和胆囊三角区的炎症,下面分别叙述。

(1)胆囊与大网膜和十二指肠、结肠的炎性粘连或内瘘的分离,轻轻提起胆囊,使胆囊与粘连的组织有一定的张力,用钩背先凝后切的方法分离纤维束粘连,向下"推、压"钝性分离疏松粘连组织,如疑有肠管等脏器组织与胆囊粘连紧密,则试行钩背打开胆囊炎性的浆膜层,从胆囊浆膜下分离,直至显露小网膜孔,若胆囊与周围粘连组织粘连致密不能分离时,可能有内瘘存在,可从周围的易分离的组织分离,最后集中在难分离的组织,切开胆囊壁,寻找可能的胆囊壁的内瘘口,残留此处部分胆囊壁,继续分离胆囊直到胆囊切除,最后缝合关闭可能的内瘘口的胆囊壁侧;如果没有把握(技术能力达不到),应及时中转开腹。

(2)炎性胆囊三角区的解剖,用钩背电凝打开胆囊壶腹的后下缘,向上推开壶腹的下缘,显露壶腹与胆囊管的初步关系,再打开胆囊壶腹的腹侧下缘,向上、外侧推开壶腹的下缘,确定壶腹与胆囊管的关系,同时暴露了胆囊管内侧的细小纤维束带和小血管,可直接凝切,电钩游离出胆囊管,予以施夹切断,将胆囊管上提,钩背轻轻推开胆囊管和壶腹部与肝总管的疏松粘连,可显露胆囊动脉和其他的变异管道,紧贴胆囊壁分离,将胆囊分离出三角区。

若发现进入胆囊的细小管道和血管可施夹剪断;对较粗的怀疑胆管的管道,应中转开腹,谨防伤及右肝管。

(3)致密粘连的胆囊三角区解剖,虽然可解剖出胆囊管,但胆囊壶腹部与肝总管和右肝管粘连致密(第二危险区)无法分离时,若胆囊壁比较薄,可采用在胆囊壶腹后壁上边夹边剪的锁边方法处理,宁可残留胆囊后壁,不伤及胆囊后侧的管道;若胆囊壁厚,电切壶腹部的前壁,将后壁留置以防强行分离伤及胆管、血管。

(4)"冰冻"胆囊三角区的解剖,无法解剖胆囊管和胆囊壶腹部的后壁,可用钩背纵形打开胆囊壶腹部的外侧,剥出结石,腹腔镜下缝合壶腹部残端,行胆囊大部切除。

在腹腔镜下采用开腹胆囊切除术的手法以减少胆管并发症和拓宽适应证是腹腔镜医生始终不移的追求,在开腹手术可以做到"解剖看清肝外胆管而保护它(才放心)"的原则。然而,毕竟腹腔镜手术不同于开腹手术,腹腔镜是立体反向平面视角、长杠杆式精细操作,缺乏触觉、灵活性和手、纱巾的对抗牵引暴露等,而且,腹腔镜手术采用电分离,有电和热的传导和辐射伤,为保护肝外胆管,过分解剖和显露,反而造成损伤和出血。

在 LC 中,腹腔镜视角上很难辨别三管及其相互走行的关系,为了减少胆管损伤的"致残性"并发症,总结了"宁伤胆(胆囊)不伤管(胆管)"的手术原则,在分离胆囊过程中紧靠胆囊分离,可避过第二危险区的管道和变异的管道,对确实分离困难的胆囊壶腹后壁,可留置部分壶腹后壁,以免伤及第二危险区的管道;对胆囊三角区内有通向胆囊的异常管道,应紧贴胆囊壁解剖这些异常管道,或在胆囊壶腹横断或胆囊壶腹黏膜下分离后横断壶腹部,彻底敞开胆囊壶腹内腔,取出或挤出结石,辨清胆囊管内口或小内瘘口(Mirizzi 综合征),采用腹腔镜下缝合或施夹关闭内口。

对于胆囊关键部位出现的较粗管道,慎重采用电钩或电剪分离解剖该管道,若能紧贴胆囊推开,尽可能钝性分离避开;若很难避开,建议中转开腹胆总管探查,以免伤及肝外胆管。对于胆囊破损,即使破损胆囊外溢胆汁或脓性胆汁可通过冲洗清除,不影响胆囊切除和胆囊大部切除的效果。

第十节 四孔对抗牵引技术

目前全世界通用的 LC 方法有"法国 LC 技术"和"美国 LC 技术"。在"法国 LC 技术"中,通常将胆囊向头侧牵引显露"三管"(胆囊管、胆总管、肝总管),此举使胆囊管与肝总管夹角由(59±22)度缩小到(30±19)度,胆囊三角变窄;过度向头侧牵引胆囊,还可将胆总管从十二指肠后方牵出,使胆囊与胆总管呈一直线。在"美国 LC 技术"中,将胆囊向外侧牵引,易使胆总管成角。对胆囊的粘连组织多采用撕、电凝的方法处理。"法国 LC 技术"和"美国 LC 技术"的共同特点是右锁骨中线肋缘下戳孔和右腋前线戳孔都使用分离钳夹提胆囊的底部、壶腹部,是一种单方向牵引胆囊的方法。

近年来国内、外提出"三管一壶腹"显露法,三管指胆囊管、肝总管、胆总管,壶腹指胆囊壶腹,根据胆囊壶腹的"漏斗状物"判定胆囊管,在一定程度上减少了胆管误伤的并发症。根据开腹手术的拉钩辅助"张力"的显露原理和"三管一孔一脏器"显露法,有医院提出了 LC"四孔对抗牵引技术"。

"四孔对抗牵引技术"的原理和方法:开腹胆囊切除术具有较多的安全技巧,开腹手术的"手"压胆囊周围组织,在"有张力间隙"的情况下显露胆囊的解剖关系和分离胆囊,LC 四孔对抗牵引技术是指针对国内外 LC 技术中,胆囊周围组织无器械辅助显露解剖关系而提出的,它也是模仿开腹手术的"手"压胆囊周围组织以提供"有张力间隙"的技巧。

LC 四孔对抗牵引技术:术者双手操作,术者左手经右锁骨中线肋缘下戳孔提牵胆囊,通过不同的方向牵引显露胆囊的粘连位置、胆囊三角区腹侧或后侧,控制牵引张力以提供右手钩、钳的低张力钝性分离,以防暴力撕断血管而致出血,助手经右腋前线戳孔放置胆囊提钳改用为冲吸器"压或挑"胆囊周围的组织以显露局部解剖关系。它的特点如下。

(1)在策略上要求必须先解剖显露出小网膜孔,牵引显露"三管一孔一脏器",直视或感触辨别肝总管和胆总管,不主张解剖游离肝外胆管,其目的是尽可能减少因手技问题而造成的胆管电损伤,采用胆囊三角区"后侧入路",遵循"伤胆不伤管"的手术原则。

(2)在分离胆囊周围的粘连时,冲吸器"压或挑"粘连组织,形成胆囊与粘连组织之间界限和张力,用钩背先凝后切的方法分离纤维束粘连,向下"推、压"钝性分离疏松粘连组织,如疑有肠管等脏器组织与胆囊粘连紧密,则试行钩背打开胆囊炎性的浆膜层,从胆囊浆膜下分离,直至显露小网膜孔。

(3)解剖胆囊三角时,将圆头冲吸器置于十二指肠上方,向"下后"方向适当压挤十二指肠而维持胆总管自然走向上的一定张力,可减少单向牵引胆囊引起肝外胆管扭曲或移位而误伤。

(4)在分离胆囊管时,冲吸器向上适当"挑"起胆囊壶腹下缘,扩大胆囊壶腹与胆囊管的间隙、显露胆囊管的"壶腹一管"状结构,明确胆囊管。

(5)解剖胆囊管,在打开胆囊三角区浆膜后,电剥离钩的钩背沿胆囊管钝性分离胆囊壶腹与胆囊管的间隙,穿过管道之间的间隙解剖出胆囊管,并解剖胆囊管至"变形"三管汇合部位的"三角形",胆囊管可施夹切断的部位是"哑铃的手柄部"的中间位置,遇到明确的胆囊动脉,紧贴胆囊施夹切断。

(6)在分离胆囊时,将胆囊管的断端向头侧牵引,采用冲洗器向上"挑挤"胆囊,钝性推挤胆囊管和壶腹部与右侧肝板之间的疏松粘连(第二危险区),紧贴胆囊壁施夹切断分离,多能避过副肝管,即使伤及副肝管,有钛夹夹闭不会出现胆漏,冲洗器辅助张力切除剩余胆囊。在上述程序的基础上,根据胆囊条件和术者的技能可选用三、二孔技术、逆行胆囊切除术。LC 四孔对抗牵引技术适用于不复杂胆囊情况。

此项技术由胆囊提钳改用为冲吸器"压或挑"胆囊周围的组织,以提供"有张力间隙"解剖的作用,这一点与"法国和美国 LC"技术双钳牵引胆囊有明显区别,它在实际操作中更安全和方便。

第十一节　胆囊颈部横断技术

LC 快速推广的过程中,手术适应证也由不复杂胆囊情况扩大到急性、萎缩性胆囊炎等。胆囊与周围组织的炎性粘连、胆囊三角区的炎症、解剖变异等危险的病理发现越来越多。Dr Mahumd 模拟开腹胆囊大部切除的方法,自胆囊底部劈开至胆囊颈部的腹腔镜胆囊大部切除术,但是,污浊的胆囊内壁广泛暴露和吸光,严重降低腹腔镜的照明度和视野,中转开腹率为11.8%。

对于此种复杂胆囊情况,有医院提出 LC 的"胆囊颈部横断技术"。它指因炎症或变异无法解剖胆囊管的情况下,在胆囊颈部横断或胆囊颈部黏膜下分离后横断胆囊颈部,取出或挤出结石,从胆囊腔内判别胆囊与肝外胆管的位置关系,留置胆囊颈部后壁并电灼黏膜、缝合处理,余胆囊顺行切除。与 Mahmud 腹腔镜胆囊大部切除术和开腹胆囊大部切除术相比,"胆囊颈部横断技术"有如下特点。

(1)遵循"三管—孔—脏器"的显露原理,显露小网膜孔就可显露胆囊的大体外形,容易判别是否是"哑铃形"胆囊,以免手术不到位而致残留小胆囊;显露胆囊颈部、肝门部、肝十二指肠韧带和十二指肠的大体形状,容易判别胆囊三角区的可能变异管道。

(2)遵循"伤胆不伤管"的手术原则,从胆囊颈部横断,从胆囊腔内较易发现胆囊管的外口、瘘口(Mirizzi 综合征)、变异管道是否与胆囊相通等;也可经胆囊腔内的通路造影显示肝外胆管。

(3)胆囊颈部横断后,不影响肝门部、肝十二指肠韧带和十二指肠的关键部位的大体形状显露,然而自胆囊底部劈开的游离胆囊壁会遮盖手术野的关键部位,影响判别和操作。

(4)胆囊颈部横断的切口较小,胆囊内壁裸露范围小,腹腔镜的照明度和视野清晰度高于胆囊底部劈开的方法,裸露胆囊内壁的污染和吸光性明显小于后者。

一、"胆囊颈部横断技术"的方法

(1)胆囊与大网膜、十二指肠、结肠的炎性粘连或内瘘的分离,轻轻提起胆囊,使胆囊与粘连的组织有一定的张力,用冲洗器触感有无脏器存在的实质性包块,如疑有肠管等脏器组织与胆囊粘连紧密,则试行钩背打开胆囊炎性的浆膜层,从胆囊浆膜下分离,直至显露小网膜孔;若胆囊与周围粘连组织粘连致密不能分离时,可能有内瘘存在,可从周围的易分离的组织分离,最后集中在难分离的组织,切开胆囊壁,寻找可能的胆囊壁的内瘘口,残留此处部分胆囊壁,最后缝合关闭可能的内瘘口的胆囊壁侧;如果粘连范围大,没有把握(技术能力达不到),应及时中转开腹。

(2)炎性胆囊三角区的解剖,显露小网膜孔后,从胆囊壶腹下缘打开浆膜,钩背轻轻推开胆囊管和壶腹部与肝总管的疏松粘连,紧贴胆囊管壁分离,可显露胆囊动脉和其他的变异管道,对较粗的怀疑胆管的管道,建议术中造影或中转开腹,谨防伤及右肝管。

(3)"冰冻"胆囊三角区的解剖,无法解剖胆囊管和胆囊壶腹部的后壁,试行浆膜下分离胆囊颈部,以防伤及十二指肠和胆总管,显露胆囊颈部后,纵向切开胆囊颈部,取出或挤出结石,从胆囊腔内较易发现胆囊管的外口、瘘口(Mirizzi 综合征)、变异管道是否与胆囊相通等;也可经胆囊腔内的通路造影显示肝外胆管;保留胆囊壶腹和胆囊管后壁并予电灼黏膜,采用腹腔镜下缝合胆囊颈部残端,余胆囊顺行切除。

(4)胆囊管和肝总管并行并难以分离时,若胆囊管内有"串珠"样结石,用剪刀沿胆囊管的外侧纵向剪开,终止于胆囊管近段的最后一枚结石上缘,剥出结石,确切证实未伤及胆总管,胆囊管残壁细线小边距缝合处理,余胆囊顺行切除。

二、临床应用情况

有研究收集近一年"胆囊颈部横断技术"成功治疗的患者78例,急性胆囊炎17例,亚急性和慢性胆囊炎26例,萎缩性胆囊炎21例,Mirizzi综合征4例(胆囊腔内发现胆囊颈部后壁黏膜糜烂渗胆汁)。采用腹腔镜下缝合处理胆囊颈后壁残端,腹腔放置两支引流管,全组患者无死亡、肠瘘和术后黄疸,术后胆漏2例,3～5 d自愈;平均住院时间1 d,随访半年,未发现胆管损伤和残余小胆囊。

"胆囊颈部横断技术"是一种解剖知识和腹腔镜下缝合技术要求很高的手术方法。常采用电剥离钩低张力分离粘连组织、胆囊颈部和胆囊管,电剥离钩是"裸铁"范围最小而且具有操作灵巧和触觉感较好,比较容易做到在炎性增厚的胆囊浆膜下分离粘连组织,也比较容易做到在胆囊浆膜下解剖胆囊颈部、胆囊管,若操作粗糙,易伤及结肠、十二指肠和胆管。另一个技术性难点是腹腔镜下的缝合技术,术中要预留好两侧的胆囊颈部残壁,以备缝合之用,采用连续毯边缝合,根据胆囊颈部情况,掌握好缝合边距,若缝合过深易伤及胆管,缝合技术不到位,易引起胆瘘。腹腔镜医生应根据具体情况灵活掌握。

第十二节　胆囊三角区锁边技术

医护人员和患者普遍认为胆囊急性炎症不适合LC的微创治疗,多数患者经消炎治疗—缓解—再发炎—再治疗等多次过程,患者在腹部无症状时,下定决心要求腹腔镜治疗,经B超检查提示多数患者是胆囊积液、胆囊颈部结石、胆囊萎缩、胆囊壁炎性增厚型胆囊炎、胆总管增宽等现象。这些反复发炎患者的腹腔镜下病理特点如下。

（1）胆囊与周围组织的粘连多，糖尿病和老年患者易出现内瘘。

（2）胆囊外形上表现为胆囊积液和胆囊萎缩，女性患者积液多见，男性患者萎缩性多见。

（3）胆囊壁的厚度，女性积液患者胆囊壁薄多见，男性患者胆囊壁增厚（4～5 mm）多见。

（4）胆囊颈部或胆囊管多有结石嵌顿，大结石（大于 10 mm）多见；小结石少见，最难处理。

（5）胆囊三角区纤维瘢痕粘连多见。

（6）既往胰腺炎史和黄疸史的患者常有胆总管增宽，B超很难寻找出胆总管梗阻的病因。

（7）手术耐受力差，多数患者因怕痛减少饮食，我院统计这些患者，术前体重平均下降减轻10 kg，平均累计保守治疗费用 6 000 元。这些患者与有症状的胆囊炎（无急性发炎史）的患者有明显的区别，尤其是在 LC 中，手术操作困难，风险大，一旦出现并发症，患者和家属很难理解，很容易造成医疗纠纷。这些现象是腹腔镜医生所必需面临的一种挑战。针对这种"表面上不复杂胆囊情况"的高风险 LC，有医院提出 LC 的"胆囊三角区锁边技术"。

一、胆囊三角区锁边技术的方法

它指因慢性炎症瘢痕粘连、结石嵌顿、结构变异无法解剖胆囊管和胆囊颈部的情况，在辨清胆总管的情况，在胆囊嵌顿结石的近端紧贴结石在胆囊上边夹边剪的锁边，或在第二危险区胆囊颈部后壁上边夹边剪锁边的手术方法。它有如下特点。

（1）遵循"三管一孔一脏器"的显露原理，显露小网膜孔就可显露胆囊颈部、肝总管、胆总管的大体形状，因慢性炎症，容易判别"蓝色"的胆总管的走行。

（2）遵循"伤胆不伤管"的手术原则。打开胆囊三角区浆膜后，冲吸器向上适当"挑"起胆囊壶腹下缘或嵌顿结石下缘，扩大胆囊壶腹与胆囊管的间隙、显露胆囊管的"壶腹－管"状结构，明确胆囊管。电剥离钩的钩背沿胆囊管钝性分离肝总管与胆囊管的间隙，可发现成瘢痕性粘连。

（3）胆囊管嵌顿结石的锁边处理。在胆囊嵌顿结石的近端，紧贴结石在胆囊壁上边夹边剪的锁边，胆囊远端可见较宽的胆囊管开口，余胆囊顺行切除。

（4）胆囊颈部的锁边处理。虽然胆囊管已分离施夹切断，将胆囊管向头侧牵引，因嵌顿结石致胆囊颈部后壁凹入肝门部，很难推出胆囊颈部后壁，或发现胆囊颈部后壁与肝门板右侧致密粘连无法推开，在第二危险区胆囊颈部后壁上边夹边剪锁边处理。

（5）有曲张静脉的浆膜，直接靠近胆囊嵌顿结石的颈部或胆囊颈部内侧的浆膜上用钛夹锁边，边夹边剪，完成胆囊切除。

（6）夹闭胆囊颈部后壁的目的是预防损伤右肝管、副肝管、迷走肝管和血管，预防内瘘引起的胆汁漏，操作简单、安全。

二、临床应用情况

有医院收集近一年"胆囊三角区锁边技术"成功治疗的患者 68 例，急性胆囊炎 12 例，亚急性和慢性胆囊炎 26 例，萎缩性胆囊炎 17 例，胆囊结石并肝硬化 13 例。采用胆囊三角区锁边技术，腹腔放置两支引流管，全组患者无死亡和肠瘘，术后轻度黄疸 1 例，经消炎、解痉等治疗3 d 退黄，术后胆漏 1 例，ERCP 证实胆总管下段结石，EST 取石后胆瘘自闭痊愈出院，肝硬化产生腹腔积液 1 例，经脱水和补清蛋白等治疗痊愈，平均住院时间 8 d，随访半年，未发现胆管损伤和残余小胆囊。

"胆囊颈部横断技术"是一种腹腔镜下判断和操作技术要求较高的手术方法。

(1)从胆囊的外形处理胆囊与周围管道的关系,胆囊颈部或胆囊管通常可以见到明显的标志—嵌顿结石,打开胆囊三角区浆膜后,推挤结石下缘,可见到嵌顿结石下面的变细的"漏斗"关系,就可明确肯定嵌顿结石在胆囊内,紧贴结石处理不会伤及胆管。

(2)锁边方法沿结石由外向内,围绕结石施夹,相邻钛夹锁夹组织重叠 1/2 钛夹长度。

(3)钛夹锁边方法要留余地,要留好必要的锁边残缘,以防钛夹脱落,若感觉锁边技术不可靠,可在锁边上加缝 2～3 针,一旦拆除钛夹,再缝合比较困难。

第十三节　胆总管结石的腹腔镜手术治疗

胆囊结石继发胆总管结石的发生率为 6%～10%,其中 49% 无临床症状,B 超对胆总管结石诊断不十分敏感,继发胆总管结石的胆囊结石患者常出现误诊,LC 后胆总管残余结石率为 2%～4%。因此,提高腹腔镜胆囊切除、胆总管探查术(LCDE)技术和放宽其适应证是减少 LC 后胆总管残余结石率的关键。

一、胆总管探查术的发展

1884 年开展了开腹胆总管切开探查取石手术,Kehr 使用"T"形管引流胆道提高了手术安全性。1931 年,由 Mirizzi 首先提出术中胆道造影,以后各家不断改进技术并推广应用,使胆道手术的清石率大大提高。1965 年 Shore 研制了纤维胆道镜,从而使胆道疾病的诊治水平上了一个新台阶;1990 年 Hunter 等在腹腔镜下配合电视 X 线机用输尿管取石网经胆囊管取石成功,1991 年 Stoker 报道了腹腔镜经胆囊管途径的胆总管探查术和腹腔镜胆总管探查术,从此,胆总管结石的治疗开始进入腹腔镜时代。

经过 10 多年的发展,临床上应用的腹腔镜胆总管探查术有三种。

1.腹腔镜经胆囊管途径的胆总管取石

胆总管继发结石来自胆囊结石经胆囊管掉入胆总管,部分患者胆囊管较宽,也成为腹腔镜下进入胆总管的通路。

如果取石成功,胆囊管夹闭处理,不必放置"T"形管,患者住院时间短,但是,位于胆管上段结石取出较困难,目前国内外都在探索经胆囊管途径的胆总管取石方法。目前经胆囊管行胆总管探查的方法有三种。

(1)气囊导管扩张冲洗法:LC 手术时作术中胆道造影发现胆总管结石后,将 Fogarty 导管经胆囊管口到达胆总管内,如有可能应将管子插入十二指肠内,有时该导管可能将结石推入十二指肠内,从而清除胆总管内结石。另外一种用气囊将胆总管结石拖出,根据导管刻度,轻轻地将气囊充气,然后慢慢将气囊导管拖出胆囊管,以便尽可能将胆总管内的残石取出,这种方法带有一定盲目性。

(2)电视 X 光监视下取石篮套石:将 Domfia 篮经胆囊管放入胆总管内,在 C 型臂电视 X

光机监视下注入一定量胆道造影剂,了解结石部位后,将取石篮套住结石取出。

(3)输尿管镜或细纤维胆道镜(直径为 3 mm)取石:气囊扩张胆囊管,将细纤维胆道镜经胆囊管送达胆总管内,胆道镜用电视摄像监视仪监视,通过金属取石篮套取结石,该法在直视下操作,成功率高。

2.腹腔镜经胆总管途径的胆总管取石

此方法与开腹手术方法相似,胆总管的切开部位有两种,一种是经胆囊管、胆总管弧形切开,切开胆总管壁较少,易于缝合结扎;第二种方法是胆总管前壁切开,血管也较少,不易出血。取石方法根据结石的部位有所区别,在切口或上端的结石,直接采用尖钳钳夹结石取出,在胆总管上下远端,采用纤维胆道镜探查取石篮取出结石,术后是否放置"T"形管争议比较多。

3.腹腔镜下经皮胆总管途径的胆总管取石

目前国内、外采用的经胆囊管途径、纤维胆道镜取石,此法费时、费力,需要扩展导管、胆道镜等昂贵设备;腹腔镜经胆总管途径的胆总管取石受腹腔镜直戳鞘的限制,胆总管切开、取石、胆道探子探查胆总管下端等操作困难。

有医院提出了腹腔镜下经皮胆总管探查、"T"形管引流术,它模拟开腹手术方法,根据剑下戳孔—胆总管切口—胆总管上下段的弯曲和长度,研发了腹腔镜专用的经皮取石钳组、胆道探子、胆管导入器、腹腔镜专用硬质胆道镜、软锥鞘,现已获专利,简化了手术的操作,缩短了手术时间。

二、腹腔镜下经皮胆总管探查、"T"形管引流术的方法

采用常规方法建立气腹和 4 孔手术通路,显露"三管—孔—脏器",向外上侧牵引胆囊壶腹部,适当分离肝十二指肠韧带浆膜,向下轻推、分离十二指肠上缘,尽可能辨别清楚有无胆囊管与胆总管并行情况,显露胆总管外上侧,打开胆总管的浆膜,在十二指肠上缘 1～2 cm 处,分离显露胆总管前壁约 2 cm×1 cm 裸区,以备黏膜对黏膜缝合,输液针垂直穿刺胆总管并抽出胆汁,弧形电针纵行打开胆总管外上侧一小孔(2～3 mm),有较新鲜胆汁溢出,纵行扩大切口至 1～2 cm;退出鞘套,沿原腹壁戳孔插入取石钳进腹腔及胆总管,取净胆总管结石;再插入胆道探子探通胆总管下端;然后插入胆管导入器,导入尿管冲洗肝外胆管,再导入纤维胆道镜检查或直接插入硬胆道镜检查胆总管确无残留结石,其后再导入 T 形管,3-0 Dexon 线连续毯边缝合胆总管,采用串线打方结,最后完成 LC,小网膜孔放置烟卷引流条和乳胶引管流各一根。术后 6 周胆道镜检查并拔除"T"形管。

第十四节　腹腔镜胆囊造瘘术

开腹胆囊造瘘手术是救治危重急性胆囊炎的重要方法,主要适应于老年、高龄或全身状况差估计无法实施胆囊切除术又保守治疗无效的患者,它可使患者安全渡过危险阶段,为二期手术创造条件。

开腹胆囊造瘘术主要有两种方法,一种方法是局麻下选择小切口,优点是创伤小,缺点是

麻醉不完善和手术野很小,特别是病情危重、伴有腹腔渗出需要引流者、胆囊位置深、胆囊炎症被网膜完全覆盖或附近器官紧密粘连时,识别和游离胆囊很困难,而且很难引流腹腔的渗出液。

另一种方法是全麻或硬膜外麻醉下开腹胆囊造瘘,优点是麻醉完善和手术野大,缺点是创伤大。腹腔镜胆囊造瘘手术是将小切口和大手术野相结合的方法,它对患者麻醉和气腹的耐受性要求较高,对胆囊条件要求较低。腹腔镜胆囊造瘘手术毕竟是一种微创手术,术后恢复快,并发症相对低。

腹腔镜胆囊造瘘术后腹腔粘连较少,为二次腹腔镜手术的成功实施奠定较好基础。因而,腹腔镜胆囊造瘘术是救治危重急性胆囊炎的重要补充方法。腹腔镜胆囊造瘘手术基本上可分为腹腔镜胆囊造瘘手术和腹腔镜辅助胆囊造瘘手术。

一、适应证

(1)高危或老年患者的急性结石性或非结石性胆囊炎。

(2)胆囊粘连重、解剖困难,尤其是胆囊颈部粘连重,Calot三角呈封冻状态,强行切除有一定的危险性,同时又无胆管的病变。

(3)胆囊炎症、水肿、周围组织严重粘连,局部解剖关系不清,强行胆囊切除有损伤肝外胆道和肠管可能。

(4)胆总管下端梗阻性黄疸术前减黄。

二、禁忌证

(1)严重的心、肝、肾或肺功能不全,或处于严重的中毒性休克状态。

(2)急性胆囊炎发作严重使胆囊壁严重发脆、坏疽、穿孔和脓肿形成。

(3)胆囊周围粘连严重,暴露胆囊十分困难。

(4)术前或术中发现其他需要手术处理的病变,如胆囊、胆管肿瘤。

三、术前准备

一般准备同LC,积极治疗并存病,改善心肺功能,重点是通过输血浆提高有效循环血量和纠正电解质紊乱,应坦诚向家属交代手术的危险性与中转开腹的可能。手术室应准备缝合、取石器械、各种引流管、胆道镜和输尿管镜。

四、腹腔镜胆囊造瘘术

腹腔镜胆囊造瘘术是通过腹腔镜胆囊切开、取石、放置造瘘管和缝合等步骤完成,要求镜下的缝合和取石技术比较高。主要适应于术前或术中发现胆囊粘连或炎症严重,强行切除胆囊可能导致肠管或胆管损伤。

(1)麻醉、体位与手术台布局同LC。首先必须保证麻醉平稳,对于血压和心率不稳的患者,应给予血浆或清蛋白等胶体溶液维持血容量。根据生命体征的变化缓慢建立气腹或间歇性给气,采用缓慢充气速度(2 L/min)建立气腹,使患者有适应气腹的时间,对有心肺功能不全者应将气腹压力控制在10 mmHg左右。套管的穿刺部位依次选择A、B、C、D三个位点。

(2)腹腔镜探查决定行胆囊造瘘术,胆囊穿刺抓钳固定胆囊底,用粗针穿刺胆囊减压,再用电钩或剪刀贴近固定处切开小口,将冲洗吸引器插入胆囊内将胆汁吸净。将胆囊的切口稍加扩大,用冲洗管或分离钳从胆囊颈向胆囊体方向推挤结石,使之从胆囊切口排出,用取石钳将结石放入标本袋中。

也可通过腋中线戳孔 D 点或锁骨中线 C 点插入 10 mm 戳鞘,将 10 mm 取石钳插入胆囊直接取石。无损伤钳钳夹胆囊壶腹部,再用冲洗吸引器通过胆囊底切口伸入胆囊内进行冲洗,以防止细小结石冲入胆总管。放开夹于胆囊壶腹部的无损伤钳,将胆道镜或输尿管镜放入胆囊腔内,了解胆囊腔的情况。

(3)放置胆囊造瘘管,常用的胆囊造瘘管有蘑菇头乳胶管和 Folex 气囊导管。可将准备好的胆囊造瘘管通过剑突下戳孔放入腹腔。在腹腔内将造瘘管通过胆囊切口放入胆囊,连续缝合缩紧过宽的切口,造瘘管两侧用可吸收缝线缝合胆囊造瘘口打结,再将可吸收线缝合造瘘管壁上并打结,使造瘘管与胆囊底固定。

如果已有胆囊底部穿孔,应先清理穿孔周围的胆汁和脓液,电凝钩凝切穿孔周边的坏死组织,利用穿孔处行胆囊取石和置入导管。先连续大边距(1.0～1.5 cm)全层缝合清创后的胆囊瘘口,以缩小瘘口,置入蘑菇头引流管,间断全层缝合关闭胆囊瘘口,可吸收线将胆囊造口和造瘘管缝合以固定。直视下通过右腋前线或右锁骨中线戳孔引出导管。反复冲洗腹腔并取净腹腔残留结石。

检查无活动出血及胆漏后,肝下间隙放置一乳胶引流管,以防止术后胆漏、腹腔积液和感染的发生。将气腹排放至最低限度,轻轻拉直胆囊造瘘管,尽可能将胆囊底与腹膜缝合一针,如缝合困难也可用钛夹将胆囊底与腹膜固定。腹壁皮肤与造瘘管再缝合固定。

五、腹腔镜辅助下胆囊造瘘术

采用低气腹压显露、探查腹腔、分离胆囊和放置腹腔引流,腹腔镜定位下选择距胆囊底部最近的腹壁位置,切开腹壁将胆囊拖出腹壁并直视实施胆囊取石、放管和固定操作,腹腔镜辅助下胆囊造瘘术实质上是腹腔镜手术和腹壁微小切口胆囊造口术的结合,它发挥了探查腹腔视野大,容易明确胆囊病变的程度和引流管放置位置可靠等腹腔镜技术优点,同时,也发挥了小切口手术的取石、放管和缝合固定等操作简单、快、可靠的优点。

(1)麻醉、体位、气腹与腹腔镜胆囊造瘘手术相同。套管的穿刺部位依次选择 A、B、D 三个位点。

(2)探查腹腔,腹腔镜依次探查肝上间隙、肝下间隙、右下腹和左侧腹腔,检查腹腔有无渗出液、胆囊是否穿孔和肝脏情况。冲洗腹腔渗出液。顿性分离胆囊,重点游离胆囊底体部。张力高的胆囊应先气腹针穿刺减压,以减少胆囊内污浊胆汁污染腹腔,穿刺点选在胆囊底部中央,距离腹壁最近的部位,至少离开肝脏 3 cm,以免胆囊距肝脏太近难以提出腹壁。

(3)胆囊取石和置管,根据腹腔镜探查的定位,取右肋下斜切口 1.5～2.0 cm,先刺入 10 cm 的穿刺锥,腹腔镜提钳夹住胆囊底部,退出穿刺鞘,止血钳扩撑或逐层切开腹壁扩大穿刺孔,将胆囊底部尽可能提出腹壁,在腹壁外或腹壁切口处剪开胆囊底部,组织钳固定胆囊底部切口。

冲吸引器插入胆囊内将胆汁吸净。取石钳伸入胆囊内取石,必须清除全部结石,如结石嵌顿在胆囊管处,可通过腹腔镜止血钳将其挤入胆囊内取出。将胆道镜或输尿管镜放入胆囊腔内,了解胆囊腔的情况。

荷包或连续缝合胆囊底部切口边缘,置入蘑菇头导管,深入 4～5 cm,收紧缝线并打结,并将胆囊底部缝合1～2针固定于腹壁切口的前鞘层。为避免术后导管滑脱,也可将导管缝合一针固定在胆囊壁上。腹壁皮肤与造瘘管再缝合固定。

(4)胆囊造口完成后,重新给予气腹,冲洗腹腔。检查无活动出血及胆漏后,肝下间隙放置一乳胶引流管,以防止术后胆漏、腹腔积液和感染的发生。

六、腹腔镜胆囊造瘘手术主要并发症

1.胆瘘

胆囊造瘘造瘘口缝合关闭不满意或导管滑脱致胆汁流入腹腔,导致胆汁性腹膜炎。胆囊造瘘晚期,因胆囊管不通,拔除造瘘管后窦道长期不愈合,并有黏液流出。另一种晚期并发症是拔除导管后经窦道口流出大量胆汁,可能与胆总管下端梗阻有关,这类患者应再次手术处理。

2.腹腔感染

因术中污染或术后感染,胆汁漏入腹腔可导致肝下或膈下感染,严重者可形成脓肿,应早期发现和处理。

评价:胆囊炎患者经消炎治疗多能缓解,少部分患者治疗效果差,可转变为急性胆囊炎不能缓解、亚急性胆囊炎不能进食或频繁急性发作,这些患者的特点是体质差和胆囊病情复杂,多数医院主张开腹胆囊大部切除术。也有部分医院试用腹腔镜胆囊切除术或胆囊大部切除术,以达到一次治愈目的。

但是,上述方法面临许多风险,首先是患者的麻醉、手术耐受性差;其二是解剖胆囊而带来的胃肠损伤、胆管损伤和出血等风险;其三是术后肺部、伤口感染和其他并发症。开腹胆囊造瘘手术可减少上述方法的风险,仍然存在腹壁切口疼痛而带来的对心、肺和血循环功能干扰。腹腔镜手术创伤小、恢复快,术后并发症较低,但也存在操作相对复杂等缺点。

总体上,胆囊造瘘手术常需要二次手术,胆囊造瘘手术是复杂胆囊病情保守治疗无效的情况下迫不得已而采用的方法。目前,临床应用最多的是开腹胆囊造瘘手术;腹腔镜胆囊造瘘操作复杂,应用极少;腹腔镜辅助下胆囊造瘘术正处于探索阶段,有医院将此项技术应用于恶性黄疸减黄和探查肿瘤,收到了较好的效果。

第十五章　局部麻醉

一、表面麻醉

将渗透作用强的局部麻醉药与局部黏膜接触,使其透过黏膜而阻滞浅表神经末梢所产生的无痛状态,称为表面麻醉。表面麻醉使用的局部麻醉药,难以达到上皮下的痛觉感受器,仅能解除黏膜产生的不适,因此,表面麻醉只能对刺激来源于上皮组织时才有效果。表面麻醉只能在黏膜上进行。眼、鼻、咽喉、气管、尿道等处的浅表手术或内镜检查常用此法。眼用滴入法,鼻用涂敷法,咽喉气管用喷雾法,尿道用灌入法。常用药物为 $1\%\sim2\%$ 丁卡因或 $2\%\sim4\%$ 利多卡因。因眼结合膜和角膜组织柔嫩,故滴眼需要用 $0.5\%\sim1\%$ 丁卡因。气管和尿道黏膜吸收较快,应减少剂量。表面麻醉前须注射阿托品,使黏膜干燥,避免唾液或分泌物妨碍局部麻醉药与黏膜的接触。

二、局部浸润麻醉

沿手术切口线分层注射局部麻醉药,阻滞组织中的神经末梢,称为局部浸润麻醉。基本操作方法:先在手术切口端进针,针的斜面向下刺入皮内,注药后形成橘皮样隆起,称为皮丘。将针拔出,在第一个皮丘的边缘再进针,如法操作形成第 2 个皮丘,如此在切口线上形成皮丘带。再经皮丘向皮下组织注射局部麻醉药,即可切开皮肤和皮下组织。上述操作法的目的是让患者只在第一针刺入时有痛感。若手术要达到深层组织,可在肌膜下和肌膜内注药。分开肌肉后若为腹膜,应行腹膜浸润。如此浸润一层切开一层,注射器和手术刀交替使用,以期麻醉效果确切。常用药物为 0.5% 普鲁卡因或 $0.25\%\sim0.5\%$ 利多卡因。局部浸润麻醉时应注意以下几点。

(1)注入组织内的药液需要有一定容积和压力,使其在组织内形成张力,借水压作用使药液与神经末梢广泛接触,从而增强麻醉效果。

(2)为了避免用药量超过一次限量,应降低药液浓度。

(3)每次注药前都要回抽,以免注入血管内。

(4)实质脏器和脑组织等无痛觉,不用注药,感染及肿瘤部位不宜用局部浸润麻醉。

(5)药液中含肾上腺素浓度1:(20 万 40 万)可减缓局部麻醉药的吸收,延长作用时间,但高血压病患者慎用。

三、区域阻滞

围绕手术区,在其四周和底部注射局部麻醉药,以阻滞进入手术区的神经干和神经末梢,称为区域阻滞麻醉。可通过环绕被切除的组织(如小囊肿、肿块活组织等)做包围注射,或在悬雍垂(腭垂)等组织(舌、阴茎或有蒂的肿瘤)环绕其基底部注射。区域阻滞的操作要点与局部浸润法相同。其适用于门诊小手术,也适用于健康情况差的虚弱患者或高龄患者。其优点为:①可避免刺入肿瘤组织;②不致因局部浸润药液后,一些小的肿块不易被扪及,而使手术难度增加;③不会因注药而使手术区的局部解剖难于辨认。

四、神经阻滞

在神经干、丛、节的周围注射局部麻醉药,阻滞其冲动传导,使所支配的区域产生麻醉作用,称为神经阻滞。常用神经阻滞有肋间、眶下、坐骨、指(趾)神经干阻滞,颈丛、臂丛阻滞,以及诊疗用的星状神经节和腰交感神经节阻滞等。

(一)颈神经丛阻滞

颈神经丛分为深丛及浅丛,还形成颈袢,与5部分神经纤维形成膈神经。颈浅神经丛在胸锁乳突肌后缘中点形成放射状分布,向前即颈前神经,向下为锁骨上神经,向后上为耳大神经,向后为枕小神经,分布于颌下、锁骨、整个颈部及枕部区域的皮肤浅组织,呈披肩状。颈深神经丛主要支配颈前及颈侧面的深层组织。

1.颈深丛阻滞常用两种阻滞方法

(1)颈前阻滞法:常采用C4横突一处阻滞法。患者仰卧,头转向对侧,从乳突尖端至C4横突做一连线,穿刺点在此线上。C4横突位于胸锁乳突肌和颈外静脉交叉点附近,用手指按压时常可摸到横突。在此水平刺入2~3 cm可触及横突,回抽无血液和脑脊液,注入局部麻醉药液10 mL。

(2)肌间沟阻滞法:同臂神经丛阻滞的肌间沟径路法,但穿刺点在肌间沟尖端,穿过椎前筋膜后,不寻找异感,注入局部麻醉药液10 mL,并压迫肌间沟下方,避免药液下行而阻滞臂神经丛。

2.颈浅丛阻滞

体位同上。在胸锁乳突肌后缘中点垂直进针至皮下,注射1%利多卡因6~8 mL;或在此点注射3~4 mL,再沿胸锁乳突肌后缘向头侧和尾侧各注射2~3 mL。适应证和并发症:用于颈部手术,如甲状腺手术、气管切开术和颈动脉内膜剥脱术等。深丛阻滞的并发症如下。

(1)局部麻醉药的毒性作用,颈部血管丰富,吸收较快,若意外注入椎动脉,药液可直接进入脑内。

(2)药液意外注入蛛网膜下隙或硬膜外间隙,造成高位或全脊麻。

(3)膈神经麻痹,严重时出现呼吸困难、胸闷和发绀。

(4)喉返神经麻痹,故不能同时作双侧颈深丛阻滞。

(5)霍纳综合征,是因星状神经节被阻滞,出现同侧瞳孔缩小、眼睑下垂、鼻黏膜充血和面部潮红等综合征。

(二)臂神经丛阻滞

臂神经丛阻滞常在肌间沟、锁骨上和腋窝3处进行,分别称为肌间沟径路、锁骨上径路和腋径路,阻滞时必须将局部麻醉药注入鞘膜内才能见效。

1.肌间沟径路

患者仰卧,头偏向对侧,手臂贴身旁使肩下垂。让患者略抬头以显露胸锁乳突肌的锁骨端,用手指在其后缘向外滑动,可摸到一条小肌肉(即前斜角肌)。前中斜角肌之间的凹陷即肌间沟,肌间沟呈上小下大的三角形。用手指沿沟下摸,可触及锁骨下动脉。自环状软骨做一水平线与肌间沟的交点即为穿刺点,此处相当于第6颈椎横突水平。以针头与皮肤垂直进针,刺破椎前筋膜时可有突破感,然后向内朝向足的方向进入少许。当针触及臂神经丛时,患者常诉异感,此时回抽无血或脑脊液,即可注射局部麻醉药。一般用含1:20万肾上腺素的1.3%利多卡因 25～30 mL。

2.锁骨上径路

患者体位同肌间沟径路,但患侧肩下垫一薄枕,以充分显露颈部。麻醉者站在患者头侧,确定锁骨中点后,可在锁骨上窝深处摸到锁骨下动脉的搏动,臂神经丛即在其外侧。在锁骨中点上 1 cm 处进针,并向后、内、下方向推进,当患者诉有放射到手指、腕或前臂的异感时即停止前进,回抽若无血或空气,即可注入药液。腋径路臂丛神经阻滞遇到异感,针尖进入 1～2 cm 深度时将触及第 1 肋骨,可沿第 1 肋骨的纵轴向前后探索,引出异感后注药,或沿肋骨做扇形封闭,即可阻滞臂神经从。

3.腋径路

患者仰卧,患肢外展 90°,前臂再向上屈曲 90°,呈行军礼姿势。麻醉者站在患侧,在胸大肌下缘与臂内侧缘相接处摸到腋动脉搏动,并向腋窝顶部摸到搏动的最高点。操作时右手持针头,左手示指和中指固定皮肤和动脉,在动脉的桡侧缘或尺侧缘与皮肤垂直方向刺入。刺破鞘膜时有较明显的突破感,即停止前进。松开手指,针头随动脉搏动而跳动,表示针尖在腋鞘内。回抽无血后注入配好的局部麻醉药液 25～30 mL。注射时压迫注射点远端,有利于药液向腋鞘近心端扩散,以利于阻滞肌皮神经。由于肌皮神经在喙突水平处已离开腋鞘而进入喙肱肌,故此神经常不易阻滞完全,受其支配的前臂外侧和拇指底部往往麻醉效果较差。适应证与并发症:臂神经丛阻滞适用于上肢手术,肌间沟径路可用于肩部手术,腋径路更适用于前臂和手部手术。但这 3 种方法均有可能出现局部麻醉药毒性作用。肌间沟径路和锁骨上径路还可发生膈神经麻痹、喉返神经麻痹和霍纳综合征。若穿刺不当,锁骨上径路可发生气胸,肌间沟径路可引起高位硬膜外阻滞,或药液意外注入蛛网膜下隙而引起全脊麻。

(三)肋间神经阻滞

由于腋前线处已分出外侧皮神经,故阻滞应在肋骨角或腋后线处进行。患者侧卧或俯卧,上肢外展,前臂上举。肋骨角位于距脊柱中线 6～8 cm 处;上面的肋骨角距中线较近,下面的离中线较远。摸清要阻滞神经所在处的肋骨后,用左手示指将皮肤轻轻上移,右手持注射器在肋骨接近下缘处垂直刺入至触及肋骨骨质。松开左手,针头随皮肤下移。将针再向内刺入,滑过肋骨下缘后又深入 0.2～0.3 cm,回抽无血或空气后注入局部麻醉药液 3～5 mL,腋后线注射法除穿刺点位置不同外,其余与此相同。并发症:①气胸;②局部麻醉药毒性作用,是因药液意外注入肋间血管,或阻滞多根肋间神经时用药量过大及吸收过快所致。

(四)尺神经阻滞

1.肘部尺神经阻滞

前臂屈曲 90°,在尺神经沟内可扪及尺神经,按压尺神经患者多有异感,在尺神经沟下缘进针,与神经干平行,沿沟向心推进,遇异感后即可注入局部麻醉药 5 mL。

2.腕部尺神经阻滞

从尺骨茎突水平横画一直线,相当于第二腕横纹,此线与尺侧腕屈肌桡侧交点即为穿刺点,患者掌心向上握掌屈腕时,该肌腹部最明显。穿刺针垂直刺入,出现异感时即可注入局部麻醉药 5 mL,若无异感,在肌腱尺侧穿刺,或向尺侧腕屈肌深面注药,但不能注入肌腱内。

(五)指(或趾)神经阻滞

其用于手指(或脚趾)手术。支配手指背侧的神经是桡神经和尺神经的分支支配手掌和手指掌面的神经是正中神经和尺神经的分支。每指有 4 根指神经支配即左右两根掌侧指神经和背侧指神经。指神经阻滞可在手指根部或掌骨间进行。趾神经阻滞可参照指神经阻滞法。在手指、脚趾以及阴茎等处使用局部麻醉药时禁忌加用肾上腺素,注药量也不能太多,以免血管收缩或受压而引起组织缺血坏死。

1.指根部阻滞

在指根背侧部进针,向前滑过指骨至掌侧皮下,术者用手指抵于掌侧可感到针尖,此时后退 0.2～0.3 cm,注射 1‰利多卡因 1 mL。再退针至进针点皮下注药 0.5 mL。手指另一侧如法注射。

2.掌骨间阻滞

针自手背部插入掌骨间,直达掌面皮下。随着针头推进和拔出时,注射 1‰利多卡因 4～6 mL。

(六)星状神经节阻滞

星状神经节由颈交感神经节及 T1 交感神经节融合而成,位于 C7 横突与第 1 肋骨颈部之间,常在 C7 椎体的前外侧面。靠近星状神经节的结构尚有颈动脉鞘、椎动脉、椎体、锁骨下动脉、喉返神经、脊神经及胸膜顶。患者仰卧,肩下垫小枕,取头部轻度后仰。摸清胸锁乳突肌内侧缘及环状软骨,在环状软骨外侧可触及 C6 横突前结节,过此结节做一条直线平行于前正中线,在线下 1.5～2.0 cm 做一标记,该标记即为 C7 横突结节,穿刺针由该标记处垂直刺入,同时另一手指将胸锁乳突肌及颈血管鞘推向外侧,进针 2.5～4.0 cm 直至触到骨质,退针 2 mm,回抽无血后注入 2 mL 局部麻醉药,观察有无神志改变,若无改变即可注入 5～10 mL 局部麻醉药。若阻滞有效,则在 10 min 内会出现 Horner 综合征。适应证:可用于各种头痛、雷诺病、冻伤、动静脉血栓形成、面神经麻痹、带状疱疹、突发性听觉障碍、视网膜动脉栓塞症等。并发症:①药物误注入血管而引起毒性作用;②药液误注入蛛网膜下隙;③气胸;④膈神经阻滞;⑤喉返神经麻痹;⑥血肿。

(七)腰交感神经阻滞

交感神经链及交感神经节位于脊神经之前,位于椎体前外侧。腰交感神经节中第 2 交感神经节较为固定,位于第 2 腰椎水平,只要在 L2 水平注入少量局部麻醉药即可阻滞支配下肢的所有交感神经节。

1.直入法

患者俯卧,腹部垫枕,使腰部稍隆起,扪清 L2 棘突上、下缘,在其中点做一水平线,中点旁开 5 cm 即为穿刺点,一般位于第 2、3 腰椎横突。穿刺针由上述穿刺点刺入,与皮肤呈 45°,直到触及横突,记录进针深度。然后退针至皮下,调整方向,使针干垂直于皮肤刺入,方向稍偏内,直至触及椎体,此时调整方向,使针稍向外刺入,直到出现滑过椎体并向前方深入的感觉,即可停针,回抽无血液和其他液体回流,注入试验剂量后 3 min,足部皮温升高 3 ℃ 左右,然后注入 5～10 mL 局部麻醉药。

2.侧入法

为了减少上述操作方法对 L2 脊神经根的损伤,可采取侧入法。穿刺针在 L2 棘突中点旁开 10 cm 朝向椎体刺入,触及骨质后,调整方向,稍向外刺入,直到出现滑过椎体而向前方深入的感觉,即可停针。用药方法同上。适应证:可用于治疗下肢、盆腔或下腹部恶性肿瘤引起的疼痛。

第十六章 普外科与手术室护理

第一节 腹股沟疝

发生在腹股沟区的腹外疝统称为腹股沟疝。腹股沟疝可分为腹股沟斜疝和腹股沟直疝，以斜疝最常见，占全部腹外疝的 75%～90%。疝囊经腹壁下动脉外侧的腹股沟管内环（深环）突出，向内、向下、向前斜行经过腹股沟管，再穿出腹股沟管外环（皮下环、浅环）进入阴囊者，称为腹股沟斜疝。疝囊经腹壁下动脉内侧的直疝三角直接突出，不经内环，也不进入阴囊，称为腹股沟直疝。

腹股沟区位于下腹部前外侧壁，为左右各一的三角形区域，其上界为髂前上棘至腹直肌外侧缘的水平线，下界为腹股沟韧带，内界为腹直肌外缘。

成人腹股沟管长 4～5 cm，位于腹前壁、腹股沟韧带的内上方，相当于腹内斜肌、腹横肌弓状下缘与腹股沟韧带之间的斜行裂隙，其走向由外向内、由上向下、由深向浅斜行。有两口和四壁。内口即深环，是腹横筋膜中卵圆形的裂隙；外口即浅环，是腹外斜肌腱膜下方的三角形裂隙。

腹股沟管的前壁有皮肤、皮下组织和腹外斜肌筋膜，但外侧 1/3 部分尚有腹内斜肌覆盖；后壁有腹横筋膜和腹膜，内侧 1/3 尚有腹股沟镰；上壁有腹内斜肌、腹横肌的弓状下缘；下壁有腹股沟韧带和腔隙韧带。女性腹股沟管内有子宫圆韧带通过，男性则有精索通过。

直疝三角（Hesselbach 三角）的外侧边为腹壁下动脉，内侧边为腹直肌外侧缘，底边为腹股沟韧带。此处腹壁缺乏完整的腹肌覆盖，且腹横筋膜比周围部分薄，因此易发生疝。腹股沟直疝在此由后向前突出。

一、病因及发病机制

（一）腹股沟斜疝

有先天性和后天性因素。

1. 先天性因素

婴儿出生后，若鞘突不闭锁或闭锁不全，则与腹腔相通，当小儿啼哭、排便等腹内压力增加时，鞘突则成为先天性斜疝的疝囊。因右侧睾丸下降比左侧略晚，鞘突闭锁也较迟，故右侧斜疝多于左侧。

2. 后天性因素

腹股沟区解剖缺损、腹壁肌或筋膜发育不全，腹内压力增加时，内环处的腹膜自腹壁薄弱处向外突出形成疝囊，腹腔内器官、组织也随之进入疝囊。

（二）腹股沟直疝

直疝三角处腹壁缺乏完整的腹肌覆盖，且腹横筋膜比周围部分薄，故易发生疝。

二、临床表现

(一)腹股沟斜疝

1.易复性斜疝

腹股沟区有肿块,偶有胀痛感。肿块多呈带蒂柄的梨形,可降至阴囊或大阴唇。常在站立、行走、咳嗽或用力时出现,平卧休息或用手将肿块向腹腔内推送,肿块可向腹腔回纳并消失。以手指通过阴囊皮肤伸入外环,可感外环扩大,嘱患者咳嗽时,手指有冲击感。用手指紧压腹股沟深环,让患者起立并咳嗽等腹压增高时,疝块不再出现,移去手指,则可见疝块由外上方向内下突出。疝内容物若为肠襻,肿块柔软光滑,叩之呈鼓音,并常在肠襻回纳入腹腔时发出咕噜声;若为大网膜,则肿块坚韧叩呈浊音,回纳缓慢。

2.难复性斜疝

除胀痛稍重外,主要特点是疝块不能完全回纳。

3.嵌顿性疝

发生于强体力劳动或用力排便等腹内压骤增时。疝块突然增大,伴有明显疼痛,平卧或用手推送不能使之回纳。肿块张力高且硬度大,有明显触痛。若嵌顿内容物为肠襻,可伴有机械性肠梗阻的临床表现。疝一旦嵌顿,自行回纳的机会较少;如不及时处理,多数患者的症状逐步加重,最后发展成为绞窄性疝。

4.绞窄性疝

临床症状多且较严重。肠襻坏死穿孔时,疼痛可因疝内压力骤降而暂时有所缓解。因此,疼痛减轻而肿块仍存在时,不可误认为是病情好转。绞窄时间较长者,可因疝内容物继发感染,侵及周围组织而引起疝外被盖组织的急性炎症;严重者可发生脓毒血症。

(二)腹股沟直疝

腹股沟直疝多见于老年人。站立时,在腹股沟内侧端、耻骨结节外上方见一半球形肿块由直疝三角突出,不进入阴囊,且无疼痛及其他症状,疝基底较宽,平卧后肿块多能自行回纳腹腔而消失,极少发生嵌顿。

三、处理原则

根据病史、典型临床表现,一般可明确诊断。除少数特殊情况外,腹股沟疝一般均应尽早施行手术治疗。

(一)非手术治疗

半岁以下婴幼儿可暂不手术,用绷带压住腹股沟管深环,防止疝块突出。对年老体弱或有严重疾病不能耐受手术者,可用疝带压住内环,防止腹腔内容物突出。

(二)手术治疗

手术的基本原则是关闭疝门即内环口,加强或修补腹股沟管管壁。手术方法有:①疝囊高位结扎术。②疝修补术:包括传统的疝修补术、无张力疝修补术和经腹腔镜疝修补术。

(三)嵌顿性疝和绞窄性疝的处理

嵌顿性疝原则上需紧急手术治疗,但下列情况可试行手法复位:①嵌顿时间在 3~4 h 以内,局部压痛不明显且无腹膜刺激征者。②年老体弱或伴有较严重疾病而肠襻未绞窄坏死者。绞窄性疝的内容物已坏死,应及时手术。

四、护理诊断及医护合作性问题

（一）疼痛

疼痛与疝块突出、嵌顿或绞窄及术后切口张力较大有关。

（二）体液不足

嵌顿疝或绞窄性疝引起的机械性肠梗阻可致体液不足。

（三）潜在并发症

术后阴囊水肿、切口感染、复发。

五、护理措施

（一）非手术治疗患者的护理

卧床休息，下床活动时应压住疝环口；对引起腹内压力升高的因素，如咳嗽、便秘、排尿困难等，应给予相应处理；指导患者合理饮食，保持排便通畅；吸烟者应戒烟；密切观察腹部情况，若发生明显腹痛，伴疝块突然增大，应注意是否有嵌顿疝的可能，应立即通知医师，并做好紧急手术准备。

（二）手术治疗患者的护理

1. 术前护理

帮助患者做好心理护理；备皮，术前晚灌肠，以防术后腹胀及排便困难；嵌顿疝伴有肠梗阻者，应禁食、胃肠减压，纠正水、电解质及酸碱平衡失调，尽早应用抗生素抗感染等。其他同非手术治疗患者的护理。

2. 术后护理

（1）体位与活动：术后平卧 3 d，膝下垫一软枕，使髋关节微屈，以降低腹内压力和切口张力，有利于切口愈合和减轻切口疼痛；一般术后 3～5 d 可离床活动。

（2）饮食：术后 6～12 h，患者若无恶心、呕吐，可进流质，次日可进软食或普食。肠切除吻合术后应禁食、胃肠减压，肠功能恢复后可进流质，逐渐过渡为半流质、普食。

（3）防止腹内压力升高：避免受凉引起咳嗽，指导患者咳嗽时用手按压保护切口；鼓励患者多饮水、多吃粗纤维食物，保持大便通畅，便秘时给予通便药物。

（4）减轻疼痛：取舒适体位；必要时遵医嘱应用止痛药。

（5）并发症的预防：为避免阴囊内积血、积液以及阴囊水肿，术后可用丁字带将阴囊托起，并密切观察阴囊肿胀情况；预防切口感染，合理应用抗生素；及时更换并保持切口敷料干燥；密切观察切口愈合情况，一旦发现感染征象，应尽早处理。

（三）健康教育

告知患者预防和及时治疗使腹内压升高的各种疾病，如剧烈咳嗽、便秘等。

出院后应逐渐增加活动量，3 个月内避免重体力劳动或提举重物；定期随诊，若有疝复发，应及早诊治。

第二节 脾破裂

一、概述

脾脏是一个血供丰富而质脆的实质性器官,是腹部脏器中最容易受损伤的器官,发生率几乎占各种腹部损伤的40％左右。它被与其包膜相连的诸韧带固定在左上腹的后方,尽管有下胸壁、腹壁和膈肌的保护,但外伤暴力很容易使其破裂引起内出血。以真性破裂多见,约占85％。根据不同的病因,脾破裂分成两大类:①外伤性破裂,占绝大多数,都有明确的外伤史,裂伤部位以脾脏的外侧凸面为多,也可在内侧脾门处,主要取决于暴力作用的方向和部位。②自发性破裂,极少见,且主要发生在病理性肿大(门静脉高压症、血吸虫病、淋巴瘤等)的脾脏;如仔细追询病史,多数仍有一定的诱因,如剧烈咳嗽打喷嚏或突然改变体位等。

二、护理评估

(一)健康史

了解患者腹部损伤的时间、地点以及致伤源、伤情、就诊前的急救措施、受伤至就诊之间的病情变化,如果患者神志不清,应询问目击人员。患者一般有上腹火器伤、锐器伤或交通事故、工伤等外伤史或病理性(门静脉高压症、血吸虫病、淋巴瘤等)的脾脏肿大病史。

(二)临床表现

脾破裂的临床表现以内出血及腹膜刺激征为特征,并常与出血量和出血速度密切相关。出血量大而速度快的很快出现低血容量性休克,伤情十分危急;出血量少而慢者症状轻微,除左上腹轻度疼痛外,无其他明显体征,不易诊断。随着时间的推移,出血量越来越大,才出现休克前期的表现,继而发生休克。由于血液对腹膜的刺激而有腹痛,起始在左上腹,慢慢涉及全腹,但仍以左上腹最为明显,同时有腹部压痛、反跳痛和腹肌紧张。

(三)诊断及辅助检查

创伤性脾破裂的诊断主要依赖:①损伤病史或病理性脾脏肿大病史。②临床有内出血的表现。③腹腔诊断性穿刺抽出不凝固血液等。④对诊断确有困难、伤情允许的病例,采用腹腔灌洗、B超、核素扫描、CT或选择性腹腔动脉造影等帮助明确诊断。B超是一种常用检查,可明确脾脏破裂程度。⑤实验室检查发现红细胞、血红蛋白和血细胞比容进行性降低,提示有内出血。

(四)治疗原则

随着对脾功能认识的深化,在坚持"抢救生命第一,保留脾第二"的原则下,尽量保留脾的原则已被绝大多数外科医生接受。彻底查明伤情后尽可能保留脾脏,方法有生物胶粘合止血、物理凝固止血、单纯缝合修补、部分脾切除等,必要时行全脾切除术。

(五)心理、社会因素

导致脾破裂的原因均是意外,患者痛苦大、病情重,且在创伤、失血之后,处于紧张状态,患者常有恐惧、急躁、焦虑,甚至绝望,又担心手术能否成功,对手术产生恐惧心理。

三、护理问题

(1)体液不足与损伤致腹腔内出血、失血有关。

（2）组织灌注量减少与导致休克的因素依然存在有关。

（3）疼痛与脾部分破裂、腹腔内积血有关。

（4）焦虑或恐惧与意外创伤的刺激、出血及担心预后有关。

（5）潜在并发症：出血。

四、护理目标

（1）患者体液平衡能得到维持，不发生失血性休克。

（2）患者神志清楚，四肢温暖、红润，生命体征平稳。

（3）患者腹痛缓解。

（4）患者焦虑或恐惧程度缓解。

（5）护士要密切观察病情变化，如发现异常，及时报告医生，并配合处理。

五、护理措施

（一）一般护理

（1）严密观察监护伤员病情变化：把患者的脉率、血压、神志、氧饱和度（SaO$_2$）及腹部体征作为常规监测项目，建立治疗时的数据，为动态监测患者生命体征提供依据。

（2）补充血容量：建立两条静脉通路，快速输入平衡盐液及血浆或代用品，扩充血容量，维持水、电解质及酸碱平衡，改善休克状态。

（3）保持呼吸道通畅：及时吸氧，改善因失血而导致的机体缺氧状态，改善有效通气量，并注意清除口腔中异物、假牙，防止误吸，保持呼吸道通畅。

（4）密切观察患者尿量变化：怀疑脾破裂伤员应常规留置导尿管，观察单位时间的尿量，如尿量＞30 mL/h，说明伤员休克已纠正或处于代偿期。如尿量＜30 mL/h甚至无尿，则提示患者已进入休克或肾衰竭期。

（5）术前准备：观察中如发现继续出血（48 h内输血超过1 200 mL）或有其他脏器损伤，应立即做好药物皮试、备血、腹部常规备皮等手术前准备。

（二）心理护理

对患者要耐心做好心理安抚，让患者知道手术的目的、意义及手术效果，消除紧张恐惧心理，还要尽快通知家属并取得其同意和配合，使患者和家属都有充分的思想准备，积极主动配合抢救和治疗。

（三）术后护理

1.体位

术后应去枕平卧，头偏向一侧，防止呕吐物吸入气管，如清醒后血压平稳，病情允许可采取半卧位，以利于腹腔引流。

患者不得过早起床活动。一般需卧床休息10～14 d。以B超或CT检查为依据，观察脾脏愈合程度，确定能否起床活动。

2.密切观察生命体征变化

按时测血压、脉搏、呼吸、体温，观察再出血倾向。部分脾切除患者，体温持续在38 ℃～40 ℃ 2～3周，化验检查白细胞计数不高，称为"脾热"。对"脾热"的患者，按高热护理及时给予物理降温，并补充水和电解质。

3.管道护理

保持大静脉留置管输液通畅,保持无菌,定期消毒。保持胃管、导尿管及腹腔引流管通畅,妥善固定,防止脱落,注意引流物的量及性状的变化。若引流管引流出大量的新鲜血性液体,提示活动性出血,及时报告医生处理。

4.改善机体状况,给予营养支持

术后保证患者有足够的休息和睡眠,禁食期间补充水、电解质,避免酸碱平衡失调,肠功能恢复后方可进食。应给予高热量、高蛋白、高维生素饮食,静脉滴注复方氨基酸、血浆等,保证机体需要,促进伤口愈合,减少并发症。

(四)健康教育

(1)患者住院后2～3周出院,出院时复查 CT 或 B 超,嘱患者每月复查1次,直至脾损伤愈合,脾脏恢复原形态。

(2)嘱患者若出现头晕、口干、腹痛等不适,均应停止活动并平卧,及时到医院检查治疗。

(3)继续注意休息,脾损伤未愈合前避免体力劳动,避免剧烈运动,如弯腰、下蹲、骑摩托车等。注意保护腹部,避免外力冲撞。

(4)避免增加腹压,保持排便通畅,避免剧烈咳嗽。

(5)脾切除术后,患者免疫力低下,注意保暖,预防感冒,避免进入拥挤的公共场所。坚持锻炼身体,提高机体免疫力。

第三节　急性化脓性腹膜炎

一、概念

急性化脓性腹膜炎是指由化脓性细菌,包括需氧菌和厌氧菌或两者混合所引起的腹膜腔急性感染。急性化脓性腹膜炎累及整个腹腔称为急性弥散性腹膜炎,腹膜腔炎症仅局限于病灶局部称为局限性腹膜炎,并可形成脓肿。根据腹腔内有无病变又分为原发性腹膜炎和继发性腹膜炎。腹腔内无原发病灶,而是血源性引起的,称为原发性腹膜炎,占2%。继发于腹腔内空腔脏器穿孔、损伤破裂、炎症扩散和手术污染等所引起的腹膜炎,称之为继发性腹膜炎,是急性化脓性腹膜炎中最常见的一种,约占98%。

二、临床表现

(一)腹痛

腹痛是最主要的症状,一般都很剧烈,不能忍受,且呈持续性,当患者深呼吸、咳嗽、转动体位时加重,故患者多不愿意改变体位。疼痛先以原发病灶处最明显,随炎症扩散可波及全腹。

(二)恶心、呕吐

恶心、呕吐为早期出现的胃肠道症状。腹膜受到刺激,引起反射性恶心,呕吐,呕吐物为胃内容物。当出现麻痹性肠梗阻时,可吐出黄绿色胆汁,甚至粪质样内容物。

(三)全身症状

随着炎症发展,患者出现高热、大汗、口干、脉速、呼吸浅快等全身中毒症状,后期出现眼窝凹陷、四肢发冷、呼吸急促、脉搏细弱、血压下降、严重缺水、代谢性酸中毒及感染性休克的表现。但年老体衰或病情晚期者体温不一定升高,如脉搏加快,体温反而下降,提示病情恶化。

(四)腹部体征

腹胀明显,腹式呼吸减弱或消失。腹部有压痛、反跳痛、肌紧张,是腹膜炎的重要体征,称为腹膜刺激征。腹肌呈"木板样"多为胃十二指肠穿孔的临床表现,而老年,幼儿或极度虚弱的患者腹肌紧张可不明显,易被忽视。胃十二指肠穿孔时,腹腔可有游离气体,叩诊肝浊音界缩小或消失。腹腔内有较多积液时,移动性浊音呈阳性。

三、辅助检查

(一)血液检查

白细胞总数及中性粒细胞升高,可出现中毒性颗粒。病情危重或机体反应低下时,白细胞计数可不增高。

(二)腹部 X 线检查

立位平片,可见膈下游离气体;卧位片,在腹膜炎有肠麻痹时可见肠襻普遍胀气,肠间隙增宽及腹膜外脂肪线模糊以至消失。

(三)直肠指检

有无直肠前壁触痛、饱满,可判断有无盆腔感染或盆腔脓肿形成。

(四)B 超检查

B 超检查可帮助判断腹腔病变部位。

(五)腹腔穿刺

可根据抽出液性状、气味、混浊度做细菌培养、涂片,以及淀粉酶测定来帮助诊断及确定病变部位和性质。

四、护理措施

急性腹膜炎的治疗分为非手术和手术两种方法。非手术疗法主要适用于:原发性腹膜炎;急性腹膜炎原因不明,病情不重,全身情况较好;炎症已有局限化趋势,症状有所好转。手术疗法主要适用于:腹腔内病变严重;腹膜炎重或腹膜炎原因不明,无局限趋势;患者一般情况差,腹腔积液多,肠麻痹重或中毒症状明显,甚至出现休克者;经短期(一般不超过 8~12 h)非手术治疗症状及体征不缓解反而加重者。其治疗原则是:处理原发病灶,消除引起腹膜炎的病因,清理或引流腹腔,促使腹腔脓性渗出液尽早局限、吸收。

(一)术前护理

(1)病情观察:定时监测体温、脉搏、呼吸、血压,准确记录 24 h 出入量。观察腹部体征变化,对休克患者应监测中心静脉压及血气分析数值。

(2)禁食:尤其是胃肠道穿孔者,可减少胃肠道内容物继续溢入腹腔。

(3)胃肠减压:可减轻胃肠道内积气、积液,减少胃肠内容物继续溢入腹腔,减轻腹膜的疼痛刺激,减少毒素吸收,降低肠壁张力,改善肠壁血液供给,利于炎症局限,并促进胃肠道蠕动恢复。

（4）保持水、电解质平衡：腹膜炎时，腹腔内有大量液体渗出，加之呕吐，患者不仅丧失水、电解质，也丧失了大量的血浆，应根据患者的临床表现和血生化测定、中心静脉压等监测，输入适量的晶体液和胶体液，纠正水、电解质和酸碱失衡，保持尿量每小时 30 mL 以上。

（5）抗感染：继发性腹膜炎常为混合感染，因此需针对性地、大剂量联合应用抗生素。

（6）对诊断不明确者，应严禁使用止痛剂，以免掩盖病情，贻误诊断和治疗。

（7）积极做好手术准备，做好患者及家属的工作，解除思想顾虑，积极配合治疗。

（二）术后护理

（1）定时监测体温、脉搏、呼吸、血压以及尿量的变化。

（2）患者血压平稳后，应取半卧位，以利于腹腔引流，减轻腹胀，改善呼吸。

（3）补液与营养：由于术前大量体液丧失，患者术后又需禁食，故要注意水、电解质平衡，酸碱平衡和营养的补充。

（4）继续胃肠减压：腹膜炎患者虽经手术治疗，但腹膜的炎症尚未清除，肠蠕动尚未恢复，故应禁食，同时采用有效的胃肠减压，直至肠蠕动恢复，肛门排气后，方可拔除胃管，开始进食。

（5）引流的护理：妥善固定引流管，避免受压、扭曲，保持通畅，观察并记录引流量、颜色、气味等。如需用负压吸引者应注意负压大小，如用双套管引流者，常需用抗生素盐水冲洗，冲洗时应注意无菌操作，记录冲洗量和引流量及性状。冲洗时注意保持床铺的干燥。

（6）应用抗生素以减轻和防治腹腔残余感染。

（7）为了减少患者的不适，酌情使用止痛剂。

（8）鼓励患者早期活动，防止肠粘连。

（9）观察有无腹腔残余脓肿，如患者体温持续不退或下降后又有升高，白细胞计数升高，全身有中毒症状，以及腹部局部体征的变化，大便次数增多等提示有残余脓肿，应及时报告医生处理。

（三）健康教育

（1）术后肠功能恢复后的饮食要根据不同疾病具体计划，先吃流质饮食，再过渡到半流饮食。应指导和鼓励患者吃易消化、高蛋白、高热量、高维生素饮食。

（2）向患者解释术后半卧位的意义。在病情允许的情况下，应鼓励患者尽早下床活动。

（3）出院后如突然出现腹痛加重，应及时到医院就诊。

第四节　胰腺疾病

一、胰腺解剖生理概要

（一）解剖

胰腺位于腹膜后，横贴在腹后壁，相当于第 1～2 腰椎前方。分头、颈、体、尾四部分，总长为 15～20 cm，头部与十二指肠第二段紧密相连，两者属同一血液供应系统。胰尾靠近脾门，这两者也属同一血液供应系统。胰管与胰腺长轴平行，主胰管直径为 2～3 mm，多数人的主胰管与胆总管汇合形成共同通道开口于十二指肠第二段的乳头部,少数人胰管与胆总管分别开口在十二指肠。两者开口于十二指肠又是胆、胰发生逆行感染的解剖基础。胰腺除主胰管外,有时有副胰管。

(二)生理

胰腺具有内、外分泌的双重功能,内分泌主要由分散在胰腺实质内的胰岛来实现,其最主要功能是调控血糖。胰腺的外分泌功能是分泌胰液,每日分泌可达 $750\sim1500$ mL。呈强碱性,含有多种消化酶,其中含有蛋白酶、淀粉酶、脂肪酶等。外分泌是由腺细胞分泌的胰液,进入胰管,经共同通道排入十二指肠,胰液的分泌受神经、体液的调节。

二、急性胰腺炎

(一)病因

1.梗阻因素

梗阻是最常见原因。常见于胆总管结石,胆管蛔虫症,Oddi 括约肌水肿和痉挛等引起的胆管梗阻以及胰管结石、肿瘤导致的胰管梗阻。

2.酒精中毒

酒精引起 Oddi 括约肌痉挛,使胰管引流不畅、压力升高。同时酒精刺激胃酸分泌,胃酸又刺激促胰液素和缩胆囊素分泌增多,促使胰腺外分泌增加。

3.暴饮暴食

尤其是高蛋白、高脂肪食物、过量饮酒可刺激胰腺大量分泌,胃肠道功能紊乱,或因剧烈呕吐导致十二指肠内压骤增,十二指肠液反流,共同通道受阻。

4.感染因素

腮腺炎病毒、肝炎病毒、伤寒杆菌等经血流、淋巴进入胰腺所致。

5.损伤或手术

胃胆管手术或胰腺外伤、内镜逆行胰管造影等因素可直接或间接损伤胰腺,导致胰腺缺血、Oddi 括约肌痉挛或刺激迷走神经,使胃酸、胰液分泌增加亦可导致发病。

6.其他因素

内分泌或代谢性疾病,如高脂血症、高钙血症等,某些药物,如利尿剂、吲哚美辛、硫唑嘌呤等均可损害胰腺。

(二)病理生理

根据病理改变可分为水肿性胰腺炎和出血坏死性胰腺炎两种。基本病理改变是水肿、出血和坏死,严重者可并发休克、化脓性感染及多脏器衰竭。

(三)临床表现

1.腹痛

大多为突然发作性腹痛,常在饱餐后或饮酒后发病。多为全上腹持续剧烈疼痛伴有阵发性加重,向腰背部放射,疼痛与病变部位有关:胰头部以右上腹痛为主,向右肩部放射;胰尾部以左上腹为主,向左肩放射;累及全胰则呈束带状腰背部疼痛。重型患者腹痛延续时间较长,由于渗出液扩散,腹痛可弥散至全腹,并有麻痹性肠梗阻现象。

2.恶心、呕吐

早期为反射性频繁呕吐,多为胃十二指肠内容物,后期因肠麻痹或肠梗阻可呕吐小肠内容物。呕吐后腹胀不缓解为其特点。

3.发热

发热与病变程度相一致。重型胰腺炎继发感染或合并胆管感染时可持续高热,如持续高热不退则提示合并感染或并发胰周脓肿。

4.腹胀

腹胀是重型胰腺炎的重要体征之一,其原因是腹膜炎造成麻痹性肠梗阻所致。

5.黄疸

黄疸多在胆源性胰腺炎时发生。严重者可合并肝细胞性黄疸。

6.腹膜炎体征

水肿性胰腺炎时,压痛只局限于上腹部,常无明显肌紧张;出血性坏死性胰腺炎压痛明显,并有肌紧张和反跳痛,范围较广泛或波及全腹。

7.休克

严重患者出现休克,表现为脉细速,血压降低,四肢厥冷,面色苍白等。有的患者以突然休克为主要表现,称为暴发性急性胰腺炎。

8.皮下淤斑

少数患者因胰酶及坏死组织液穿过筋膜与基层渗入腹壁下,可在季肋及腹部形成蓝棕色斑(Grey-Turner 征)或脐周皮肤青紫(Cullen 征)。

(四)辅助检查

1.胰酶测定

(1)血清淀粉酶:90%以上的患者血清淀粉酶升高,通常在发病后 3～4 h 后开始升高,12～24 h 达到高峰,3～5 d 恢复正常。

(2)尿淀粉酶测定:通常在发病后 12 h 开始升高,24～48 h 开始达高峰,持续 5～7 d 开始下降。

(3)血清脂肪酶测定:在发病 24 h 升高至 1.5 康氏单位(正常值为 0.5～1.0 U)。

2.腹腔穿刺

穿刺液为血性混浊液体,可见脂肪小滴,腹腔积液淀粉酶较血清淀粉酶值高 3～8 倍之多。并发感染时显脓性。

3.B 超检查

B 超检查可见胰腺弥散性均匀肿大,界限清晰,内有光点反射,但较稀少,若炎症消退,上述变化持续 1～2 周即可恢复正常。

4.CT 检查

CT 扫描显示胰腺弥散肿大,边缘不光滑,当胰腺出现坏死时可见胰腺上有低密度、不规则的透亮区。

(五)临床分型

1.水肿性胰腺炎(轻型)

水肿性胰腺炎主要表现为腹痛、恶心、呕吐;腹膜炎体征、血和尿淀粉酶增高,经治疗后短期内可好转,死产率低。

2.出血坏死性胰腺炎(重型)

除上述症状、体征继续加重外,出血坏死性胰腺炎可有高热持续不退,黄疸加深,神志模糊和谵妄,高度腹胀,血性或脓性腹腔积液,两侧腰部或脐下出现青紫淤斑、胃肠出血、休克等;实验室检查:白细胞增多($>16\times10^9$/L)、红细胞和血细胞比容降低,血糖升高(>11.1 mmol/L),血钙降低(<2.0 mmol/L),$PaO_2<8.0$ kPa(<60 mmHg),血尿素氮或肌酐增高,酸中毒等,甚至出现急性肾衰竭、DIC、ARDS等。病死率较高。

(六)治疗原则

1.非手术治疗

急性胰腺炎大多采用非手术治疗。①严密观察病情;②应用抑制或减少胰液分泌的药物;③解痉镇痛;④有效抗生素防治感染;⑤抗休克、纠正水电解质平衡失调;⑥抗胰酶疗法;⑦腹腔灌洗;⑧激素和中医中药治疗。

2.手术治疗

(1)目的:清除含有胰酶、毒性物质和坏死的组织。

(2)指征:采用非手术疗法无效者;诊断未明确而疑有腹腔脏器穿孔或肠坏死者;合并胆管疾病;并发胰腺感染者;应考虑手术探查。

(3)手术方式:有灌洗引流、坏死组织清除和规则性胰腺切除术、胆管探查,T形管引流和胃造瘘、空肠造瘘术等。

(七)护理措施

1.非手术期间的护理

(1)病情观察:严密观察神志,监测生命体征和腹部体征的变化,监测血气、凝血功能、血电解质变化,及早发现坏死性胰腺炎、休克和多器官衰竭。

(2)维持正常呼吸功能:给予高浓度氧气吸入,必要时给予呼吸机辅助呼吸。

(3)维护肾功能:详细记录每小时尿量、尿比重、出入水量。

(4)控制饮食、抑制胰腺分泌:对病情较轻者,可进少量清淡流质或半流质饮食,限制蛋白质摄入量,禁进脂肪。对病情较重或频繁呕吐者要禁食,行胃肠减压;遵医嘱给予抑制胰腺分泌的药物。

(5)预防感染:对病情重或胆源性胰腺炎患者给予抗生素,为预防真菌感染,应加用抗真菌药物。

(6)防治休克:维持水电解质平衡,应早期迅速补充水电解质、血浆、全血。患者还易发生低钾血症、低钙血症,在疾病早期应注意观察,及时矫正。

(7)心理护理:指导患者减轻疼痛的方法,解释各项治疗措施的意义。

2.术后护理

(1)术后各种引流管的护理。①熟练掌握各种管道的作用,将导管贴上标签后与引流装置正确连接,妥善固定,防止导管滑脱。②分别观察记录各引流管的引流液性状、颜色、量。③严格遵循无菌操作规程,定期更换引流装置。④保持引流通畅,防止导管扭曲,重型患者常有血块、坏死组织脱落,容易造成引流管阻塞。如有阻塞可用无菌温生理盐水冲洗。经常更换体位,以利引流。⑤冲洗液、灌洗液现用现配。⑥拔管护理:当患者体温正常并稳定10 d左右,白细胞计数正常,腹腔引流液少于每天5 mL、引流液淀粉酶测定正常后可考虑拔管。拔管后要注意拔管处伤口有无渗漏,如有渗液应及时更换敷料。拔管处伤口可在1周左右愈合。

(2)伤口护理:观察有无渗液、有无裂开,按时换药;并发胰外瘘时,要注意保持负压引流通畅,并用氧化锌糊剂保护瘘口周围皮肤。

（3）营养支持治疗与护理：根据患者营养评定状况，计算需要量，制订计划。第一阶段，术前和术后早期，需抑制分泌功能，使胰腺处于休息状态，同时因胃肠道功能障碍，此时需完全胃肠外营养（TPN）2～3周。第二阶段，术后3周左右，病情稳定，肠道功能基本恢复，可通过空肠造瘘提供营养3～4周，称为肠道营养（TEN）。第三阶段，逐渐恢复经口进食，称为胃肠内营养（EN）。

（4）做好基础生活护理和心理护理。

（5）并发症的观察与护理：①胰腺脓肿及腹腔脓肿：术后2周的患者出现高热，腹部肿块，应考虑其可能。一般均为腹腔引流不畅，胰腺坏死组织及渗出液局部积聚感染所致。非手术疗法无效时应手术引流。②胰瘘：如观察到腹腔引流有无色透明腹腔液经常外漏，其中淀粉酶含量高，为胰液外漏所致，合并感染时引流液可显脓性。多数可逐渐自行愈合。③肠瘘：主要表现为明显的腹膜刺激征，引流液中伴有粪渣。瘘管形成后用营养支持治疗。长期不愈者，应考虑手术治疗。④假性胰腺囊肿：多数需手术行囊肿切除或内引流手术，少数患者经非手术治疗6个月可自行吸收。⑤糖尿病：胰腺部分切除后，可引起内、外分泌不足。注意观察血糖、尿糖的变化，根据化验报告补充胰岛素。⑥心理护理：由于病情重，术后引流管多，恢复时间长，患者易产生悲观急躁情绪，因此应关心体贴鼓励患者，帮助患者树立战胜疾病的信心，积极配合治疗。

（八）健康教育

（1）饮食应少量多餐，注意食用富有营养易消化食物，避免暴饮暴食及酗酒。

（2）有胆管疾病、病毒感染者应积极治疗。

（3）告知会引发胰腺炎的药物种类，不得随意服药。

（4）有高糖血症，应遵医嘱口服降糖药或注射胰岛素，定时查血糖、尿糖，将血糖控制在稳定水平，防治各种并发症。

（5）出院4～6周，避免过度疲劳。

（6）门诊应定期随访。

三、胰腺癌、壶腹部癌及护理

胰腺癌是常见消化道肿瘤之一，以男性多见，40岁以上患者占80%，癌肿发生在胰头部位占70%～80%，体尾部癌约占12%。其转移途径有血行、淋巴途径转移和直接浸润，癌细胞还可沿胰周神经由内向外扩散。壶腹部癌是指胆总管末段壶腹部和十二指肠乳头的恶性肿瘤，在临床上与胰腺癌有不少共同点，统称为壶腹周围癌。

（一）临床表现

1.腹痛和上腹饱胀不适

初期仅表现为上腹部胀闷感及隐痛。随病情加重，疼痛逐渐剧烈，并可牵涉到背部，胰头部癌疼痛多位于上腹居中或右上腹部，胰体尾部癌疼痛多在左上腹或左季肋部。晚期可向背部放射，少数患者以此为首发症状，当癌肿侵及腹膜后神经丛时，疼痛常剧烈难受，尤以夜间为甚，以至于患者常取端坐位。

2.消化道症状

患者常有食欲缺乏、恶心、呕吐、厌食油腻和动物蛋白饮食、消化不良、腹泻或便秘、呕吐和黑便。

3.黄疸

胰腺癌侵及胆管时可出现黄疸,其特征是进行性加深并伴尿黄,大便呈陶土色及皮肤瘙痒。胰头癌因其靠近胆管,故黄疸发生较早,胰体尾部癌距胆管较远,通常到晚期才发生黄疸。

4.乏力和消瘦

胰腺癌较早出现乏力及消瘦,常于短期内出现明显消瘦。

5.发热

少数患者可出现持续性或间歇性低热。

6.腹部肿块

患者主要表现为肝大,胆囊肿大,晚期患者可扪及胰腺肿大。

7.腹腔积液

晚期患者可见腹腔积液。

(二)辅助检查

1.实验室检查

(1)免疫学检查:癌胚抗原(CEA)、胰腺胚胎抗原(POA)、胰腺癌相关抗原(PCAA)、胰腺癌特异抗原(PaA)、糖类抗原 19-9(CA19-9)均增高。

(2)血清生化检查:早期可有血、尿淀粉酶增高、空腹血糖增高,糖耐量试验阳性,有黄疸时,血清胆红素增高,碱性磷酸酶升高,转氨酶轻度升高,尿胆红素阳性;无黄疸的胰体尾癌可见转肽酶升高。

2.影像学检查

主要影像学检查有超声波检查、CT、内镜逆行胰胆管造影(ERCP)、腹腔镜检查、X线钡餐检查。

(三)治疗原则

早期发现、早期诊断、早期手术治疗。手术切除是胰头癌最有效的治疗方法。胰腺癌无远处转移者,应争取手术切除,常用的手术方法有胰头十二指肠切除术。对不能切除的患者,应行内引流手术,即胆总管与空肠或十二指肠吻合。术后采用综合治疗包括化学、免疫和放射疗法及中医中药治疗。为控制晚期患者的疼痛可采用剖腹或经皮行腹腔神经丛无水酒精注射治疗。

(四)护理措施

1.手术前护理

(1)心理支持:每次检查及护理前给予解释,尊重患者心理调适的过程。

(2)控制血糖在稳定水平:检查患者血糖、尿糖,如有高血糖,应在严密监测血糖、尿糖的基础上调整胰岛素用量,将血糖控制在稳定水平。

(3)改善凝血功能:遵医嘱给予维生素 K。

(4)改善营养:术前应鼓励患者进富有营养饮食,必要时给予胃肠外营养。

(5)术前日常规皮肤准备,术前晚灌肠。

2.手术后护理

(1)观察生命体征:由于胰头癌切除涉及的器官多、创伤重,术后要严密观察生命体征。

(2)防治感染:胰头十二指肠切除术手术大、范围广,消化道吻合多,感染机会多,故术后应遵医嘱静脉加用广谱抗生素。术后更换敷料应严格遵循无菌操作规程。

（3）维持水、电解质和酸碱平衡：手术范围大、创伤大，术后引流管多，消化液及体液丢失，易导致脱水、低钾、低钙等，应准确记录出入量。按医嘱及时补充水和电解质，以维持其平衡。

（4）加强营养：术后给予静脉高营养，静脉输血、血浆、清蛋白及脂肪乳、氨基酸等。限制脂肪饮食，少量多餐。

（5）引流管护理：应妥善固定引流管，保持引流通畅，并观察记录引流液的颜色、性质和量。患者无腹胀、无腹腔感染、无引流液时可去除引流管。

（6）术后出血的防治与护理：观察患者有无切口出血、胆管出血及应激性溃疡出血。

（7）低血糖监测：胰头十二指肠切除患者术后易发生低血糖，注意每日监测血糖、尿糖变化。

（8）胰瘘的预防与护理：胰瘘多发生在术后 5～7 d。

（9）胆瘘的预防与护理：多发生于术后 2～9 d。表现为右上腹痛、发热、腹腔引流液呈黄绿色，T 形管引流量突然减少，有局限性或弥散性腹膜炎表现，严重者出现休克症状。术后应保持 T 形管引流畅通，将每日胆汁引流量做好记录，发现问题，及时与医师联系。

（10）化疗护理：适用于不能行根治性切除的胰腺癌，术后复发性胰腺癌和合并肝转移癌。

（11）心理护理：给予心理支持，促进早日痊愈。

（五）健康教育

（1）出院后对于胰腺功能不足，消化功能差的患者，除应用胰酶代替剂外，同时采用高蛋白、高糖、低脂肪饮食，给予脂溶性维生素。

（2）定期检测血糖、尿糖，发生糖尿病时给予药物治疗。

（3）3～6 个月复查一次，如出现进行性消瘦、乏力、贫血、发热等症状，应回医院诊治。

第五节 手术室围手术期护理

一、围手术期分期

（一）手术前期

手术前期为从患者入院到进入手术室接受手术这段时间。护理重点：①评估并矫正可能增加手术危险性的生理和心理问题，帮助患者做好心理准备和身体准备；②向患者及家属提供有关手术的卫生指导；③帮助制订出院和生活形态改变的调适计划。

（二）手术中期

手术中期为从患者入手术室实施麻醉到患者接受预定手术程序。护理重点是：保护患者安全，严格操作和配合，使麻醉与手术顺利实施。

（三）手术后期

手术后期为从患者进入恢复室到患者从手术相关的各种应激中恢复，痊愈回家。护理重点：①维持各系统的生理功能；②减轻疼痛和不适；③预防术后并发症；④实施出院计划。

二、手术室围手术期护理

（一）手术前探访

（1）探访时间：手术前一天下午，避开患者的休息、治疗与饮食时间。

（2）探访内容与方法：查看患者病历，询问管床医师及护士，了解患者状况及医师的术中要求，收集资料（生命体征、身高、体重、有无感染症、有无运动障碍、有无过敏或特殊体质），掌握病史（包括现病史、既往史、手术史）及其他（生活史、生活习惯、社会背景、性格、接受手术的态度、对医疗的协助程度）。向患者自我介绍，说明探访的目的。逐一介绍手术室的环境，入手术室的注意事项，以取得其合作。询问患者有无假牙及隐形眼镜，女性是否化妆，是否月经期。询问患者不安和担心的事情，给予鼓励并进行心理沟通，以解除患者的焦虑。对一般状态（有无嗜睡，甲床、皮肤颜色的改变，有无听力语言障碍）进行观察。征求患者或家属、医师的要求。回手术室后，与其他护士讨论所获得的患者资料，制订护理计划。

（3）探访注意事项：交谈时间不宜过长（10 min 左右），以不引起患者的紧张和疲劳为宜；交谈时正视患者，用通俗的语言缓慢进行；不知道或不明白的事情，不要含糊回答患者；避免说引起患者不安的话语，如癌症、死亡等；不要对手术进行详细说明。

（二）术中护理

1. 麻醉前护理

患者入手术室，由术前探访的护士亲自接待。用亲切的交谈方式确认患者的姓名、性别、住院号、手术名称、手术部位，从患者的表情、眼神、对答中判断其不安的程度，从中考虑护理计划是否可行或立即修改。认真检查病房术前准备的各项内容，检查附带资料（X 线片、各项化验结果、术中用药等）是否齐全，与病房护士交接班并详细记录。麻醉结束前，巡回护士应坚守患者身旁。进行各种操作前，均应向患者说明，动作要敏捷熟练。注意保护患者的隐私，在安置手术体位时尽量避免不必要的肢体暴露。

2. 麻醉状态护理

麻醉后因保护性反应消失，易出现意外，故巡回护士不得离开手术间，并应注意调节室温，防止患者着凉。严密观察生命体征变化，注意心电监护，保证静脉输液通畅，备好抢救药品、物品、氧气和吸引器等。

3. 手术开始到结束前护理

器械护士应准确、熟练地传递手术器械，管理好无菌手术台，熟练掌握手术步骤，主动配合手术进行。巡回护士应密切观察患者情况，掌握术中用药的作用，注意观察不良反应，与麻醉医师共同处理。及时补充手术需要的器械及物品，控制手术间的人员流动，保证手术间的空气净化。清点所有物品并记录，同时详细记录术中情况，包括麻醉方法及时间、手术方法及时间、术前术后的诊断，手术过程中的输液量、输血量、出血量、尿量、切除的标本及引流管的种类、数目及位置，器械敷料需清点记录。术毕全麻苏醒过程中，患者常出现躁动或清醒延迟的现象，巡回护士一定要守护在患者身边，注意观察神志变化及引流情况，适当应用约束具。待患者完全清醒后，与手术者、麻醉医师共同护送患者回病房，并向病房护士交代术中情况和注意事项，交代术中所带物品。同时，向患者家属简单介绍术中安全、患者舒适、配合等情况。

（三）手术后随访

术后第二天下午，由巡回护士到病房随访患者，了解患者术后恢复情况，查看刀口愈合情况,观察患者有无因体位摆放而引起的神经、肢体损伤。同时,询问患者及家属对手术的感受和满意度,鼓励患者在病情允许的情况下尽早下床活动。就患者术后不适给予问候和指导。

三、围手术期护理的意义

(1)能充分体现"以人为本,以患者为中心,以质量为核心"的服务观念。

(2)术前探访可消除患者对手术室的陌生感,减轻其对手术的焦虑。

(3)患者对手术室护士有了初步的认识,彼此增加信任,增进患者及家属对手术治疗的信心。

(4)减少术中护理盲目性,能有计划、有目的地配合手术进行。

(5)术后随访可增加患者自我保护的信心,提供健康教育的知识,进一步提高手术室的护理质量。

(6)提高护士的理论水平,扩大知识面,增进护士与患者的沟通技巧。

参 考 文 献

［1］李燕君，徐芬.现代外科健康教育·心血管外科分册［M］.武汉：华中科技大学出版社,2017.

［2］杨荆艳，徐丽芬.现代外科健康教育·泌尿外科分册［M］.武汉：华中科技大学出版社,2017.

［3］刘志荣，程芳.现代外科健康教育.整形外科分册［M］.武汉：华中科技大学出版社,2017.

［4］谭翠莲，熊丹莉，李素云.现代外科健康教育·胃肠外科分册［M］.武汉：华中科技大学出版社,2017.

［5］丁照亮.当代外科诊断与治疗［M］.长春：吉林科学技术出版社,2017.

［6］田敏，左晓艳.现代外科健康教育·肝胆胰外科分册［M］.武汉：华中科技大学出版社,2017.

［7］刘东水.普通外科疾病诊疗实践［M］.长春：吉林科学技术出版社,2017.

［8］东海潮.现代临床外科手术学［M］.长春：吉林科学技术出版社,2017.

［9］梁峰.最新外科临床诊疗技术［M］.长春：吉林科学技术出版社,2017.

［10］朱冰.新编临床外科诊疗学［M］.长春：吉林科学技术出版社,2017.

［11］楚海.普通外科疾病的诊断与治疗［M］.长春：吉林科学技术出版社,2017.

［12］叶志霞，皮红英，周兰姝.外科护理［M］.上海：复旦大学出版社,2016.

［13］高兴莲，王曾妍.现代外科健康教育·手术室分册［M］.武汉：华中科技大学出版社,2017.

［14］周文娟，陈慧芬.现代外科健康教育·骨科分册［M］.武汉：华中科技大学出版社,2017.

［15］王帅.新编临床普通外科疾病诊疗学［M］.长春：吉林科学技术出版社,2017.